磁共振伪影解析

主 审 杨 旗

主 编 牡 丹 赵一平 吴连明

科学出版社
北 京

内 容 简 介

本书由 20 多位磁共振诊断医师共同撰写，分上、下两篇，共七章，图片 800 余幅。上篇主要介绍 MRI（磁共振成像）基本原理、磁共振成像常用脉冲序列及其在临床上的应用，同时深入分析了 MR（磁共振）伪影的产生原因；下篇按照头颈部、脊柱、腹部及四肢关节等人体系统，详细介绍了各系统磁共振成像中常见的伪影、变异、假象以及诊断的关键要点。

本书不仅详细描述了伪影的表现，还深入剖析了其形成的原理，并提出了应对策略，使读者不仅能够从原理上理解伪影的产生机制，还能够熟悉其 MRI 表现特征，并掌握一定的验证与矫正方法，有助于在工作中做到触类旁通、去伪存真，从而提高诊断的准确率。

本书可供影像科医师、技师，医学工程人员及影像专业的本科生和研究生参考阅读，是一本不可多得的磁共振成像专业参考书。

图书在版编目（CIP）数据

磁共振伪影解析 / 牡丹，赵一平，吴连明主编. -- 北京：科学出版社，
2025.3. -- ISBN 978-7-03-081624-5

Ⅰ. R445.2

中国国家版本馆 CIP 数据核字第 2025P00A94 号

责任编辑：于 哲 / 责任校对：张 娟
责任印制：师艳茹 / 封面设计：龙 岩

版权所有，违者必究，未经本社许可，数字图书馆不得使用

科学出版社 出版
北京东黄城根北街 16 号
邮政编码：100717
http://www.sciencep.com

三河市春园印刷有限公司印刷
科学出版社发行 各地新华书店经销

*

2025 年 3 月第 一 版　开本：787×1092　1/16
2025 年 3 月第一次印刷　印张：18
字数：403 000

定价：158.00 元
（如有印装质量问题，我社负责调换）

主编简介

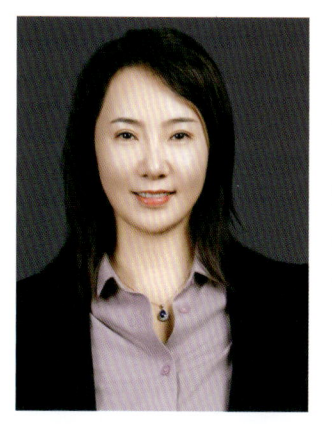

牡 丹 医学博士，教授，主任医师，博士生导师，江苏省333高层次医学重点人才，江苏省优秀青年放射学医师，现任同济大学附属第十人民医院放射科行政主任。作为课题负责人承担2项国家自然科学基金项目和14项省市级相关项目，国家重点研发计划重点专项骨干。国际心血管CT协会中国区委员，上海医师协会放射医师分会青年委员会副会长。近5年作为第一作者和通信作者发表SCI收录期刊及国内核心期刊论文30余篇。

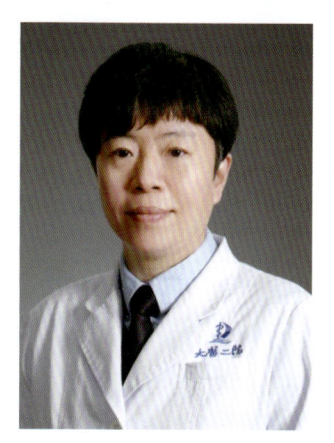

赵一平 医学博士，大连医科大学附属第二医院放射科教授，主任医师，硕士生导师，主要从事骨肌系统疾病的放射诊断。辽宁省细胞生物学学会专业委员会常务理事，大连高层次人才青年才俊。主持辽宁省教育厅课题及院内交叉学科创新项目2项，作为通信作者发表高水平论文（中科院一区、JCR Q1区，IF值≥5分）6篇。

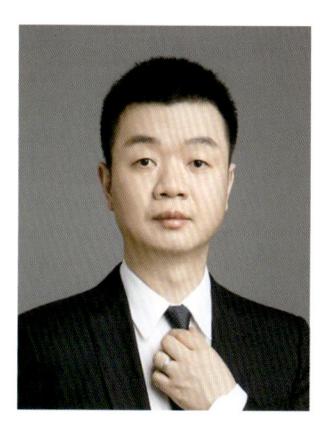

吴连明 医学博士，教授，主任医师，博士生导师，国家万人计划青年拔尖人才，上海交通大学医学院附属仁济医院放射科副主任，致力于心脏磁共振新技术与临床应用研究。作为课题负责人承担4项国家自然科学基金项目和9项省市级相关项目。中华医学会放射学分会心胸学组委员，中华医学会心血管病学分会心血管影像学组委员，国家自然科学基金委创新群体核心骨干成员。近5年作为第一作者和通信作者发表SCI收录期刊论文46篇。

编著者名单

主　审　杨　旗　首都医科大学附属北京朝阳医院
主　编　牡　丹　同济大学附属第十人民医院
　　　　赵一平　大连医科大学附属第二医院
　　　　吴连明　上海交通大学医学院附属仁济医院
副主编　李丹燕　南京大学医学院附属鼓楼医院
　　　　宋　兰　中国医学科学院北京协和医院
　　　　汪　洋　南方医科大学珠江医院
　　　　梁　畅　大连医科大学附属第二医院
　　　　樊婷婷　哈尔滨医科大学附属第二临床医学院
编著者　（按姓氏笔画排序）
　　　　王　坤　南京大学医学院附属鼓楼医院
　　　　王　菲　大连医科大学附属第二医院
　　　　王玉洁　南京大学医学院附属鼓楼医院
　　　　王欢欢　南京大学医学院附属鼓楼医院
　　　　冯长静　首都医科大学附属北京朝阳医院
　　　　刘　颖　北京大学第三医院
　　　　李　扬　南京大学医学院附属鼓楼医院
　　　　杨尚文　南京大学医学院附属鼓楼医院
　　　　余鸿鸣　南京大学医学院附属鼓楼医院
　　　　迟　雨　大连医科大学附属第二医院
　　　　张　琳　同济大学附属第十人民医院
　　　　张长宝　同济大学附属第十人民医院
　　　　张庆雷　南京大学医学院附属鼓楼医院
　　　　张瑞玲　同济大学附属第十人民医院
　　　　陈小军　南方医科大学珠江医院
　　　　陈文萍　南京大学医学院附属鼓楼医院
　　　　林雨欣　大连医科大学附属第二医院

周竹萍　北京和睦家医院
祝　丽　南京大学医学院附属鼓楼医院
祝因苏　江苏省肿瘤医院
孟　婕　南京大学医学院附属鼓楼医院
赵炳辉　同济大学附属第十人民医院
赵殿江　首都医科大学附属北京朝阳医院
胡　剑　同济大学附属第十人民医院
侯　波　中国医学科学院北京协和医院
钱妤凡　上海交通大学医学院附属仁济医院
徐晓莉　首都医科大学附属北京朝阳医院
诸静其　同济大学附属第十人民医院
黄润楸　南方医科大学珠江医院
梁　雪　南京大学医学院附属鼓楼医院

序

磁共振成像（MRI）技术，以其独特的成像优势，即无辐射、多参数成像及卓越的软组织分辨力，在临床疾病诊疗领域中的应用日益广泛，成为现代临床诊疗的核心技术之一。然而，MRI 技术在实际应用中，常面临伪影这一难题。伪影及假象干扰导致了许多影像科医生和临床医生的认知差异，从而造成误判，这种临床决策偏差已成为制约精准医疗发展的重要瓶颈。

究其原因，首先是 MRI 成像原理及其伪影产生的机制相对复杂，相对于 X 线和 CT 成像技术而言，理解起来存在难度。其次，MRI 技术不断更新迭代，各厂家序列名称不统一，增加了学习和掌握的挑战性。再者，MRI 新序列的研发多依赖理工科专家，与我国医学生的基础教育存在较大差异，导致"懂临床者难精技术，擅技术者疏于诊疗"的现状，这也成为制约医生们深入理解和应用 MRI 技术的一大障碍。

鉴于此，一本关于 MRI 伪影认知与临床病例相结合的著作显得尤为重要。这样的著作不仅能够帮助医生们了解磁共振成像的基本原理和常见伪影与疾病的鉴别，更重要的是，它能够指导医生们在临床实践中精准运用 MRI 技术，也将对 MRI 技术的进一步发展和完善起到积极的推动作用。

牡丹教授及其团队撰写的这本关于 MRI 伪影与假象的专著，是一本内容全面、系统、实用价值高、科学严谨的学术著作。此书的亮点在于，构建了"机制溯源—特征识别—病例验证"三位一体的知识框架。机制溯源，即通过场强分布模拟图等，将抽象的磁敏感效应、射频场不均匀性等原理转化为清晰的图文；特征识别及病例验证，即建立基于解剖部位、序列特征的伪影鉴别诊断路径，辅以典型病例的"同病灶、同部位对照"展示。

在此，我对该书的出版表示热烈的祝贺。我相信，这本书将成为大家工作中的良师益友，对大家的工作产生积极的帮助和影响。让我们共同努力，推动 MRI 技术在临床诊疗中发挥更大的作用！

杨 旗

教授 博士生导师

首都医科大学附属北京朝阳医院副院长 放射科主任

前言

磁共振成像（MRI）作为一种先进的影像检查方法，以其多参数、多序列的成像特点，赋予了图像极高的多样性与多变性。然而，正由于其成像原理及过程的复杂性，图像易受多种因素影响，从而产生各式各样的伪影。这些伪影与假象源于MRI的成像原理、检查序列、成像参数以及组织或病变的结构与组成成分等多个方面，任一环节的异常都可能导致其产生。

在临床扫描实践中，几乎每一幅MRI图像都难以完全避免伪影的出现。这些伪影大多数时候会干扰我们对图像的准确解读：若伪影遮挡了病灶，便可能导致漏诊；而若将伪影误认为是病变，则可能引发误诊。因此，正确识别和处理MRI图像中的伪影，对于确保诊断的准确性至关重要。

因此，对于磁共振检查技师和诊断医生而言，熟悉并掌握MRI的伪影与假象显得尤为重要。技师需要在检查过程中及时发现并验证矫正这些伪影，而医生则必须排除伪影与假象的干扰，才能做出准确诊断。然而，在实际工作中，笔者发现许多年轻的影像工作者对伪影与假象的认识不足，这往往导致错误诊断的发生。为此，笔者团队总结了工作中遇到的一些MRI伪影与假象，并提出了相应的验证与矫正策略。

修订版包括以下方面的更新。①序列的最新临床应用：如高级扩散加权成像（DWI）、灌注成像（PWI）、磁敏感加权成像（SWI）等序列的最新应用场景；②伪影与假象的识别与解决：针对不同系统中新发现的伪影和假象，提供了解释和解决方案；③技术前沿：涵盖了如高场强磁共振的临床应用，以及快速成像技术的发展；④临床案例与实践：通过新增的临床案例，帮助读者更好地理解如何将理论应用于实际诊断和治疗中。

随着磁共振检查序列的不断更新换代，新序列的应用如同新赛道的开辟，既带来了更多的可能性，也可能伴随着新的、未知的伪影悄然出现。因此，希望更多的影像工作者能够加入这场探索之旅，共同揭开MRI伪影与假象的神秘面纱。

编著此书的主要目的在于，希望磁共振工作者能够充分认识到熟悉MRI伪影与假象的重要性，并对常见的伪影与假象有所了解。这将有助于他们在工作中更好地处理此类问题。同时，笔者也期待与更多专家、同道共同探讨、学习并交流此方面的内容，共同提高MRI的诊断水平。

在此，衷心恳请各位专家、同道提出宝贵意见。

牡　丹　赵一平　吴连明

目 录

上 篇 基础知识

第一章 磁共振成像的基本原理 ·········· 3
 第一节 物质微观基础 ·········· 3
  一、探秘原子核 ·········· 3
  二、人体的元素组成及特点 ·········· 4
 第二节 磁共振现象 ·········· 5
  一、静磁场的定义 ·········· 5
  二、射频脉冲 ·········· 7
 第三节 磁共振信号采集 ·········· 8
  一、横向弛豫 ·········· 8
  二、纵向弛豫 ·········· 9
  三、自由感应衰减的定义 ·········· 10
  四、加权成像的产生 ·········· 10
 第四节 磁共振图像空间定位的原理 ·········· 11
  一、梯度磁场的概念 ·········· 11
  二、层面的选择 ·········· 11
  三、空间编码作用及分类 ·········· 12
 第五节 磁共振图像的重建 ·········· 13
  一、傅里叶变换 ·········· 13
  二、K空间 ·········· 13
  三、K轨迹 ·········· 14
  四、图像对比 ·········· 15

第二章 磁共振成像常用序列及其临床应用 ·········· 16
 第一节 自旋回波序列 ·········· 16
  一、常规自旋回波序列 ·········· 16
  二、快速自旋回波序列及其衍生序列 ·········· 17
  三、反转恢复序列 ·········· 21
 第二节 梯度回波序列 ·········· 26
  一、主要特点 ·········· 26
  二、回波信号类型 ·········· 27

|三、扰相梯度回波序列 … 27
|四、普通稳态自由进动序列 … 29
|五、平衡式稳态自由进动序列 … 29
|六、双激发 B-SSFP 序列 … 30
|七、其他梯度回波序列 … 30
|八、平面回波成像序列 … 31
第三节 弥散加权成像 … 34
|一、基本概念及原理 … 34
|二、弥散信号异常的发生机制及主要病变 … 35
|三、弥散张量成像 … 36
第四节 磁敏感加权成像 … 39
|一、基本原理 … 40
|二、主要特点 … 40
|三、临床应用 … 40
第五节 磁共振灌注加权成像 … 41
|一、基本原理 … 41
|二、成像序列 … 42
|三、常用参数 … 42
|四、临床应用 … 42
第六节 磁共振血管成像 … 44
|一、血流动力学 … 44
|二、主要分类 … 45
|三、基本原理 … 45
|四、成像技术 … 46
|五、临床应用 … 48
第七节 磁共振波谱成像 … 49
|一、基本原理 … 49
|二、主要特点 … 50
|三、空间定位技术 … 50
|四、成像伪影 … 51
|五、临床应用 … 51

第三章 磁共振伪影与假象 … 53
第一节 伪影的概念与特点 … 53
第二节 化学位移伪影 … 54
|一、第一种化学位移伪影 … 54
|二、第二种化学位移伪影 … 56
第三节 磁化率伪影 … 58
|一、磁化率及磁化率伪影 … 58
|二、产生机制 … 58

三、磁化率伪影的表现……………………………………………………………59
　　四、应对策略………………………………………………………………………60
第四节　部分容积伪影…………………………………………………………………61
　　一、产生机制及表现………………………………………………………………61
　　二、应对策略………………………………………………………………………62
第五节　截断伪影………………………………………………………………………62
　　一、产生机制………………………………………………………………………63
　　二、应对策略………………………………………………………………………64
第六节　卷褶伪影………………………………………………………………………64
　　一、产生机制………………………………………………………………………64
　　二、应对策略………………………………………………………………………65
第七节　层面交叉伪影…………………………………………………………………66
　　一、产生机制………………………………………………………………………66
　　二、应对策略………………………………………………………………………67
第八节　层间重叠伪影…………………………………………………………………67
　　一、产生机制………………………………………………………………………67
　　二、应对策略………………………………………………………………………68
第九节　射频非均匀伪影（近线圈效应）……………………………………………68
　　一、产生机制………………………………………………………………………68
　　二、应对策略………………………………………………………………………69
第十节　电解质伪影……………………………………………………………………70
　　一、产生机制………………………………………………………………………70
　　二、应对策略………………………………………………………………………72
第十一节　运动伪影……………………………………………………………………72
　　一、产生机制及影响因素…………………………………………………………72
　　二、共同特点………………………………………………………………………72
　　三、常见的运动伪影………………………………………………………………74
第十二节　其他磁共振伪影……………………………………………………………77
　　一、拉链伪影………………………………………………………………………77
　　二、射频溢出伪影…………………………………………………………………78
　　三、非线性梯度伪影………………………………………………………………78
　　四、灯芯绒伪影（白噪声）………………………………………………………79
　　五、Annefact 伪影…………………………………………………………………80
　　六、斑马状伪影……………………………………………………………………80
　　七、并行采集伪影（ASSET 伪影）………………………………………………81
　　八、细线伪影………………………………………………………………………83
　　九、线圈信号不均…………………………………………………………………83
第十三节　磁共振假象…………………………………………………………………84
第十四节　磁共振伪影的利用…………………………………………………………85

一、化学位移伪影 ·· 86
二、磁敏感伪影 ·· 86
三、运动伪影 ··· 86

下篇 临床应用

第四章 头颈部 ·· 91
第一节 颅脑常见伪影与假象 ·· 91
一、颅脑常见伪影 ·· 91
二、颅脑常见假象与陷阱 ·· 105
三、小儿脑发育的磁共振表现 ·· 129
四、颅脑有益于诊断的磁共振伪影 ··· 142
第二节 磁共振颅脑血管成像伪影与假象 ································· 147
一、几种常见的技术伪影 ·· 148
二、磁共振颅脑血管成像几种常见的假象 ···································· 155
第三节 颈面部常见伪影与假象 ··· 160

第五章 脊柱 ··· 173
第一节 正常椎体骨髓分布及转化 ·· 173
一、正常儿童椎体骨髓信号特点 ··· 173
二、正常成人椎体骨髓信号特点 ··· 173
三、正常老年椎体骨髓信号特点 ··· 174
第二节 脊柱磁共振常见伪影 ·· 175
一、运动伪影 ··· 175
二、金属伪影 ··· 178
三、化学位移伪影 ·· 179
四、射频伪影 ··· 180
第三节 脊柱磁共振的病变征象与陷阱 ····································· 181
一、血管压迹与血管畸形 ·· 181
二、椎间盘病变 ·· 183
三、椎体病变 ··· 187
四、椎管内病变 ·· 191

第六章 腹部 ··· 200
第一节 腹部磁共振常见伪影 ·· 200
一、运动伪影 ··· 200
二、Ⅰ类化学伪影 ··· 201
三、Ⅱ类化学伪影（勾边伪影） ··· 203
四、腹主动脉搏动伪影 ··· 203
五、流入增强效应 ·· 204
六、并行采集伪影 ·· 206

七、斑马伪影 ···207
八、压脂不均匀伪影 ···208
九、金属伪影 ···208
十、磁化率伪影 ··209
十一、电解质效应 ··210
十二、拉链伪影 ··211
十三、Ghost 伪影 ··211
十四、DWI T_2 相关伪影——T_2 穿透效应 ····················212
十五、DWI T_2 相关伪影——T_2 暗化（blackout）效应 ············214

第二节 腹部正常变异及诊断陷阱 ··214
一、獭尾肝 ···214
二、肝脏动脉期异常灌注 ···215
三、肝硬化肝叶比例失调 ···215
四、肝脏铁沉积 ··217
五、肝镰状韧带旁假病灶 ···218
六、术后肝脏残叶增大 ··219
七、肝脏局部脂肪浸润 ··220
八、肝纤维化后网格状高信号 ··220
九、肝脏副叶畸形 ··222
十、肝 Riedel 叶 ···223
十一、胆总管囊肿 ··224
十二、胆总管流动伪影 ··226
十三、胆囊腺肌症 ··227
十四、折叠型胆囊 ··227
十五、胰腺头部局限性脂肪沉积 ·······································227
十六、年龄相关性胰腺萎缩 ··229
十七、异位胰腺合并假性囊肿 ··229
十八、胰腺异常突起 ···229
十九、环状胰腺 ··230
二十、十二指肠憩室 ···232
二十一、髓质海绵肾 ···232
二十二、重复肾输尿管畸形 ··234
二十三、肾旋转不良 ···235
二十四、马蹄肾 ··235
二十五、驼峰肾 ··236
二十六、副脾 ··237
二十七、脾脏铁沉积 Gamna-Gandy 小体 ························238
二十八、后倾子宫 ··239
二十九、纵隔子宫 ··240

ix

三十、双子宫 242
三十一、双角子宫 242
三十二、输卵管积水 243

第七章　四肢关节　245

第一节　四肢关节常见伪影　245

一、卷褶伪影 245
二、截断伪影 246
三、近线圈伪影 247
四、血管搏动伪影 248
五、呼吸运动伪影 250
六、磁化率伪影 251
七、抑脂不均匀伪影 252
八、魔角效应 252

第二节　四肢关节常见假象及诊断陷阱　253

一、盂肱下韧带前束与盂唇之间的正常凹槽 253
二、肩关节 Buford 复合体 254
三、肩峰分型 254
四、正常成人骨髓信号 255
五、扫描角度对膝关节后交叉韧带显示的影响 255
六、膝横韧带 257
七、膝关节板股韧带——Humphery 韧带 258
八、膝关节板股韧带——Wrisberg 韧带 258
九、腘肌腱 260
十、斜半月–半月韧带 260
十一、膝关节内侧副韧带术后改变 261
十二、膝关节前交叉韧带重建 261

参考文献　263

彩图　271

上 篇

基础知识

第一章

磁共振成像的基本原理

第一节　物质微观基础

宇宙中的一切物质都是由基本粒子构成，包括电子、质子和中子等。这些基本粒子进一步组合成更为复杂的结构单元，如分子、原子和离子等。为了研究物质的性质和行为，必须从其最基本的结构进行分析。

一、探秘原子核

（一）原子结构

原子由位于中心的原子核（nucleus）和围绕其运动的电子（electron）组成。原子核则是由质子和中子构成的。质子和中子的质量大致相同，通常统称为核子。虽然原子核的体积非常小，但其质量却非常大。约为核外电子质量的3680倍。原子核中的质子带正电荷，而中子不带电，核外运动的电子则带负电荷（图1-1）。

不同的元素用各自的元素符号表示，例如氢（H）、氧（O）。不同元素其原子核中的质子数是不同的。某元素中含有的质子数被称为该元素的原子序数，用Z表示。而原子核中的质子数与中子数的总和称作该元素的质量数，用A表示。因此有公式A=Z+N，其中N代表中子数。对于不含中子的氢元素（即氢原子核），我们称其为氢质子，可以表示为 ^1H。同一种元素可能具有不同的原子核，这些原子具有相同的质子数（原子序数），但不同的中子数（质量数不同），我们称之为同位素（isotope）。

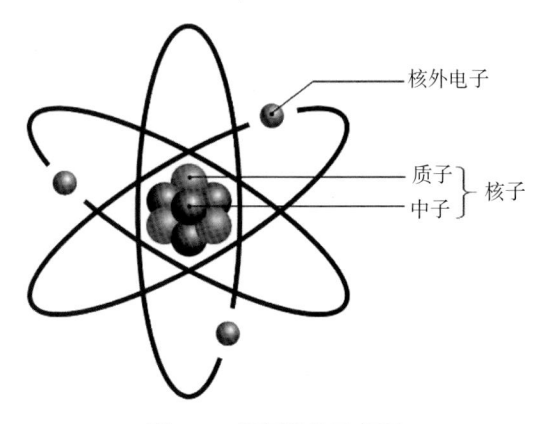

图1-1　原子结构示意图

（二）原子核自旋和核磁产生

从微观来看，我们采用经典力学模型，将一个原子核和地球进行类比。如同地球会自转一样，原子核也会进行类似的转动，我们把原子核的这种转动称为自旋（spin）（图1-2）。具体而言，原子核带正电，根据法拉第电磁感应定律，在其自旋过程中会感生一个磁场，这个感生磁场的方向遵循右手螺旋法则。对于微观粒子而言，这种由带有正电荷的磁性原子核自旋所产生的磁场就称为核磁。

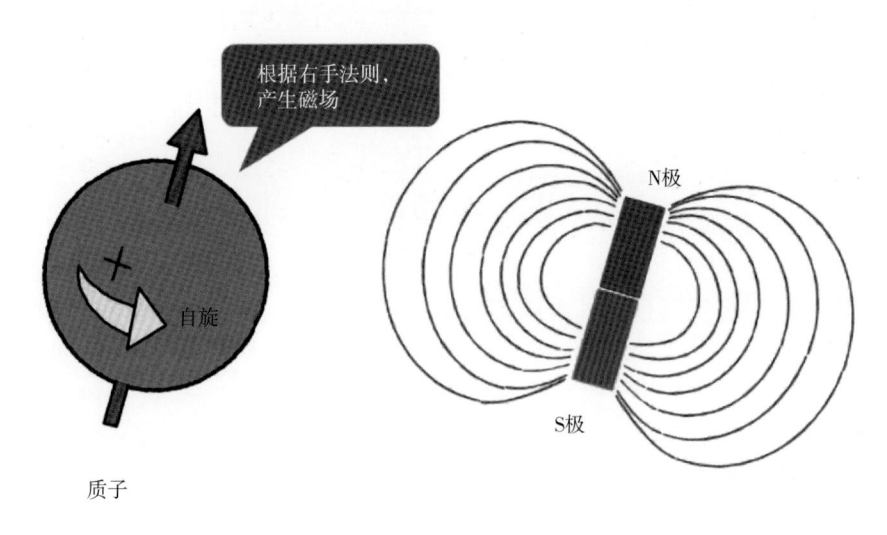

图1-2 原子核自旋产生磁矩

（三）磁性原子核/非磁性原子核

原子核内质子和中子的数目决定了该原子核是否为磁性原子核。并非所有的原子核都具有磁性，当质子和中子两者质量数相等时，它们会在质量平衡的条件下，于任何空间方向上做快速均匀分布，此时总的角动量为零，无法产生磁性，这类原子核称为非磁性原子核。而还有很多原子核，其内质子数和中子数是不成对的，如此一来，质子自旋运动产生的角动量便不能维持零的状态，进而就会产生磁性，我们将这类原子核称作磁性原子核，像 ^1H、^{14}N、^{31}P 等。

二、人体的元素组成及特点

（一）人体内原子含量概况

人体内构成组织的化学成分极为复杂，主要包括水、蛋白质、脂肪、糖类，以及钾、钠、钙、磷、铁、铜、硒等多种元素的化合物。其中，水是人体内含量最多的分子，约占体重的65%，脂肪广泛分布于各个脏器及皮下。此外，人体内还有大量的有机大分子，例如蛋白质、酶、磷脂等，这些物质中均含有众多的氢原子，所以，氢原子是人体内含量最多的原子。

（二）选择氢核用于常规磁共振的原因

（1）氢原子在人体内分布最为广泛。
（2）氢原子核在人体内的摩尔浓度最高。
（3）氢原子核具有最高的相对磁化率，能够产生极为显著的磁共振信号。

（三）借助 ^1H 磁共振成像技术，开启人体研究探索之旅

在没有外部磁场时，人体内的氢原子虽然带有磁性，但其存在状态是随机任意、杂乱无章的，各个方向上的角动量相互抵消，最终结果为零，这就使得在宏观层面上，人体并未呈现出一个明显的磁化矢量。而一旦将人体置于稳定的外加磁场中，情况就会发生变化，人体内的氢原子核将会被磁化，进而遵循特定规律进行排列。一部分氢质子感生的小磁场，其方向与外加磁场方向一致，而另一部分则相反。

从量子力学的视角出发，氢质子存在低能级和高能级两个不连续的状态。低能级的氢质子，因其自身能量不足，受到外加磁场的影响较大，所以它所感生的磁场方向与外加磁场方向是一致的；而高能级的氢质子，由于自身具备充足的能量，能够对抗外加磁场带来的影响，故而感生的磁场方向与外加磁场方向相反。

从原理层面来讲，根据玻尔兹曼分布可知，低能级氢质子数量相较于高能级氢质子数量会稍微多一点。当外加磁场强度不断提升时，具备足够能量抗拒外加磁场影响的氢质子随之越来越少，这就使得低能级氢质子的数量渐渐增多，高能级氢质子的数量则逐渐减少，二者之间的数量差也不断拉大。如此一来，人体组织内部便会生成一个与主磁场方向一致的宏观净磁化矢量，通常用 M_0 表示。磁共振成像技术正是巧妙运用了这些能够产生净磁化矢量的氢核实现人体成像。理论而言，磁场强度越高，所产生的 M_0 就越大，这也就是临床应用中 3.0T 磁共振比 1.5T 信噪比更高的根源所在。

第二节 磁共振现象

一、静磁场的定义

静磁场通畅用 B_0 表示，也称恒磁场、主磁场，其特征为磁场强度和方向保持不变。

（一）磁体类型

1. 永磁型磁体　由自然界中的铁磁性物质组成，其磁场持续存在，无法关闭。现阶段永磁型的磁体场强大多数处于 0.5T 以下。

2. 常导型磁体　基于线圈内的环形电流产生磁场的原理设计而成，所产生的磁场具备开启与关闭的特征。当前，该型磁体已基本被永磁型和超导型磁体所代替。

3. 超导型磁体　利用超导材料制成导线，当处于绝对零度环境时，导线电阻趋近于零，能够承载极大电流，依据电磁理论，如此便能产生强大磁场，同样，该磁场可按需开启或关闭。该磁体容易产生水平磁场，便于形成高磁场环境，还能依据研究需

求灵活设计磁场强度。超导型磁体是现阶段用于人体研究的磁共振设备的主流选择。1.5T 和 3.0T 占据了主要的市场份额。

（二）磁场强单位

常用单位有两个：高斯和特斯拉。

1. 高斯（Gauss，G） 属于厘米－克－秒（CGS）单位制中的磁场强度单位。以地球南北极处的地磁强度为例，约为 0.7 高斯（G）。1 高斯等于 10^{-4} 特斯拉。

2. 特斯拉（Tesla，T） 特斯拉属于国际单位制（SI）中的磁场强度单位。以上两个单位的换算关系是：1T = 10 000G。

（三）静磁场坐标系概念

为便于解释说明，现以临床最常用的水平磁场超导型磁体为例，来介绍磁共振系统的坐标系。在该坐标系中，主磁场方向定义为 Z 轴，与之垂直的分别是 X 轴和 Y 轴，其中 X 轴对应着人体的左右方向，而 Y 轴则处于人体前后方向上。

（四）静磁场的作用

氢质子本身会进行类似地球自转一样的自旋（spin），当处于外加磁场 B_0 的作用下时，氢质子的磁矩会受到影响，便会像地球围绕着太阳公转那样，围绕外加磁场方向进行旋转。我们将氢质子这种除自旋外还围绕外加磁场 B_0 方向旋转摆动的运动方式称为进动（precession）（图 1-3）。

从单个氢质子角度看，在外加磁场中，它所产生的磁化矢量并非完全与外加磁场方向重合，二者是存在一个角度的。

再从宏观层面分析，在外加磁场 B_0 的影响下，无数氢质子平行于 B_0 的方向，即纵向，由于低能级质子数量多于高能级质子，所以能够产生宏观净磁化矢量（M_0），且其方向和 B_0 一致。然而，在垂直于 B_0 方向，即水平方向上，每个质子的横向磁化矢量分量各不相同，这意味着每个质子在水平方向上所处的相位完全不一样，因此在水平方向上并不会有净磁化矢量的产生。

（五）拉莫尔（Larmor）频率和拉莫尔（Larmor）方程

根据上文可知，进动是氢质子自旋

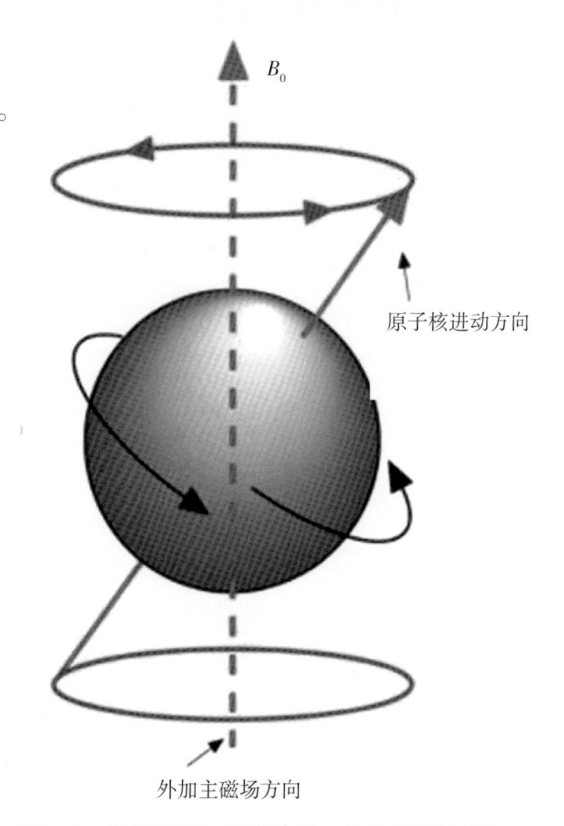

图 1-3 在外加磁场的作用下，带电原子核将围绕着主磁场 B_0 进行旋转进动

产生的小磁场与静磁场相互作用的结果。其进动频率和静磁场的关系可用拉莫尔方程数学表达。其计算公式为：$\omega = \gamma \times B_0$。$\omega$代表拉莫尔（Larmor）频率；$\gamma$指旋磁比，是一个固定常数，就氢质子而言，其旋磁比为42.5MHz/T；而B_1则表示静磁场场强，单位是T。由该公式中不难得出，进动频率与主磁场场强成正比。举例来说，当B_0的强度达到1.5T时，氢质子的进动频率约为64MHz；若为3.0T磁场下，进动频率则约为128MHz。

二、射频脉冲

射频脉冲作为一种使用短时的交变电磁波，用B_1表示。它的频率范围在8.5～127.7MHz。我们日常所熟悉的收音机，其调频广播频率范围一般是76～108MHz，二者存在相当大的重叠范围，正因如此，磁共振机房需要做严格的屏蔽，阻挡外界的不相干电磁波的干扰，避免产生图像伪影。另外，射频脉冲的波长较长，能量较低，属于非电离辐射。共振实际上就是能量传递，假如我们发射一个与B_0磁场环境中的氢质子进动频率（拉莫尔频率）相同的射频脉冲，那么氢质子能够吸收能量，发生能级跃迁，该现象就是磁共振。当射频脉冲的频率等于氢质子的进动频率时，氢质子吸收能量，产生共振，这个过程称作激发。

（一）射频脉冲的作用

（1）在静磁场中，氢质子的纵向磁化矢量与静磁场方向平行，根据法拉第电磁感应定律，氢质子无法切割磁力线产生电流，因此不能获取信号。如果在与纵向磁化矢量（M_z）垂直的方向上发射一个射频脉冲，且该射频脉冲的进动频率与氢质子的进动频率相同，则会产生共振现象，氢质子将吸收能量。在进动过程中，氢质子受到两个外加磁场的影响，不仅围绕Z轴做旋转运动，同时也围绕B_1方向进行旋转，这种现象称为章动（nutation）。

（2）形成横向磁化矢量。从微观角度来看，当射频脉冲的频率与氢质子的进动频率一致时，氢质子在B_1场中吸收能量，低能级的氢质子跃迁到高能级。吸收的能量越多，高能级氢质子数量就会增加，低能级氢质子数量则会减少，导致两者之间的数量差距减小。从宏观来看，当高能级氢质子的数量越来越多，直到高、低能级氢质子数量相等时，在B_1方向上，高、低能级感生的磁场强度恰好抵消，宏观磁化矢量在纵向上变为0。在射频脉冲作用下，氢质子不仅被激发，还能在水平方向上保持一致性，形成聚相效应。因此，质子在XY平面内同步运动，使得每个质子的磁化矢量叠加，最终在宏观上形成一个新的磁化矢量，即横向磁化矢量（M_{xy}）。

（二）旋转坐标系

为方便研究，提出了旋转坐标系的概念。在磁体系统的X轴上，氢质子随B_1以其进动频率进行圆周运动，这样简化了原本复杂的M_{xy}运动形式：使其从Z轴向Y轴发生偏转。偏转的角度与射频作用时间及射频强度相关。其计算公式为：

$$\theta = B_1 T$$

其中：θ 为翻转角度，B_1 为射频场的场强，T 为射频作用时间。通过控制射频脉冲的强度和作用时间，可以确定 M_z 的翻转角度。

综上所述，当人体置于强大的静磁场中，体内的氢质子将平行于 B_0 方向排列，并围绕 B_0 轴进行进动，产生 M_z。在此情况下，向人体发射一个与氢质子进动频率相等的射频脉冲，从微观角度来看，氢质子吸收能量并发生跃迁；从宏观角度来看，M_z 被翻转至 XY 平面，形成 M_{xy}。这就是磁共振现象。如果在 XY 平面内设置一个线圈，进动的 M_{xy} 将在该线圈内产生电流，接收电流即为磁共振信号。

第三节　磁共振信号采集

磁共振信号的采集是一个复杂的过程，首先需要理解弛豫的概念。

弛豫（relaxation）指的是自旋质子从激发态恢复到其稳定态的过程。这一过程包含两个同步但彼此独立的子过程：横向弛豫（transverse relaxation）和纵向弛豫（longitudinal relaxation）。横向弛豫则是指横向磁化矢量（M_{xy}）逐步减小直至消失的过程；纵向弛豫是指纵向磁化矢量（M_z）逐步恢复到最大值的过程。

一、横向弛豫

（一）横向弛豫的机制

横向弛豫过程中没有能量交换，而是由于自旋质子之间自发的散相导致磁化矢量不断衰减，这一过程也被称为自旋-自旋弛豫（spin-spin relaxation）。简单来说，横向弛豫表示横向磁化矢量在水平方向上逐渐衰减的过程，用 T_2 表示。其弛豫过程主要受两方面影响：一是静磁场的不均匀性，导致不同质子以不同的拉莫尔频率进动，经过一段时间后，它们在 XY 平面内的相位将变得不同，结果使 M_{xy} 变小，最终进动方向完全相反，M_{xy} 为零。二是自旋质子间的相互作用，邻近质子的自旋产生的小磁场叠加到主磁场上，影响其进动频率，导致净磁化矢量在 XY 平面内为零。

（二）横向弛豫时间

$$T_2 \text{弛豫过程符合数学公式：} M = M_0 e^{-t/T_2}$$

在此公式中：M 为 t 时刻的横向磁化矢量值 xy，M_0 为平衡态的磁化矢量值，t 为弛豫时间，T_2 为弛豫时间常数。当 90°射频脉冲关闭后，XY 平面内建立的 M_{xy} 衰减至最大值的 37% 时所经历的时间即为 T_2 值（图 1-4）。不同组织的 T_2 值也有所不同，主要取决于组织的结构，是组织的特征性参数。一般而言，固体物质及大分子组织的 T_2 值较短，而液体的 T_2 值较长。外加主磁场强度对 T_2 值的影响较小，随着磁场强度的增大，部分组织的 T_2 值可能会略有下降。

上述讨论的 T_2 是在绝对均匀的静磁场下的弛豫过程，此时 T_2 衰减主要受自旋-自旋相互作用的影响。但现实中任何磁场都难以达到绝对均匀的状态，我们把在这种不均匀的 B_0 中的横向弛豫定义为 T_2^* 弛豫，即有效弛豫时间，也被称作准 T_2。

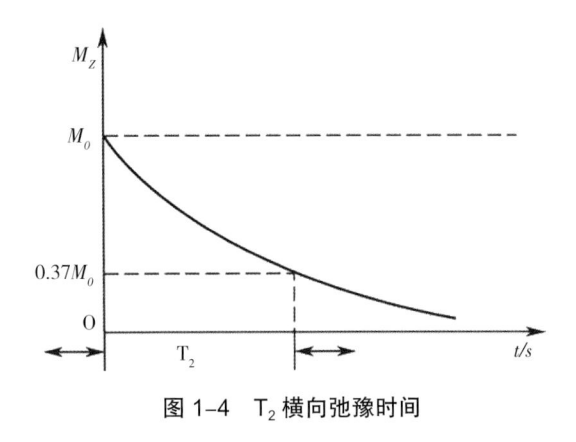

图 1-4 T_2 横向弛豫时间

二、纵向弛豫

（一）纵向弛豫的机制

在纵向弛豫过程中，吸收射频脉冲能量并跃迁到高能级的自旋质子需要将能量释放给周围的晶格（晶格是指原子之间相互配对形成的晶体框架），以回到其稳定状态。因此，纵向弛豫也称为自旋-晶格弛豫（spin-lattice relaxation）。T_1 弛豫通常用来表示这一过程。

（二）纵向弛豫时间

在 T_1 弛豫过程中，M_z 是时间的函数，其数学表达为：$M_z(t) = M_0(1-e^{-t/T_1})$

公式中：M_z 表示 t 时刻的纵向磁化矢量值，M_0 为平衡态时的净磁化矢量值，t 为弛豫时间，T_1 为 M_0 纵向弛豫时间常数。当纵向弛豫 M_z 恢复至平衡态的 63% 时所需时间被称为 T_1（图 1-5）。

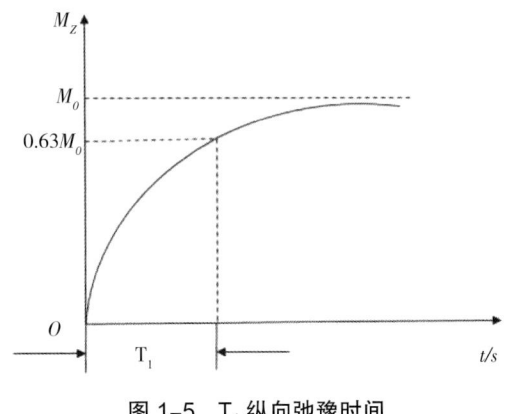

图 1-5 T_1 纵向弛豫时间

形成图像上组织间对比度的基础在于，人体内不同组织具有不同的 T_1 值。而且，同一组织 T_1 值并非固定不变，它会随静磁场 B_0 强度的不同而改变。B_0 场强越大，组织的 T_1 值越大，这会导致组织的纵向弛豫越慢，恢复的纵向磁化矢量也越小。

三、自由感应衰减的定义

当使用一个 90° 射频脉冲来激发自旋质子时，会使纵向磁化矢量（M_z）翻转到 XY 平面。此时，自旋质子在 XY 平面内进动，并且处于相同的相位。随后关闭射频脉冲，横向磁化矢量（M_{xy}）便开始随时间衰减，其变化过程会引发接收线圈内产生电流，而这个电流就是磁共振信号。我们将这种呈指数衰减的震荡信号称为自由感应衰减（free induction decay，FID）信号。该信号的强度与组织的 T_1，T_2 及组织的质子密度有关（图 1-6）。

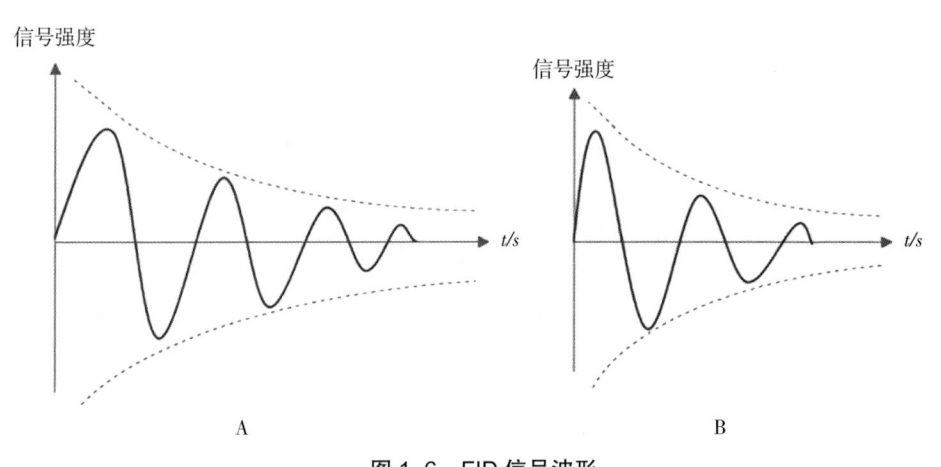

图 1-6 FID 信号波形

四、加权成像的产生

上文所介绍的几种弛豫过程通常是同时发生的。若这些弛豫现象毫无选择地互相混杂，那么我们就难以分辨组织信号强度变化究竟反映的是组织的哪一种特性，为此，我们会对成像脉冲序列进行选择，同时调整成像参数，使磁共振（MR）图像能够主要反映组织某一方面的特性，并尽可能抑制组织其他特性对图像造成的影响，这种通过特定手段使图像着重体现组织某一特性的成像方式，就称作加权成像。在 T_1 加权成像（T_1WI）中，图像组织信号强度的高低主要体现了人体组织在纵向弛豫的差异，在 T_2 加权成像（T_2WI）中，图像组织信号强度的高低主要反映人体组织在横向弛豫的差别；而质子密度加权成像主要反映的是人体内不同组织间质子含量的差异。

第四节 磁共振图像空间定位的原理

一、梯度磁场的概念

人体内的自旋氢质子进动频率相同，若用与之相同进动频率的射频脉冲激发，体内所有氢质子都会共振并产生磁共振信号。然而，此时无法区分这些信号是来自某个层面，还是容积内不同位置。为了得到磁共振信号的空间位置信息，我们引入了梯度磁场的概念。梯度磁场是一个随位置呈线性变化的磁场，将其与静磁场叠加后，会暂时使磁场变得不均匀。在这种情况下，沿梯度方向的自旋质子所处磁场强度不同，进而产生不同的共振频率，我们就能从中获取位置信息。所以，通过对成像区域的氢质子进动频率进行选择性激发，就可以实现空间定位的目标。

在磁体内，有额外的线圈用于产生梯度磁场，这些线圈被称作梯度线圈。磁体内的梯度线圈通常是成对出现的，每对线圈中通过的电流大小相等，但极性相反。

要想获取各个方向的空间位置信息，就得分别在 X、Y、Z 方向上施加一个梯度。按照习惯，我们一般把层面选择方向设定为 Z，频率编码方向设为 X，相位编码方向设为 Y。需要注意的是，针对不同的成像平面，X、Y、Z 这三个方向的具体取向是不一样的。接下来，我们就详细说说究竟是怎样实现空间定位的。

二、层面的选择

在生成二维磁共振图像时，首要的步骤是进行层面以及层厚的选择。

（一）层面位置选择

假设我们要进行横断面的层面选择（slice selection），需在 Z 轴方向上施加一个梯度场。假定这个梯度场强是从头到脚逐渐增大的，那么在 Z 轴方向就会形成一个从头到脚呈梯度变化的磁场。此时，若向受检体发射一个特定频率的射频脉冲，在 Z 轴方向上，那些进动频率与该射频脉冲频率相同的自旋质子会被激发。这样一来，我们就会接收到来自人体内与 Z 轴方向垂直的相应位置层面的信号。而进动频率和射频脉冲不同的氢质子则不会发生共振，也就不会产生磁共振信号。在实际成像过程中，我们通过改变射频脉冲的中心频率，就能激发不同的层面，进而获取该层面内的磁共振（MR）信号。

（二）层厚的选择

在理想状态下，我们期望影像扫描能够实现断面成像，即逐个激发没有厚度的断面。然而，现实情况中，不管是 CT 还是 MRI 扫描，都是断层成像的方式，即多层面连续的扫描。这就意味着扫描的层面并非没有厚度，而是存在一定厚度，我们将这个层面所具有的厚度称之为层厚。

下面谈谈影响层厚的因素。其一，层厚和射频脉冲的带宽存在关联。即便在理想状态下，射频脉冲的频率也并非单一的，而是分布在一个范围之内，我们把这个频率范围称作带宽（bandwidth）。当存在梯度磁场时，空间中不同位置的磁场强度有所不同，此时具有一定带宽的射频脉冲就会激发相应空间范围内进动频率的质子。其二，梯度场的大小同样会对扫描层厚产生影像。在其他条件保持不变的情况下，梯度场增大时，扫描层厚会越薄；梯度场减小时，扫描层厚则会变厚。

具体来说，我们可以通过调整 Z 轴梯度场、射频脉冲频率和带宽的调整，使层厚和层面发生如下改变。

（1）保持梯度场恒定，增加射频脉冲的带宽，则层厚增宽，反之相应减小。

（2）保持梯度场恒定，增加射频脉冲频率，则层面的位置向梯度场高的一侧移动，若降低，则向梯度场低的一侧移动。

（3）保持射频脉冲带宽恒定，增加梯度场强，则层厚变薄，相反，层厚变厚。

我们通过选择层面和层厚，完成了横断层面的信号采集。需要说明的是，磁共振成像除了能进行横断面成像，还可利用前后方向的梯度场实现标准冠状面成像，利用左右方向的梯度场实现标准矢状面成像。实际上，借助 X、Y、Z 三组梯度场的有机组合来进行层面和层厚的选择，磁共振成像能够在任意断面上开展成像工作。

三、空间编码作用及分类

在完成层面选择后，我们采集到的 MR 信号反映的是整个层面的影像，此时还无法确定层面内各个像素的具体空间位置，所以需要对信号进行空间编码。层面内的空间编码分为频率编码和相位编码这两类。但要特别留意，一个平面存在两个维度，也就是两个方向，倘若同时在这两个方向施加梯度磁场来编码，那么两个方向的梯度磁场会彼此干扰，进而引发编码紊乱，使我们无法精确判定像素的空间位置。基于此，针对二维平面的定位，我们应当分别在两个方向依次进行编码，以此确定体素的空间位置。

（一）频率编码

简单地讲，频率编码的作用在于分辨信号源自扫描矩阵中的哪一列。具体而言，在磁共振采集时，沿着 X 轴施加一个频率编码梯度，这会让层面内的氢质子拥有不同的进动频率。如此一来，所采集的 MR 信号里便蕴含了不同频率的空间信息，经过傅里叶转换后，不同频率的信号能够区分开来，这种编码方式就被称为频率编码。由于频率编码梯度也可用于读取信号，所以它也被称为读出梯度。频率编码梯度的存在，使得沿 X 轴的空间位置信号具备了频率特征从而得以编码，最终产生了与空间位置相关的具有不同频率的信号。

（二）相位编码

要实现信号的空间定位，首先我们要明确信号来自哪一个体素。当通过梯度场使氢质子进动频率发生改变，以实现层面选择（确定扫描的层），并利用频率编码确定了信号来自扫描矩阵中的哪一列（即确定了列），接下来，若还能确定行的位置，就能精准找到信号所对应的体素。而这个行的选择是依靠相位编码来实现的。

相位编码和频率编码一样，都依赖于梯度场的应用，但相位编码是在层面激发之后、频率编码读出信号之前施加的。当施加相位编码梯度场后，不同位置上的氢质子由于进动频率的差异，会在一段时间内产生相位差。随后，关闭相位编码梯度场后，氢质子在各个位置上的进动频率会恢复一致，之前的相位差则被保留下来，导致采集到的MR信号携带了不同的相位信息。最后，通过傅里叶变换可以提取出这些相位信息，从而完成MR信号的空间定位。

需要注意的是，傅里叶变换的特性使其在区分不同频率MR信号方面表现出色，但在识别MR信号的相位差别上能力较弱，通常只能区分相位相差180°的信号，因此，进行相位编码时需要重复多次操作，例如，在一个256×256的扫描矩阵中，必须进行256次激发和相位编码，这意味着相位编码梯度场需要产生256个180°的相位差，以完成相位编码。这也是磁共振成像时间较长的原因之一。每次使用的相位编码梯度的大小和持续时间都会有所不同，而频率编码梯度则保持恒定，并可以一次性完成所有列的频率编码。此外，相位编码和频率编码的方向是可以调整的，通常选择图像矩阵中数值较小的方向作为相位编码方向。

第五节　磁共振图像的重建

磁共振现象是原子核的核物理特征，是磁共振成像的基本条件。但并不是发现了磁共振现象后，就实现了磁共振成像。在磁共振现象的基础上，磁共振成像需要实现设备的横向磁矩的测量，空间位置的编码等，这是计算机科学高度发展的结果。计算机重建是指将采集的复合信号转换成图像信号的过程。傅里叶变换是磁共振成像里运用比较多的数学变换。

一、傅里叶变换

傅里叶变换（Fourier translation，FT）是用于计算含有各个频率的复合信号的一种数学算法。其核心在于将一个空间域函数转换为频率域函数。MR信号是由大量不同频率的信号叠加在一起的复合信号，通过傅里叶变换，可以分离出复合信号中的各个频率成分，并同时获取信号的频率与相位信息，提取具有相位、频率特征的MR信号的强度，最终以不同的灰度值表现出来形成MR图像。

二、K空间

K空间是一个抽象的数学概念，也称为傅里叶空间、傅里叶频率空间。系统采集的磁共振信号经过数学转换后，以数字信息的形式存储在一个临时的空间，即K空间。对K空间的数据进行傅里叶转换，可以解码原始数据中的空间定位编码信息，分解出不同频率、相位和幅度的 MR 信号。其中，不同的频率和相位代表不同的空间位置，而幅度则反映 MR 信号强度。将不同频率、相位及信号强度的 MR 数字信息分配到相应的像素中，即可获得 MR 图像数据，进而重建出 MR 图像。

空间频率是指空间一定方向上的单位距离内波动的周期数。当空间频率仅限于一个平面时，K 空间是一个二维空间，用 K_x、K_y 代表两个相互垂直方向的空间频率。而当空间频率位于三轴方向，K 空间则是一个三维空间，用 K_x、K_y 和 K_x、K_z 代表三个相互垂直方向的空间频率。

对于二维空间来说，从 K_x 方向看，即在每一条相位编码线的频率编码方向上，其数据来源于回波信号的采样。所有的回波信号随时间顺序呈现以下变化规律：波形的幅度从零开始逐渐升高，达到波峰后又逐渐降低至零，如果将 MR 信号从波峰处一分为二，其形状基本呈镜像对称，这是由傅里叶变换的对称性质决定的。当然，对于二维空间来说，K_x、K_y 方向都具有这种镜像对称性，所以理论上，只需要采集 1/4K 空间的数据，就可以利用这种对称性计算出其他数据，但实际上 K 空间中心的数据是不能被省略的。不可忽视的是，这是磁共振部分快速成像技术的理论基础。

K 空间的点对图像质量的影响取决于其在 K 空间中的位置。具体来说，K 空间中不同位置的信号对图像质量的贡献并不相同，K 空间中心部的信号具有较低的空间频率，主要决定图像的对比度；K 空间边缘部分的信号具有较高的空间频率，主要决定图像的分辨力。

值得注意的是，K 空间的数据阵列与图像的像素阵列并非一一对应的。K 空间阵列中每一个点上的信息均含有全层的 MR 信息，而图像阵列中的每个点（即像素）仅包含层面内单个体素的信息。

三、K 轨迹

MR 信号在 K 空间的投影曲线称为 K 轨迹，又称傅里叶线。K 空间中各点的数据是沿着特定的轨迹顺序填充的，这种按特定顺序填充数据的方式称为 K 空间的轨迹。

K 空间的填充轨迹代表了成像中 MR 信号的采集过程。目前常规 MRI 序列中，K 空间最常用的填充方式是循序对称填充，即从 K 空间相位编码方向的一侧开始，逐渐向 K 空间中心填充，随后从 K 空间中心向相位编码方向的另一侧填充。另一种 K 空间的填充方式为中央优先采集填充，即扫描开始先编码和采集填充 $K_y = 0$ 附近的一部分相位编码线，这部分决定图像的对比度，然后再采集 K 空间周边的相位编码线，这部分决定图像的解剖细节。这种填充方式在透视实时触发技术进行的三维动态增强扫描和对比增强磁共振血管成像中应用较多，发挥了显著优势。此外，还有其他多种 K 空间填充轨迹，如用于平面回波成像（EPI）序列的迂回轨迹、用于螺旋成像的螺旋状轨迹及用于螺旋桨或刀锋成像技术的放射状填充轨迹等。其中，近几年应用较多的螺旋桨（刀锋）技术由于 K 空间采用了放射状的填充轨迹，使 K 空间中心区域有较多信息重复，从而可以显著减少运动伪影。

四、图像对比

生物体中不同组织之间的信号强度差异是形成图像对比的基础。

图像对比的主要参数包括质子密度和弛豫时间（T_1、T_2）。不同组织、器官的含水比例各不相同，这直接导致了它们所含氢质子数量的差异。质子密度（proton density，PD）代表单位体积组织所含氢质子的数量。由于 MR 信号强度与质子密度大小有关，所以不同组织、器官的 MR 信号强度有差异。人体不同组织的 T_1、T_2 值各不相同，因此可以通过 T_1、T_2 值来建立人体组织的分布图像，形成磁共振图像对比。

磁共振成像中产生组织间对比差异的主要参数如下。

（1）纵向弛豫时间的固有差异，即组织间 T_1 值的固有差异（表1-1）。

（2）横向弛豫时间的固有差异，即组织间 T_2 值的固有差异。

（3）组织间氢质子密度的固有差异。

因此，磁共振图像主要有 T_1 图像、T_2 图像和质子密度图像。

在磁共振成像中，信号强度与组织特性密切相关，具体表现如下。

（1）在 MR 的 T_1 加权图像上，组织的 T_1 值越短，信号强度越高。

（2）在 MR 的 T_2 加权图像上，组织的 T_2 值越长，信号强度越高。

（3）在 MR 的质子密度加权图像上，质子密度越高，信号强度越高。

骨皮质和空腔（含气腔）的质子密度很低，在几乎所有成像序列中均无信号，呈黑色。

表1-1 在37℃下，不同组织在1.5T及3.0T中的 T_1 值

组织或器官（体液）	1.5T 场强的 T_1 值（ms）	3.0T 场强的 T_1 值（ms）
脑灰质	920	1200
脑白质	780	1010
脑脊液	2400	3120
脂肪	252	292
血液	1200	1550
肝脏	500	641
骨骼肌	870	1161

（汪　洋　周竹萍　黄润楸　胡　剑　赵炳辉　祝因苏）

第二章

磁共振成像常用序列及其临床应用

通过不同的扫描参数组合，可以获得具有不同对比度的磁共振图像。这些用于生成特定对比度磁共振图像的特定程序被称为磁共振序列。序列（sequence）可以理解为程序和排列的组合，磁共振序列本质上是射频脉冲、梯度场和信号采集时间等参数的设置，以及它们在时间上的排列组合，也称为 MRI 的脉冲序列（pulse sequence）。它决定着图像信号的加权、图像质量及对病变的显示敏感度。通常，脉冲序列由射频脉冲、层面选择梯度场、相位编码梯度场、频率编码梯度场（又称读出梯度场）和 MR 信号五部分组成。为了获得不同信号对比的加权图像，临床上使用了多种脉冲序列，并有多种分类方法。根据信号产生的机制，常用的脉冲序列分为以下两类。

（1）自旋回波类脉冲序列：包括常规自旋回波脉冲序列、快速自旋回波序列、反转恢复序列等。

（2）梯度回波类脉冲序列：包括常规梯度回波序列、扰相梯度回波序列、稳态自由进动序列、快速自旋梯度回波序列、平面回波成像序列等。实际上，只有三种类型的脉冲序列是最基本的，即自旋回波（spin echo，SE）、反转恢复（inversion recovery，IR）和梯度回波（gradient echo，GRE），其余的脉冲序列大多是这三种基本类型的变体或衍生形式。

第一节 自旋回波序列

一、常规自旋回波序列

（一）基本原理

自旋回波序列是 MRI 的经典序列。其主要过程如下：首先是激发过程，90°射频脉冲配合层面选择梯度可以激发目标层面；特定层面产生自由感应衰减信号后，为了完成空间定位需要开启相位编码梯度，并使水平方向的质子重新聚集，需施加一个 180°射频脉冲，从而产生自旋回波信号；自旋回波信号产生后，系统开始采集信号同时开启频率编码；重复上述过程，直至 K 空间原始数据采集完成，最后对 K 空间数据进行傅里叶变换，重建出磁共振图像。

采用 90° 和 180° 的组合脉冲形式激发人体组织，由一个 90° 射频脉冲后紧随一个 180° 重聚相位脉冲组成。90° 脉冲产生最大横向磁化矢量，180° 重聚相位脉冲则用于产生自旋回波。从 90° 射频脉冲到接受回波信号的时间称回波时间，即 TE；两个 90° 射频脉冲之间的时间间隔称重复时间，即 TR。

序列参数 TR 控制纵向磁化恢复的程度，决定图像的 T_1 加权程度（T_1 对比）。短 TR 可突出组织间的 T_1 对比。TE 控制横向磁化衰减的程度，决定图像的 T_2 加权程度（T_2 对比）。长 TE 可突出组织间的 T_2 对比。序列中 90° 脉冲使质子受到激励而发生磁共振现象，纵向磁化被翻转到横向平面（XY 平面），质子进动处于同相位（in phase），产生横向磁化；当停止发射后，由于外部磁场环境的不均匀性及内部组织横向弛豫（T_2）共同作用，特别是外部磁场的非均匀性，使质子迅速失去相位一致性（out of phase），横向磁化很快消失，纵向磁化开始恢复，此过程产生的信号为按照 T_2^* 为指数特征的自由感应衰减（FID）信号，但不能被立即接收到；为了更真实地反映组织 T_2 对信号强度的影响，必须纠正外部主磁场不均匀性对信号衰减的作用，所以序列在 1/2 TE 处施加一次 180° 重聚相位脉冲，使失去相位的质子在 TE 处相位重聚，消除外部磁场不均匀，重新形成横向磁化，并遵循法拉第电磁感应定理，在接收线圈内感应出一个电流（MR 信号）并被读出，从而获得真正反映 T_2 对比度的图像。

在 SE 脉冲序列中，若在 90° 射频脉冲后仅使用一次 180° 重聚相位脉冲，则仅获得一次回波（单回波），常用于 T_1WI 成像；若在 90° 射频脉冲后使用两次 180° 重聚相位脉冲，则可获得双回波，其中使用长 TR、短 TE 取得第一次回波产生 PDWI，使用长 TR、长 TE 获得的第二次回波用于产生 T_2WI。

（二）主要特点

该序列主要优点是图像信噪比高，组织对比度好，对磁场不均匀敏感性低，磁化率伪影轻微，可获得对病变显示敏感的真正 T_2WI。其次，SE 序列的控制参数较少，通过灵活调整 TE 和 TR 可获得不同对比度的图像，且每幅图像的 TR 和 TE 固定，信号变化容易解释。主要缺点是扫描时间相对较长，进行体部检查时容易产生伪影，难以进行动态扫描。

（三）临床应用

该序列目前多用于获取 T_1WI，是颅脑、颈部、骨关节、软组织、脊柱脊髓等部位的常规 T_1WI 序列之一。在体部检查中，已逐渐被梯度回波序列取代。

二、快速自旋回波序列及其衍生序列

（一）快速自旋回波序列

1. 基本原理　自旋回波序列在一次 90° 射频脉冲激发后利用一个 180° 重聚焦脉冲采集一个自旋回波信号，一幅 256×256 的图像至少需要 90° 射频脉冲激发 256 次。在一次 90° 脉冲后施加多次 180° 重聚相位脉冲，获得多次回波并进行多次相位编码，大大缩短了扫描时间，这种技术称为弛豫增强快速采集（rapid acquisition with relaxation enhancement，RARE），临床上称为快速自旋回波 [GE 公司（fast spin echo，FSE）；西门子或飞利浦公司（turbo spin echo，TSE）]。

在一个 TR 周期内，由多次 180° 重聚相位脉冲获取的回波组成回波链（echo train），180° 脉冲的次数称为回波链长度（echo train length，ETL）。在 FSE 序列中，两个相邻 90° 脉冲中点的时间间隔被称为 TR，回波链中相邻的两个回波中点的时间间隔被称为回波间隔（echo spacing，ES），90° 脉冲中点到填充 K 空间的那个回波中点的时间间隔称为有效回波时间（effective TE），简称 TEeff。

在 SE 序列中，每个回波信号的 TE 是固定的；而在 TSE 序列中，每个回波的 TE 是不相同的。随着回波数量的增加，信号强度会逐渐减弱。需要注意的是，虽然 180° 重聚脉冲可以纠正主磁场不均匀性导致的质子失相，但组织本身的横向弛豫 T_2 始终存在。因此，随着回波数量的增加，后续信号的强度会越来越弱。K 空间中心决定了图像的对比度，而填充 K 空间中心的回波对应的 TE 即为序列的有效 TE，因此实际选择的 TE 是有效 TE。系统将根据所选的有效 TE 调整每次 180° 重聚相位脉冲后的相位编码梯度的斜率，使有效 TE 附近取得的回波最强，对图像信号加权起主要作用，而其他 TE 取得的回波对图像信号的加权的影响则较小。如果选择的 ETL 值过大，可能会对图像信号加权产生影响，且随着 ETL 值的增加，在每个 TR 周期内能够完成的扫描层数也会相应减少。

2. 主要特点　与 SE 序列相比，TSE 序列最显著的特点是扫描速度更快，因此在临床扫描中得到了广泛应用，特别是对于长 TR 的 T_2WI，能够显著缩短成像时间。FSE 序列的主要优势是扫描时间比常规 SE 序列显著缩短，在其他参数不变的前提下，ETL 越长，采集时间越短，因而便于使用大矩阵、增加 NEX；FSE 序列也是利用 180° 聚焦脉冲产生回波，可以剔除静磁场固有的不均匀，因而对磁场不均匀性敏感，不易产生磁化率伪影。此外，该序列使 T_2 信号权重增加，更利于病变显示。

FSE 序列的主要缺点如下。①流动和运动伪影增加：FSE 序列通常不能与呼吸补偿联用，在胸腹检查时图像中伪影增加。②在 T_2WI 上脂肪信号高而难与水相鉴别。③由于回波链中每个回波的幅度不同，在傅里叶变换时将发生相位错误，导致图像模糊，ETL 越长，图像越模糊。④对出血不敏感。由于多次 180° 脉冲的作用，能量会在短时间内快速积聚于人体组织中，特殊吸收率（SAR）将明显升高，可引起体温升高等不良反应。

3. 临床应用　FSE 序列可以选用更长的 TE 获取重 T_2WI，可用于 MR 胰胆管造影、诊断血管瘤和囊肿等（图 2-1）。

（二）快速自旋回波衍生序列

1. 快速恢复快速自旋回波（fast recovery FSE，FRFSE）序列　在回波链的最后一个回波采集后，再施加一个 180° 重聚焦脉冲，将使横向磁化矢量重聚，再施加一个负 90° 脉冲，把 180° 脉冲重聚的横向磁化矢量偏转回 B_0 方向，从而加快了组织的纵向磁化。因此与 FSE 相比，FRFSE 序列缩短 TR，节省了扫描时间，也能得到良好 T_2 对比

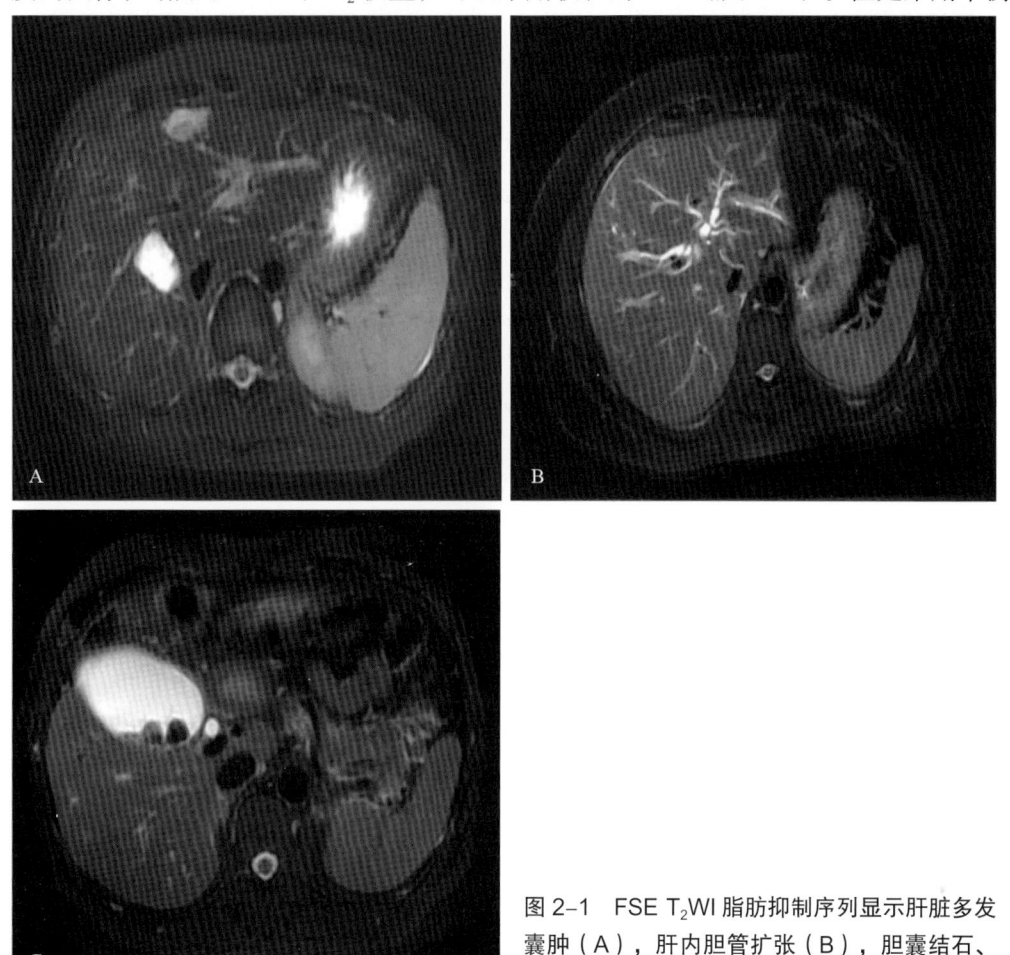

度的图像，增加了 SNR 和 T_2 权重，可以采用较长的 ETL（图 2-2）。但是采用平衡驱

图 2-1　FSE T_2WI 脂肪抑制序列显示肝脏多发囊肿（A），肝内胆管扩张（B），胆囊结石、胆总管扩张（C）

动强行恢复纵向磁化矢量，会导致软组织对比度下降，所以在需要重点观察软组织结构的部位，不建议使用该序列。

2. 半傅里叶采集单次激发快速自旋回波（half-Fourier acquired single-shot turbo spin echo，HASTE）序列　HASTE 序列是一种单次激发快速成像序列，结合了半傅里叶采集技术，能够使一幅 256×256 矩阵的图像数据在 1s 内采集完毕。单次激发序列是指在一次 90° 激发脉冲后使用一连串的 180° 复相脉冲，采集连续的回波信号，从而快速形成图像。

半傅里叶采集方式并非采集所有的相位编码行，而是仅采集正相位编码行、零编码及少数几个负相位编码行的数据，然后利用 K 空间的数学对称原理，对正相位编码数据进行复制，最终通过采集数据及复制的数据重建出完整的图像。只需采集略多于 50% 的数据，扫描时间即降低了近 50%。

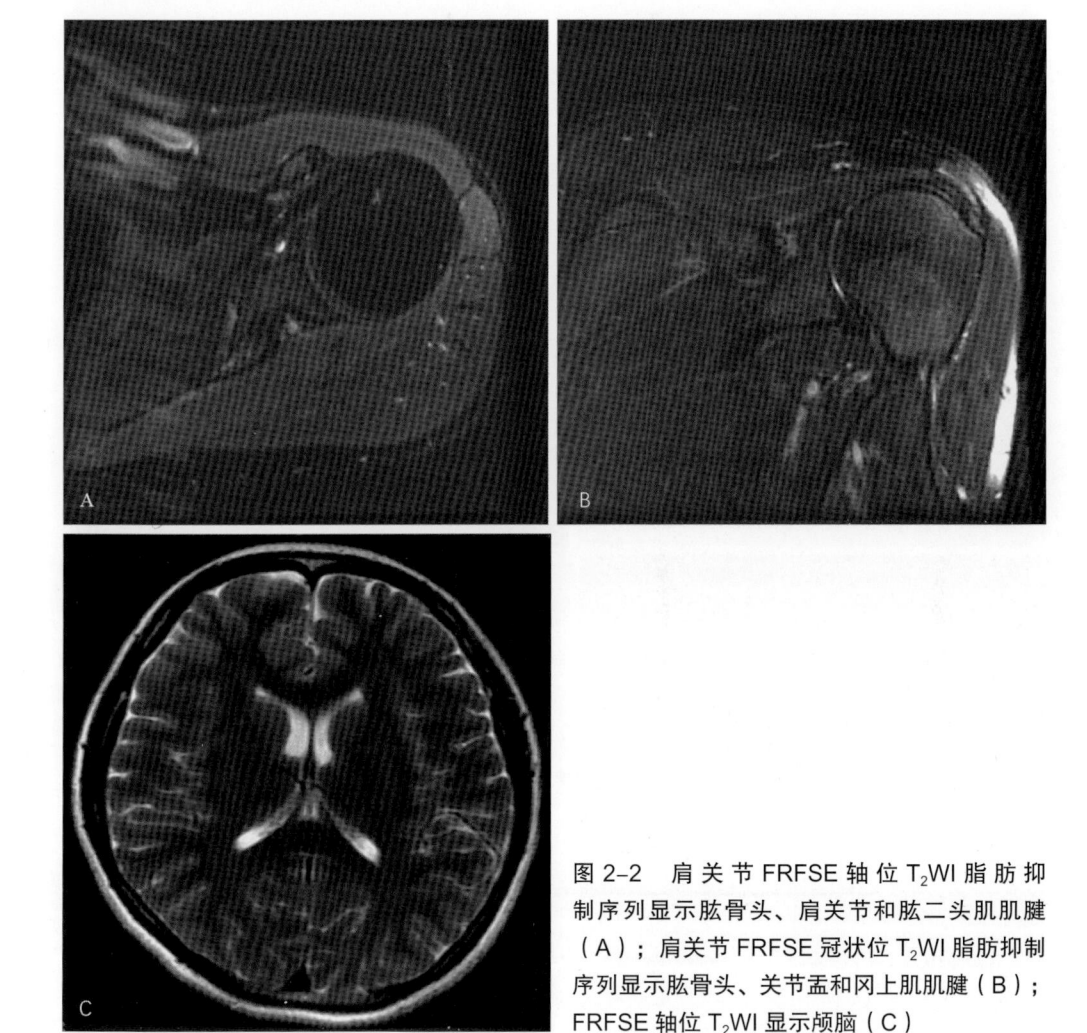

图 2-2 肩关节 FRFSE 轴位 T$_2$WI 脂肪抑制序列显示肱骨头、肩关节和肱二头肌肌腱（A）；肩关节 FRFSE 冠状位 T$_2$WI 脂肪抑制序列显示肱骨头、关节盂和冈上肌肌腱（B）；FRFSE 轴位 T$_2$WI 显示颅脑（C）

  HASTE 序列最显著的优势在于仅需一次激发便可完成数据采集，所以可有效减少生理性运动伪影，特别适合于无法配合的患者（危重、婴幼儿）的扫描。由于在 HASTE 序列中使用大量 180° 脉冲，导致其有效 TE 时间显著延长。在这种长 TE 下，大部分组织信号会因衰减而减弱，但水是长 T$_2$ 组织，因此 HASTE 序列对富含水的病灶如囊肿、血管瘤等会产生信号增强作用。HASTE 序列主要用于生成 T$_2$WI，适用于无法配合患者的神经系统超快速 T$_2$WI、无法屏气或呼吸不均匀患者的腹部超快速 T$_2$WI 小肠造影、腹部水成像如 MRCP 和 MRU 等场景（图 2-3）。

  然而 HASTE 一次性采集的回波数量较多，越到后面回波信号越弱，随诊回波链长度增加，图像越模糊，对比度也会下降。所以对于图像对比度要求比较高的扫描，不建议采用此序列。

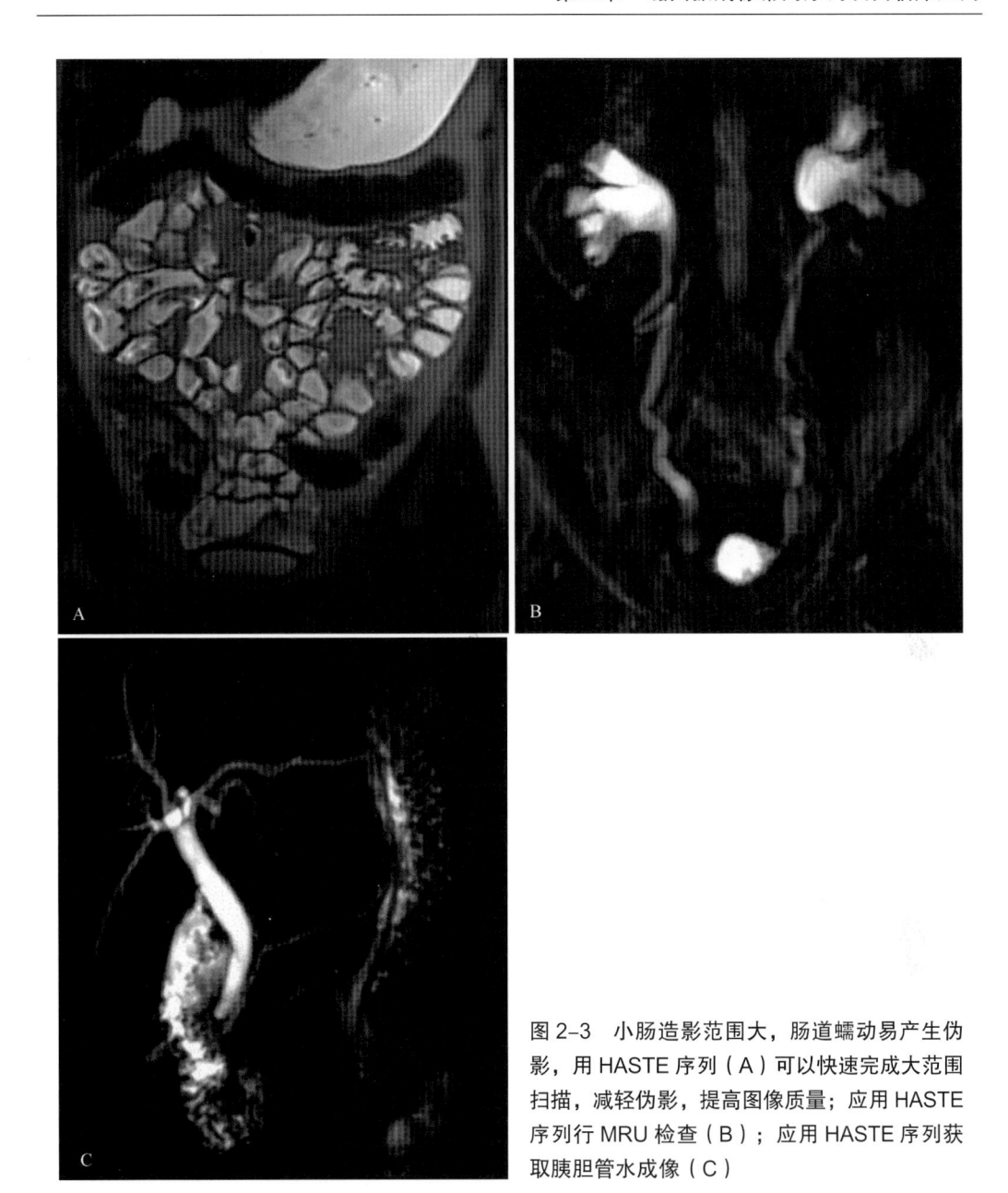

图 2-3 小肠造影范围大，肠道蠕动易产生伪影，用 HASTE 序列（A）可以快速完成大范围扫描，减轻伪影，提高图像质量；应用 HASTE 序列行 MRU 检查（B）；应用 HASTE 序列获取胰胆管水成像（C）

三、反转恢复序列

目前无论是反转恢复（IR）还是快速反转恢复（fast inversion recovery，FIR）序列，一般采集的都是自旋回波。

（一）基本原理

当使用 180° 射频脉冲对组织进行激发时，组织的纵向宏观磁化矢量会偏转 180°，即偏转至与静磁场相反的方向上，因此该脉冲也称为反转脉冲。由于 180° 脉冲后组织纵向弛豫时间延长，不同组织间的纵向弛豫差别加大，即 T_1 对比增加。在组织的纵向弛豫过程中，其纵向磁化矢量从反向（与主磁场反向）最大逐渐变小到零，随后从零开始到正向（与主磁场同向）逐渐增大到最大。如果在某组织的纵向磁化矢量到零的时刻给予 90° 脉冲激发，此时该组织没有纵向宏观磁化矢量，也没有横向磁化矢量产生，该组织就不产生信号，利用这一特点可以选择性抑制一定 T_1 值的组织信号。

（二）主要特点

反转恢复序列是一种 T_1WI 序列，包含一个 180° 反转脉冲、一个 90° 激发脉冲与一个 180° 复相脉冲。该序列首先施加一个 180° 反转预脉冲，随后在适当时施加一个 90° 脉冲，紧接着施加一个 180° 复相脉冲，以采集一个自旋回波。实际上 IR 序列就是在 SE 序列前施加一个 180° 反转预脉冲。

在 IR 序列中，180° 反转脉冲中点到 90° 脉冲中点的时间间隔称为反转时间（time of inversion，TI），90° 脉冲中点到回波中点的时间间隔定义为 TE，而相邻的两个 180° 反转预脉冲中点的时间间隔定义为 TR。TI 是 IR 序列图像对比的主要决定因素，尤其是 T_1 对比的决定因素。

IR 序列的主要优点是 T_1 对比度好，SNR 高。缺点是扫描时间长。

IR 序列可形成重 T_1WI，在成像过程中完全去除 T_2 的影响，从而精细地显示解剖结构，如脑的灰白质，在检测灰白质疾病方面有显著优势（图 2-4）。

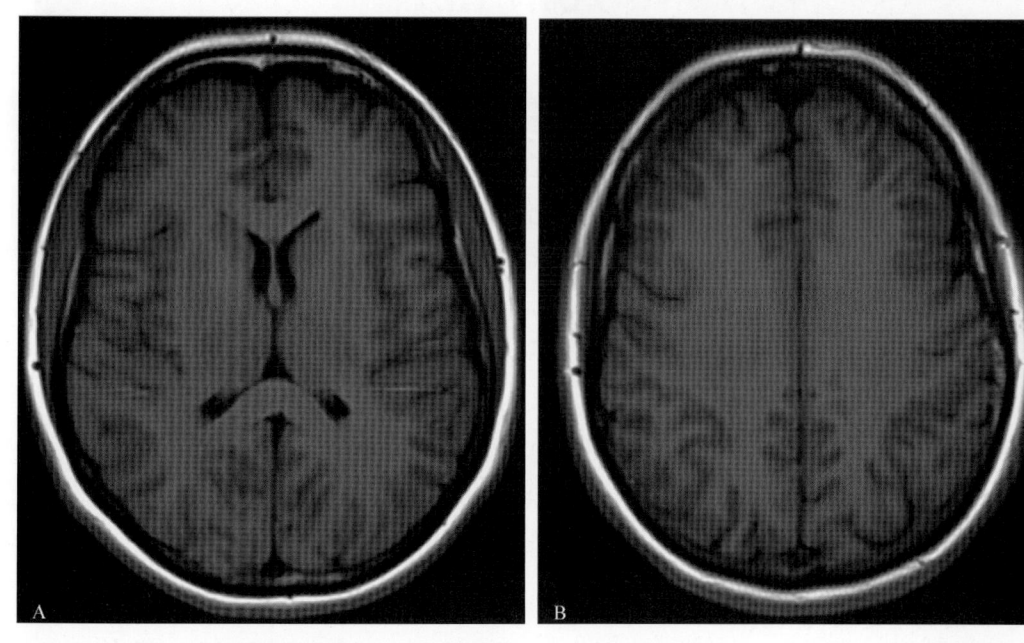

图 2-4 应用 IR 序列获得的头颅 T_1WI 轴位图像，灰白质对比明显（A）；应用 IR 序列获得的头颅 T_1WI 轴位图像，灰白质对比明显（B）

（三）快速反转恢复序列

快速反转恢复（FIR）序列也称 TIR（turbo inversion recovery）序列或反转恢复快速自旋回波（IR-FSE 或 IR-TSE）序列。

FIR 序列是由一个 180° 反转预脉冲后接一个 FSE 序列构成。由于 FIR 序列中存在回波链，成像速度显著提高，在其他成像参数不变的前提下，TA 缩短的倍数等于 ETL。

FIR 序列主要有以下几种方式及应用。

1. STIR FIR　短反转时间反转恢复（short TI inversion recovery，STIR）FIR 序列主要用于 T_2WI 的脂肪抑制。脂肪组织的纵向弛豫速度很快，即 T_1 值很短。在 TR 足够长的情况下，180° 反转脉冲后，脂肪组织的纵向宏观磁化矢量从反向最大到零所需要的时间为其 T_1 值的 70%，此时施加 90° 脉冲，由于缺乏宏观纵向磁化矢量，无法产生宏观横向磁化矢量，从而抑制脂肪组织的信号。

STIR 技术用于脂肪抑制尤其适合于低场强 MRI 检查。STIR 序列可用于抑制眼眶、骨髓、关节、腹盆部等部位的脂肪信号，从而更清晰地显示被脂肪信号遮蔽的病变，并有助于区分脂肪与非脂肪结构。此外，由于脂肪不产生信号，STIR 序列还能降低运动伪影（图 2-5）。

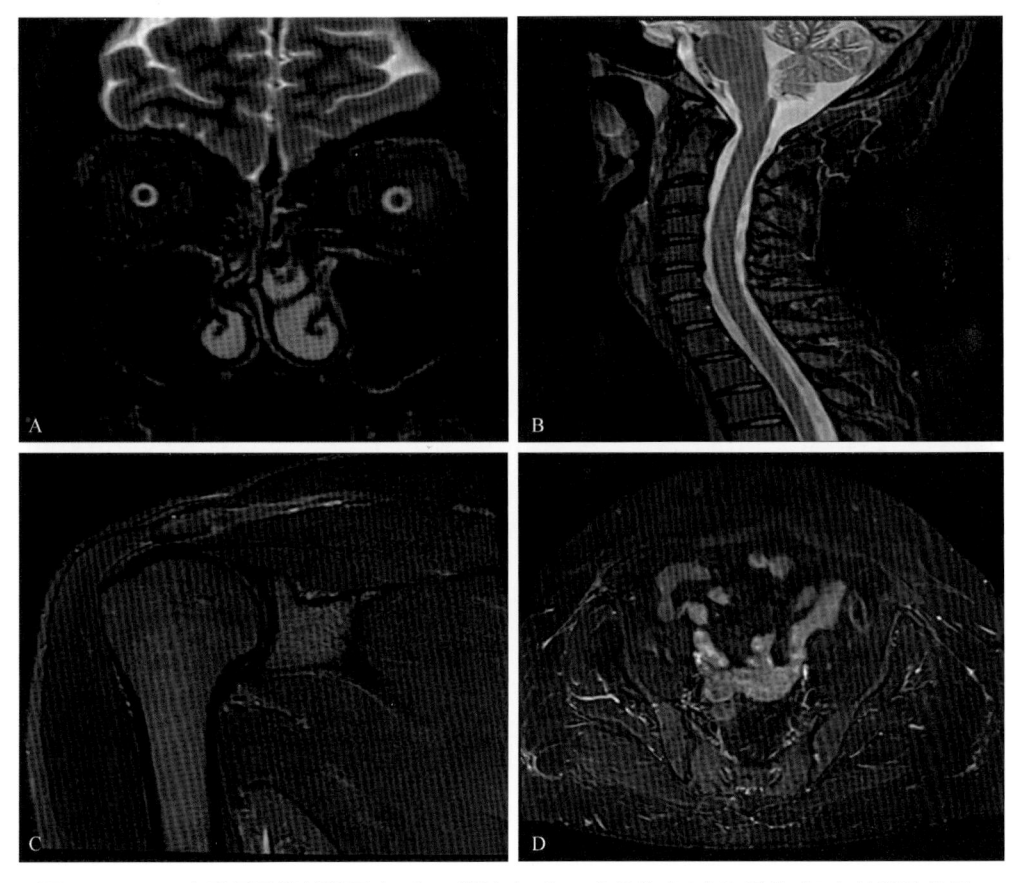

图 2-5　STIR 序列用于抑制眼眶（A）、脊髓（B）、肩关节（C）和骨盆（D）的脂肪信号

2. T_2-FLAIR　在进行脑部或脊髓 T_2WI 时，如果病变较小且靠近脑脊液时（如大脑皮质病变、脑室旁病变），病变的高信号可能被脑脊液的高信号掩盖，导致病变显示不清晰，液体抑制反转恢复（fluid attenuated inversion recovery，FLAIR）即黑水序列可以有效地抑制脑脊液的信号。FLAIR 序列采用长 TI、长 TE，产生液体信号为零的 T_2WI，是一种水抑制成像技术，本质上属于长 TI 的 FIR 序列。在某些设备上该序列被称为 T_2-FLAIR。

FLAIR 序列是 IR 序列与 FSE 结合的组合序列。在 FSE 序列前，先施加一个 180° 脉冲，将纵向磁化矢量翻转，选择较长的 T_1 时间，使游离水（T_1 较长）的纵向磁化矢量处于零水平时，启动后续的 FSE 序列，从而选择性地抑制水信号。这时，脑脊液呈低信号，脑脊液信号的降低突出了脑组织中病变组织的高信号，使脑组织中水肿或肿瘤组织仍像 T_2 加权成像一样高信号。

目前 FLAIR 序列常用于脑的多发性硬化、脑梗死、脑出血、脑肿瘤等疾病的鉴别诊断，尤其是在病变与脑脊液丰富的结构相邻时，FLAIR 序列能够更清晰地显示病变（图 2-6）。

3. FIR T_1WI 序列　在短 ETL 的 FSE T_1WI 序列的每个 90° 脉冲前施加一个 180° 反转脉冲，以增强图像的 T_1 对比，这种技术在 GE 和飞利浦设备上称为 T_1 FLAIR。在临床上主要用于脑实质的 T_1WI。

4. 单次激发快速反转恢复序列　结合 180° 反转预脉冲与单次激发 FSE，可得到再次激发快速反转恢复 FSE（IR-SS-FSE）序列，主要用于无法配合检查的患者。

5. 多反转预脉冲序列　在序列每次执行时使用 2 个或 3 个 180° 反转预脉冲，称为双反转或三反转脉冲技术，该技术可根据 T_1 值的差异，选择性抑制 2 种或 3 种组织的信号。

多反转预脉冲技术既可以与 FSE 序列结合使用，也可以与快速梯度回波序列结合使用。利用双反转快速自旋回波序列，可以选择性地抑制脑脊液和脑白质（或脑灰质）的信号，从而突出脑灰质（或脑白质）的信号，更清晰地显示脑灰质（或脑白质）。此外，双反转快速自旋回波序列还可以进行心脏的黑血成像，而三反转快速自旋回波序列则可在上述基础上进一步实现脂肪抑制。

6. 基于 Propeller 或 Blade 技术的 FSE 及 FIR 序列　螺旋桨技术（Propeller，GE 公司）和刀锋技术（Blade，西门子公司）是 K 空间放射状填充技术与 FSE 或 FIR 序列相结合的产物。

Propeller 技术的基本序列是 FSE（TSE）或 FIR（TIR），包含回波链，其中每个回波需要进行频率编码与相位编码，并在某个角度上平行地填充到 K 空间，形成一组填充信息称为 Propeller（螺旋桨）的叶片或刀锋（Blade）；在下一个 TR 期间采集另一个回波链，其频率编码与相位编码相对于前一个回波链旋转一定角度后平行填充到 K 空间，形成螺旋桨的另一个叶片；如此反复进行直至填满整个 K 空间，每次填充过程中，不同角度的叶片都会经过 K 空间中心区域，使得 K 空间中心区域的数据被多次采集，从而提高图像的信噪比并减少运动伪影。

在临床上 Propeller FSE（Blade FSE）T_2WI 主要用于无法控制自主运动的患者，常用于颅脑检查，也可用于腹部成像。但由于通常采用较长的 ETL，有可能会降低图像对比度。

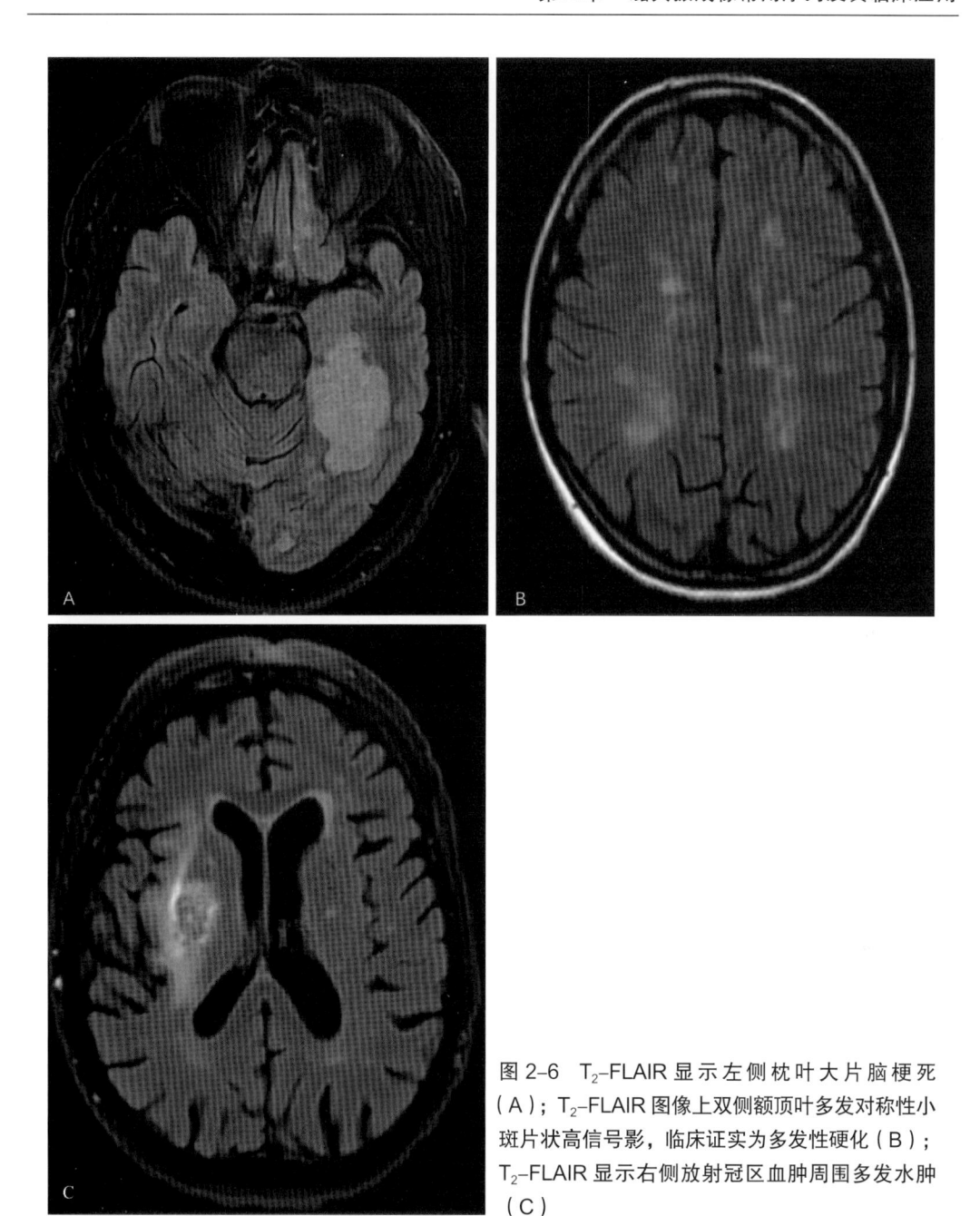

图 2-6 T$_2$-FLAIR 显示左侧枕叶大片脑梗死（A）；T$_2$-FLAIR 图像上双侧额顶叶多发对称性小斑片状高信号影，临床证实为多发性硬化（B）；T$_2$-FLAIR 显示右侧放射冠区血肿周围多发水肿（C）

DWI 通常采用 SE EPI 序列，但由于对磁场的不均匀性非常敏感，在颅底区域常产生严重的磁敏感伪影。当患者有义齿或手术后术区残留有顺磁性物质时，金属会伪影非常明显，甚至影响整个颅脑观察。由于 Propeller 技术采用 FSE 序列，能够显著减轻磁敏感伪影，对于有义齿或术后患者，可有效减轻金属伪影，从而更好地观察小脑和脑干等部位。

第二节　梯度回波序列

1988年，一种新型快速成像序列问世。这种序列通过小角度射频脉冲激发配合梯度场的变化来获取信号。具体而言，它在频率编码（读出梯度）方向上施加一个先负后正的梯度脉冲，使质子群先发生相位离散，随后在反向梯度场中重新聚集，从而产生梯度回波信号。这种产生梯度回波信号的序列统称为梯度回波（gradient recalled echo，GRE）序列。由于梯度回波序列不依赖重聚脉冲，而是通过梯度场的切换来获取信号，因此又称为场回波。随着高场MRI设备的普及，SE序列由于成像时间长等原因，其应用逐渐减少。

GRE序列因其扫描速度快且能提供较满意的信噪比（SNR），已成为目前临床应用最广泛的成像技术之一。

一、主要特点

1. 激发脉冲翻转角小于90°，成像速度加快　GRE序列通常采用小于90°的射频脉冲对组织进行小角度激发，使组织保留较大的纵向磁化矢量。由于纵向弛豫所需要的时间显著缩短，可以选用较短的TR，从而显著减少TA。但需要注意的是，仅根据激发角无法判断一个序列是梯度回波序列还是自旋回波序列。

2. 通过读出梯度场切换产生回波，进一步加快采集速度　GRE序列仅依靠读出梯度场的切换来读出回波，在当前梯度场性能大幅提升的条件下，采集一个完整的梯度回波所需时间极短。在TE缩短的前提下，相同的TR间期（保持总采集时间不变）可以采集更多层面，或缩短TR（保持采集层数不变）从而减少总采集时间。

3. 反映的是T_2^*弛豫信息，而非T_2弛豫信息　由于GRE序列由于缺乏180°聚焦脉冲，无法抵消主磁场的不均匀造成的质子失相位，因此只能获得组织的T_2^*弛豫信息而非T_2弛豫信息。在T_2^*WI中，图像信号强度不仅取决于组织的T_2，还受到磁场均匀性的影响。

4. 对磁场不均匀性敏感，易受磁化率影响　在GRE序列中，回波的产生依靠梯度场的切换，无法消除主磁场不均匀造成的质子失相位。因此，该序列对磁场不均匀性比较敏感，容易产生磁敏感伪影，尤其是在气体与组织的交界处，图像容易出现扭曲变形和信号衰减。另一方面，GRE序列对磁化率变化较为敏感，这使得其在诊断出血和血管瘤方面具有优势（由于脱氧血红蛋白的顺磁性，GRE序列能够检测到这种局部磁场不均匀的影响）。

5. 图像固有信噪比较低　由于GRE序列利用梯度场切换产生回波，无法消除主磁场不均匀性导致的质子失相位，同时小角度激发产生的信号比较弱、TR较短，图像信噪比下降，使得在相同的TE下，GRE序列获取的回波幅度明显低于SE序列。因此，GRE序列图像的固有信噪比低于SE序列（图2-7）。

6 血流呈高信号　GRE序列的回波是通过梯度场切换产生的，而梯度场切换无须进行层面选择，因此受到小角度激发的血流在有效梯度场和采集线圈的作用范

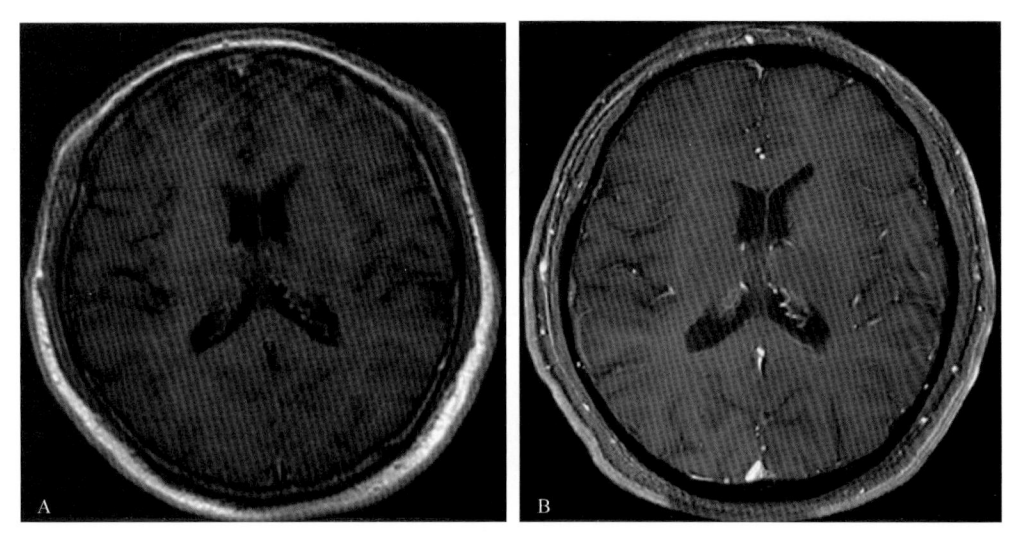

图 2-7　无法配合患者的 SE T$_1$WI 增强（A）伪影明显，选择梯度回波序列 GRE T$_1$WI 增强（B）无明显伪影

围内，不会出现流空现象，而是呈现相对高的信号。血管信号不流空的特点有利于观察血管，对诊断判读有帮助；但是有时搏动的血管会产生流动伪影，这时需要抑制血流产生的信号。

7. 低比吸收率（SAR）　小角度激发给组织施加的射频脉冲能量小，使得 SAR 值降低。

二、回波信号类型

在小角度脉冲激发的 TR 间期中，随着 M_{xy} 的动态变化，通过射频脉冲和读出梯度的不同设计，可以采集多种不同的回波信号，从而构成不同的 GRE 序列：①扰相 GRE（spoiled GRE）序列；②普通稳态自由进动（SSFP）序列或称为稳态进动快速成像（FISP）序列；③激励回波或刺激回波（stimulated echo）的 GRE 序列；④双回波 SSFP（dual echo SSFP）序列；⑤平衡式 SSFP（balance SSFP）序列。

三、扰相梯度回波序列

扰相梯度回波序列是一种在临床上广泛应用的梯度回波序列。该序列仅采集由射频脉冲激发产生的 FID 信号（梯度回波序列），采集完信号后，通过技术手段破坏残留的信号，从而避免后续射频脉冲产生 SE 信号及 STE 信号。不同公司对扰相 GRE 序列有不同的命名，GE 称扰相梯度回波（spoiled gradient recalled echo，SPGR）序列，西门子公司称小角度激发（fast low angle shot，FLASH）序列，飞利浦公司称 T$_1$- 快速场回波（fast field echo，FFE）序列。

（一）基本原理

当 GRE 序列的 TR 明显高于组织的 T_2 值时，下一次 α 脉冲激发前，组织的横向弛豫已经完成，即横向磁化矢量几乎衰减到零，这样前一次 α 脉冲激发产生的横向磁化矢量将不会影响后一次 α 脉冲激发所产生的信号。当成像序列使用的 TR 短于组织的 T_2，施加下一个 RF 激发脉冲时，前一次 α 脉冲激发产生的横向磁化矢量尚未完全衰减，这将对下一次脉冲产生的横向磁化矢量产生干扰，通常以带状伪影的方式出现。

为了消除这种伪影，必须在下一次 α 脉冲前破坏残留的横向磁化矢量。采用的方法是在前一次 α 脉冲激发的 MR 信号采集后，在下一次 α 脉冲来临前干扰质子相位，加快其失相位，从而消除这种残留的横向磁化矢量。干扰的方法主要是施加扰相位梯度场，可以仅在层面选择方向施加，也可以在三个方向同时施加扰相射频脉冲或 RF 扰相梯度，其作用是人为地引入磁场不均匀性，加速质子的失相位过程，从而快速消除残留的横向磁化矢量。梯度回波序列因缺乏 180° 重建脉冲来抵消主磁场不均匀性的影响，信号采集时，不同的 TE 会导致信号强度的差异。这种差异源于水和脂肪组织中氢质子在外磁场中的进动频率不同，可以利用这种性质进行成像。

（二）临床应用

1. 二维扰相 GRE 腹部屏气 T_1WI　为上、中腹部脏器检查的常用序列之一，也可用于动态增强扫描。其缺点是，对于屏气不佳的患者，呼吸运动伪影可能较为明显。

2. 二维扰相 GRE T_1WI 双回波序列　在每个 TR 间期，通过两次梯度场切换并设置特定的 TE，可获得两个不同 TE 的回波信号，重建为两组不同 TE 的图像，也称同/反相位成像（in phase/out of phase imaging），可用于检测病灶内的少量脂肪。

3. 三维扰相 GRE T_1WI 序列　用于颅脑 T_1WI 可进行平扫和增强扫描。临床上主要用于增强扫描，而平扫多用于脑功能成像的结构图，特别是需要进行脑三维表面重建时。

无论时间飞跃（TOF）MRA 还是相位对比（PC）MRA，均可采用扰相 GRE T_1WI 序列。三维 TOFMRA 能够抑制背景静止组织的信号，有效反映血液的流入增强效应，主要用于头颈部血管成像，其优势在于无须对比剂即可清晰显示血管结构。

对比增强 MRA（CE-MRA）一般也采用三维扰相 GRE T_1WI 序列，其 T_1 权重很重，能够有效抑制背景组织信号，注射对比剂后 T_1 值明显缩短的血液呈明显高信号。与体部动态增强的三维扰相 GRE T_1WI 序列相比，CE-MRA 所用的激发角度更大，T_1 权重更重，血管外软组织因饱和效应基本不显示，血管结构显示清晰。对于头颈部、体部、四肢等较大血管病变，CE-MRA 可作为首选的检查手段，避免不必要的 DSA 检查。

临床上，多采用三维扰相 GRE T_1WI 脂肪抑制序列来显示关节软骨。在该序列图像上，透明软骨呈较高信号，而纤维软骨、韧带、肌腱、关节液、骨及骨髓均呈低信号，形成良好的对比。

4. 三维扰相 GRE T_2^*WI 序列　磁敏感加权成像（SWI）常采用三维扰相 GRE T_2^*WI 序列，临床上，SWI 技术可用显示小静脉及顺磁性物质的沉积，为疾病的诊断和严重程度的评估提供有价值的信息。

5. 三维容积内插快速扰相 GRE T₁WI 序列　该序列近年来发展迅速,已成为体部动态增强扫描的重要序列。不同厂家对其有不同的命名：西门子公司称为容积内插体部检查（volume interpolated body examination，VIBE）；飞利浦公司称为 T₁ 高分辨力各向同性容积激发（T₁ high resolution isotropic volume excitation，THRIVE）；GE 公司经过不断改进,推出肝脏容积加速采集（liver acquisition volume acceleration，LAVA）。

临床上,该序列主要用于软组织器官的动态增强扫描,适用于乳腺、四肢软组织等部位,这些部位缺乏明显的宏观生理活动,且对动态增强扫描的时间分辨率要求不高。通过多时相动态扫描,可以获得病变的增强曲线,有助于病变的定性诊断,并可通过减影技术更清晰地显示病变特征。此外,该序列也适用于存在呼吸运动或对动态增强扫描时间分辨力要求较高的脏器,如胸部、肝、胆、胰、脾、肾等的动态增强扫描。

四、普通稳态自由进动序列

普通稳态自由进动（steady state free precession，SSFP）序列是临床上常用的 GRE 序列之一。不同厂商对该序列有不同的命名：GE 公司称为 GRE 序列；西门子公司称为稳态进动快速成像（fast imaging with steady state procession，FISP）序列；飞利浦公司称为 CFFE（conventional FFE）序列。

（一）基本原理

普通 SSFP 序列不仅不破坏残留的横向磁化矢量,反而通过在回波采集前后施加一对大小相等、方向相反的重绕相位编码梯度场,使每个 TR 间期残留的横向磁化矢量达到稳态,从而为后续的回波信号作出贡献。每个 TR 间期中,在回波采集结束后,在相位编码方向上施加一个与相位编码梯度场大小相同、方向相反的梯度场,以消除相位编码梯度场对横向磁化矢量的影响,使后者保持稳态。

（二）临床应用

1. 长 TR 二维普通 SSFP T₂*WI 序列　适用于大关节病变的检查,尤其是纤维软骨的评估。
2. 三维普通 SSFP 序列　用于大关节疾病的检查,并可进行 MPR 图像重建,可进行任意断面的重建；此外,短 TR、短 TE 的普通 SSFP 序列可用于三维时间飞跃法（TOF）MRA 检查,血流呈现高信号。

五、平衡式稳态自由进动序列

该序列在不同公司有不同的名称：西门子公司称为真稳态进动快速成像（true fast imaging with steady-state precession，True FISP）；GE 公司称为稳态采集快速成像（fast imaging employing steady state acquisition，FIESTA）；飞利浦公司称为平衡式快速场回波（balance fast field echo，B-FFE）。

（一）基本原理

在 B-SSFP 序列中，层面选择方向、相位编码方向和频率编码方向均施加了与相应编码梯度大小相等但方向相反的梯度场。这使得各个方向上的相位能够完全重聚，同时 FID、SE 及 STE 信号得以完全融合，从而实现横向磁化矢量的真正稳态或平衡。

需要注意的是，该序列同时采集 FID、SE、STE 3 种信号，如果这些信号的相位发生偏移，可能会导致图像上出现位置信息错误，形成黑带伪影。

（二）临床应用

由于平衡式自由稳态进动序列具有"三亮"的特性（即血液、水和软组织均呈高信号），常用于心脏亮血成像或液体水成像等。该序列的软组织对比度较差，不适用于实质性脏器内部实性病变的检查。主要应用于以下几个方面。

（1）内耳水成像、MR 脊髓造影（MRM）：利用三维 True FISP 序列。

（2）同反相位成像。

（3）大血管病变的检查：如动脉瘤、主动脉夹层等。

（4）肝、胆、胰、脾病变的检查：有助于胆道梗阻、胆囊病变及门静脉病变等的检出，但不适用于肝实质病变的检出。

（5）尿路病变的检查：包括肾盂、输尿管和膀胱病变。

六、双激发 B-SSFP 序列

该序列是 B-SSFP 的改进序列，通过两次射频脉冲激发分别采集两组回波，由于两次激发时 M_{xy} 处于不同相位，得到两组图像，最终将两组图像融合为一组。该序列的最大优点是能够减少 B-SSFP 序列的黑带伪影，但缺点是扫描时间长，因为需要进行两次回波采集和融合。

该序列在西门子设备上称 CISS（constructive interference in the steady state），在 GE 设备上称 FIESTA-C（FIESTA-cycled phase），飞利浦设备暂无此序列。

双激发 B-SSFP 序列多采用三维采集模式，主要用于内耳水成像、脑神经及脊神经根的显示等。

七、其他梯度回波序列

（一）采集一个刺激回波的 GRE 序列

在不同厂商的设备上，该序列有不同的名称：西门子设备上称为 PSIF，意为该序列是 FISP 序列的反过程；飞利浦设备上称为 T_2-FFE；GE 设备上称为 CE-GRASS（contrast enhanced GRASS）。

普通 SSFP（西门子公司称 FISP）序列是在每个 TR 间期的 SSFP-FID 的过程中利用读出梯度场的切换采集一个梯度回波，如果不采集 SSFP-FID 的回波，而是在 SSFP-

Refocused 过程中来采集一个刺激回波（即由第二个射频脉冲对残余磁化矢量进行重聚产生的 SE 信号），这种回波的采集方向与 FISP 序列相反。PSIF 序列将产生很重的 T_2 加权对比。PSIF 序列目前主要用于大关节的三维 T_2WI。

（二）同时采集两种回波的 GRE 序列

双回波 SSFP 序列是指在一个 TR 间期内，分别在 SSFP-FID 和 SSFP-Refocused 的阶段采集两种回波信号，然后把这两种信号融合在一起进行图像重建。

目前，仅西门子公司的设备上使用了 DESS（dual echo steady state）序列。DESS 序列同时采集 FISP 信号和 PSIF 信号，获得 SNR 较高且 T_2 权重较重的图像。该序列主要用于大关节的三维成像，其中关节液呈高信号，透明软骨呈中等高信号，形成良好的对比。

（三）多回波合并的 GRE 序列

该序列在西门子设备上被称为多回波合并成像（multiple-echo data image combination，MEDIC）序列，GE 设备上该序列的二维采集模式称为 MERGE（multiple echo recalled gradient echo），三维采集模式称为 COSMIC（coherent oscillatory state acquisition for the manipulation imaging contrast）。

MEDIC 序列在一次小角度射频脉冲激发后，通过读出梯度场的多次切换采集多个梯度回波。这些回波使用相同的相位编码，并合并填充到 K 空间的同一条相位编码线上。这相当于对单个回波的梯度回波序列进行了多次重复，显著提高了信噪比。因此，该序列可以增加采集带宽，加快采集速度，提高空间分辨率，并减少磁敏感伪影。

该序列可用于乳腺及腹部 T_1WI 增强快速扫描，还可用于颈椎间盘、膝关节、脊神经根的检查，能够清晰显示脊髓的灰白质、关节面的缺损和脊神经根等结构（图 2-8）。

八、平面回波成像序列

平面回波成像（echo planar imaging，EPI）是一种超快速成像方法，基于梯度回波技术发展而来。EPI 技术采集到的 MR 信号属于梯度回波，是目前最快的 MR 信号采集方式。严格来说，EPI 并非一种独立的序列，而是一种信号采集模式，可以与其他序列组合以加快扫描速度。由于其独特的信号采集方式及特定的临床应用，将采用 EPI 技术采集的序列统称为 EPI 序列。

（一）基本原理

EPI 技术是在一次射频脉冲激发后，通过读出梯度场的连续正反向切换产生多个梯度回波，形成回波链。

由于 EPI 回波链是由读出梯度场的连续正反向切换产生的，数据填充 K 空间的轨迹呈迂回（Zig-Zag）状。这种特殊的填充轨迹需要相位编码梯度场与读出梯度场的配合，相位编码梯度场在每个回波采集结束后施加，其持续时间的中点正好与读出梯度场切换过零点时重叠。

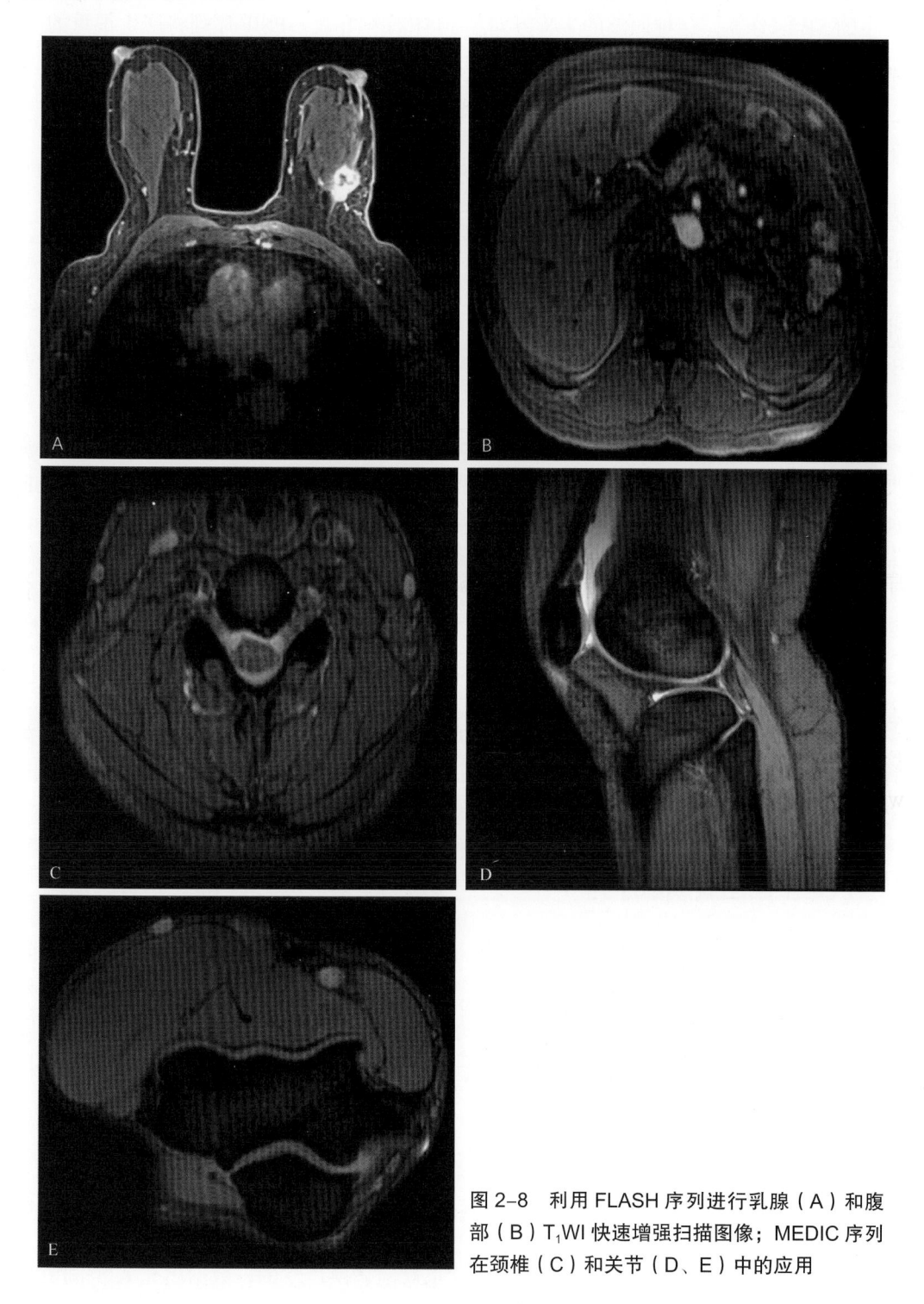

图 2-8　利用 FLASH 序列进行乳腺（A）和腹部（B）T_1WI 快速增强扫描图像；MEDIC 序列在颈椎（C）和关节（D、E）中的应用

（二）主要分类

EPI 序列的分类方法主要有两种，一种是根据一幅图像需要进行射频脉冲激发的次数进行分类，另一种是按照序列中使用的准备脉冲进行分类。

1. 按激发次数分类　根据一幅图像需要进行射频脉冲激发的次数，EPI 序列可分为单次激发 EPI 和多次激发 EPI。

（1）单次激发 EPI（single shot EPI，SS-EPI）序列：SS-EPI 是指在一次 RF 脉冲激发后，通过梯度场的连续切换即可采集到所有用于重建一个平面 MR 图像的数据。它是目前采集速度最快的 MRI 序列。

（2）多次激发 EPI（multishot EPI，MS-EPI）序列：MS-EPI 是指在一次射频脉冲激发时无法完成所有 K 空间数据的填充，需要多次射频脉冲激发以及相应次数的 EPI 采集和数据迂回填充，才能完成整个 K 空间的填充。MS-EPI 所需要进行的激发次数，取决于 K 空间相位编码步级和 ETL。

SS-EPI 和 MS-EPI 各有优缺点：SS-EPI 的成像速度明显快于 MS-EPI，因此更适用于对速度要求很高的功能成像；由于 ETL 相对较短，MS-EPI 的图像质量常优于 SS-EPI，SNR 更高，且 EPI 常见的伪影更少。

2. 按 EPI 准备脉冲分类　EPI 本身仅是 MR 信号的一种采集方式，并非独立的成像序列，需要结合特定的准备脉冲才能形成完整的成像序列。主要包括以下三种类型。

（1）自旋回波 EPI（SE-EPI）序列：是 EPI 与自旋回波序列结合。如果 EPI 采集前的准备脉冲是一个自旋回波序列方式，则该序列称为 SE-EPI 序列。180°脉冲产生一个标准的自旋回波，而 EPI 方法采集一个梯度回波链。通常将自旋回波填充在 K 空间中心，而 EPI 回波链填充在 K 空间其他区域。由于 K 空间中心填充的是自旋回波信号，该序列能够反映组织的 T_2 弛豫特性，常用于 T_2WI 或水分子扩散加权成像（diffusion-weighted imaging，DWI）序列。

（2）梯度回波 EPI（GRE-EPI）序列：是最基本的 EPI 序列，通过 90°脉冲激发后利用 EPI 技术采集梯度回波链，通常采用 SS-EPI 采集信号，用作 T_2^*WI。

（3）反转恢复 EPI（IR-EPI）序列：是 EPI 与 IR 脉冲序列的结合。在 EPI 采集前施加 180°反转恢复预脉冲，可产生典型的 T_1WI。

（三）临床应用

1. 单次激发 GRE-EPI T_2^*WI 序列　主要用于 MR 对比剂首次通过灌注加权成像和基于血氧水平依赖（BOLD）效应的脑功能成像。

2. 单次激发 SE-EPI T_2WI 序列　主要用于脑部超快速 T_2WI，适用于无法配合的患者；也可用于腹部屏气 T_2WI，成像速度快，即使屏气不佳也不会出现明显的呼吸运动伪影，但磁化率伪影可能较为明显；在该序列基础上施加扩散敏感梯度场，可用于水分子扩散加权成像（DWI）和扩散张量成像（DTI）。

3. 多次激发 IR-EPI T_1WI 序列　一般用于心肌灌注加权成像，也可用于腹部脏器的灌注加权成像。

第三节　弥散加权成像

一、基本概念及原理

弥散是所有分子固有的随机热运动，表现为分子的无规律、任意性移动，这种现象也被称为布朗运动。

在 MRI 中，弥散加权成像（diffusion weighted imaging，DWI）是一种无创技术，用于测量活体组织中水分子的扩散运动。当施加弥散敏感梯度时，水分子的弥散会导致横向磁化矢量的失相位，使 MRI 信号降低。在活体组织中，水分子的弥散方向和速率受到生物膜和组织内大分子的显著影响。由于不同组织中水分子的弥散特性不同，DWI 能够反映这种弥散相关的组织对比。分子弥散的程度用弥散系数（diffusion coefficient，D）来表示，D 值越大，弥散的速率越高，反之则越低。根据分子弥散是否受到阻碍，可将其分为自由弥散和限制性弥散两种类型。限制性扩散是指分子在不同方向上的扩散可能受到促进或限制，这种现象称为各向异性弥散（anisotropic diffusion，AD），例如脑白质内水分子的弥散属于 AD。分子弥散与方向无关时称为各向同性弥散（isotropic diffusion）。

分子的弥散效应非常微弱，因此需要在常规脉冲序列基础上施加一对大小相等、极性相反的强弥散敏感梯度才能得到 DWI。检测弥散效应最简单的脉冲序列是将一对标记和非标记梯度脉冲对称性置于常规 SE180° 脉冲的两侧，这些脉冲的作用是使质子失相位和相位重聚。对于静止（弥散弱）的水分子，第一个梯度脉冲所致的质子自旋散相会被第二个梯度脉冲重新汇聚，因此磁共振信号不会降低；而对于运动（弥散强）的水分子，第一个梯度脉冲导致的散相质子自旋会离开原位，受到的第二个梯度脉冲的梯度场和第一个不同，无法重新聚焦，导致 MRI 信号降低。总的来说，SE 的信号衰减呈一个与 D 成比例的指数曲线形式衰减，信号衰减的自然对数与 b 系数的图解可得到 D 的计算值。b 为弥散敏感系数，可以表示如下：

$$b = \gamma^2 G^2 \delta^2 \left[\Delta - (\delta/3) \right]$$

式中：γ 为旋磁比，G 为梯度场强，δ 为持续时间，Δ 为间隔时间。b 是用来表示弥散对比的程度。根据公式，b 值的大小取决于梯度场强的强度、持续时间和间距。当使用振幅较大且持续时间较短的弥散敏感梯度时，可得到较大的 b 值，b 值越大，对弥散的敏感性越高，常规 T_2 加权像（T_2WI）上 b 值为 0。因 D 参数具有各向异性，必须使用不同的梯度场强度和 b 值获得多个 DWI 图像才能得到真正的 D 值。通常在测量时要 X、Y、Z 轴 3 个不同方向分别加以梯度磁场。表示如下：

$$D(X, Y, Z) = \{\ln \left[S_n(X, Y, Z) / S_1(X, Y, Z) \right]\} / (b_1 - b_n)$$

弥散加权成像是在某一 b 值下测得的信号强度成像。在活体组织中，由于细胞膜、细胞器等结构的存在，D 表现为受限弥散，所测得的 D 值也不完全代表弥散，还包括微循环中血流、脉搏搏动、呼吸、脑脊液搏动等其他因素，所以用表观弥散系数（apparent diffusion coefficient，ADC）来表示人体中所测得的 D 值。通过上述公式，可以在 MR

图像上计算出每个像素的 ADC 值，并以灰阶图像的形式呈现。目前，随诊快速成像序列如平面回波成像（EPI）技术的应用，全脑 20 层 DWI 图像仅需几十秒便可以完成（图 2-9）。

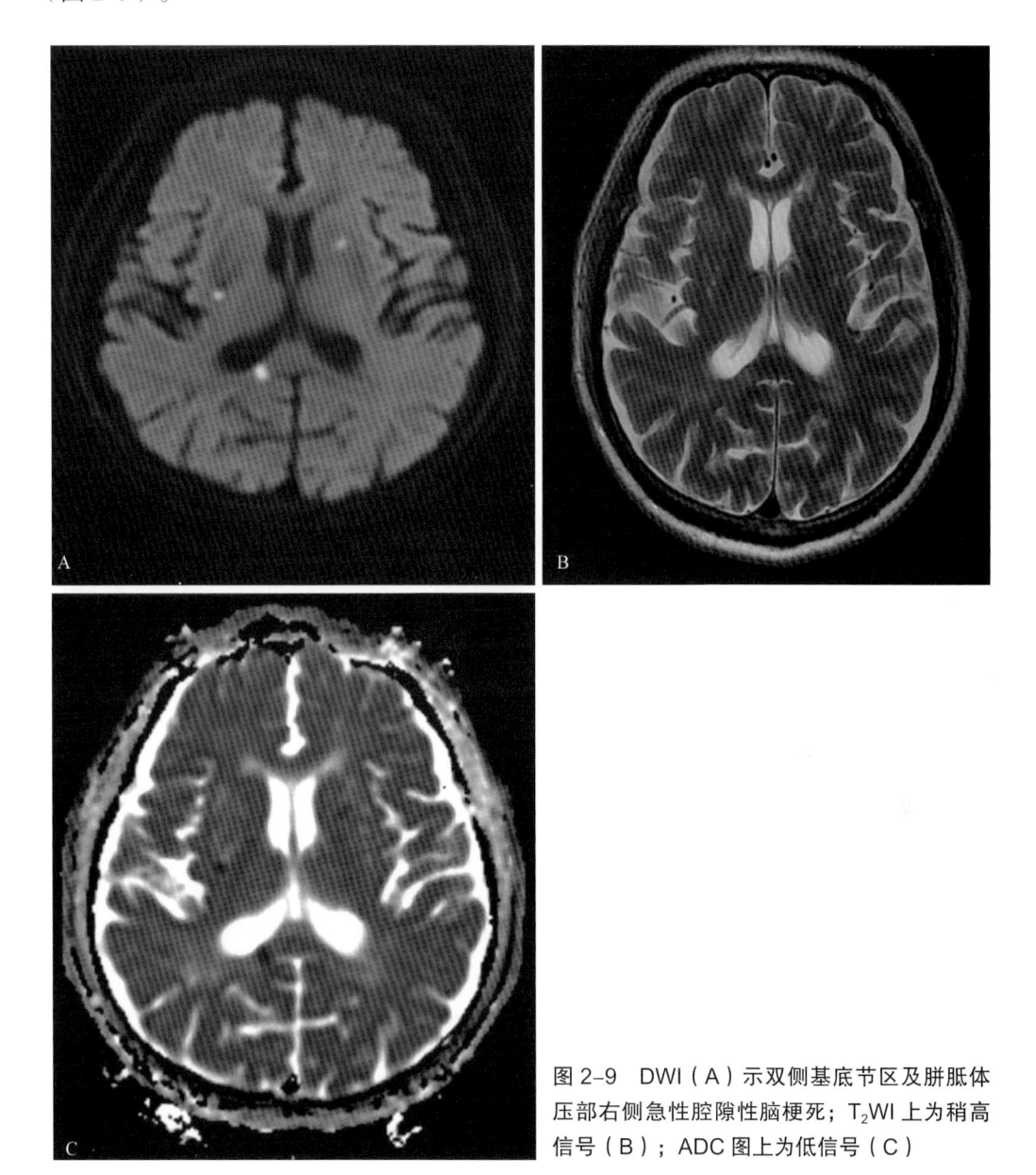

图 2-9 DWI（A）示双侧基底节区及胼胝体压部右侧急性腔隙性脑梗死；T_2WI 上为稍高信号（B）；ADC 图上为低信号（C）

二、弥散信号异常的发生机制及主要病变

目前，弥散成像的临床应用愈加广泛，已从初期的中枢神经系统扩展到体部各脏器，其中以神经系统中对脑缺血的研究最为深入。关于脑缺血时 ADC 值下降的确切生物物理学机制仍不清楚。目前存在多种学说，包括细胞毒性水肿、微循环障碍、温度变化

以及膜通透性改变等，其中多数实验结果支持细胞毒性水肿学说。在早期脑缺血阶段，在常规 T_1、T_2 及质子加权像上无异常变化，说明组织总含水量在这个阶段并未增加，提示弥散异常可能与细胞内外水分配比例的变化有关。

随着弥散成像技术在临床上的广泛应用，临床实践中发现，除了早期脑梗死外，多种颅脑疾病也可在高 b 值弥散图像上表现为异常高信号，例如脑肿瘤（胶质瘤、脑膜瘤等），表皮样囊肿，脑脓肿，脑出血，脑白质病（多发性硬化、脱髓鞘炎性假瘤等）（图 2-10）。许多研究者也观察到了这一现象，显然这些病变在弥散图像上呈现高信号并非完全由细胞毒性水肿引起。

弥散加权成像 EPI 技术的应用能够有效分析组织水分子和周围分子环境的关系。在所有 MR 序列中，水分子的正常弥散都会引起信号的衰减，但在常规 MR 成像中，这种衰减的作用可以忽略不计。弥散加权成像是一种对 MR 像素内微观分子运动高度敏感的成像方法，其信号变化与组织的 T_1、T_2 值无关，而只与组织的弥散和灌注有关。例如，部分脑肿瘤组织结构致密、细胞密度高，细胞外水分子的弥散运动受到限制，导致病变的 ADC 值降低，在弥散加权图像上表现为高信号。表皮样囊肿含有固态胆固醇结晶和角化蛋白，其成分类似于实质性肿瘤。这些成分的性质限制了水分子的弥散运动，导致其在弥散加权成像中表现为异常高信号。脓液是一种含有大量炎性细胞、细菌、坏死组织和蛋白质分泌物的黏稠液体。其高黏稠性不仅减缓了脓液的整体运动速度，也降低了水分子的弥散速度。因此，有学者认为，脓液的高黏度和多细胞特性是其在 DWI 中呈现高信号的原因。在脑出血时，氧合血红蛋白在 DWI 上呈现高信号，这被认为与红细胞中水分子活动受限有关。人体灰质区扩散表现为各向同性，而皮质下白质区表现为与髓鞘相关的各向异性。因此，弥散成像在诊断和随访多发性硬化（multiple sclerosis, MS）等脱髓鞘病变方面具有潜在价值。韩鸿宾的研究发现，多发性硬化可以在弥散加权图像上表现为异常高信号，并且总结临床不同分期不同分型多发性硬化扩散加权成像的表现，定量研究了病灶的表观扩散系数与扩散各向异性指数（anisotropy index, AI）及其演变规律。弥漫性轴索损伤（diffuse axonal injury, DAI）是一种严重的创伤性脑损伤，又称脑白质剪切伤，其特征是脑内轴索广泛水肿、撕裂以及轴索旁小血管破裂。DWI 在脑外伤早期可以更好地描绘血管损伤，特别是在 FLAIR、SET_2WI、GRE 显示"正常"时，DWI 更有诊断意义。由此可见，任何限制水分子弥散运动的病变都可能在 DWI 上表现为异常高信号。脑梗死中的细胞毒性水肿只是导致水分子弥散受限的原因之一（图 2-10）。

三、弥散张量成像

（一）基本概念及特点

弥散张量成像（diffusion tensor imaging, DTI）是一种用于研究中枢神经系统解剖神经束弥散各向异性和显示白质纤维解剖的磁共振技术。相对各向异性（relative anisotropy, RA），各向异性比值（fractional anisotropy, FA）均为目前最常用的描述弥散各向异性指数，其值具有一致性，代表了水分子在弥散主向量轴上的运动强度。

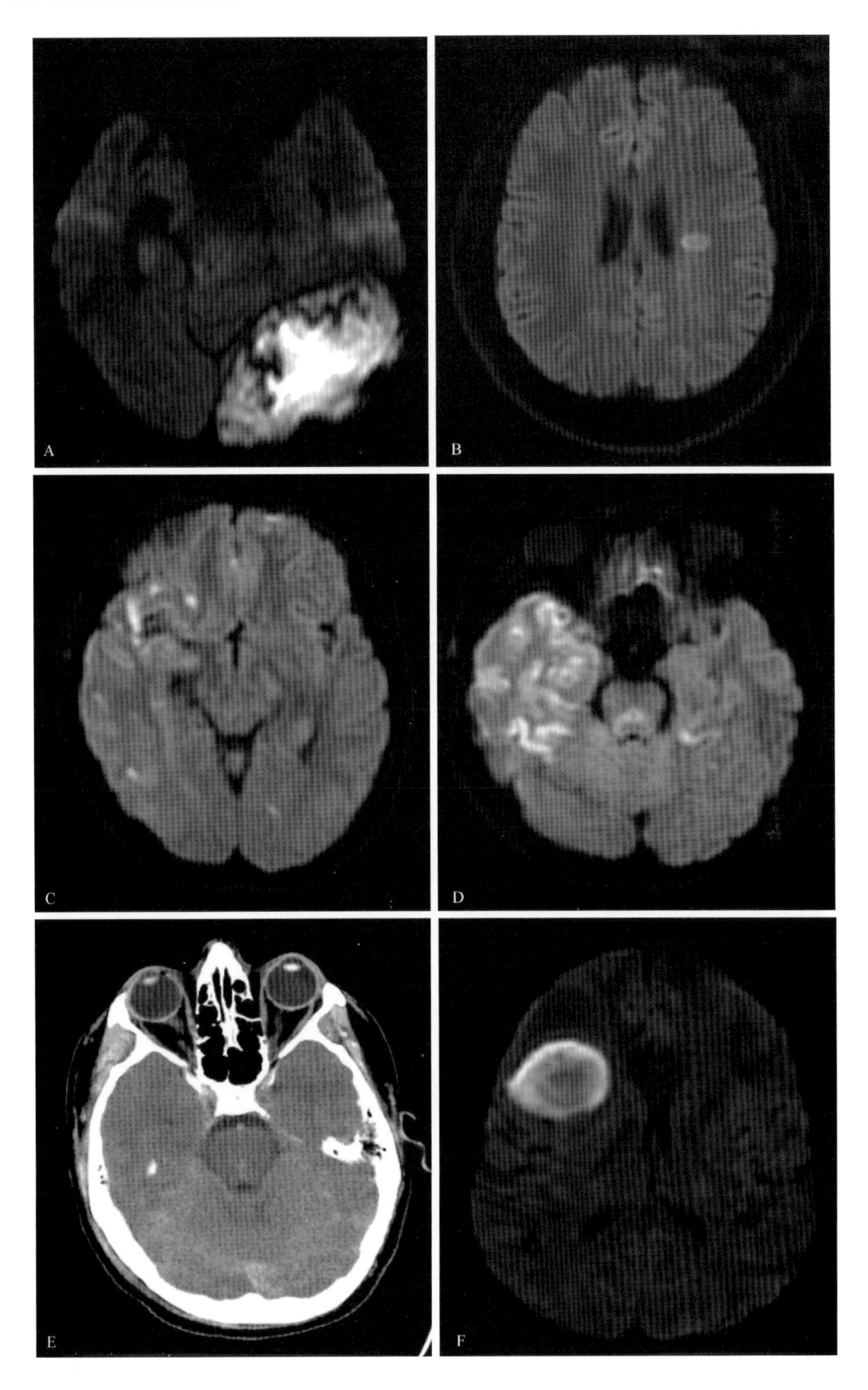

第二章　磁共振成像常用序列及其临床应用

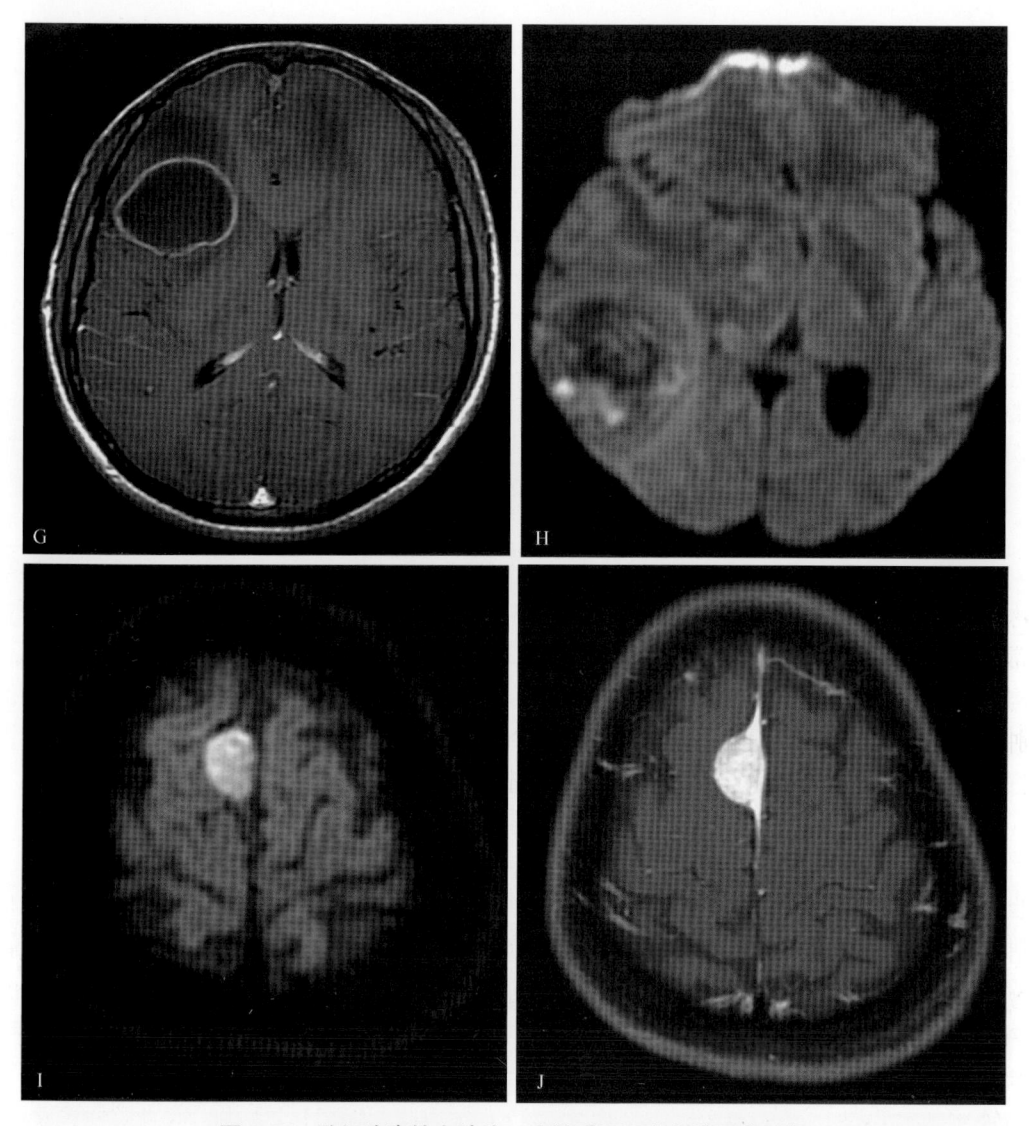

图 2-10 除细胞毒性水肿外，弥散受限可由多种因素引起

A. 左侧枕后部表皮样囊肿，DWI 表现为明显高信号；B. 临床证实的多发性硬化患者，左侧放射冠区一卵圆形病变，沿着静脉周围排列，DWI 表现为异常高信号；C～E. 患者因严重的外伤入院，DWI 上双侧大脑半球灰白质交界处有多发点片状高信号，CT 检查无异常发现，临床证实为弥漫性轴索损伤；F、G. 右侧额叶脑脓肿患者，脑内脓肿区表现为DWI异常高信号，增强呈环形强化；H. 为右枕叶野生型胶质母细胞瘤患者，DWI病灶内见散在片状高信号，占位效应明显；I. 示大脑镰前缘DWI高信号病变，病理证实为脑膜瘤；J. 为同一患者，增强后明显均匀强化，伴脑膜尾征

RA、FA 在 0～1 的范围内变化。数值为 0 表示各向同性；数值为 1 表示各向异性的最大值。弥散是一个矢量，不仅有大小，也有方向。

在 DTI 中，组织内水分子的位移至少在 6 个方向上进行测量，而弥散加权成像只在 1 个或 3 个方向上测量，这可能导致对组织结构的错误判断。DTI 是 DWI 的高级形式，它利用多种参数和数据处理，用物理上的张量（tensor）来描述水分子的扩散，能够定向定量地评价脑白质的各向异性。此外，DTI图像可以通过特定的后处理软件生成主要特征矢量图，以显示脑白质的方向和完整性。这就为研究脑白质纤维的走行，揭示脑内各种脑病变（脑梗死、脑肿瘤等）与脑白质纤维走行的关系提供了可能，尤其在显示脑白质纤维病变方面具有更大的优势。纤维示踪图（fibertractography）是目前唯一能在活体、无创且个体化地显示人脑白质纤维结构位置和走行特点的影像学技术。它能够直观地显示肿瘤与周围大脑白质纤维的关系，从而更好地指导手术，最大限度地切除肿瘤组织并保护正常脑组织。DTI也有其局限与不足，表现在：①弥散梯度引起涡流，使纤维束方向不可确定，磁场不均匀性使图像扭曲变形，影响DTI定量分析；②较小纤维束显示不佳或无法显示；③受水肿等因素影响，纤维束受压与破坏情况判断不确切。DTI的精度不仅依赖于成像中脉冲序列的设置、成像方法的设计，还与图像后处理算法密切相关。

（二）DTI在神经系统疾病诊断与治疗中的价值

研究表明，在高级别胶质瘤和转移瘤的DTI分析中，高级别胶质瘤水肿周边正常白质的ADC值明显高于转移瘤组，而FA值要低于后者。因此，通过测量水肿周边正常白质的ADC值和FA值，可以有效区分高级别胶质瘤和转移瘤，尤其在单发转移瘤与高级别胶质瘤的鉴别诊断中具有重要意义。脑膜瘤是颅内常见的良性肿瘤，占颅内肿瘤的15%~20%，通常附着于硬脑膜并缓慢生长，由肿瘤性脑膜上皮（蛛网膜）细胞构成，少数为恶性。良性和恶性脑膜瘤的影像表现相似，难以区分。研究发现，ADC值和FA值有助于鉴别脑膜瘤的良恶性。恶性脑膜瘤肿瘤实质区ACD值明显低于良性脑膜瘤实质区；恶性脑膜瘤瘤周白质FA值低于或轻度低于良性脑膜瘤瘤周白质。良性脑膜瘤瘤周白质纤维束表现为受压移位或无明显变化；而在恶性脑膜瘤周围，水肿区和白质纤维束均可能出现较明显的纤维束缺失。肌萎缩性侧索硬化症（ALS）是一种慢性、渐进性的神经退行性疾病，由神经元的损害和脊髓侧索硬化引起，导致肌肉萎缩。病理和常规影像学检查可能无法直接观察到神经元的萎缩和丢失。研究发现，在内囊后肢和大脑脚平面，ALS患者的FA值下降，提示皮质脊髓束变性。DTI能够在活体中无创性地检测和评估锥体束及其潜在病变，为ALS的诊断和病理机制研究提供了重要信息。

第四节　磁敏感加权成像

磁敏感加权成像（susceptibility weighted imaging，SWI）是一种基于T_2^*加权梯度回波序列的成像技术，通过利用不同组织间的磁敏感性差异来提供对比增强，从而实现对细微结构的高灵敏度成像。

SWI最初被命名为高分辨率血氧水平依赖性MR静脉血管成像（high resolution blood oxygen-level dependent MR venography，HRBV），并于2004年正式更名为SWI。这一技术最早于2006年被应用于西门子MR平台上，GE公司则于2008年推出了类似的成像序列——梯度回波T_2^*加权血管成像（T_2 star weight angiography，SWAN）。

一、基本原理

与传统的质子密度、T_1 或 T_2 加权成像不同，SWI 主要通过组织间的磁敏感性来形成影像对比。

磁敏感性是指物质在外加磁场作用下的磁化程度，常用磁化率来表示。常见的磁敏感物质分为顺磁性物质（含有未成对电子，磁化率为正）、抗磁性物质（无未成对电子，磁化率为负）和铁磁性物质（具有强大的正磁化率，去除外磁场后仍可保持永久磁化）。无论是顺磁性还是抗磁性物质，只要能改变局部磁场，导致周围空间的磁敏感性差异，就会引起信号的失相位，从而缩短 T_2^* 弛豫时间。因此，磁敏感性不同的组织在 SWI 相位图上就可以被区别出来，在 SWI 图像上表现为低信号。

目前，磁共振扫描设备尚无法直接生成 SWI 图像。为了获得 SWI 图像，需要对使用 T_2^* 加权梯度回波序列扫描获得的原始图像进行复杂的后处理。这些原始图像包括幅值图像（magnitude image）和相位图像（phase image）。首先，在复数域中将幅值图和相位图进行重组，在原始相位图像施加一个低通滤波器，随后将低通滤波前后的复数图像相除，并提取相位角。这一过程能够有效消除磁场不均一性效应所导致的相位伪影，从而得到高通滤波后的图像，即校正后的相位图。其次，基于校正后的相位图建立一个相位蒙片，并利用该蒙片对幅值图像进行多次加权叠加，可以使顺磁性物质引起的失相位区域的负性信号强度得以最大化。最后，对上述处理后的图像进行最小密度投影，能够将分散在各个层面的静脉连续化，从而生成最小密度投影图像。

SWI 凭借其独特的数据采集和图像处理技术提升了幅值图像的对比度，对静脉血、出血和铁沉积表现出极高的敏感性，甚至可以检测到小于一个体素的血管结构。

二、主要特点

SWI 是一种基于三维采集和薄层重建的梯度回波序列，融合了高分辨力 3D GRE 扫描、完全流动补偿以及射频脉冲扰相等技术，具有三维、高分辨率、高信噪比等特点。

作为一种场强依赖性技术，SWI 的 SNR 和分辨力会随着外加静磁场强度的提升而显著优化。目前，SWI 只能在 1.5T 及以上场强的磁共振设备上实现，并且需要借助特殊的后处理软件来完成复杂的图像处理。

三、临床应用

SWI 通过引入相位信息来增强组织磁敏感性的对比度，对去氧血红蛋白等顺磁性成分表现出高度敏感性，尤其在显示小静脉方面具有独特优势。SWI 图像能够清晰地显示静脉血管、微出血以及铁沉积等细节。临床上主要用于中枢神经系统，如脑外伤、血管畸形（尤其是小血管及静脉畸形）、脑血管病、铁沉积及脑肿瘤的血管评价等（图 2-11）。

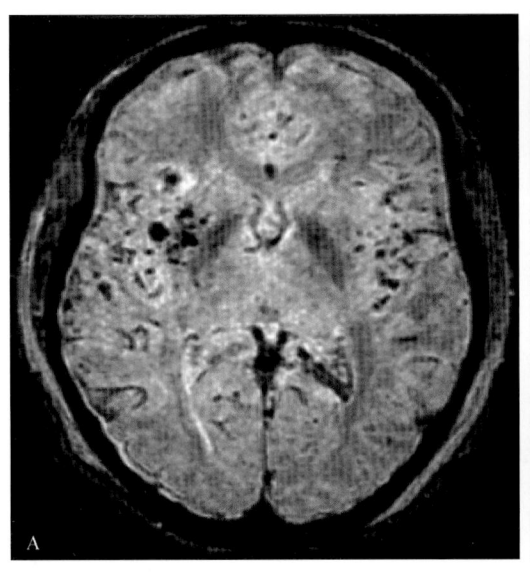

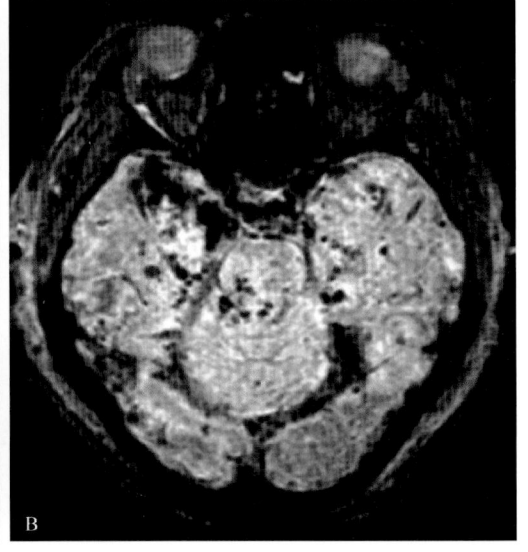

图 2-11　SWI 图像显示微出血：严重的创伤性脑损伤患者，入院时 GCS 评分为 3 分。SWI 显示双侧放射冠、半卵圆中心、基底节和颞叶弥漫性低信号出血（A）；SWI 显示双侧颞叶和脑干脑白质连接处、小脑蚓部弥漫性低信号出血。脑干微出血在 CT 和其他 MRI 序列上未见（B）

第五节　磁共振灌注加权成像

MR 灌注加权成像（perfusion weighted imaging，PWI）能够精准反映血管分布和血流动力学等信息，通过测量一系列血流动力学参数，实现对组织血流灌注状态的无创性评估。

灌注是指单位时间内通过单位质量组织的血容量，其定量单位为每分钟 100g 组织的血液量［ml/（100g·min）］。正常成年人的平均脑血流量（cerebral blood flow，CBF）为 40～60ml/（100g·min）。灌注不仅是组织的重要生理特征，更能反映病变血管的特征，从而为疾病的诊断和评估提供重要信息。

多种影像学技术可用于评估组织的灌注水平，如 PET、SPECT 以及 CT 等。然而，PWI 凭借其无创性、高组织分辨率以及可利用内源性示踪剂等独特优势，已成为临床评价灌注的关键技术。

一、基本原理

根据成像原理，PWI 技术主要分为动态磁敏感对比增强（dynamic susceptibility contrast，DSC）和动脉自旋标记法（arterial spin labeling，ASL）。

DSC 是通过静脉团注顺磁性对比剂（常用的是钆的螯合物，如 Gd-DTPA）后，利用快速成像序列（梯度或自旋回波序列），获得对比剂首次通过受检组织前、通过中以及通过后一段时间内一系列的 T_2^* 或 T_2 加权动态图像，从而评估组织的血流灌注情况。

当顺磁性对比剂（如 Gd-DTPA）进入血管后，会显著增加血管腔内的磁敏感性，进而在局部产生梯度场，导致磁场不均匀，引起邻近氢质子共振频率发生改变，使质子失相位，导致 T_2 或 T_2^* 值缩短，表现为 T_2WI 或 T_2^*WI 信号强度降低。值得注意的是，由于脑组织存在血脑屏障，Gd-DTPA 不能通过毛细血管进入组织间隙，因此不会影响组织的 T_1 时间，也不会产生 T_1 增强效应。

二、成像序列

由于对比剂在脑血管系统中的通过时间极为短暂，为了精准捕捉其在脑组织中的首过效应，必须采用快速扫描序列。平面回波成像（EPI）因其卓越的时间分辨率，能够在保证时间分辨率的同时实现全脑成像，成为理想的成像技术。用于 PWI 研究的 EPI 方法有两种：GRE-EPI 和 SE-EPI。其中，前者对较大范围的血管表现出更高的敏感性，而后者对毛细血管水平的血管内对比剂更为敏感。因此，GRE-EPI T_2^*WI 是目前最常用的序列。

三、常用参数

目前临床上应用最为广泛的灌注成像技术是脑部 PWI。DSC 技术主要用于评估脑血容量（cerebral blood volume，CBV）、脑血流量（cerebral blood flow，CBF）和平均通过时间（mean transit time，MTT）。值得注意的是，DSC 通常计算的是脑血流灌注的相对值，而非绝对值。

CBV 是指单位体积脑组织中血管腔的容积，它可以通过对比剂浓度－时间曲线的积分法测得，即曲线下的面积；CBF 是指单位时间内通过单位体积脑组织的血流量。MTT 是一个常用的时间参数，它是指对比剂通过兴趣区脑组织所需的平均时间，即从动脉进入静脉的时间，也就是对比剂在毛细血管内的停留时间。根据中心容积定律，CBF=CBV/MTT。因此，只要已知其中任意两个参数，就可以计算出第三个参数。另一个重要的时间参数是达峰时间（time to peak，TTP），即兴趣区脑组织血管内对比剂自到达至最大浓度间的时间间隔，对应于浓度－时间曲线上信号从开始下降到最小值的时间。MTT 与 TTP 成正比关系，理论上 MTT 应是 TTP 的 2 倍。

四、临床应用

PWI 技术在多种临床场景中具有重要应用价值。它可用于评价急性卒中后仍有缺血危险的脑组织，还可应用于脑肿瘤和神经变性疾病的诊断与评估，为疾病的早期诊断、病情进展监测以及治疗效果评估提供重要参考。

（一）脑血管病

DSC PWI 可早期发现急性脑缺血灶（图 2-12），并有效区分缺血半暗带和梗死组织，帮临床决定治疗方案。半暗带组织局部脑血流量（rCBF）下降，而局部脑血容量（rCBV）

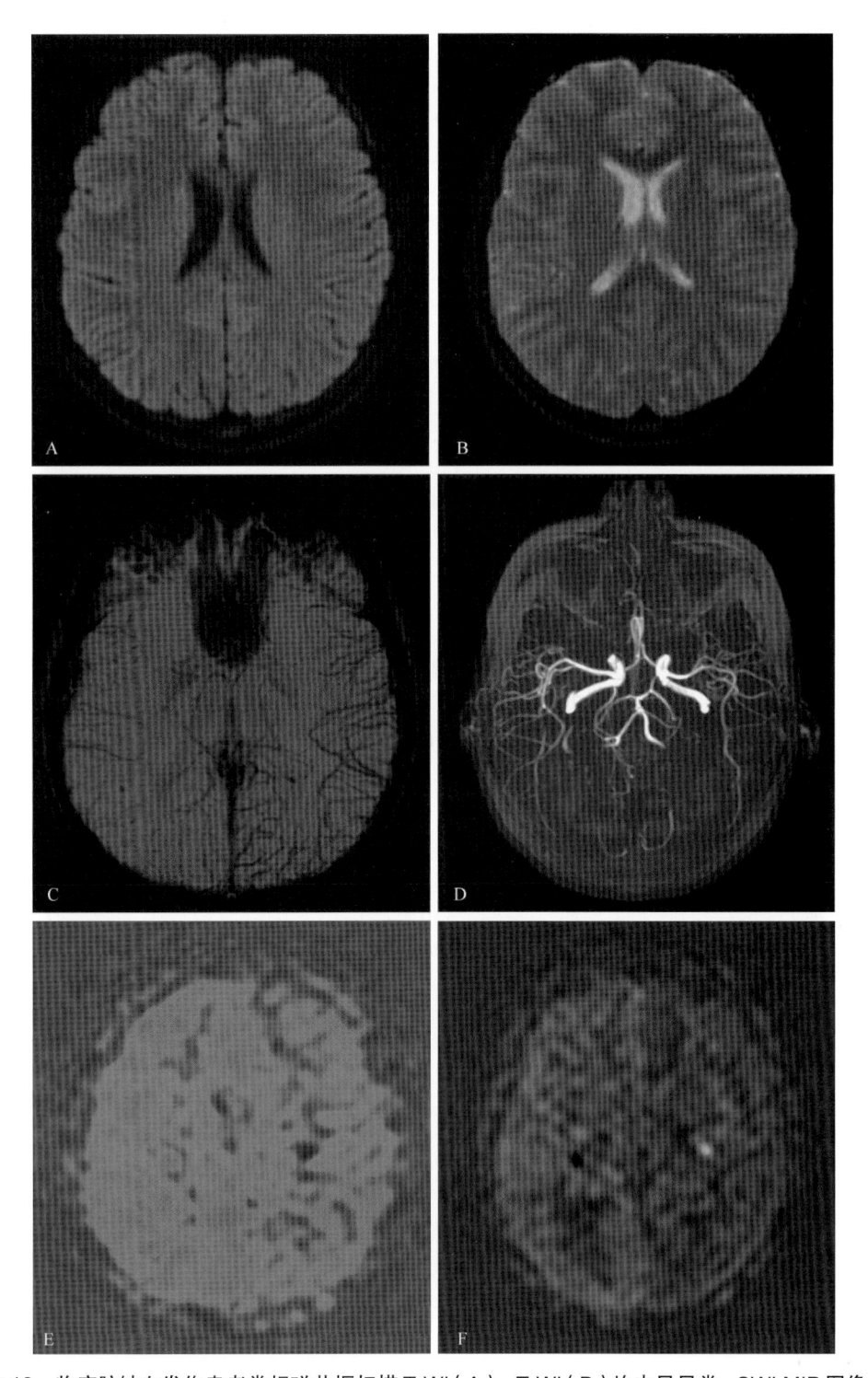

图2-12 临床脑缺血发作患者常规磁共振扫描T₁WI（A）、T₂WI（B）均未见异常，SWI MIP图像（C）上显示静脉扩张，MRA（D）检查可见所有来自大脑前、中、后动脉的左侧远端动脉分支均比右侧稀疏，灌注成像（E～F）显示左侧大脑半球整体低灌注

正常或略增高，MTT 延长；梗死组织则 rCBF、rCBV 均下降，MTT 延长。

（二）脑肿瘤

血管形态和血管化程度是评价脑肿瘤类型及其生物学侵袭性的重要指标。DSC PWI 中的 rCBV 图能够直观反映肿瘤总体血管化程度及其异质性，尤其在星形细胞瘤的分级中表现出更高的特异性和阳性预测值。通过 rCBV 增高，显示未强化肿瘤边界，可以为手术方案的制订或放疗靶区的精准勾画提供重要参考。

（三）其他部位

1. 心肌　PWI 可早期发现心肌缺血，结合延迟灌注成像还可预测心肌存活性。
2. 肝脏　可用于肝硬化的早期诊断、有助于鉴别肝癌与肝转移瘤，并可用于监测肝移植后的血管并发症。
3. 肺　与肺通气成像结合可用于评价肺功能，以及诊断和评估肺栓塞、肺气肿等疾病。
4. 肾脏　主要用于评价肾功能以及评估药物疗效。

第六节　磁共振血管成像

随着 MR 技术的发展，磁共振血管成像（magnetic resonance angiography，MRA）已成为临床上常规的 MR 检查技术之一，具有无创、无须对比剂、无电离辐射等优点。MRA 不仅可以清晰显示血管的解剖结构，还能通过磁共振技术对血管流速、流量等进行定量分析，在脉管系统疾病诊断中发挥着重要作用。在颅内血管检查中，MRA 的血管分辨率已接近传统的 X 线造影。此外，MRA 的应用范围已不仅局限于解剖结构的显示，还进一步拓展到功能基础研究领域。

一、血流动力学

在依靠血液流动产生 MR 信号的 MRA 中，血流的对比源于血液的运动，而血流动力学对 MRA 的成像效果具有重要作用。

体内的血流虽然复杂多变，但可以通过简单的流动模型来表示。在流体动力学中，线流及其流动图通常能够逼真地显示血液流动情况。常用的流速图包括平流和层流。在平流中，所有的粒子都以相同的速度平行地向前运动，其流动图为特征性的均匀钝形。在层流中，所有粒子都沿着同心做片层运动，流动图为抛物线形，管腔中心的粒子速度最快。

血管形状的改变，如迂曲、狭窄和分叉，会显著影响血流信号。当血管形状偏离理想的长圆柱状时，局部血流模式会发生变化，尤其是在血管分叉处，常会出现流动分离现象。流动分离是指在主流分离处形成局部再循环区。另一个重要的流动现象是流入效应，它通常发生在层流从较大的血管进入较小的血管时。在较小血管的入口处，流动图最初呈现为钝形，经过一段距离后变成完全的抛物线形。这种变化是流入效应的作用，导致不同位置测得的流速图和速度分布存在差异。

黏滞性是液体内部的摩擦力，与流动阻力不同，黏滞性仅由液体的性质决定，与血管形状无关。由于血液内红细胞与邻近细胞和血管壁的摩擦阻碍，血液的黏滞性是水的 4 倍。

在放射学术语中，"涡流"泛指混乱的流动模式，通常与 MRA 中的信号丢失密切相关。在物理学中，涡流有更明确的定义，是指液体内剧烈的混乱运动，与旋涡的形成有关。是否形成涡流由雷诺数（Re）决定：

$$Re = \rho vD/\mu$$

式中：ρ 为液体密度，v 为流体的平均速度，D 为血管直径，μ 为流体的黏滞性。当雷诺数 ≥ 2000 时，液体就会转变成涡流。雷诺数与管腔直径和平均速度成正比，与流体的黏滞性成反比。在活体内，真正的涡流较为少见，在达到涡流前，非线性流动模式就可能导致血流的相位不一致，造成 MRA 中信号的丢失。

通过对流体动力学的初步探讨，可以明确不同流动模式对 MRA 效果具有重要影响。只有在充分理解流体特性和 MRA 成像原理的基础上，才能精准设计 MRA 成像序列、合理选择成像参数、实现最佳流动对比效果，并准确解读 MRA 图像出现的流动相关伪影。

二、主要分类

MRA 技术根据成像原理可分为两类：一类是依靠血液流动产生 MR 信号的 MRA，另一类是对比增强 MRA（contrast enhancement MRA，CE-MRA）。前者的基本原理是利用血液的流动产生的流入性增强或相位效应形成 MR 信号。目前，该类技术主要包括两种方法：时间飞跃（time-of-flight，TOF）技术和相位对比（phase effects，PC）技术。其中，PC 技术对磁共振设备的硬件要求相对较高，成像时间也较长（约为相应 TOF 技术的 3～4 倍），因此，目前临床常用的 MRA 方法为 TOF 法。

三、基本原理

（一）时间飞跃技术

时间飞跃法（time of flight，TOF）是最常见的磁共振血管成像技术之一。该技术主要利用梯度回波序列中流动血液的流入增强效应（in flow）进行血管成像，因此也被称为流入增强血管成像技术，其原理基于血流的流入效应。在 TOF 成像中，通常采用 TR 较短的快速扰相 GRE T_1WI 序列进行采集。成像容积或层面内的静止组织因反复受到激发而处于饱和状态，磁化矢量较小，从而被有效抑制。相比之下，成像容积外的流动血液未被饱和，当其流入成像区域时，会产生高信号，与静止组织形成良好对比。为了使得流入增强效应最大化，需要血液的流速快，或者采用尽可能薄的层厚和较短的 TR。然而，该技术也存在一个比较明显的局限性，即随着血液流入成像区域，流动血液会受到多个层面射频脉冲的反复激发，导致信号饱和。这种饱和效应会使远端血管的信号逐渐减弱，从而影响远端血管的显示效果。

（二）相位对比技术

相位对比血管成像（phase contrast angiography，PCA）是另一种比较常用的非增强磁共振血管成像技术，不仅可用于血管成像，还能定量测量血液的流速及流量。该技术通过流动引起的宏观磁化矢量（M_{xy}）的相位变化来抑制背景信号，从而突出血管信号。相位编码采用双极梯度场对流动进行编码，即在 RF 脉冲激发后，于层面选择梯度和读出梯度之间施加两个方向相反、大小和持续时间相同的梯度场。对于静止组织，这两个梯度场的作用完全抵消，第一个梯度场引起的 M_{xy} 相位变化被第二个梯度场完全纠正，因此在 TE 时刻，静止组织的 M_{xy} 相位变化等为零。然而，对于流动的质子群，由于其在两次梯度场作用期间位置发生了改变，第一个梯度场造成的 M_{xy} 相位变化无法被第二个梯度场完全纠正，因此在 TE 时刻，流动质子群的 M_{xy} 相位变化得到保留，并与静止组织存在相位差别，形成相位对比。

在施加双极梯度场的过程中，流动质子群所积累的相位变化与其流速有关，流动越快则相位变化越显著。通过调节双极梯度场的强度，可以进一步影响相位偏移的程度。使用更强的双极梯度能够产生更大的相位偏移，从而对运动引起的相位差更加敏感。借助双极梯度编码，可以获得不同流速下流动质子群造成的相位对比，通过采集和校正流速信息来获得流动血液与静止组织的相位差别来进行血管成像。因此，在 PCA 序列中，流速编码是一个至关重要的参数，改变流速编码可以显示不同流速的血管。

（三）对比增强技术

对比增强磁共振血管成像（contrast-enhanced magnetic resonance angiography，CE-MRA）是一种通过静脉注射顺磁性对比剂来增强血管图像的磁共振成像技术。该技术通过静脉团注顺磁性对比剂，使对比剂在动脉内迅速达到并短暂维持高浓度状态，从而显著缩短血液的 T_1 弛豫时间，增强血管的信号强度。在成像过程中，通常采用 GRE 脉冲序列结合特殊的 K 空间填充技术采集数据。随后，通过对采集到的原始图像进行计算机后处理，生成清晰的血管造影像（图 2-13）。

四、成像技术

（一）TOF MRA

根据 TOF MRA 序列采集模式的不同，可将其分为 2D TOF 和 3D TOF 两种序列。

1. 2D TOF MRA　TOF MRA 通过对整个扫描区域进行连续多个单层面的激发和数据采集，随后进行图像重建，从而获得该区域的血管影像。该技术具有成像范围大，采集时间短，背景组织抑制效果好等优点，并且对较宽范围的流速均较为敏感，尤其适用于非复杂性慢血流的检测，可同时显示动静脉或通过预饱和带显示其中之一。然

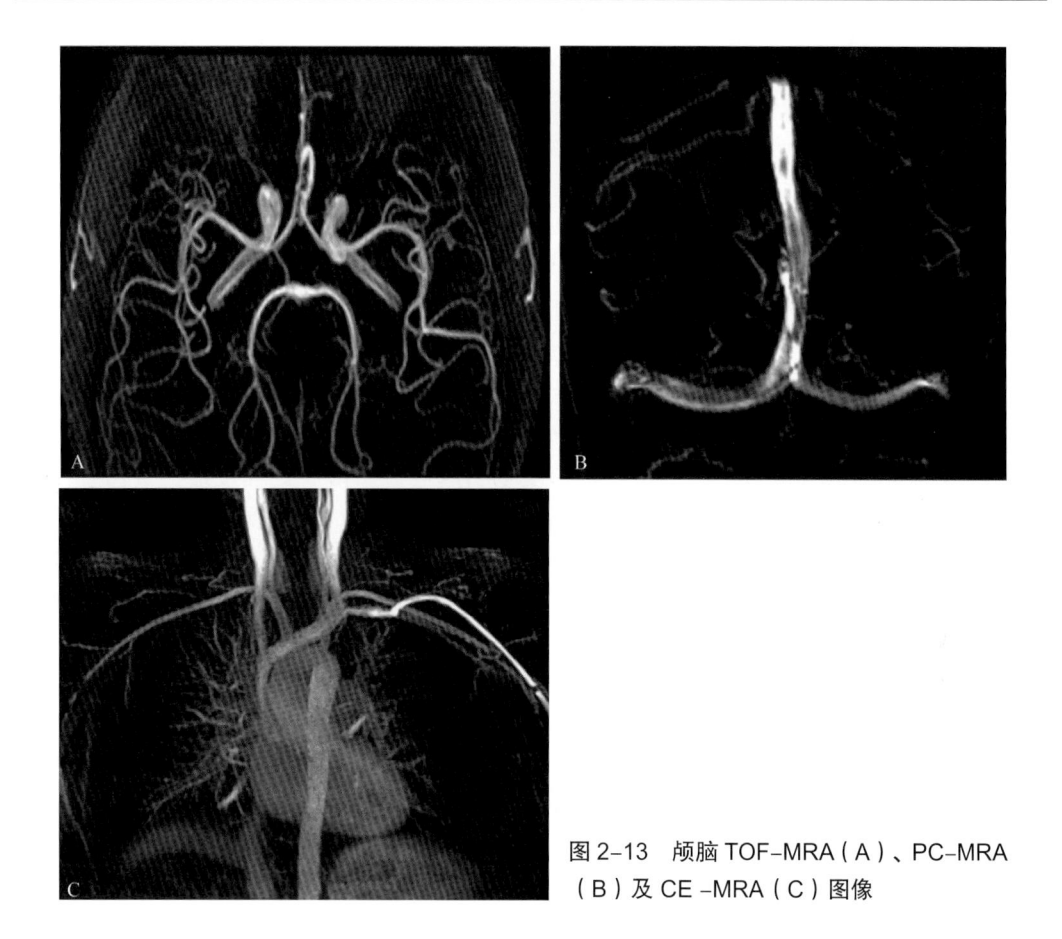

图2-13 颅脑TOF-MRA（A）、PC-MRA（B）及CE-MRA（C）图像

而其层面空间分辨率低，容易出现百叶窗伪影及错层现象。在成像参数选择上，一般采用扰相GRE T_1WI序列，选择最短的TE以减少流动失相位，并采用角度较大的射频脉冲以增加背景组织的饱和。

2. 3D TOF MRA　针对整个成像容积进行射频激发和信号采集，能够提供更高的空间分辨率，其原始图像的层厚可小于1mm。这种技术对容积内任何方向的血流均较为敏感，尤其适合显示迂曲血管的细节。然而扫描时间相对较长，背景组织抑制效果不及2D TOF MRA。在成像序列上，通常采用扰相GRE序列，并选择最短的TE以减少流动失相位。由于体素小，该技术受涡流的影响相对较小，但是容积内血流饱和较明显，不利于慢血流的显示。

（二）PC MRA

PC MRA是一种以流速编码为基础，利用相位变化作为图像对比的特殊成像技术。其图像主要分为速度图像和流动图像。速度图像的信号强度仅与血流速度有关，而不反映血流方向。血流速度越快，信号强度越高。流动图像也称相位图像，其信号性质不仅与流速有关，还包含血流方向信息。正向血流表现为高信号，且流速越大信号越强；反向血流表现为低信号，流速越大信号越低；静止组织则表现为中等信号。通过减影技术，背景静止组织因缺乏相位变化而几乎完全被剔除。由于血流的相位变化仅能反映在流速编码梯度场方向上,为了全面反映血管内血流的真实情况,通常需要在前后、左右、上下方向施加流速编码梯度场。

常规 PC MRA 为速度图像,用于显示血管结构和血流信号。而流动图像则主要用作血流方向、流速和流量的定量分析。

(三) CE MRA

1. 扫描时机的把握　扫描序列启动的时机对 CE MRA 成像质量至关重要,过早或过晚启动都可能导致成像失败。序列启动的原则是"在目标血管中对比剂浓度最高的时刻采集填充 K 空间中心区域的 MR 信号"。主要方法包括循环时间计算法、透视触发技术和智能自动触发技术。

2. 后处理技术　利用三维序列采集的原始图像进行图像后处理重建,常用方法包括最大密度投影(MIP)、多平面重建(MPR)、容积再现(VR)和表面阴影显示法(SSD)等,其中 MIP 和 MPR 最为常用。

五、临床应用

(一) TOF MRA

在临床应用中,该技术最为广泛,主要用于脑部血管、颈部血管及下肢血管等病变的检查。其中,脑部动脉检查多采用 3D TOF MRA 技术,颈部动脉检查则根据具体需求选择 2D 或 3D TOF MRA 技术,下肢血管检查多采用 2D TOF MRA 技术。对于上述部位静脉病变检查,通过采用 2D 技术。

(二) PC MRA

PC MRA 临床应用相对较少,但具有独特的诊断价值。主要用于脑动脉瘤的显示、心脏血流分析、门静脉血流分析、静脉病变的检查和肾动脉病变的检查。

(三) CE MRA

临床上对于大、中血管的检查,CE MRA 几乎可以替代 DSA,目前主要应用于以下领域。

1. 颅脑及颈部血管　主要用于检测脑部和颈部动脉的狭窄或闭塞、动脉瘤、血管畸形等病变,可作为常规 MRA 的补充手段,进一步提高诊断的可信度。

2. 主动脉　主要用于主动脉瘤、主动脉夹层、主动脉畸形等病变的检查。

3. 肺动脉　主要用于诊断肺动脉栓塞和肺动静脉瘘。对于肺动脉栓塞,能够清晰显示亚段及以上血管的栓塞情况;对于动静脉瘘,可以显示供血动脉和引流静脉。

4. 肾动脉　主要应用于肾动脉狭窄的检查,对评估肾脏血流灌注和高血压病因具有重要价值。

5. 肠系膜血管和门静脉　主要用于检测肠系膜血管的狭窄或血栓形成,以及门静脉高压及其侧支循环的建立。

6. 四肢血管　主要用于四肢血管狭窄、动脉瘤、血栓性脉管炎及血管畸形等病变的检查。

第七节　磁共振波谱成像

活体磁共振波谱（MR spectroscopy，MRS）是一种非侵入性检查技术，能够检测和定量分析活体组织中的代谢产物及生物化合物的变化。近年来，随着MRI设备的不断升级、软件开发的持续推进及临床研究的不断深入，MRS在医学影像学领域发展迅速，为人们提供了对各种疾病生化代谢特征的全新视角。在临床上，MRS所获取的代谢组成成分及其定量信息，已成为诊断、鉴别诊断、疾病分期、治疗疗效评估以及预后判断的重要依据。作为一种无创性技术，MRS目前是唯一能够研究活体器官组织代谢、生化变化及化合物定量分析的方法。

一、基本原理

在理想均匀的磁场中，同一种质子（如 ^1H）理论上应具有相同的共振频率。然而，即使同一种核处于相同磁场中，其共振频率也并非完全一致，而是分布在一定的频率范围内。这是由于原子核外的电子对原子核产生了磁屏蔽作用，它使作用于原子核的磁场强度小于外加磁场的强度。这种屏蔽作用的强弱用屏蔽系数 s 来表示，被这种屏蔽作用削弱掉的磁场为 sB，方向与外加磁场相反。外加磁场越强，sB 越大，原子核实际感受到的磁场强度与外加磁场强度之差越大。

此外，屏蔽系数 s 还与原子核的特性和化学环境有关。所谓化学环境，是指原子核所处的分子结构。即使是同一种原子核，当它处于不同的分子中，或者在同一分子的不同位置、不同的原子基团中时，其周围的电子数和电子分布也会有所不同。因此，这些原子核受到的电子磁屏蔽作用的程度也会因其所处的化学环境而异。

在相同外加磁场作用下，同一种核处于不同化学环境时，由于其受到的磁屏蔽效应（即磁屏蔽系数 s 的大小）不同，会产生不同的共振频率，其在频谱上对应的共振峰位置也会有所不同，这种现象被称为化学位移（chemical shift）。在正常组织中，代谢物以特定浓度存在，当组织发生病变时，代谢物浓度也会发生改变。MRI主要对水中的氢质子和脂肪中的氢质子共振峰进行测量，在1.5T场强下水和脂肪的共振频率相差220Hz，这种差异即为化学位移。然而，在这两个主要峰之间还存在多种浓度较低的代谢物所形成的共振峰，如NAA、Cr、Cho等，这些代谢物的浓度相比水和脂肪低得多。为了使这些微弱的共振峰得以清晰显示，MRS需要通过匀场抑制水和脂肪的共振峰。

MRS在信号激发、空间定位和数据采集等技术环节上与MRI类似，但两者最终的表现形式有所不同。MRS将时间域分布的信号转换为按频率域分布的谱线。MRS谱图由一系列谱峰组成，每个谱峰的面积与所探测原子核的数量成正比，因此MRS可以定量检测采样容积内化学物质的浓度。在MRS谱图中，横轴代表共振频率，通常以百万分率（parts per million，ppm）为单位，纵轴代表化合物的信号强度，谱峰的高度或峰下面积与该化合物的浓度成正比关系。

二、主要特点

（1）通过谱线及数值来表示代谢物的信息，而非传统的解剖图像。
（2）对磁场强度及磁场均匀度要求高。
（3）外加磁场强度的升高有利于提高 MRS 的质量及信噪比，从而更好地区分各种代谢物。
（4）信号较弱，通常需要多次平均才能获得足够的信噪比，因此检查时间相对较长。
（5）所测得的代谢物含量均为相对值，常通过两种或以上代谢物含量的比值来反映组织的代谢变化。
（6）^{1}H-MRS 选择三甲基硅烷作为参照物。

三、空间定位技术

空间定位技术是将检测范围限定在特定体积的感兴趣区域（ROI）内的技术。准确采集 ROI 内信号，同时避免 ROI 外信号的干扰，是 MRS 成功的关键前提。MRS 的空间定位技术主要分为单体素采集技术和多体素采集技术。

（一）单体素采集技术

单体素空间定位技术通过 3 个互相垂直的层面选择脉冲，仅采集与 3 个层面均相交的点（或体素）内的信号。常用的单体素采集技术有点分辨波谱技术（point resolved spectroscopy，PRESS）和激励回波探测法（stimulated echo acquisition mode，STEAM）。

1. 点分辨波谱技术（PRESS）　PRESS 序列通过一个 90° 脉冲和两个重聚 180° 脉冲，产生一个自旋回波的 ROI，相应的梯度脉冲（通常是一对）分别置于 180° 脉冲的两侧。由于采用了重聚相位的 180° 脉冲，PRESS 序列能够减少信号丢失，相比 STEAM 序列具有更高的信噪比。然而，当 PRESS 序列选择较长 TE（＞50ms）则会导致 T_2 代谢物信号的丢失，且信噪比也会相应下降。

2. 激励回波探测法（STEAM）　STEAM 序列通过连续施加 3 个互相垂直的 90° 脉冲，激发并采集 3 个脉冲相交区域内的回波信号。其他非目标区域的信号则通过在混合时间内施加一个较大的去相位梯度来消除。STEAM 序列能够形成精确的体素，一次激发即可完成采集，无须相位再循环，因此在时间效率上具有一定优势；然而，其缺点是有近 50% 的信号丢失，信噪比较低。因此，STEAM 序列主要用于对信噪比要求不高的 ^{1}H-MRS 检查。

（二）多体素采集技术

多体素采集技术，也称为化学位移成像（chemical shift imaging，CSI）或磁共振波谱成像（magnetic resonance spectroscopy imaging，MRSI），可分为二维及三维多体素采集。

其优点包括：一次采集可覆盖较大范围，能够反映同一时间内不同部位代谢产物的空间分布，尤其适用于病灶不均匀或需要观察周边组织的情况，有利于对照，比单体素采集效率更高。通过计算机软件处理，可将感兴趣代谢物的 MRS 信号变化标记到相应的 MRI 图像上，重建出选定范围内的代谢物分布图，从而直观地显示代谢物的空间分布变化。激发大容积所采用的序列与单体素中采用的 PRESS、STEAM 或 semiLASER 类似。

四、成像伪影

（一）化学位移伪影

主要影响单体素采集，常见于谱线后处理拟合算法不正确或标记错误的情况下；或者在应用选层脉冲时，体素位置发生轻微偏移，导致代谢物峰的增大或减小。

（二）磁敏感性伪影

该伪影是最易观察到的 MRS 伪影，包括鬼影（ghost）和涡电流伪影。前者常出现在 3.5～4.0ppm 处；后者常在谱线的 1.0～2.0ppm 处表现为一个尖锐的下降。这类伪影通常与体素外的磁敏感性物质的影响有关，如出血等病理情况。

（三）运动伪影

大部分是患者在 MRS 采集过程中发生移动而导致的，会使谱线结果不准确。

五、临床应用

（一）神经系统

中枢神经系统由于运动伪影少、脑组织内含脂肪组织少等特点，成为 MRS 的主要应用领域。该技术广泛用于脑肿瘤、神经退行性病变、代谢性疾病、癫痫、缺血缺氧性脑病、感染性疾病等疾病的诊断与鉴别诊断。

在 ^{1}H-MRS 中，人脑组织的主要代谢物包括以下几种（图 2-14）。

1. N- 乙酰天冬氨酸（N-acetyl aspartate，NAA） 主要位于 2.02ppm，是正常神经元的标志物，不会出现在神经胶质细胞中。NAA 的水平反映了神经元细胞的代谢状态。NAA 水平的降低可作为判断神经元丢失或损伤的可靠指标。

2. 胆碱化合物（choline，Cho） 主要位于 3.20ppm，反映了脑内总胆碱的储存量，是细胞膜代谢的标志物。胆碱与细胞膜磷脂代谢有关，反映了细胞膜的动态变化。

3. 肌酸 / 磷酸肌酸（creatine，Cr） 主要位于 3.02ppm，是细胞能量储存与利用的重要化合物，反映了细胞的能量状态。

4. 肌醇（myo-inositol，mI） 主要位于 3.56ppm（仅在短 TE 序列中可见），是

胶质细胞的标志物，与细胞内渗透压调节相关。

5. 谷氨酸类化合物（glutamate，Glu/glutamine，Gln，统称 Glx）　谷氨酰胺（Gln）与谷氨酸（Glu）的复合波峰位于 2.1～2.5ppm 处，两者在 MRS 上难以区分。Glu 是兴奋性神经递质，而 Gln 是抑制性神经递质。

6. 其他　脑内还可能出现乳酸（lactate，Lac）、脂质（lipid，Lip）、丙氨酸（alanine，Ala）等。乳酸是葡萄糖无氧酵解的产物，正常脑组织中不可见。Lac 峰的出现常提示组织缺血、缺氧或其他代谢异常。

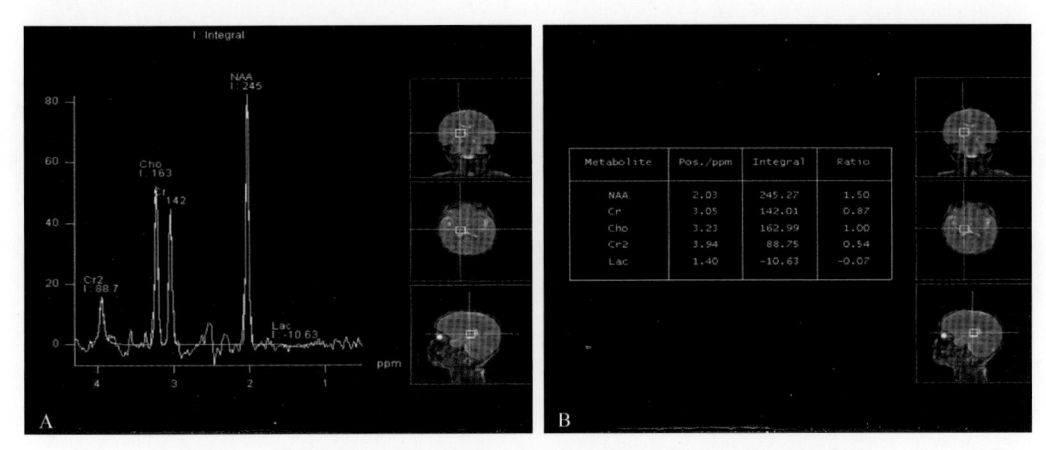

图 2-14　脑实质基底节区正常氢质子波谱曲线（A）与量化数值（B）

（二）前列腺癌

前列腺癌是老年男性中常见的一种恶性肿瘤，通常生长缓慢，预后相对良好。MRI 成像和 ^{1}H-MRS 能够无创地评估前列腺癌的解剖分布及肿瘤生物学特征，在前列腺癌的诊断、分级以及治疗后随访中具有重要的应用价值。

前列腺癌的代谢变化主要体现在以下几方面。

1. 枸橼酸盐（citrate，Cit）　位于 2.6～2.7ppm 处，是前列腺活体细胞线粒体内三羧酸循环的重要代谢产物，也是精液的主要成分。正常和增生的前列腺组织具有分泌和浓缩 Cit 的能力，其浓度约为 1.2mmol；然而，前列腺癌组织的这种能力减小或丧失，Cit 含量降低。切片标本显示，正常前列腺外周带的 Cit 绝对浓度是前列腺癌的 10 倍。临床上常通过测定（Cho+Cre）/Cit 的比值来进行评估。

2. 总胆碱（total Choline，tCho）　位于 3.2ppm 处，包括胆碱、磷酸胆碱等，与细胞膜的合成和降解密切相关。

3. 肌酸（creatine，Cre）　包括肌酸和磷酸肌酸，参与体内的能量代谢。其共振峰位于 3.0ppm 处，与 Cho 的共振峰（3.2ppm）部分重叠，难以分离，因此通常与 Cho 合并计算。

4. 其他　在活体前列腺 MRS 中，还可以分辨出其他代谢物，如脂质（共振峰位于 0.5～2.2ppm）和肌醇（共振峰位于 3.6～3.7ppm）等。

（汪　洋　周竹萍　黄润楸　陈小军　张长宝　诸静其）

第三章
磁共振伪影与假象

第一节　伪影的概念与特点

伪影是指磁共振图像中与实际解剖结构不相符的信号。伪影可以来源于成像设备本身或被检组织，也可以来源于成像设备和被检组织的错误关联，也可以来源于外部的干扰。磁共振图像中每个点的信息，都由频率和相位编码决定，当接收信息的频率和相位编码受到外界干扰时，将导致图像伪影的出现。一般表现为图像的变形、重叠、缺失、模糊，信号强度失真、对比度失真等。带有伪影的磁共振图像主要造成3个方面的问题：①图像质量下降，甚至无法诊断；②掩盖病灶，造成漏诊；③出现假病灶，造成误诊。

相对于X线、CT等成像方法，磁共振成像由于成像过程复杂、各部件在硬件上的性能限度、软件系统和脉冲序列的优化程度以及人体复杂的病生理机制对信号的影响，更容易产生伪影。磁共振成像采用二维傅里叶变换进行频率域（磁共振信号）和空间域（图像）的转换，这是建立在使用频率和相位信息对给定层面内某一质子的空间位置进行唯一编码基础上的。如果两者的对应关系被打破，便会出现对质子分布的不真实反映，即伪影。理想的MRI前提是数据采集过程中质子空间位置不变，主磁场绝对均匀一致，梯度切换波形为方波，梯度场均匀无形变，层面、层厚方向的组织均匀一致，射频脉冲稳定、均匀等。实际上，上述条件基本上是办不到的，所以出现伪影在所难免。伪影较轻时不会对诊断造成影响，但严重时不但影响诊断，甚至会导致检查失败。

过去20年磁共振成像技术的一大显著进步就是高场设备的普及和成熟。主磁场强度的升高虽然可以改善图像质量，但与此同时伪影的问题也愈发突出和复杂。磁共振伪影产生的原因多种多样，机制也各有特点，正确识别各种伪影和掌握伪影的处理策略具有一定难度，但这对充分发挥高场磁共振的优势又是至关重要的。磁共振伪影依照其来源可有如下分类，见图3-1。

有的伪影基本不会影响诊断，不需要处理，有的则会严重影响诊断甚至导致检查失败，因此需要磁共振工作者熟悉伪影的特性并能够尽可能纠正伪影。有些伪影我们能够通过措施纠正或消除；有些伪影只能由设备厂家工程师处理，但需要我们认识。日常工作中常见的伪影有：卷褶伪影、化学位移伪影、截断伪影、部分容积伪影、

ghost 影（鬼影）、射频非均匀伪影、层面交叉伪影、并行采集伪影、电解质伪影和运动伪影等。接下来我们从伪影表现、形成机制和应对策略几个方面讲述常见的伪影。

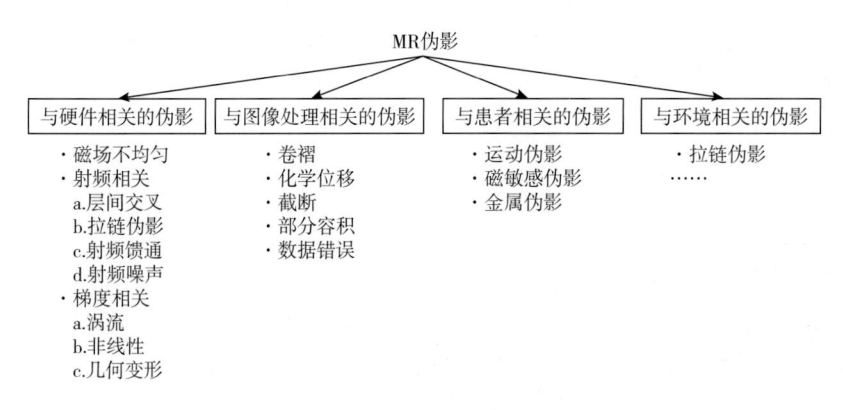

```
                          MR伪影
        ┌──────────┬──────────┴──────────┬──────────┐
   与硬件相关的伪影  与图像处理相关的伪影  与患者相关的伪影  与环境相关的伪影
    ·磁场不均匀      ·卷褶              ·运动伪影        ·拉链伪影
    ·射频相关        ·化学位移          ·磁敏感伪影      ……
     a.层间交叉      ·截断              ·金属伪影
     b.拉链伪影      ·部分容积
     c.射频馈通      ·数据错误
     d.射频噪声
    ·梯度相关
     a.涡流
     b.非线性
     c.几何变形
```

图 3-1　磁共振伪影分类

第二节　化学位移伪影

化学位移伪影分为两种，第一种主要发生于高场磁共振中，存在于层面间或层面内，伪影宽度可达几个像素；第二种也称为勾边伪影或黑线伪影，可出现于任何场强的图像中，典型的场景存在于梯度回波序列。为解释方便，我们分开叙述。

一、第一种化学位移伪影

由于化学位移现象的干扰，水和脂肪的界面将会在图像频率编码的方向上出现一条明亮或灰暗的信号带，也有的两者同时出现，这种伪影称为化学位移伪影。在人体内的氢质子成像中，水中的氢质子（水质子）比脂肪中的氢质子（脂质子）进动频率要快约 3.5ppm，在 1.5T 磁共振上相差 42.5MHz/T × 1.5T × 3.5ppm ≈ 224Hz，在 3.0T 磁共振中相差约 446Hz。因此，化学位移现象在高场磁共振上更加明显。

（一）产生机制

在磁共振成像的频率编码方向上，磁共振信号是通过施加频率编码梯度场造成不同位置上的质子进动频率的差异来完成空间定位编码，不同的频率代表不同的位置。磁共振成像的中心频率一般都是以水质子的共振频率为中心的，由于相同层面内脂质子的进动频率低于水质子的进动频率，在傅里叶变换时，脂质子的低进动频率会被误以为是空间位置的低频率，这样重建后的脂肪组织的信号会在磁共振图像频率编码方向上向梯度场强较低的一侧偏移（图 3-2）。

以场强 3.0T 磁共振为例：脂质子和水质子的化学位移约 447Hz，如果矩阵是 256×256，读出带宽为 ±12kHz，那么每像素是 24kHz/256 ≈ 94Hz/像素，化学位移相当于 447Hz/94（Hz/像素）≈ 4.7 个像素；如果把读出带宽增加到 ±20kHz，那么相当于 156 Hz/ 像素，化学位移相当于 447Hz/156（Hz/ 像素）≈ 2.9 个像素；同样读出带宽和矩阵下 1.5T 磁共振的化学位移相当于 224Hz/156（Hz/ 像素）≈ 1.4 个像素。

化学位移伪影的根本是由于两种组织的拉莫频率不同造成的，因而伪影的程度与主磁场强度成正比。化学位移伪影在一般序列上都出现在频率编码方向，脂肪组织与其他组织的界面上，如果界面方向与频率编码方向垂直时，化学位移伪影更加明显；在 EPI 序列中由于信号读出方式的特殊性可出现于相位编码方向（图 3-3）。

（二）应对策略

（1）选用主磁场强度低的磁共振进行扫描。

（2）改变频率编码方向，使脂肪和其他组织的界面与频率编码方向平行。

（3）施加脂肪抑制技术，从根本上消除进动频率差异。

（4）增加读出带宽或频率编码线数，从而降低化学位移的幅度，前者更为常用，但要考虑其对图像信噪比的影响。

（5）延长 TE 时间，造成更大的失相位，降低脂肪信号，但要考虑 TE 对组织对比度的影响。

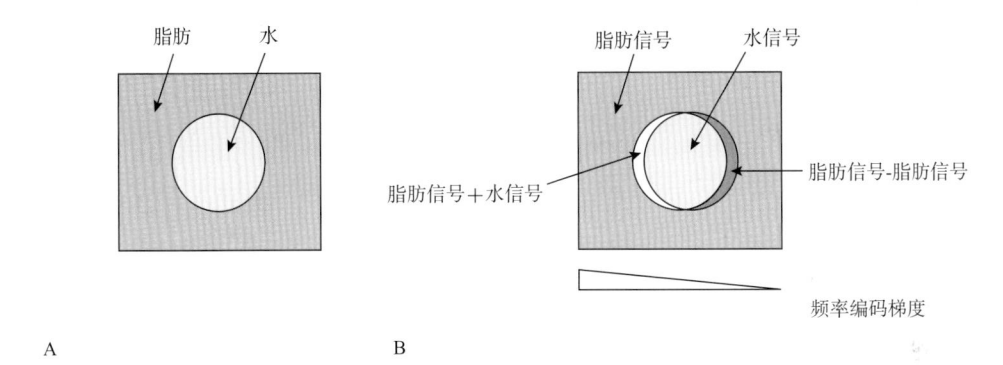

图 3-2 化学位移伪影形成示意图
圆圈内表示含水丰富的组织器官，被脂肪组织包绕在内，图 A 表示组织的真实位置，图 B 表示脂肪组织向低频一侧偏移，与含水器官的高频侧重叠，形成高信号，低频侧边缘由于信号缺失呈低信号

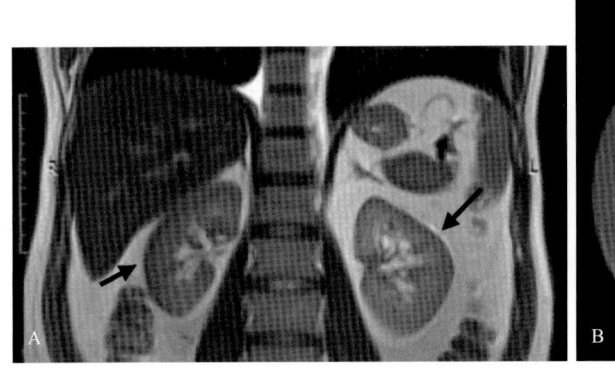

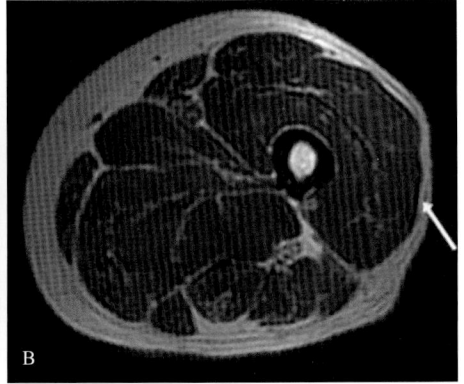

图 3-3 肾脏冠状面扫描，可见一侧肾脏边缘线状低信号，另一侧肾脏边缘条形高信号（A）；大腿横断面扫描，脂肪与肌肉交界处见线状低信号化学位移伪影（B）

二、第二种化学位移伪影

在梯度回波序列的反相位图像上,脏器与脂肪组织的边界处会出现约一个像素宽度的黑线,勾勒于富水脏器的周边,这种伪影称为勾边伪影,也称黑线伪影,这就是典型的第二种化学位移伪影。

(一)产生机制

因水质子和脂质子的进动频率相差约 3.5ppm,水质子略快,当同一个体素中同时含有水质子和脂质子时,在射频脉冲激发完的瞬间,水质子和脂质子的横向磁化矢量方向一致,若此时采集回波信号,总的磁化矢量为两者之和,即处于同相位;由于水质子的进动频率较快,若干毫秒以后,水质子的相位将超过脂质子180°,水质子和脂质子的横向磁化矢量方向相反,若此时采集回波信号,总的磁化矢量为两者之差,即处于反相位。再经过相同的一段时间以后,水质子的横向磁化矢量又会与脂质子方向一致,两者处于同相位状态,再进动一段时间,又变成反相位,如此反复。因为恒定场强下水质子和脂质子进动频率的差异是固定的,因此这种同相位和反相位也呈周期性规律变化,只要在不同的回波时间采集回波信号,就可以得到同相位或反相位图像,规律如下。

$$同相位\ TE = 1000ms \div (3.5ppm \times 42.6MHz/T \times 场强\ T)$$

$$反相位\ TE = 同相位 \div 2$$

以上是第一个回波信号的时间,以后每个偶数倍的同相位时间都可以采集到同相位信号,每个奇数倍的反相位回波时间都可以采集到反相位信号。从上面公式中可以轻易得到不同场强下的反相位回波时间(表 3-1)。

表 3-1 不同场强下同反相位回波时间

场强(T)	化学位移(Hz)	相位时间(ms) 反相位	相位时间(ms) 同相位
1.0	149	3.3, 10.0, 16.7	6.7, 13.3, 20.0
1.5	224	2.2, 6.7, 11.2	4.5, 8.9, 13.4
3.0	447	1.1, 3.3, 5.5	2.2, 4.4, 6.7

实际上,只要回波时间接近上表的理论值,都算是反相位图像。假设一个体素的质子中,有60%来源于水质子,40%来源于脂质子,在反相位图像中,会仅剩20%的信号。一般的脏器信号主要来源于水质子,周围脂肪组织的信号来源于脂质子,在反相位图像中两者各自的信号基本不受影响,但是脏器和脂肪交界处的体素仅剩20%信号,对于周围接近100%的信号强度会表现为一个黑点,若干黑点连为一条黑线,勾勒于脏器的边缘,这就是勾边伪影或者说黑线伪影的由来。

这种伪影也并非只有坏处,我们可以利用其特点为诊断服务。如上数据所说,在反相位图像上仅存20%的信号,而在脂肪抑制图像上会有60%的水质子信号,显然反相位图像中含脂组织信号衰减更明显，区分出水脂混合的组织的能力更强。所以，反相位图像经常被用于肾上腺、肝脏和肾脏等组织的含脂病变诊断。

两种化学位移伪影的来源虽然都是水质子和脂肪进动频率的固有差异，但两者有所不同：①第一种化学位移伪影可以出现于自旋回波序列，也可以出现于梯度回波序列，第二种化学位移伪影大多数情况下仅应用于梯度回波序列；②第一种化学位移伪影与回波时间无关，第二种化学位移伪影仅出现于回波时间为反相位的图像；③第一种化学位移伪影是沿着频率编码梯度的高低方向呈黑线、白线或黑线+白线的形式，第二种化学位移伪影总是表现为一条黑线；④第一种化学位移伪影仅出现于频率编码方向，第二种化学位移伪影可出现于水脂混合信号的任何方向；⑤第一种化学位移伪影因采集带宽不同，宽度可变，第二种化学位移伪影总是只有一个像素的宽度（图3-4）。

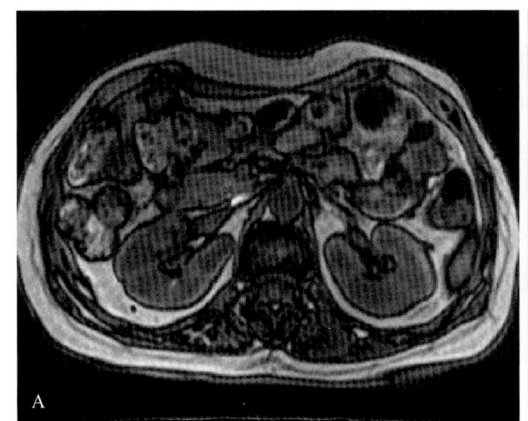

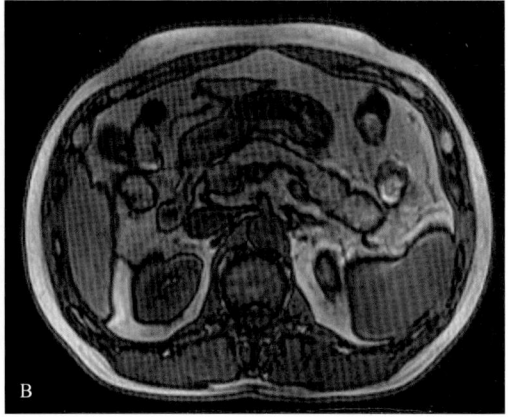

图3-4 肝脏、肾脏、胰腺等脏器周边可见勾边影，使脏器呈现类似浮雕的效果（A、B）

（二）应对策略

（1）改变 TE 时间，采集同相位图像（既可以在回波时间中直接选择 in phase，也可以通过采集带宽调节）。

（2）施加脂肪抑制技术，减小水脂混合信号与周围组织信号强度差，也可以采用水脂分离技术，分别获得同相位、反相位、水相、脂相。

（3）改用自旋回波类序列替代梯度回波序列。目前，水脂分离技术也实现了与自旋回波序列的结合。在这种情况下，也可以获得同相位和反相位图像，以及第二种化学位移伪影，这借助于读出梯度与回波信号的有意设计，从而避免了自选回波序列的相位重聚脉冲对水质子和脂质子相位差的消除。

（4）随着影像诊断理论的完善，目前第二种化学位移伪影在许多病变的判断中已不可或缺，因此要辩证地看待化学位移伪影的存在，科学地了解和运用上述应对策略。

第三节 磁化率伪影

一、磁化率及磁化率伪影

某种物质的磁化率是指该物质进入外磁场后的磁化强度与外磁场的强度比率，是表征物质磁介质性质的物理量。钆对比剂、含铁血黄素等顺磁性物质磁化率高，为正值；组成人体主要成分的水，微带抗磁性，磁化率很小，且为负值。不同组织成分的磁化率不同，使得进入磁场中的人体处于非均匀性磁场中。两种磁化率差别较大的组织界面将会出现磁化率伪影。

磁化率伪影是指因受检区域磁化率的改变而导致的图像扭曲变形或图像信号混乱，也称为磁敏感伪影，因金属异物而导致的磁化率伪影也称为金属伪影。磁化率伪影对图像破坏较为严重，常影响诊断。根据导致磁化率变化的物质的性质，可分为铁磁性磁化率伪影和非铁磁性磁化率伪影两类。前者的图像表现为铁磁性物体周围大范围组织无信号和信号严重畸变、错位，畸变的边缘处常伴有高亮的尖角样变形；后者则表现为圆像低信号区或局部信号扭曲变形，但影响范围小，不影响周围组织影像。

二、产生机制

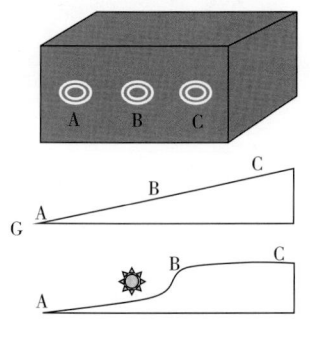

图 3-5 磁化率伪影形成

产生机制见图 3-5。磁共振成像的空间定位方法是建立在质子共振频率和物理位置确定的关系基础之上的。换言之，共振频率的改变只能是由线性梯度场的应用带来的线性场强变化所引起，否则空间编码方法就不能为信号源精确定位。因此，梯度场的非线性或成像区磁场的不均匀，都会破坏共振频率和物理位置的固定关系，从而导致图像的扭曲、变形。所以，设备安装期间要花费大量时间进行匀场，以保证磁体中心的磁场尽可能均匀。但是，只有在被成像组织的磁化率相同的前提下，主磁场才能保证均匀一致。磁化率的改变必然改变磁场均匀性，引起磁场扭曲。

磁场中任何金属的出现均可导致磁场扭曲。铁磁性金属的磁化率较大，微量铁磁性金属便可引起周围磁场的极大改变。铁、钴、镍等铁磁性金属进入磁场后，磁力线将高度集中于这些金属，从而使磁场均匀性受到严重破坏；铂、钛、钆等金属集中磁力线的程度比铁磁性金属弱得多，但也影响主磁场均匀性；铜、金、锌等抗磁性金属对磁场的影响较小。非铁磁性金属不直接影响主磁场，但它在梯度场的作用下能产生感应电流，通过其局部场间接影响到主磁场。

三、磁化率伪影的表现

磁化率伪影的表现见图 3-6。磁场均匀性破坏对图像的影响主要表现在两个方面：大片信号的丢失和图像的扭曲变形。扭曲变形的信号往往出现在信号丢失区远方。磁场增大处影像向外延伸，磁场减弱处影像被压缩，延伸和缩小区域的分率与正常图像差异较大。下面阐述这一现象的形成机制。

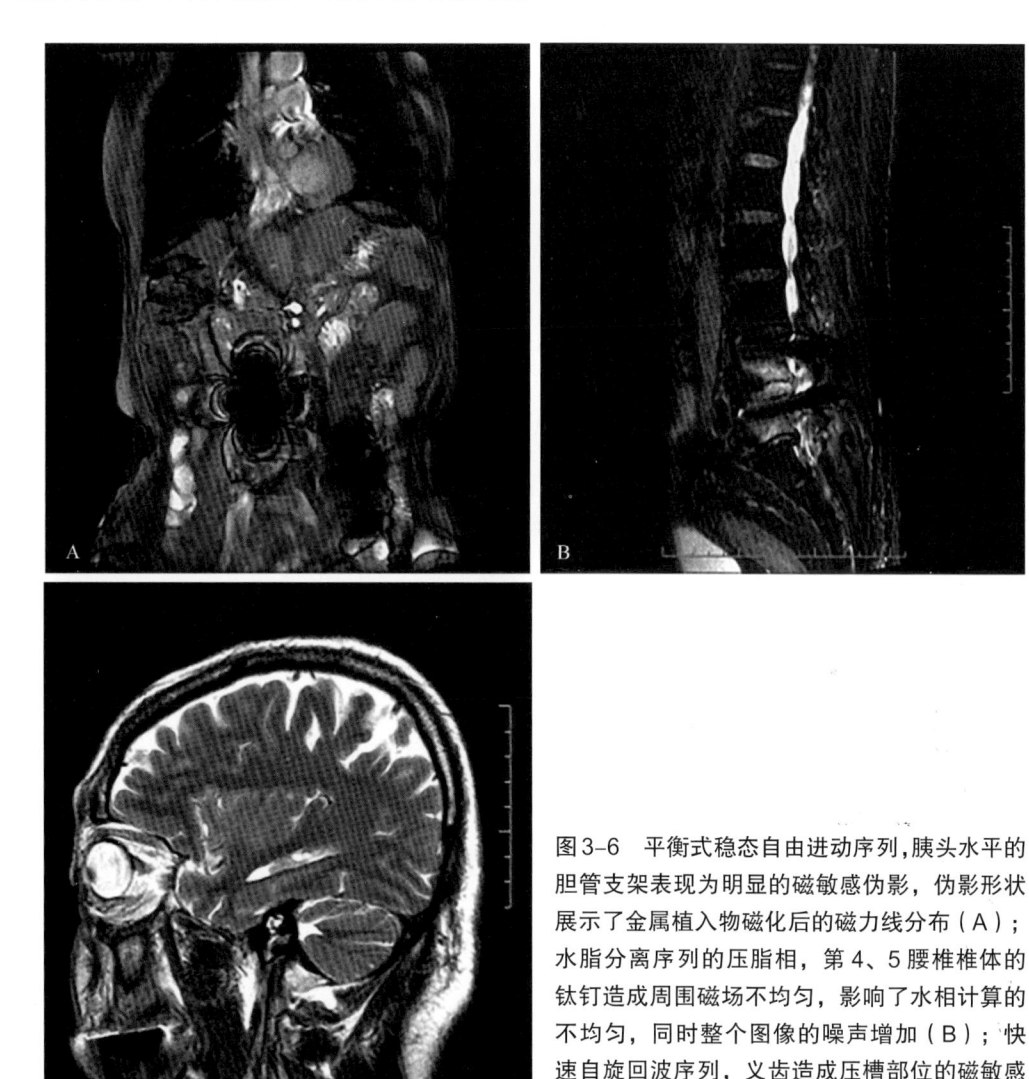

图 3-6 平衡式稳态自由进动序列，胰头水平的胆管支架表现为明显的磁敏感伪影，伪影形状展示了金属植入物磁化后的磁力线分布（A）；水脂分离序列的压脂相，第 4、5 腰椎椎体的钛钉造成周围磁场不均匀，影响了水相计算的不均匀，同时整个图像的噪声增加（B）；快速自旋回波序列，义齿造成压槽部位的磁敏感伪影（C）

（一）层面选择方向

在层面选择方向，选层就是用一个带宽特别窄的射频脉冲来激发层面内的所有质子，被激发后的质子将在一个频率上进动。每个选层脉冲的中心频率都是由受激层面的物理位置和选层梯度决定的。也就是说，离中心的层面越远，激发所需的频率就越大。以铁磁性物体为例，金属物体的影响范围一旦进入成像层面，就会导致局部磁场的升高，其磁场变化值通常大于选层梯度场的强度。因此，金属物体周围质子的共振频率就会随之提高，高出选层梯度场强下的应有共振频率，这意味着上述质子已不能被它对应的选层脉冲所激发（共振频率高出被激层面），但它却能被较远层面选层脉冲所激发。这样，那些较远层面的信号就表现为本层面本来的信号和易位后金属物体所影响的层面的信号之和，即这里出现强信号区而原层面信号完全丢失。由此可知，离金属物体越近共振频率的变化越大，它的信号将与更远距离的层面相叠加，产生更大的信号错位。

（二）频率编码方向

在频率编码方向，局部磁场的增加同样引起共振频率的增加，新的共振频率为原始频率加增量频率，而不同的频率意味着不同的空间位置，共振频率的变化使它在频率编码方向上脱离本来的图像位置而向高频率编码方向移动，即信号从一个体素消失在另外一个体素位置错误呈现。这个新体素的信号强度为它本来的信号强度与错位而来的体素信号强度之和。

综上所述，磁化率的改变不仅可以发生于不同层面间，也可以发生于同一层面内，引起信号强度和位置的改变，但仅限于层面选择方向和频率编码方向，与相位编码方向无关。

不同类型的脉冲序列由于信号读出方式的区别，对磁场不均匀性的敏感度不同，因此磁化率伪影的程度也不同。按照敏感程度高低，依次为平面回波类序列（单次激发的 EPI 技术所结合的各类序列）、梯度回波序列、常规自旋回波序列、快速自旋回波序列。磁化率伪影与磁场强度成正相关，随场强增大显著增加。

四、应对策略

（1）严格做好检查前的准备工作，清理所有可去除的金属异物，不仅为了图像质量，更因为安全因素。

（2）装有磁共振兼容性体内置入物的患者，尽量用场强低的磁共振设备检查。

（3）以结构成像为目的时，用快速自旋回波序列替代其他类型脉冲序列以减轻磁敏感伪影对局部结构的影响。

（4）对于轻度的磁化率伪影，可以通过单独或组合使用增大信号采集带宽、缩短回波时间、减小层厚、扩大矩阵、施加预饱和带、使用局部匀场等解决。口服低剂量顺磁性对比剂可减少胃肠道气体与周围组织间的磁化率差异，从而减弱磁化率伪影。

（5）单次激发的平面回波序列比较敏感，采用多次激发或并行采集技术可以减轻磁化率伪影；使用 Propeller 技术的序列对减轻磁敏感伪影具有一定的作用。

（6）根据实际改变频率编码方向，使伪影出现的方向避开需要观察的组织。

（7）需要进行脂肪抑制时，尽量采用 STIR 或水脂分离成像技术，或者对病变区域增加局部匀场。

（8）有条件的可以使用去金属伪影优化序列，如西门子公司的 WARP，GE 公司的 MAVRIC SL 的序列，这些技术一般需要更长的采集时间。

第四节 部分容积伪影

在磁共振扫描中，凡小于层厚的病变，其信号受层厚内其他组织的影响，所测出的信号值不能代表病变的真正信号：如在高信号组织中小的低信号的病灶，其信号值偏高；反之，在低信号组织中的较小的高信号病灶，其信号值偏低，这种现象称为部分容积效应。部分容积效应导致信号强度不能以客观表达，同时影响病灶与正常组织的对比。

一、产生机制及表现

在磁共振成像中，成像平面内的分辨率大多数情况下高于层面选择方向（层厚）方向，即便是高分辨3D采集也是如此。例如，常规头部扫描FOV为230mm×230mm，矩阵为320×256的扫描，可在平面内得到约0.7mm×0.9mm的分辨率，而典型的层面厚度却在5～7mm；颅内黑血管壁成像序列是各向同性3D高分辨序列，其典型分辨率也只是0.8mm×0.8mm×0.8mm，层厚也未低于层面内的分辨率。

理想的断层图像应从无限薄的组织层面内获取。但在实际的磁共振成像系统中，由于受层面选择射频脉冲的带宽、层面选择梯度场和信噪比（随层面的变薄或体素的变小而下降）的多重限制，组织层面就不可能取得太薄。这是层厚方向的分辨率总是低于层面方向的主要原因。组织层面的增厚又会导致图像沿层厚方向分辨率的下降，因为图像所显示的磁共振信号是组织体素内所有质子磁共振信号的平均值，而不是某一点准确的信号值（图3-7）。

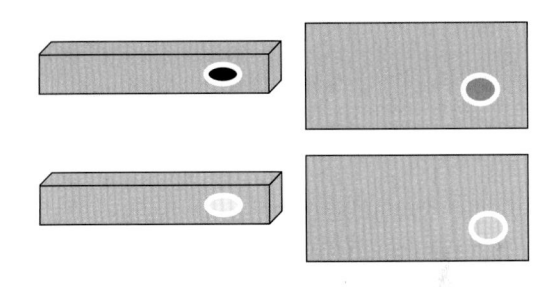

图3-7　部分容积伪影形成示意图
上图为水模中有黑色低信号的小圆球，成像结果是黑色与灰色水模信号的中和，黑色圆球的信号增高；下图为水模中有白色高信号的小圆球，成像结果是白色与灰色背景的信号中和，白色圆球的信号减低

除层面厚度外，选择性射频脉冲的波形不理想也能加剧部分容积效应。理想的射频脉冲应使选定层面内的质子均受到等强度的激励，而层面外的质子不被激发，这就要求射频脉冲的频谱具有矩形包络。但是，常用的激励脉冲为高斯形或钟形，因而层面方向所受射频照射先天不一致。如果它的波形进一步变差，还可使激励范围扩大到相邻层面，从而进一步增强部分容积效应。

当成像层较厚、病变较小且位于层与层之间时，图像易受到部分容积效应的影响。这时低信号的病变位于高信号的组织中，即周围组织的信号将掩盖小病变。为尽量减少部分容积伪影的影响，一般应选择尽量薄的层厚进行扫描。当对图像要求较高的部位成像或对小病变成像时更应如此。层厚的变薄将使信噪比下降，反过来影响图像的总体质量，所以层厚和信噪比是正相关的，要两者兼顾，一般降低层厚的同时，应该增加重复采集次数或结合其他参数的调整来保持信噪比（图3-8）。高场强磁共振和

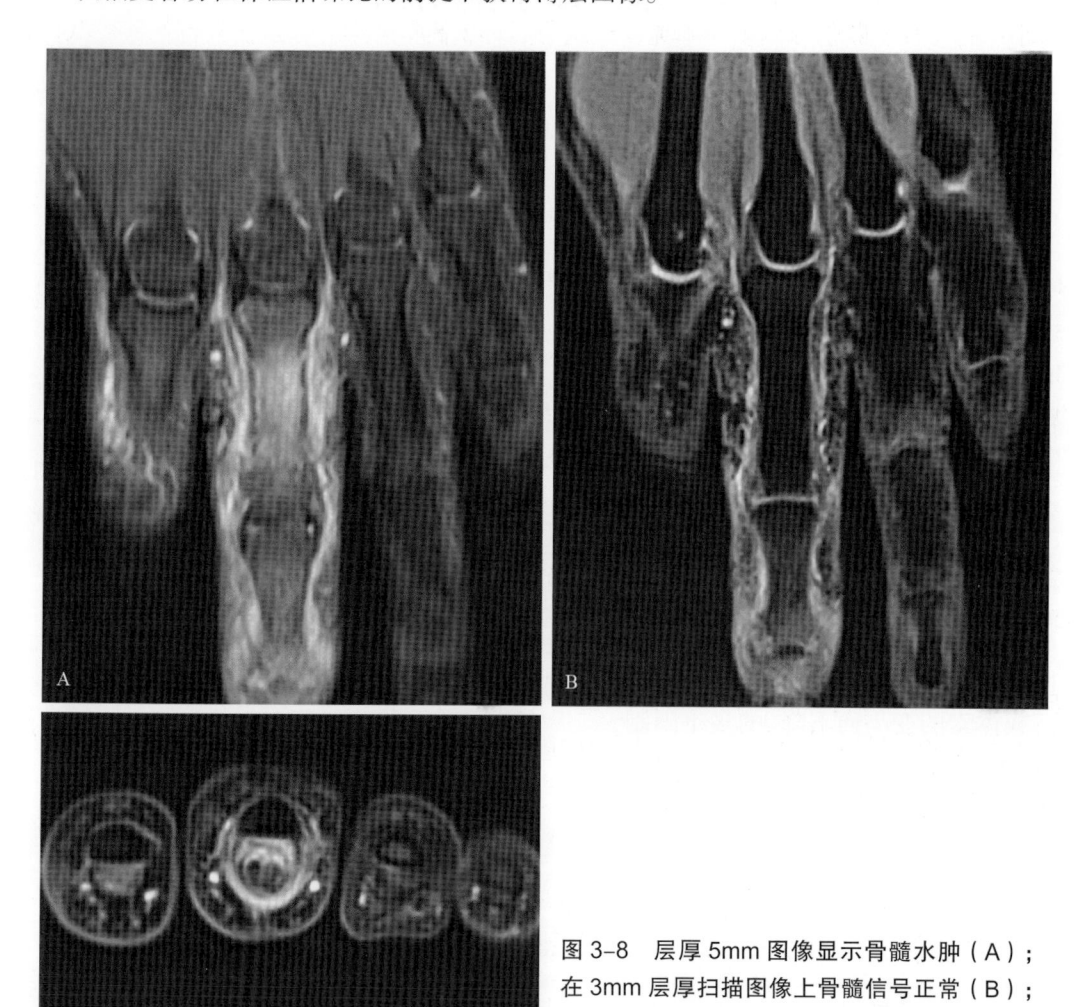

3D扫描更容易在保证信噪比的前提下获得薄层图像。

图 3-8　层厚 5mm 图像显示骨髓水肿（A）；在 3mm 层厚扫描图像上骨髓信号正常（B）；图 A 骨髓高信号为邻近软组织高信号所致部分容积伪影导致（C）

二、应对策略

（1）减小层厚，增加层面方向的分辨率（注意信噪比的变化）。
（2）改变选层位置，尽量使一个选层内完整包含小病灶。
（3）在实际工作中，需要增加正交平面的采集，以避免单一平面成像带来的部分容积效应。

第五节　截断伪影

截断伪影是指发生在图像组织边界的多条同心的环形明暗（黑白）相间的条纹，

常与信号差异较大的组织边界线平行分布，并由分界处向两侧蔓延，随距离增大逐渐变小；另一种截断伪影表现为单纯的组织边界环状高信号影。截断伪影也称为环状伪影、振铃伪影，或 Gibbs 伪影。

一、产生机制

截断伪影发生在图像重建的过程中，其原因是信号采样的不足。下面通过图示说明其原理（图 3-9），假设使用质地均匀的矩形水模成像，则 K 空间中心的相位编码线上应得到可由 SINC 函数表示的信号。在信号采样点数从 64 至 128 再至 192 和 256 的过程中，采样点数增加即所得 SINC 函数的波瓣增加，经傅里叶转换后频谱的波纹幅度降低、个数增多，更接近于矩形。采样点的增多，将使数据中的频率分量越丰富、对应图像的分辨率也越高，采样点数越少的小矩阵采集不能还原信号中的高频分量。而高频分量的丢失相当于对信号的截断，这就是截断伪影名称的由来。随着采样点数的增加，信号还原能力增强，相邻采样点数的信号差变小，过渡越细腻真实，截断的宽度将会减小。这种采样点数就是相位编码步级数，所以随着相位编码的增加，组织界面信号截断带的宽度和伪影信号的强度都会减小。

颅骨与脑组织的边界、骨盆内组织器官与骨的边界，以及脑脊液与脊髓的边界等，因为信号差异较大，更容易产生截断伪影，特别是颈椎矢状位 T_1WI 的颈髓低信号带，很容易与脊髓空洞症混淆。截断伪影一般出现于相位编码方向，因为频率编码方向的分辨率一般都比较高。此外，截断伪影对高信噪比的图像敏感，特别是空间分辨力较低的图像（图 3-10）。

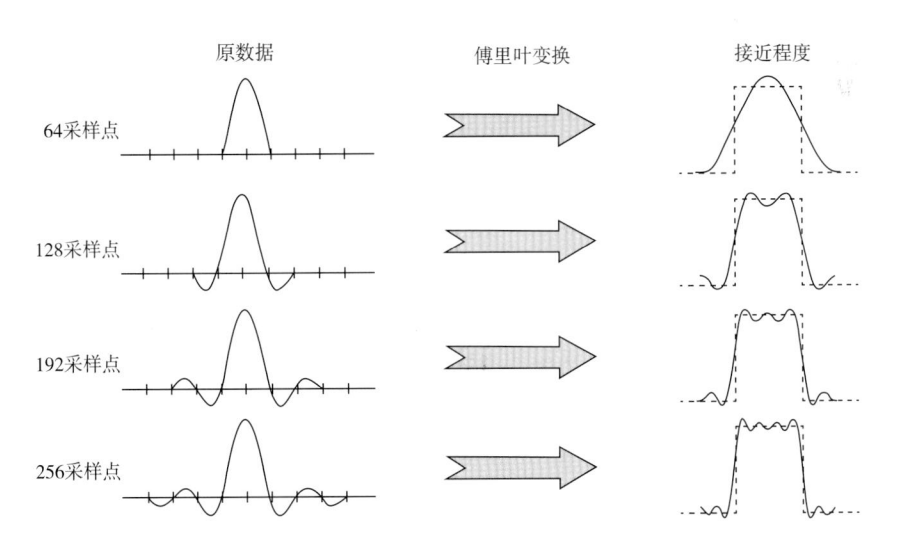

图 3-9 截断伪影形成示意图

磁共振伪影解析

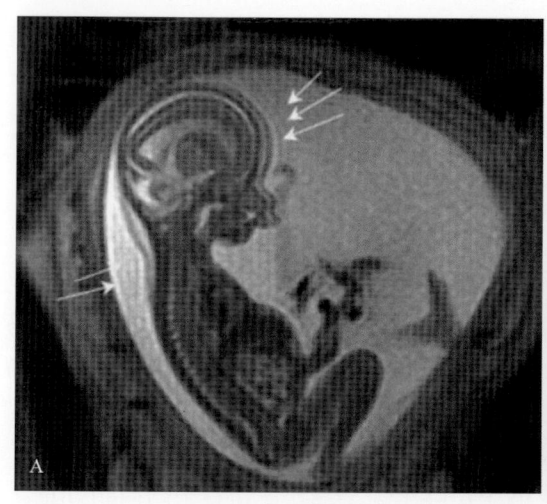

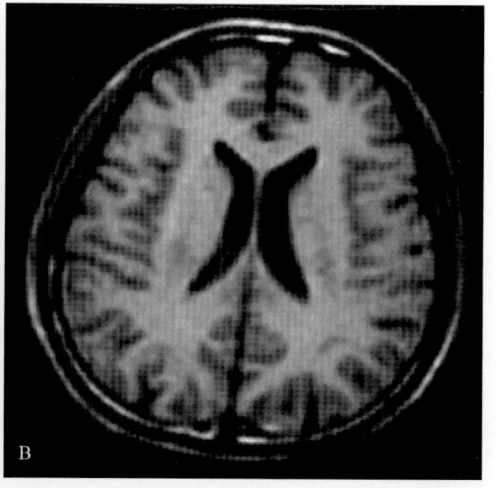

图 3-10　胎儿磁共振检查及颅脑检查所见的截断伪影（A、B）

二、应对策略

（1）增加分辨率，特别是相位编码方向的分辨率。
（2）缩小 FOV（相当于缩小体素尺寸，从而增加分辨率）。

第六节　卷褶伪影

当受检部位的大小超出 FOV 的范围时，FOV 以外的影像将会折叠到图像的另一侧，这种折叠称为卷褶伪影，也称为折叠伪影、包绕伪影或混叠伪影。它使被折叠区的图像模糊，可供诊断的有效区域缩小，分为二维卷褶和三维卷褶。

一、产生机制

磁共振信号在图像上的位置取决于信号的相位和频率。相位和频率分别由相位编码和频率编码获得。信号的相位和频率具有一定的范围，仅能对 FOV 以内的组织进行空间编码，当 FOV 以外的组织信号融入 FOV 以内时，将会发生相位和频率的错误，把 FOV 一侧的组织信号误算为另一侧的组织信号，从而形成卷褶伪影。

以频率编码的信号采集为例（图 3-11），假设频率编码在 X 方向，a、b、c、d 四点成等距分布，a、b、c 三点均位于 FOV 以内，且 b 点位于磁场中心，d 点处于 FOV 以外。在频率编码梯度场 Gx 作用下，a 与 c 两点由于梯度场强相同，方向相反导致两处质子以频率相同、相位相反进行进动，d 点质子梯

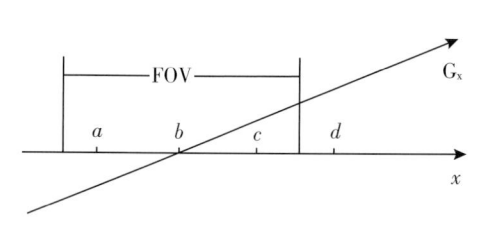

图 3-11　卷褶伪影形成

64

度场更强，因此进动频率比 a 和 c 更高。取样后 a 和 c 两点质子因相位相反容易区分，但 c 和 d 却难以区分。假设 d 点信号频率为 fd，采样中心频率为 fb，此时 fd ＞ 1/2fb，即 fb ＜ 2fd，即采样频率小于最大频率的 倍，所以不能从信号采样中恢复原始信号，必定发生卷褶。此时卷褶区的低频信号（伪影信号）的频率为 fb ～ fd，因此 c 和 d 两点得到相反的信号，而 a 和 d 两点信号频率相同不能区分。其结果就是图像重建后 d 点信号落在 FOV 以内的 a 点，即卷褶。相位编码方向的卷褶与频率编码方向的卷褶类似。

卷褶既可以出现在相位编码方向，也可以出现在频率编码方向，但是频率编码方向默认使用低通滤波和两倍过采样，前者滤除频率编码方向上的由相距太远的组织发出的信号，后者相当于两倍 FOV，所以卷褶一般发生在相位编码方向。三维序列中，由于层面方向定位也使用相位编码，所以卷褶也可以发生在层面方向上，主要表现为起止的少数层图像上出现对侧组织的重叠影像（图 3-12）。

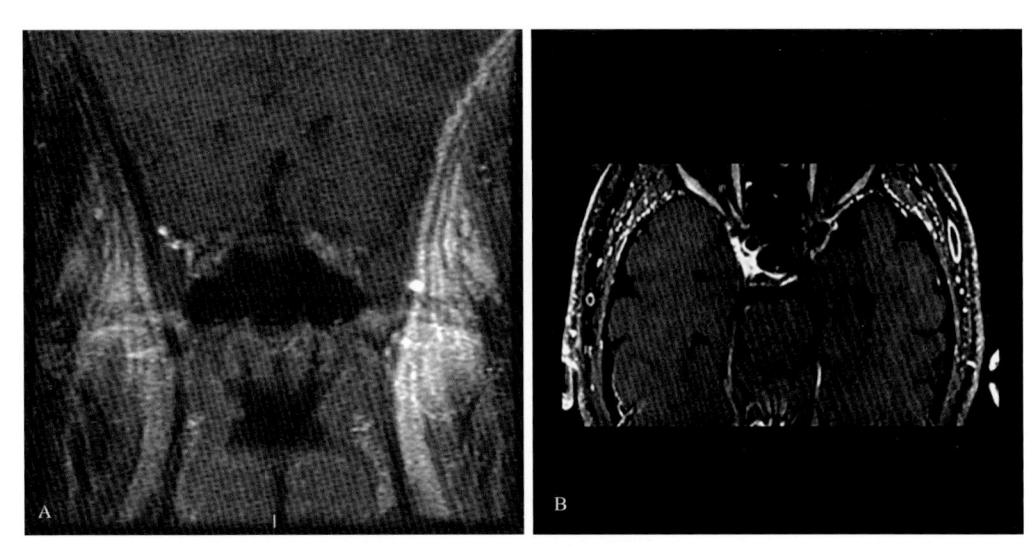

图 3-12 图 A 显示鞍区扫描相位方向 FOV 设置不当形成卷褶伪影；图 B 显示三维方向的卷褶伪影，原始采集平面为冠状位，进行横轴位重建后显示采集范围前后方向的层面内均有来自前后方向的卷褶伪影，同时右侧耳廓也在左侧背景内形成卷褶伪影

二、应对策略

（1）增大 FOV，使其略大于受检部位，最简单易行，但会降低分辨率，因此需要同时提高频率和相位矩阵。

（2）使用相位编码过采样，使过采样区域以外的受检组织能够在对侧卷褶进过采样区域即可避免在成像范围内出现卷褶伪影。适当的过采样范围在避免卷褶的同时也能减少采集时间的增加，但过采样范围也会影响图像信噪比。西门子设备过采样（phase over-sampling 和 slice over-sampling）技术，可以在 1% ～ 100% 选择，成比例增加扫描时间；GE 设备称 NPW，相当于 100% 过采样，但 NEX 减半，如果是

2个NEX，施加NPW技术后实际上只执行1个NEX，但相位编码范围增大1倍，采集的总相位编码线数目没有改变，因此不增加采集时间，但信噪比减低；在较新的系统上这一选项也可以设置不同百分比，并且也可以设置层面方向的过采样，称为no slab wrap。

（3）改变相位编码方向，将被检部位的短轴作为相位编码方向。该方法在理论上可行，但实际工作中相位编码方向的选择在不同部位及不同序列具有约定俗成的惯例。

（4）添加固定预饱和带，抑制FOV以外的组织信号。

（5）三维卷褶：增加采集层数，使层方向的卷褶伪影不影响要观察的组织，或增加层面方向过采样。

第七节　层面交叉伪影

层面交叉伪影是指多层面、多角度成像中，所选层面相互交叉，交叉部分信号丢失表现为黑色条带影。一般在腰椎、颈椎的横轴位及视神经的矢状位出现。

一、产生机制

以腰椎成像为例，在横轴位定位时，由于各椎间盘切面不平行，定位线一定会存在交叉点，这个点实际上是两个平面相交所形成的线（有一定宽度）。如果这个交叉点落在解剖组织以内，那么它们相交处的质子就会被反复激励进入饱和状态，后一次采样的层面内就会表现为信号丢失的条带影，像饱和带的影像一样（图3-13）。

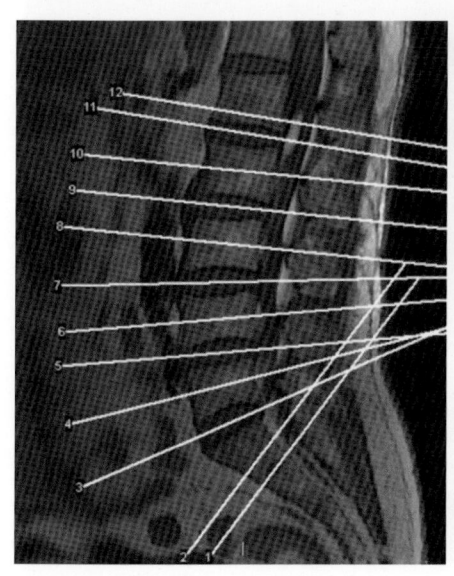

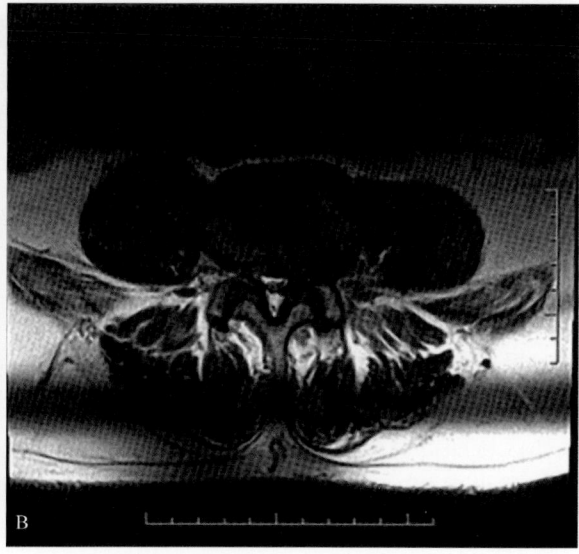

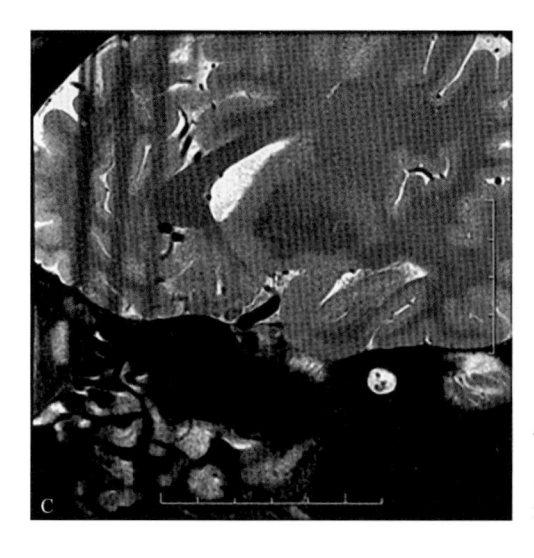

图 3-13 腰椎轴位不同层面存在交叉导致层面交叉伪影（A、B）；使用二维 FSE 技术采集脑血管管壁时，额叶内可见来自对侧定位的层面交叉形成的伪影，表现为低信号带（C）

二、应对策略

（1）交叉伪影一般位于椎间盘切面的后方，不影响诊断，可以不处理。

（2）定位时，调整定位线角度，尽量使交叉点落在被检组织以外。

（3）定位线必须交叉时，可以增加分次采集次数。采集顺序使用间隔采集模式，避免相邻交叉层面同时采集。

（4）视神经的矢状面扫描时，可以分成两个序列左右分别扫描。

第八节　层间重叠伪影

在二维采集时，如果层间距太小，则成像层面的激励脉冲会对邻近层面产生影响，造成相邻层面图像的信号强度不均匀，也称为层间干扰或层间污染。

一、产生机制

理想情况下，线性的选层梯度和精确的射频脉宽结合，使激发层面准确且边缘整齐。但在实际成像过程中，受梯度场线性不足和射频脉冲波形限制，成像层面边界外的质子同样会被激发，相邻层面间的质子被反复激发饱和，将导致各个层面的平均信号幅度降低和对比度的降低；如果二维激发采集为间隔模式，可能导致相同窗宽窗位下图像一层亮一层暗。

层面重叠伪影与层面交叉伪影类似，两者信号损失都来自层间重叠的质子被重复激发饱和，不同之处在于前者发生于平行的层面之间；后者发生于交叉的层面之间，前者表现为所有或部分成像层面整体信号的损失（受分次采集方式及层间距影响），后者表现为交叉层面局部信号的丢失（图 3-14）。

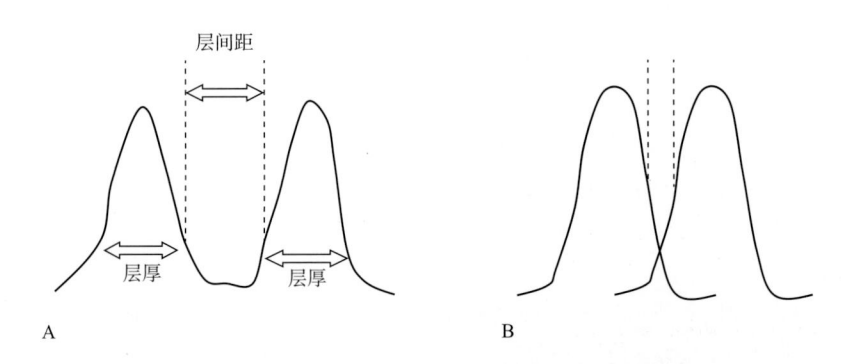

图 3-14　层间重叠伪影（图 B 层间距过小导致层间重叠伪影）

二、应对策略

（1）增加层间距。

（2）增加分次采集次数。层面激发采集顺序使用间隔模式，避免相邻层面按顺序激发。如果序列的 TR 时间过短，可出现奇数层图像偏亮和偶数层偏暗的情况，可以增加 TR 时间让质子充分弛豫或再次增加分次采集次数。

（3）需要薄层成像时，可使用三维序列进行采集。后者选层梯度一次作用会激发整个层方向的容积，因此不存在层面间干扰的问题。

第九节　射频非均匀伪影（近线圈效应）

射频非均匀伪影接收阶段是由于接收线圈有效范围内射频场的不均匀而形成的同一层面内图像不同区域明暗不均的现象，这个现象的表现取决于使用的线圈和成像部位。为提高图像的信噪比，日常的磁共振检查大多数都使用表面线圈和多通道相控阵线圈。不过，这些线圈在采集信号时，各接收单元的信号不均匀，离线圈越近信号越强，图像越亮，反之则越暗，尤其是在线圈平面垂直方向上信号差异明显，这就是近线圈效应。

射频非均匀伪影来自两方面：射频脉冲激发时的不均匀（可能是体线圈的问题）和信号采集时的不均匀（表面线圈/多通道相控阵线圈的近线圈效应）。在一幅图像中，这两种因素可能混合在一起，难以区分。

一、产生机制

射频场因射频线圈的各向异性而均匀性下降，也因射频电磁波在体内传播时不同组织的不同衰减而下降。一般来说，体线圈等大发射线圈或全容积线圈内可形成较均匀的射频场；部分容积线圈或表面线圈等小线圈的射频场均匀性较差。越靠近线圈表面，射频场越强；越远离线圈表面，射频场越弱，从而使线圈平面垂直方向的信号不均匀，距离越远信号越弱、显示越差。另外，传播媒介对射频电磁波有一定的吸收作用，人体作为一种特殊的导体和电磁波介质，射频进入人体后因穿透深度增加而被逐渐吸收衰减，由于人体组织的非均匀性，它将使进入体内的电磁波很快失去均匀性。

根据互易原理，同一线圈作为发射或接收的基本特性参数是相同的，线圈接收信号的方向性与发射信号的方向性完全相同。因此上述情况不但适用于射频发射，也适用于射频接收。人体对射频的屏蔽作用随射频能量提高而增强，因此场强越高，射频能量越高，射频不均匀越明显。

在用表面线圈获得的脊柱图像上，贴近表面线圈的皮下组织和椎间盘组织显示为高信号，而远离线圈表面的胸腹部组织则因射频的非均匀性和近线圈效应总显示为低信号，从而使胸腹部的器官生理运动对脊柱成像的影响不明显，这是对射频的非均匀性和近线圈效应加以利用的唯一情况。除此之外，都需要对这一现象进行纠正。射频的发射本身受设备硬件、射频衰减、人体吸收等固有因素的影响不可改变，因此可从射频接收的角度考虑纠正这一现象（图 3-15）。

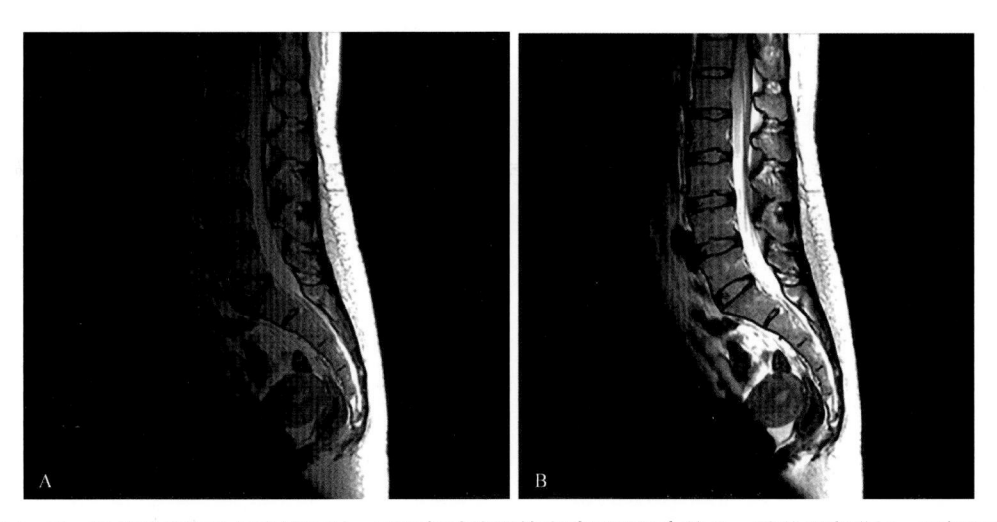

图 3-15 不使用线圈均匀度校正时，可见紧贴线圈的皮肤呈明显高信号，随着距离增加，深部组织信号减低（A）；采用了相应的信号强度校正后，图像的均匀度得到明显改善（B）

二、应对策略

（1）在参数设置界面采用滤过技术纠正线圈的敏感度差异使离线圈不同远近的组织信号尽量一致。如 GE 磁共振的 SCIC（最新版本称为 SCENIC）技术，一般仅在线圈未包裹受检部位时使用。

（2）利用表面线圈与体线圈的敏感度信息对比。相对于其他线圈，体线圈的发射和接受比较均匀，在正式成像扫描前，分别用体线圈和表面线圈对受检部位进行大范围快速校准扫描，进行对比，获得表面线圈的敏感性差异信息，正式成像时将差异信息计算在内，以纠正近线圈效应导致的信号强度不均匀。如 GE 的 PURE 技术，一般在受检部位被线圈包裹时选择。

第十节 电解质伪影

图像中心的信号偏高或偏低，一般认为是射频不均匀导致的。由于射频脉冲的驻波效应和人体组织间导电特性的差异，3.0T 上使用的射频波长（26cm）是 1.5T 射频波长（52cm）的一半，与人体腹部直径接近，容易在腹部盆腔区域出现信号明暗不均，而随着腹水的出现和磁场强度增加，该效应会更加明显（图 3-16）。

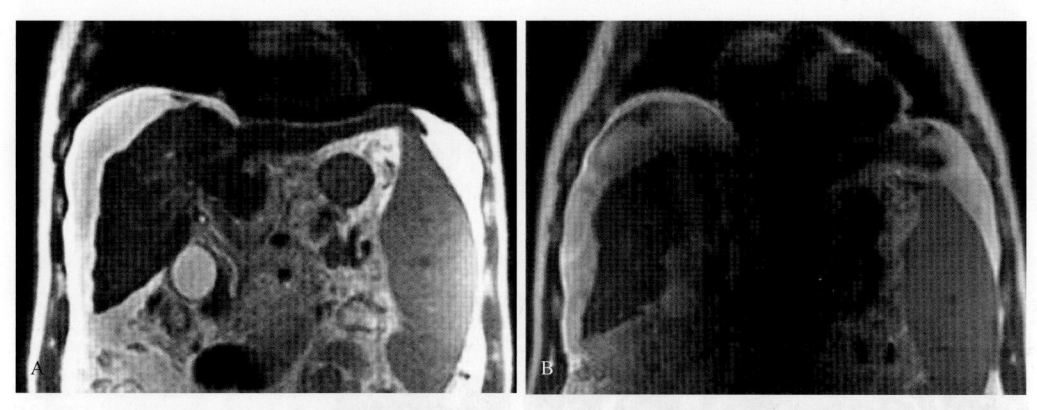

图 3-16 图 A 为 1.5T 采集，图 B 为 3.0T 采集，可见高场下同一腹水患者的电解质伪影更为严重

一、产生机制

在磁共振领域中，我们常关注主磁场 B_0 和射频场 B_1，而忽略了同时存在的电场。根据麦克斯韦方程，交变磁场和交变电场是以相互垂直的方向相互激励振荡，形成统一的电磁场，并沿着由近到远的方向形成电磁波传播开去。当电磁波遇到人体时，将发生：①波长变短；②产生感应电流；③在组织交界面上形成波的折射和反射。电解质效应就是用于描述电磁场中的电场与人体等物质相互作用的结果（图 3-17）。

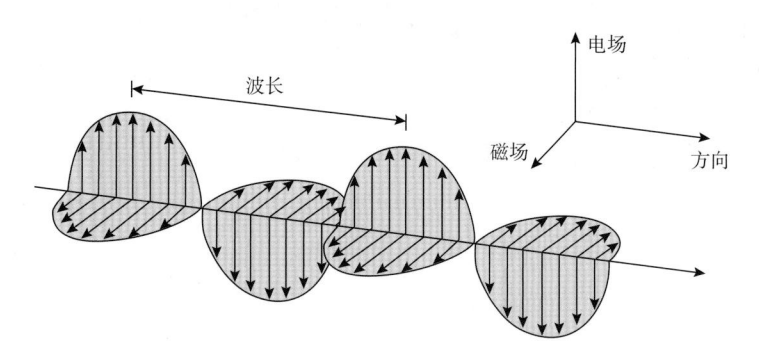

图 3-17 电解质伪影形成

在 3.0T 及以上的超高场磁共振中，我们常可以见到由于 B_1 场不均匀带来图像上的异常亮或暗的区域，该类伪影与电解质效应相关，我们称为电解质伪影，或介电伪影。

如图 3-18，在 1.5T 及以下场强，射频波长大于 52cm，足以穿透人体。当场强增加，射频波长缩短，与解剖组织大小相仿。理论上，方向相反的折射波与入射波在相隔 1/4 波长处发生相消干涉和相长干涉形成图像上的暗区和亮区，这就是驻波。

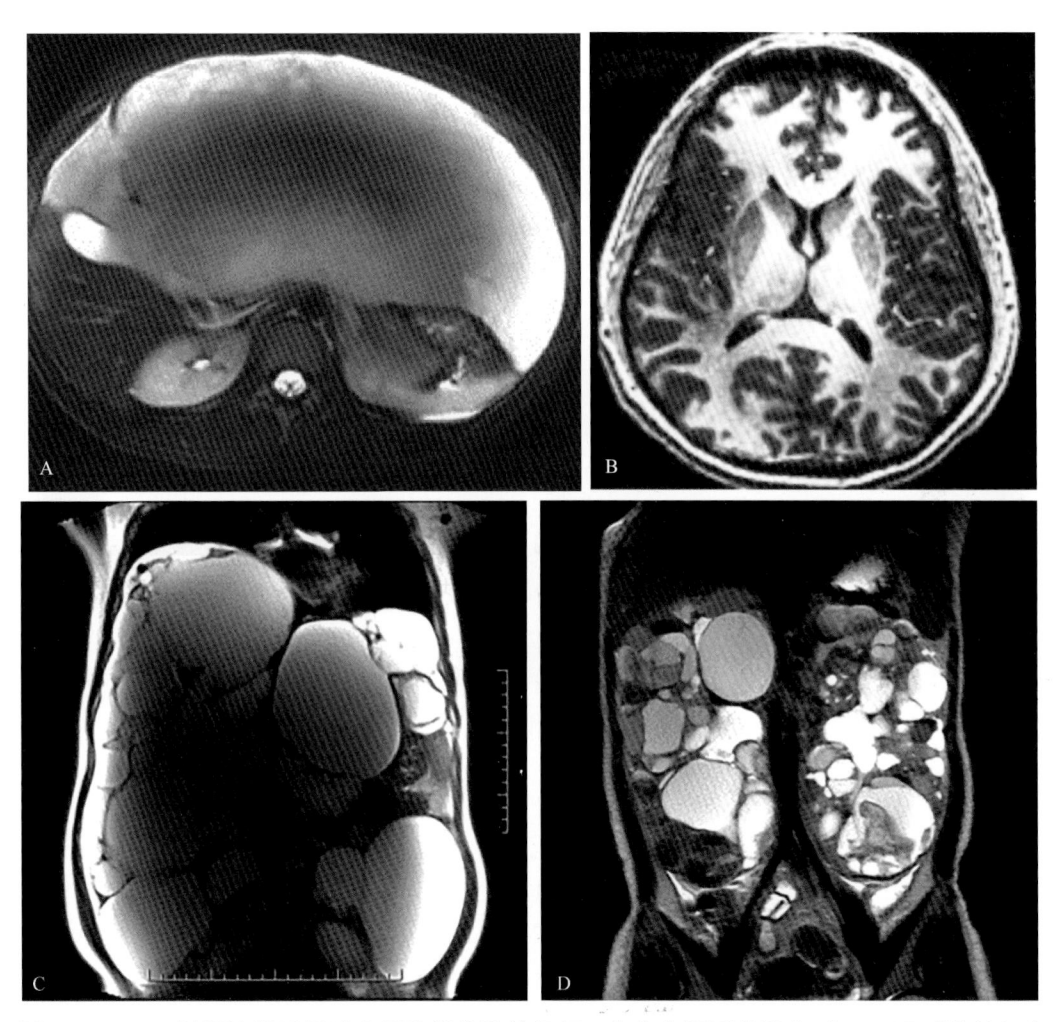

图 3-18　3.0T 射频波长不足以穿透腹部盆腔等组织，会有电解质伪影（A）；7.0T 时波长仅有 11cm，在头部图像上也会有高亮的电解质伪影（B）；多发囊肿患者的冠状位 T_2WI，图像的均匀性受到介电伪影影响，表现为中心信号明显减低（C）；采用多源射频场采集的冠状位 T_2WI，介电伪影得到明显改善（D）

介电共振如何影响这些亮区和暗区的程度仍然是有争议的。相对高的电导率的组织有"skin-depth"的现象，可以抑制驻波现象。在高电导率的水模中，中心区域介电共振最小，相应图像区域变亮。随着场强的升高，所带来的电解质效应和相关的伪影将越来越受重视。

二、应对策略

（1）使用多源发射的射频场。
（2）在腹部盆腔检查中使用电解质垫。
（3）采用 PURE/SCIC 进行图像均匀性校正。
（4）使用 1.5T 及以下场强的磁共振检查。

第十一节　运动伪影

一、产生机制及影响因素

按照磁共振成像的序列设计，磁共振的硬件组成部分按照一定的顺序启动工作并经过数据的处理后得到图像。氢质子在磁场环境下形成的进动频率和相位是与空间位置一一对应的，但因为磁共振信号的采集需要硬件组件从启动到进入工作状态并持续一段时间，所以要得到高质量的磁共振图像一个重要的前提就是必须保证成像的对象在磁共振设备的工作周期保持相对静止的状态。人体内部存在多种生理性、不自主或周期性的运动，比如呼吸、心脏跳动、动脉搏动、血液及脑脊液流动等。在四肢关节等受呼吸和心跳影响小的区域，MR 成像受这类伪影的干扰较小，得到的图像质量较好。在颅脑、胸部和腹部等部位，呼吸、心跳和动脉搏动会导致部分器官及组织发生周期性运动，造成空间的位移。MR 的成像工作时间长，如果组织器官接受射频脉冲激发与产生 MR 信号时的位置不一致，就会导致磁共振信号与空间编码的不匹配，从而产生运动伪影。在 SE 序列中，运动对图像质量的影响，也就是空间定位信息的错误编码会非常明显。相位编码线的获取时间也就是 TR 时间在传统的 SE 序列中相对较长，比如 2000ms，比一般的心动周期 800ms（心率 75 次 / 分）的时间要长，在 MR 信号形成和采集过程中，其各个像素点的空间位置不断发生变化。而在读出频率方向上，每次读出的持续时间只有几到几十毫秒，明显短于一般的生理周期，甚至比一些患者躁动不配合的运动速度还要快。因此，一般的运动伪影都是发生在相位编码方向上，而在读出方向上空间编码的错误信息不会非常明显。

二、共同特点

（1）主要出现在相位编码方向上。
（2）伪影的强度取决于运动结构的信号强度，后者信号强度越高，相应的伪影越亮。
（3）伪影复制的数目、位置受基本正弦运动的相对强度、TR、NEX、FOV 等的因素影响（图 3-19）。

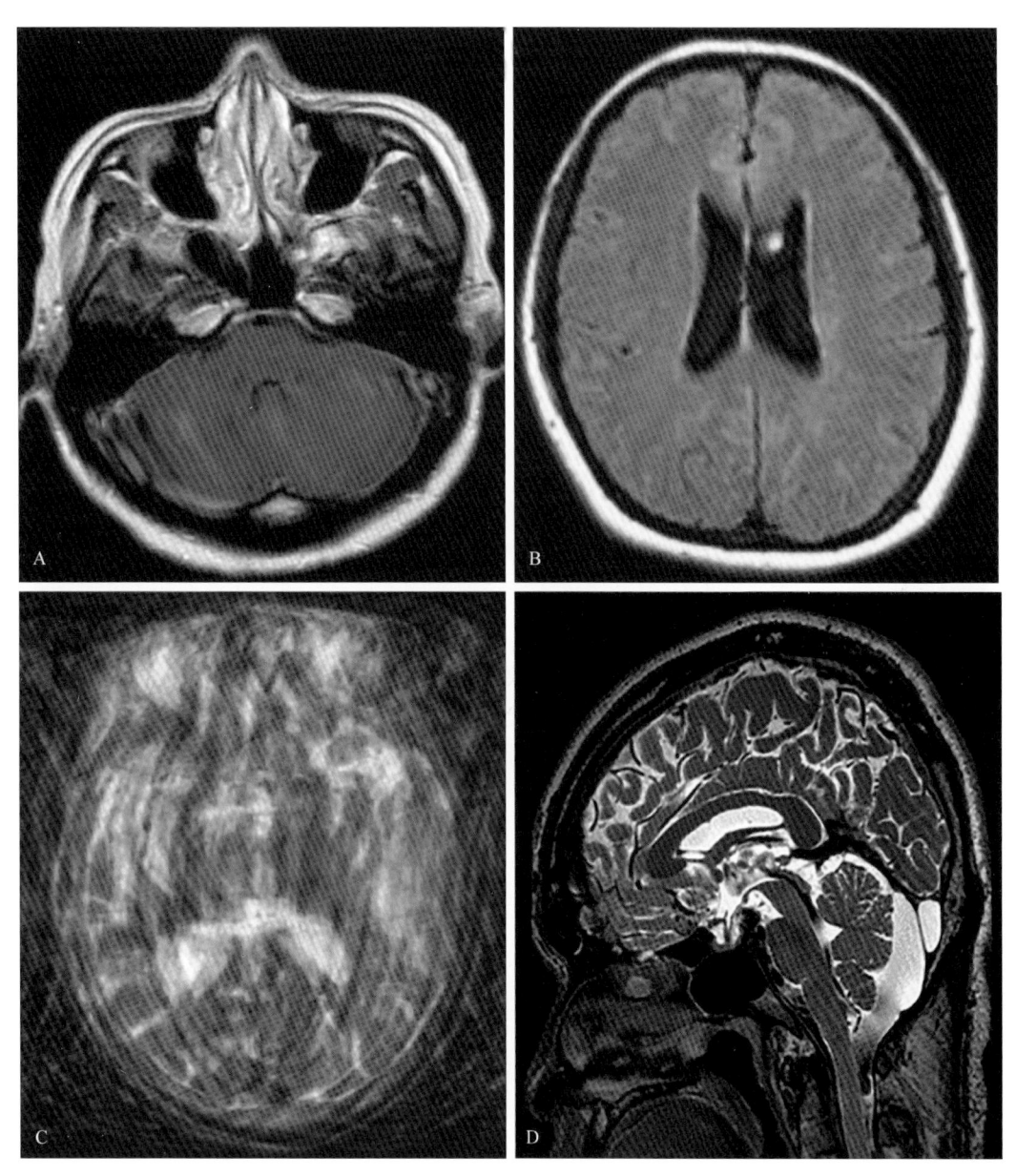

图 3-19 几种常见的运动伪影，依次为横窦内血液流动伪影（A），脑脊液流入增强伪影（B），患者躁动所致的运动伪影（C），以及脑脊液在层面内流动造成的低信号（小脑下后部）甚至流空信号（桥前池、中脑水管及延髓后方）（D）

产生伪影的运动的方式分为非周期性和周期性两大类：①非周期性运动包括吞咽动作、眼球转动、躁动等不规律的自主运动。这类运动往往具有不可预知和随机性，但大都可以由患者自行控制。②周期性运动是指呼吸运动、血液和脑脊液流动、胃肠蠕动、心脏和大血管搏动等生理性非自主运动。因为这类伪影都有运动规律和一定的周期性，所以有多种行之有效的技术措施可以很好地去除或改善。

三、常见的运动伪影

（一）非周期性自主运动伪影

非周期性自主运动伪影是指不具有周期性且受检者能够自主控制的运动造成的伪影，如吞咽、眼球转动、肢体运动等造成的伪影。应对策略如下。

（1）检查前争取患者的配合，告知检查过程和配合检查对图像质量的重要性，保证扫描期间保持不动，必要时予以固定。对于不能配合检查的意识障碍、躁动患者或儿童，可在检查前予以镇静。

（2）使用对运动不敏感的技术，如西门子公司的 BLADE 技术和 GE 公司的 Propeller 技术，后者能够用于实现快速自旋回波序列的多数对比度，如 T_1WI、T_2WI、FLAIR、STIR 及 DWI 等。

（3）缩短图像采集时间。一方面可以优化成像参数，在保证图像分辨率和信噪比的前提下将成像时间尽量缩短，这也取决于设备的软硬件性能；另外，可以设置替代性的快速成像序列在必要时使用，如快速扰相梯度回波序列的 T_1WI 或使用 EPI 技术的 T_2WI、FLAIR 等，以及单次激发快速自旋回波序列的 T_2WI。对于难以在主观上保持不动配合检查的患者，先做最重要的序列，力争在最短的时间内确定病情，而不是大而全的检查。如怀疑急性梗死的躁动患者，应先做扩散加权成像。

（4）吞咽运动伪影可以在喉部施加预饱和带，饱和伪影的来源。

（二）周期性不自主运动伪影

1. 呼吸运动伪影　呼吸运动是磁共振腹部成像中最常见的挑战，其导致的伪影会叠加在图像上，降低磁共振图像的质量，造成对病变评估的受限或遗漏。其应对策略如下。

（1）使用呼吸门控技术，包括呼吸补偿（用于 T_1WI）、呼吸触发和回波导航技术。随着技术的改进，目前 T_1WI 采集大都使用三维快速梯度回波序列，可以使用屏气采集，也可与呼吸触发或回波导航技术结合，因此呼吸补偿技术已很少在体部成像中使用。T_2WI 的采集目前仍首选使用呼吸触发或回波导航。DWI 的采集如果使用呼吸触发或回波导航能够显著减少运动伪影，有助于一些小病变的评价。采用呼吸触发时，以呼气末为触发点，开始射频脉冲激发和信号读取，到下一次吸气前停止采集，每次读取的信号用于填充 K 空间的一部分，直到 K 空间填充完成，因此成像时间取决于患者的呼吸频次，以及每个呼吸周期中想要用于成像的间期。回波导航使用一个空间追踪块对膈肌位置进行监测，在开始采集后可以调整触发点的位置和宽度，用以适应膈肌运动，在每次膈肌到达胸腔最高点（即呼气末）时触发采集过程，直到采集结束。这一过程与呼吸触发一致，因此其影响因素也与前者基本一致。

（2）采用快速成像序列屏气扫描。正常成年人屏气时间通常为 20～30s，但这对患者来说一般是挑战的。因此，以可接受的屏气时间为前提，屏气采集可以有两类选择。一类是标志性的快速成像序列，如快速扰相梯度回波序列采集 T_1WI、单次激发快速自旋回波序列采集 T_2WI、稳态自由进动序列，以及 K 空间共享填充的快速扰相梯度回波序列，如 TWIST VIBE 和 DISCO。另一类是对常规序列的快速化设置，如二维的快速扰相梯度回波序列采集同、反相位 T_1WI，快速自旋回波序列采集脂肪抑制的 T_2WI 等，这需要综合调整影响成像时间的各个参数进行多个分次采集，以平衡成像时间、空间分辨率和信噪比。此外，成像加速方法也在不断发展，除了并行采集技术从二维向三维方向的进步，还有压缩感知技术、同时多层采集技术等，上述两类方法都可以与这些加速技术结合，从而进一步缩短采集时间。需要注意的是，梯度系统和接收线圈的性能对该方法的效果具有很大程度的影响，换言之高性能的梯度和线圈配置不但能获得优良的图像，同时还能有效缩短采集时间。这些优化的成像参数配合最新的深度学习降噪和图像增强技术，已经在现有成像标准下做到了检查又快又好，这将在今后有效改变目前的体部成像策略。

（3）采用运动不敏感技术。经典的方法是 K 空间旋转填充技术，如 GE 公司的 Propeller、西门子公司的 BLADE 和飞利浦公司的 MultiVane 等，这些技术诞生已有约 20 年，目前可用于体部 T_2WI 成像的各种平面需要，使用时一般与上述的呼吸门控技术结合，在参数设置上各有特点。最近 10 年，K 空间径向或放射状填充方式也已商用，主要用于 T_1WI 采集，如 star VIBE、GRASP VIBE 和 LAVA star、DISCO star 等，这一技术在体部使用时不需要结合呼吸门控，在既不能屏气又不能规律呼吸的患者能获得伪影相对较少的成像效果。这些运动不敏感技术的本质都是 K 空间中心的充分采样甚至过度采样，因此都需要更长的采集时间。

（4）施加脂肪抑制技术。信号越高造成的伪影就越严重，腹壁和腹腔内的脂肪在 T_1WI 和 T_2WI 都是高信号，这不光对 T_2 高信号的病变检出有影响，也会产生高信号的运动伪影叠加在图像上，使用脂肪抑制可以极大消除这些影响。在下腹部和盆腔成像时，对于腹壁皮下脂肪可以施加预饱和带抑制其信号从而消除伪影的来源。

（5）施加腹带可以减小呼吸幅度，从而减小肝脏的位移，降低呼吸运动伪影。

（6）增加 NEX 在一定程度上能够减轻呼吸伪影，但呼吸节律不规则时反而加重伪影。

2. 心脏和大血管搏动伪影　搏动伪影是磁共振图像伪影中常见的一种类型，它是运动相关伪影的一种，其在头部、胸部、腹部、四肢等检查中均常见。通常从事磁共振诊断的医师对常见部位搏动伪影的表现有一定的了解和认识，因此一般情况下对心脏和大血管搏动伪影不需要进行处理与矫正，但在某些情况下，搏动伪影会使图像质量明显下降且对诊断造成影响，严重时甚至可以造成错误的诊断。

心脏和大血管搏动伪影具有很强的周期性。在 MR 图像上通常表现为相位编码方向上一串与心脏或大血管形状近似的相同条状或类圆形伪影。心脏和大血管信号越高，搏动伪影越明显，在成像区域靠近血流上游的层面搏动伪影较明显，如腹部横断面图像中主动脉搏动伪影以上方层面较明显，而腔静脉搏动伪影则以下方层面较明显。邻近心脏和大血管的部位，在二维亮血序列如梯度回波序列或增强扫描中更容易出现伪影。

应对策略如下。

（1）改变编码方向：通过运动伪影形成的机制可知心脏和大血管搏动伪影主要出现在相位编码方向上，对换相位编码与频率编码的方向就会改变搏动伪影的方向。如果搏动伪影恰巧影响了对病变的观察，或者在一个难以判断伪影还是病变的情况下可以通过此种方法改变伪影的方向，通过两次图像的对比可以明确病变的实际情况。这种方法是最为实用且容易操作的方法，对于绝大多数的搏动伪影利用这种方法都可以明确搏动伪影是否存在及病变的实际情况。

（2）使用心电门控技术：心脏和大血管搏动是周期性有规律的运动，因此可以调整采集时机，使图像的采集与心脏和大血管的周期性搏动相匹配。采用心电门控可以使心脏和大血管在每个TR周期信号的产生、采集、编码都处于近似相同的位置，即达到了相对静止的目的，进而减轻或消除搏动伪影。心电门控通常用于心脏和大血管的成像，笔者在实际工作中发现该技术还可以在其他部位的检查中应用。例如在胸椎的横断面T_1加权对比增强时，心脏和胸主动脉搏动伪影造成图像质量往往很差，由于椎体的前方靠近心脏，椎体的左前方有胸主动脉，无论相位编码的方向如何设置，椎体和脊髓的成像都要受到心脏或大血管搏动伪影的影响，造成观察受限。利用心电门控（实际工作中使用外周门控，即指脉）可以消除这些伪影，使图像质量明显改善。

（3）改变TR：假设动脉搏动伪影与动脉实际位置之间的位移为ΔY，成像视野在相位编码方向上的长度为FOVy，单条相位编码线的持续时间为TR，每条相位编码线的重复采集次数为1，人体生理运动周期为T。动脉搏动伪影的绝对位移与NEX、FOVy，以及TR成正比，而与T成反比，表示如下：

$$\Delta Y = NEX \times TR \times FOVy/T$$

通过此式可以看出增加NEX、TR、FOVy都可以增加伪影的绝对位移。但在具体的序列中，这些参数并非都可改变。例如在腹部的T_1加权序列，如果采用屏气的二维扰相梯度回波（FSPGR），则增加NEX会使成像时间成倍增长，以致达到患者无法接受的程度。比较适宜的办法是适当改变TR：缩短TR，使伪影与产生伪影的动脉间距离缩小；延长TR，使搏动伪影的绝对位移增加，在合适的情况下可以使伪影位于成像物体之外。在成像的诸多序列中，T_2WI的TR时间要比相应序列的T_1WI的TR时间长，由公式可以推算出在T_2加权图像上伪影的绝对位移大，当TR大于心动周期T时可以推算出搏动伪影会位于FOV之外。例如T_2加权图像采用的TR为2000ms，比一般的心动周期800ms（心率75次/分）的时间要长，搏动伪影会位于FOV之外，这也可以解释为什么T_2加权图像的血管搏动伪影不如T_1加权图像血管搏动伪影明显。

（4）施加饱和带：饱和带实际上是对特定区域进行预先激励，使该区域在后续的成像中不会被再次激发产生信号，从而被消除。如果利用饱和带将心脏和大血管覆盖，则被覆盖的动脉血管不会产生MR信号，更不会产生搏动伪影。通过在流经成像区域的血管上游添加饱和带，可以使流入的血液预饱和，从而不会产生信号和伪影。

（5）使用流动补偿技术：该方法通过补偿梯度的施加，消除相位偏移，从而减少或消除流动伪影，消除效果取决于补偿梯度的作用水平。其对平直血管内速度较慢的流动有较好效果，如颅脑T_1WI增强扫描施加该技术后，来自静脉窦的搏动伪影可在某一方向上减少。

3. 血液和脑脊液流动伪影　血液流动和脑脊液流动伪影类似，与血管搏动伪影也有相似之处，但往往发生于静脉等慢血流的血管，和心动周期有一定关系，主要发生于沿频率编码方向走行的血管，伪影沿相位编码方向分布。原因是沿频率编码方向血流中的质子群积累了相位偏移，傅里叶转换把这种偏移误认为是相位编码上的位置信息导致的，这与运动伪影的产生过程一致。纠正方法参考搏动伪影和脑脊液流动伪影。

脑脊液流动伪影在颅脑和脊柱检查中常见，一般不影响诊断。但严重时会影响诊断结果，需要重视。脑脊液流动伪影有3种表现形式，应对策略各有不同。

（1）脑脊液流动造成质子群失相位而导致信号丢失：如椎管内囊肿或颅内囊肿时，同层面内脑脊液的信号一般会低于囊肿内液体的信号，就是这个原因导致的。应对策略：①采用流动补偿技术；②采用三维超快速梯度回波序列，如平衡式稳态自由进动序列；③采用心电门控技术。

（2）脑脊液流空效应和流入增强效应：这两种情况其实与上述（1）是相同的现象，只不过是更加极端的情况。流空效应的表现与血管流空相同，当成像平面与脑脊液流动方向垂直或夹角较大时，快速流动的脑脊液由于在信号激发和信号读出时发生了位移而表现为信号减低或完全消失，如FSE的T_2WI序列。流入增强也会在类似场景下发生，但与血管流空效果相反，如进行FLAIR成像时，施加反转脉冲后，成像层面外未被反转的质子流入了成像层面，产生了高信号，即流入增强。流空效应一般不需要处理，但要注意识别信号流空及观察流空腔周围组织，如发生在室管膜上的病变。这时要结合正交平面来评估，或补充三维平衡稳态自由进动序列。对于FLAIR序列的流入增强效应，一方面可以通过参数设置增加分次采集次数或反转范围来改善，另一方面可以使用三维成像技术来消除这一问题。

（3）脑脊液流动伪影：这与T_1WI增强采集时高信号的静脉流动伪影相同。椎管内脑脊液沿头足方向流动，当频率编码方向与之相同时，质子群将积累相位的偏移，在T_2WI序列上表现为重叠于脊髓之上的细条状的高信号影。应对策略：①采用流动补偿技术；②改变频率编码方向为前后方向，但要同时在头足方向增加相位过采样，确保不引入卷褶伪影；③采用心电门控技术。

第十二节　其他磁共振伪影

一、拉链伪影

拉链伪影的本质是成像范围以外的成分产生了射频信号，与真实的MR信号混合并被线圈接收进入图像重建，在图像上表现为拉链样的亮线。从伪影来源分为以下两种情况：

（一）第一种拉链伪影

自由感应衰减还没有完全衰减之前，下一个脉冲的侧峰与之交叉，影响了真实的信号发生，伪影位于频率编码方向的相位编码轴的中线上，因此也称零线伪影。随着脉冲序列的发展，这一伪影在正确的设置下已经基本见不到（图3-20）。

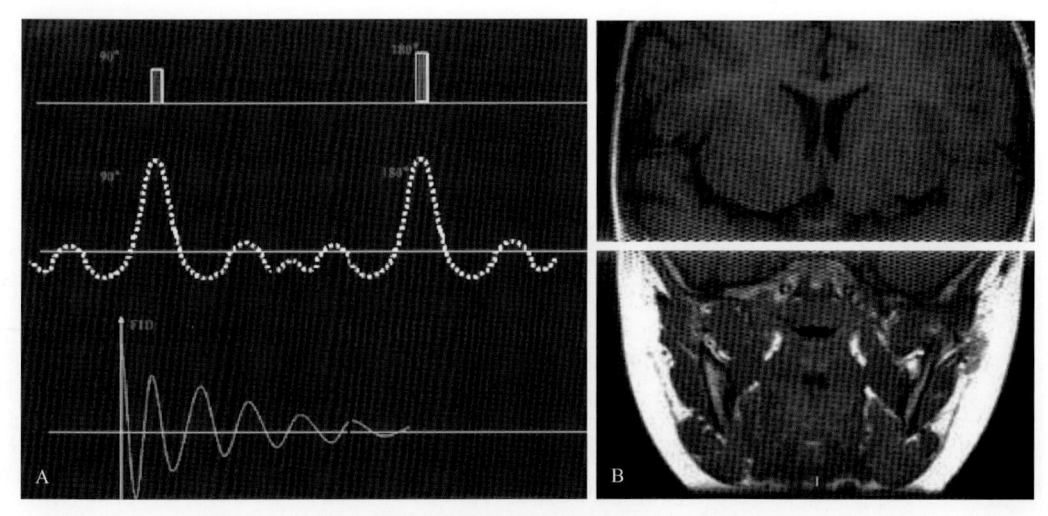

图 3-20 拉链伪影形成及表现（A、B）

（二）第二种拉链伪影

来自于外部环境或系统内部的射频干扰，干扰信号被接收后形成的图像上的一个亮点、一条或多条拉链影，仅出现于相位编码方向。如果干扰源频率与设备工作频率接近且单一稳定，则表现为一个亮点；若两者频率接近但不稳定（变化不大），则亮点被拉伸为一条线；两者接近但特别不稳定时表现为多条平行的拉链伪影。此时应检查磁体间门是否关严，检查患者衣服及有无电磁装置，去除可能来自外部的干扰源后重新扫描或换一位患者扫描，如伪影与患者无关则需要排除磁体间内其他电气设备如照明等，并联系厂家工程师解决（图 3-21A）。

二、射频溢出伪影

射频溢出伪影是信号幅度超出了数模转换器的动态范围之后形成的伪影，图像分辨率基本不受影响，无明显变形，但是图像均匀性下降，周围有弱光环，对比度褪色严重，也称对比度褪色伪影（图 3-21B）。

应对策略

一般重新进行自动预扫描，让设备自动调整接收参数即可自我纠正，如持续出现需联系厂家工程师解决。

三、非线性梯度伪影

由于线性梯度场范围的限制，成像视野边缘会出现信号定位的不准确，导致图像变形，这在矢状位或冠状位大视野采集如腹部或脊柱成像时能够观察到（图 3-22）。

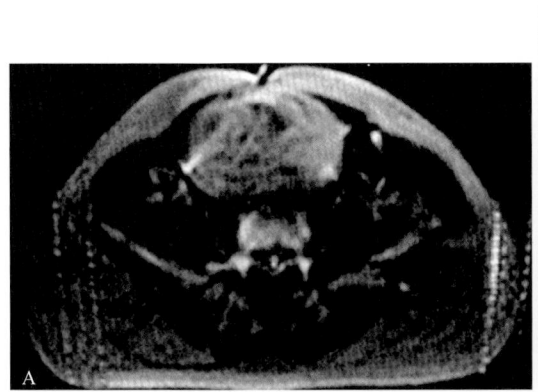

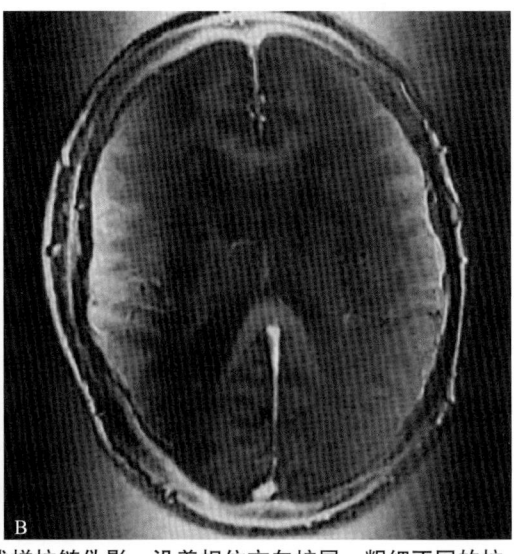

图 3-21　DWI 图像上双侧髂外侧软组织内多条点线样拉链伪影，沿着相位方向扩展，粗细不同的拉链分布在频率方向的不同位置（A）；射频溢出伪影表现为图像均匀性下降，周围有弱光环（B）

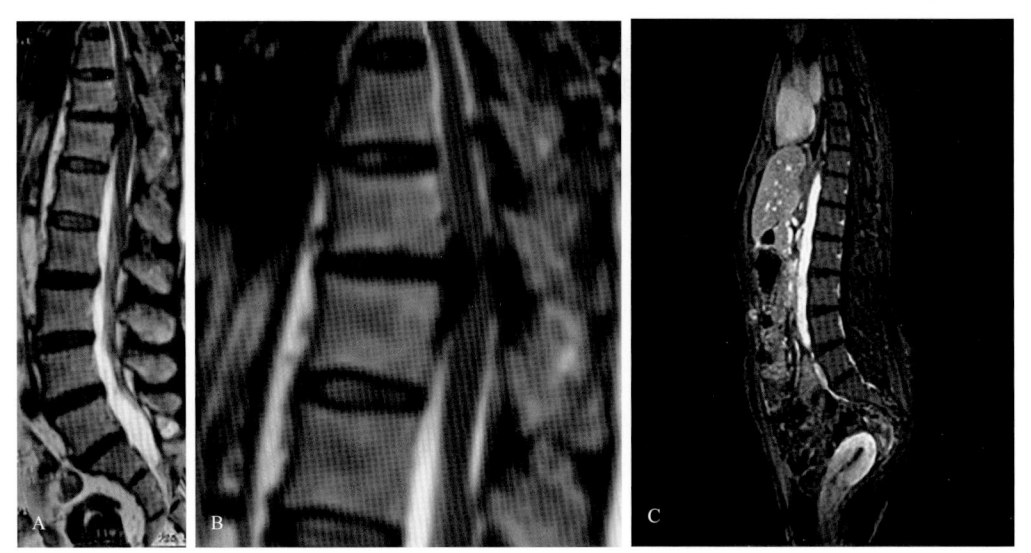

图 3-22　脊柱大范围扫描两端定位不准确、图像变形（A、B）；腹盆大范围容积采集时，靠近容积头侧和足侧出现明显的变形（C）

应对策略

首先应排除远端有金属异物的可能性，防止变形来自静磁场不均匀，然后缩小 FOV 或将成像区域分成两段分别采集后再拼接图像。此外，还应确认成像时设置的是等中心采集。如果变形始终存在应联系厂家工程师解决。

四、灯芯绒伪影（白噪声）

灯芯绒伪影为封闭磁体内放电辐射造成的伪影，放电辐射导致 K- 平面数据丢失、重建 MR 图像上出现覆盖整个图像的荆棘状伪影，可以为单一方向，也可以为多个方向交叉排列（图3-23）。这与前述的拉链伪影同属于 MR 信号的混入和干扰。

应对策略

应关闭照明灯等放电辐射源、消除可能出现的静电（我国北方干燥，冬季容易出现静电，增加湿度可减少静电发生），或查看线圈及设备插头有无松动。如非偶发须联系厂家工程师解决。

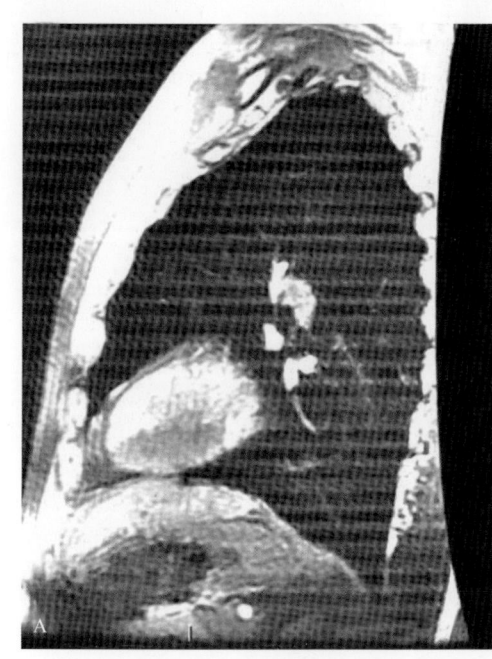

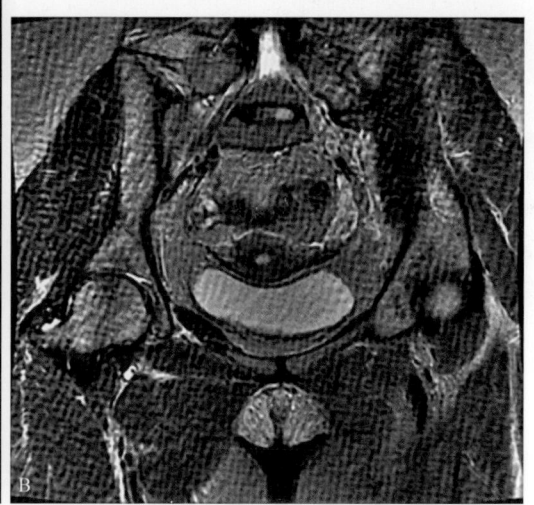

图3-23　灯芯绒伪影——单一方向（A）或覆盖整个图像（B）的荆棘状伪影

五、Annefact 伪影

该伪影来源于 FOV 以外的非线性梯度中的信号，表现为相位编码方向的条带影或点状影，常在脊柱扫描时线圈单元启用过多时出现（图3-24）。

应对策略

应选择与成像视野相符的线圈单元，关闭 FOV 以外的线圈。最新的设备多数已引入一体化相控阵线圈阵列，系统会根据成像视野自动设置线圈单元，并具有一定的过采样冗余，从而避免出现该伪影。

六、斑马状伪影

快速梯度回波序列中，要求在每个 TR 间期内回波的横向磁化矢量稳定一致，如果磁场不均匀就会造成横向磁化矢量沿磁场波动方向波动变化，在图像上表现为波纹状变化。因此，斑马状伪影多见于扰相梯度回波或平衡稳态自由进动序列图像的边缘，或者缝隙等明显磁场不均匀的位置（图3-25）。

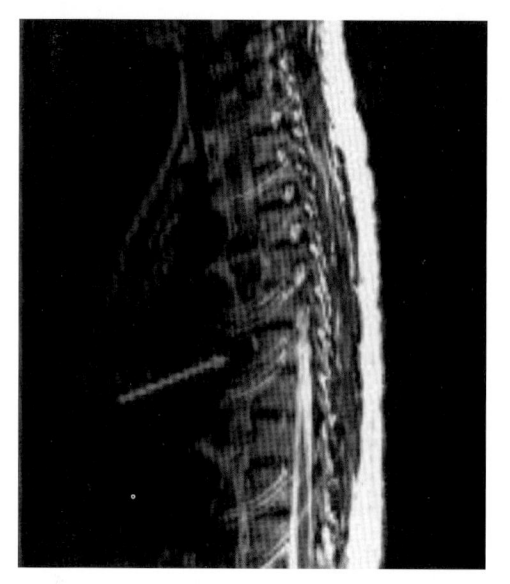

图3-24 Annefact伪影——相位编码方向的系列条带影

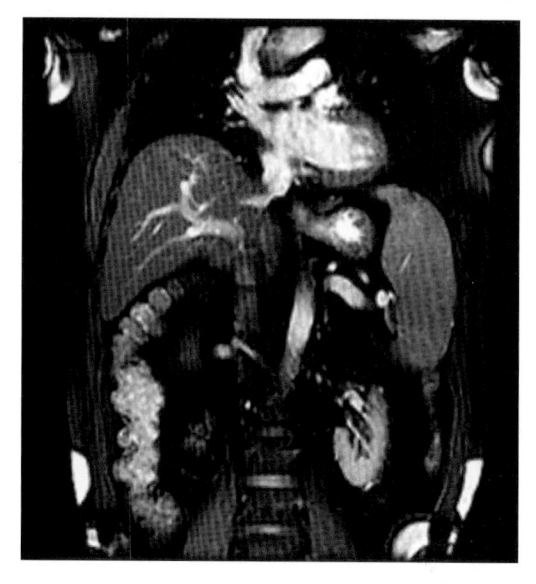

图3-25 斑马状伪影——图像边缘见波纹状变化

应对策略

可以通过局部匀场、减小成像视野解决。

七、并行采集伪影（ASSET伪影）

（一）产生机制

使用并行采集技术时，系统通过减少相位编码方向的采样数实现成像时间的缩短。以加速因子是2为例，相位方向上每个线圈单元仅采集一半范围的信号，即隔行填充K空间。这必然导致明显的卷褶伪影，于是需要通过校准采集获得不同单元的线圈敏感度信息，利用后者重建图像并去掉卷褶。当卷褶超出校准能力时会出现无法纠正的卷褶伪影或表现为图像中心噪声明显。另外，当校准采集和图像采集发生空间位置的不一致时，也会出现明显的伪影。

（二）分类及应对策略

1. FOV设置过小　类似卷褶伪影，但多出现在图像中心，图像中心条带状伪影，信噪比明显降低。增大扫描FOV特别是相位方向FOV或减少并行采集因子都可去除（图3-26）。

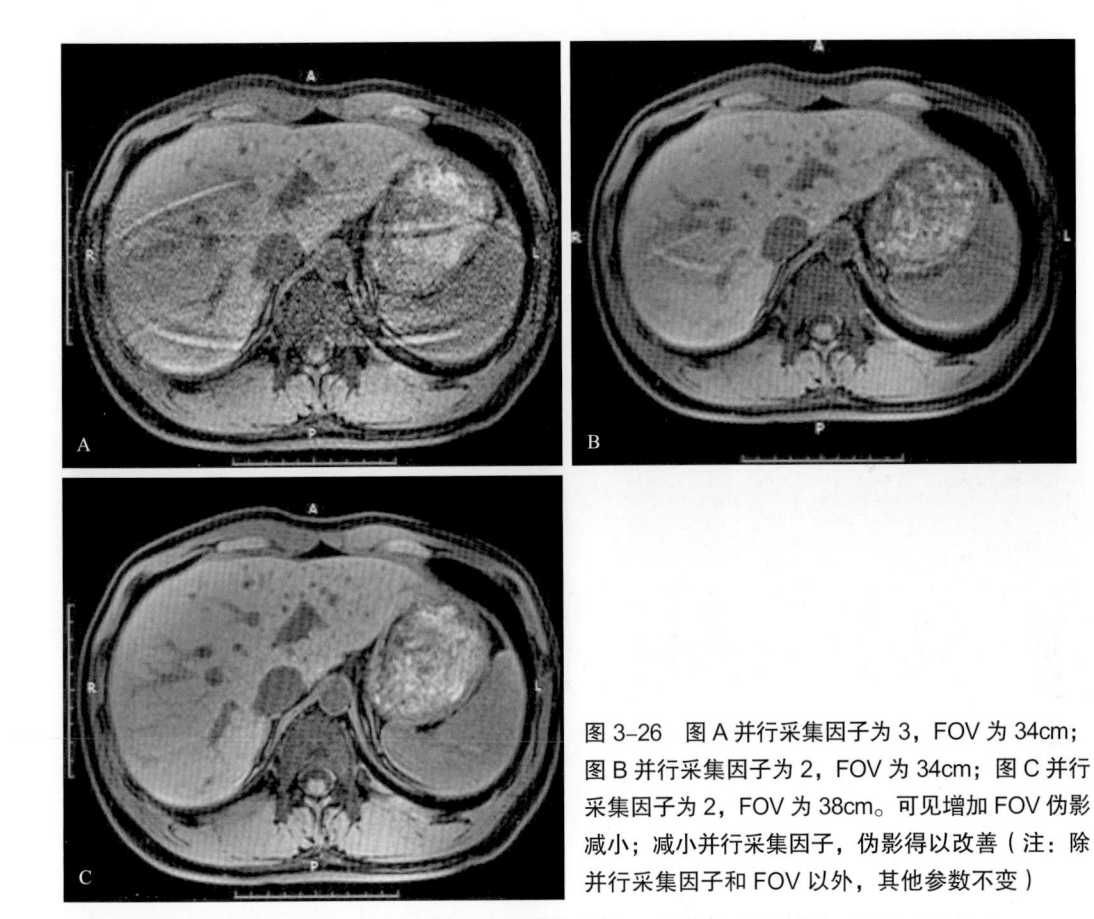

图 3-26　图 A 并行采集因子为 3，FOV 为 34cm；图 B 并行采集因子为 2，FOV 为 34cm；图 C 并行采集因子为 2，FOV 为 38cm。可见增加 FOV 伪影减小；减小并行采集因子，伪影得以改善（注：除并行采集因子和 FOV 以外，其他参数不变）

2. 校准采集的定位偏离中心　在图像中心出现条带状部分组织信号的卷褶影。需将线圈中心对准成像范围的中心，设置校准采集时需将其中心放置在成像范围中心。目前的新系统校准采集会在使用并行采集的序列开始前自动进行，一般无须额外采集或设置定位。

3. 校准采集的范围不足　校准像以外的组织信号不正确，应该扩大校准范围，包括整个线圈容积。

4. 线圈摆放不正确　图像中心或周边出现类似卷褶或运动的条带影，应保证线圈前后片上下、左右对齐。

5. 线圈损坏　并行采集时局部有噪声，或信号强度变低，且信噪比减低的范围与线圈单元的几何形状相匹配。排除各种使用不当或来自患者的问题后，需要联系厂家工程师解决。

6. 校准采集与图像采集屏气方式不一致　例如肝脏扫描时，靠近膈肌的几层图像有黑色圆形信号缺失影。应嘱咐患者尽量屏气幅度一致，保证每次屏气肝脏位置相同。

八、细线伪影

来源于射频脉冲的受激回波对图像采集第一个回波产生的干扰，表现为图像局部模糊细线状伪影，局部放大可使伪影表现明显，也称为自由感应衰减伪影，即 FID 伪影（图 3-27）。

应对策略

采集次数设置为偶数，这是首选的有效的解决方式；部分厂商提供细线伪影消除选项（fine line artifact cancellation），但效果不如采集次数的设置。

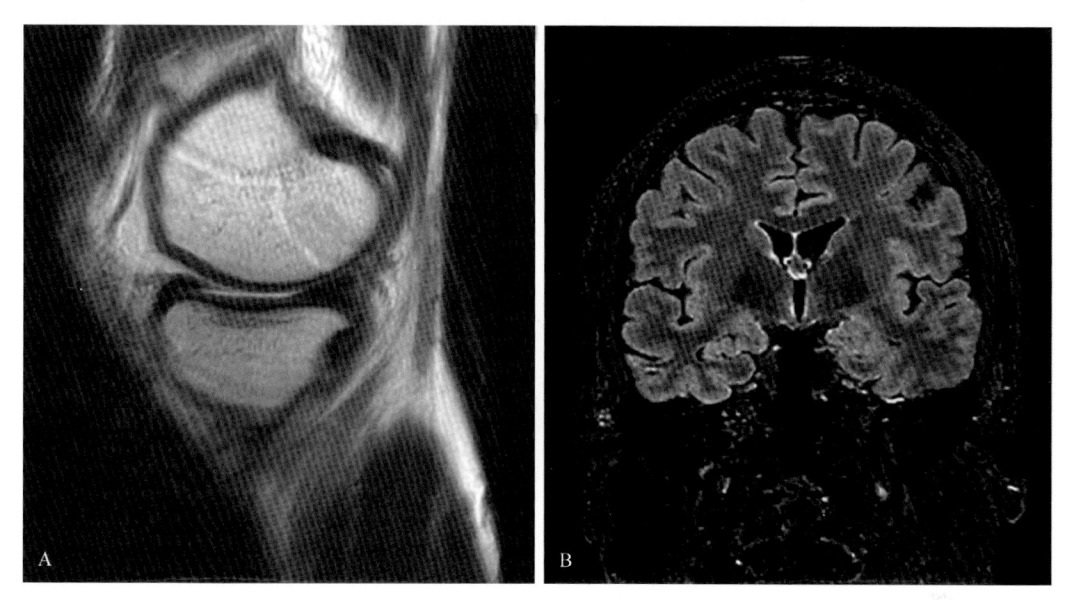

图 3-27 膝关节矢状位局部可见模糊细线影（A）；颅脑冠状位三维 FLAIR 序列，可见头顶部近表面出环形细线影（B）

九、线圈信号不均

相控阵线圈不同单元信号采集存在差异，导致图像上相同结构的信号差异明显（图 3-28）。

应对策略

出现此种伪影时，一般是线圈某一单元故障，应联系厂家设备维修人员进行线圈的维修或更换。

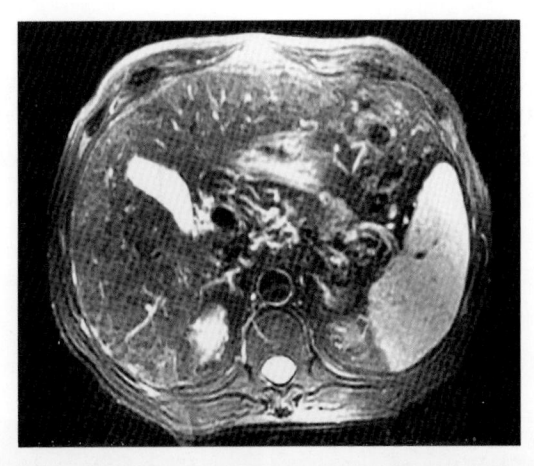

图 3-28　腹部横轴位脂肪抑制 T$_2$WI 图像，左侧背部信号明显高于对侧相同部位

第十三节　磁共振假象

在实际工作中，除了伪影，还有众多因素亦可能对诊断造成影响，比如新生儿及儿童生长发育过程中磁共振表现与成人不同；某些双侧组织结构（如双侧侧脑室、双侧颈内静脉等）可以表现出形态及信号上的不对称；某些结构出现较大的形态上差异（如鼻旁窦）；某些正常结构可能被误认为病变（如颅脑矢状面上的鸡冠、蛛网膜颗粒、血管周围间隙、膝关节横韧带等）；还有某些正常的解剖变异（如脑动脉血管的诸多先天变异等）。对于这些可能造成误诊的假象，我们同样需要学习和掌握，本书将结合各系统的具体实际，介绍该部分内容（图 3-29）。

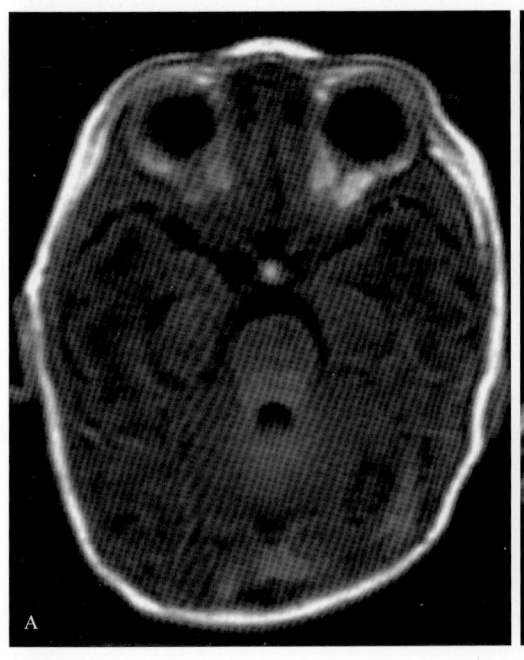

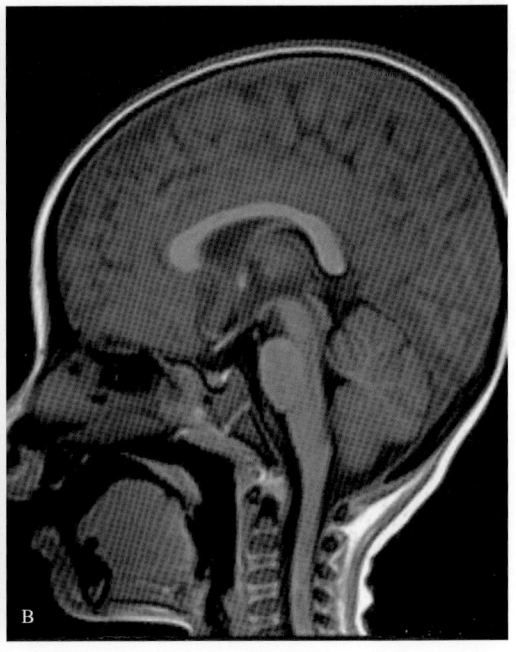

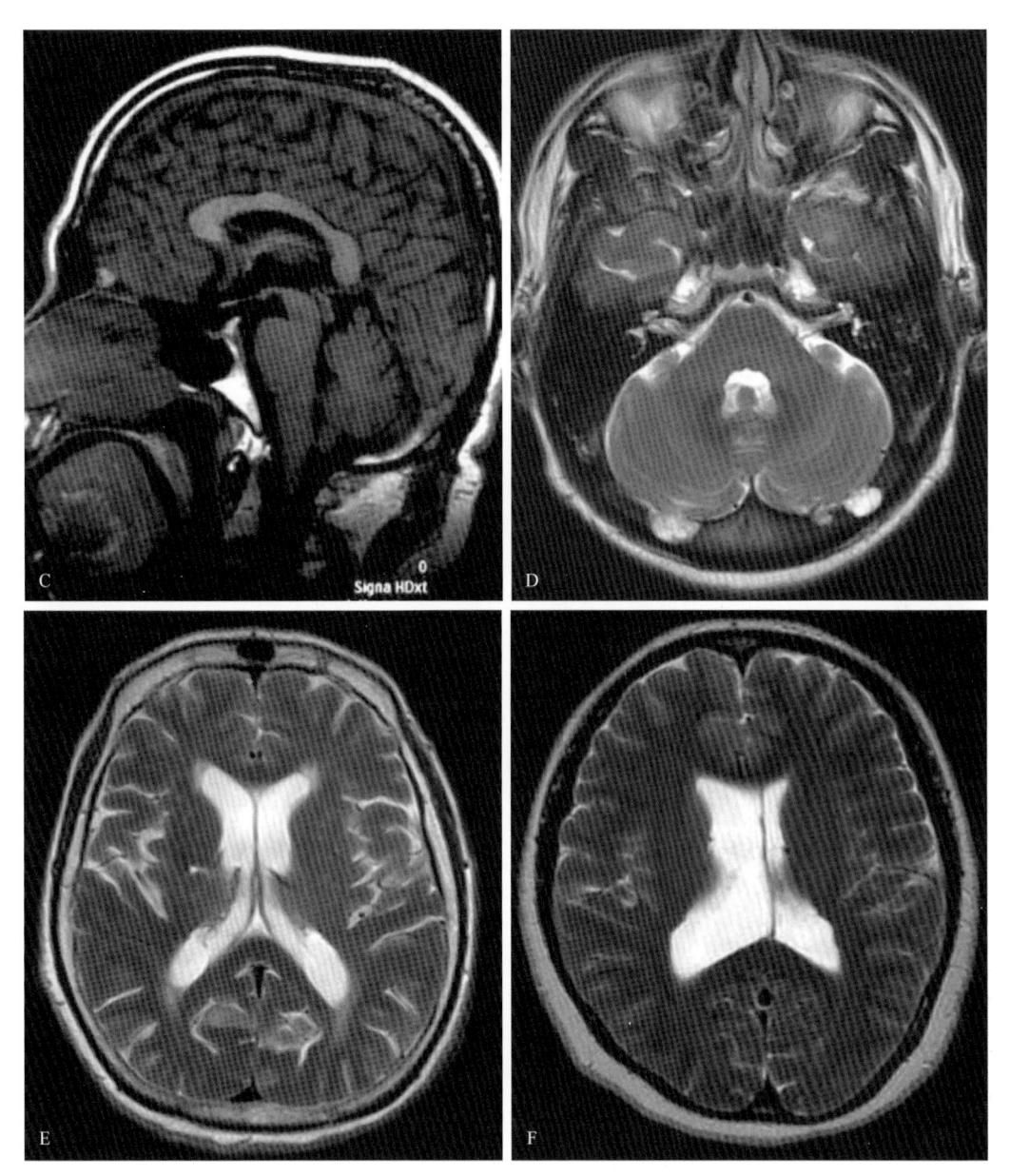

图 3-29　正常但可能造成误诊的几种情况

A.新生儿颅脑T₁图像；B.3岁儿童，注意斜坡线状影为正常结构；C.鸡冠于矢状面显示为颅前窝低高信号灶；D.蛛网膜颗粒；E.额窦较大显示为颅骨低信号灶；F.两侧脑室先天性不对称

第十四节　磁共振伪影的利用

磁共振检查相较于其他影像学检查，一个重要的特点是图像的伪影多。磁共振伪影的形成有多方面的原因，这与磁共振成像时间长、序列多、成像过程复杂有关。在大多数情况下，伪影的出现会影响图像的质量，或影响对病变的观察。但有些磁共振

伪影的形成是由于病变的组成成分或病变本身性质所造成的，对于这类伪影，应该重视它们带来的有关病变性质或组成成分的重要信息。

一、化学位移伪影

化学位移伪影是化学位移效应所产生的伪影。因氢原子所处的分子环境不同，净磁场场强亦不同。以质子为对象行波谱检查，将得出不同的质子波谱。1.0T以上的高场装置可有两个波峰，一为与水结合的质子波峰，一为与脂质结合的质子波峰。这两个质子共振波峰在频率上的差异为3.5ppm，高场强突出了这种差异，将两个波峰分离开来。如场强为1.5T时，质子平均共振频率为64MHz，其频率移位为64MHz×3.5ppm＝220Hz，即水和脂质的质子共振频率有220Hz的差异。磁共振图像重建时是按照水的共振频率来进行空间定位的，由于脂肪的共振频率低，在进行空间定位时脂肪信号被误认为是位于较低频率编码梯度磁场位置体素发出的信号，在图像上脂肪会被移到较低频率梯度场的位置，脂肪原来位置就没有MR信号，在脂肪与水位于频率编码梯度较低频率一侧的边界会形成黑条状影。同理，脂肪与水位于频率编码梯度较高频率一侧的边界由于周围脂肪信号和水的信号叠加，会形成白条状影。这种伪影的出现提示病灶的组成成分或周围组织中含有脂肪，这对病变性质的判断会起到十分有用的信息。图3-30（A、B）是一名患者的腰椎横轴位T_2加权图像及矢状面T_1图像，可以见到椎管内病灶出现化学位移伪影（病灶与组织的交接处出现黑白不同的点状影），矢状面提示为终丝脂肪瘤。

二、磁敏感伪影

磁敏感成像序列对局部磁场的不均匀性十分敏感。血液中有很多的含铁的顺磁性物质，如正铁血红蛋白（MHB）含三价铁，有5个不成对电子，使其表现为明显的顺磁性。这些电子能引起PEDDPRE效应而使T_1和T_2缩短，并且造成局部磁场的变形。磁敏感加权成像（SWI）对此具有高度的敏感性，因此可以显示出极其微量的点状出血灶。图3-30（C、D）显示的是一个脑外伤患者的MR图像，在自旋回波序列（T_1加权）上观察不到SWI序列上显示出的点状出血。

三、运动伪影

MR成像时间长，因此心脏、大血管搏动，呼吸运动，血流及脑脊液流动等引起的伪影成为降低图像质量的最常见原因。

在严重的情况下这种搏动或流动伪影会造成误诊，所以在多数情况下我们要尽量采取措施消除这种伪影对图像质量的影响，可以通过采用心电门控加以控制，或通过改变相位编码方向及改变成像序列参数进行比较分析。但动脉血管具有搏动性伪影的性质有时会对病变的诊断有帮助，图3-30（E、F）所显示的是一位患者的头部增强

MR 图像及 T$_2$WI 图像，可见鞍区有一个异常强化的类圆形病灶，这时需要判断病变性质。同时可见在病灶水平的相位编码方向上的血管搏动伪影，于是推断动脉瘤的可能性，T$_2$WI 及手术也证实为动脉瘤。

磁共振图像的伪影众多，大部分的伪影会影响图像质量，干扰对病变的观察，但由于病变本身性质所造成的伪影（如化学位移伪影、动脉搏动伪影、磁敏感伪影等）可以反映病变的性质或组成成分，对诊断有所帮助，因此在进行 MR 诊断时，要充分利用这些伪影给我们带来的独特的、有益的信息。

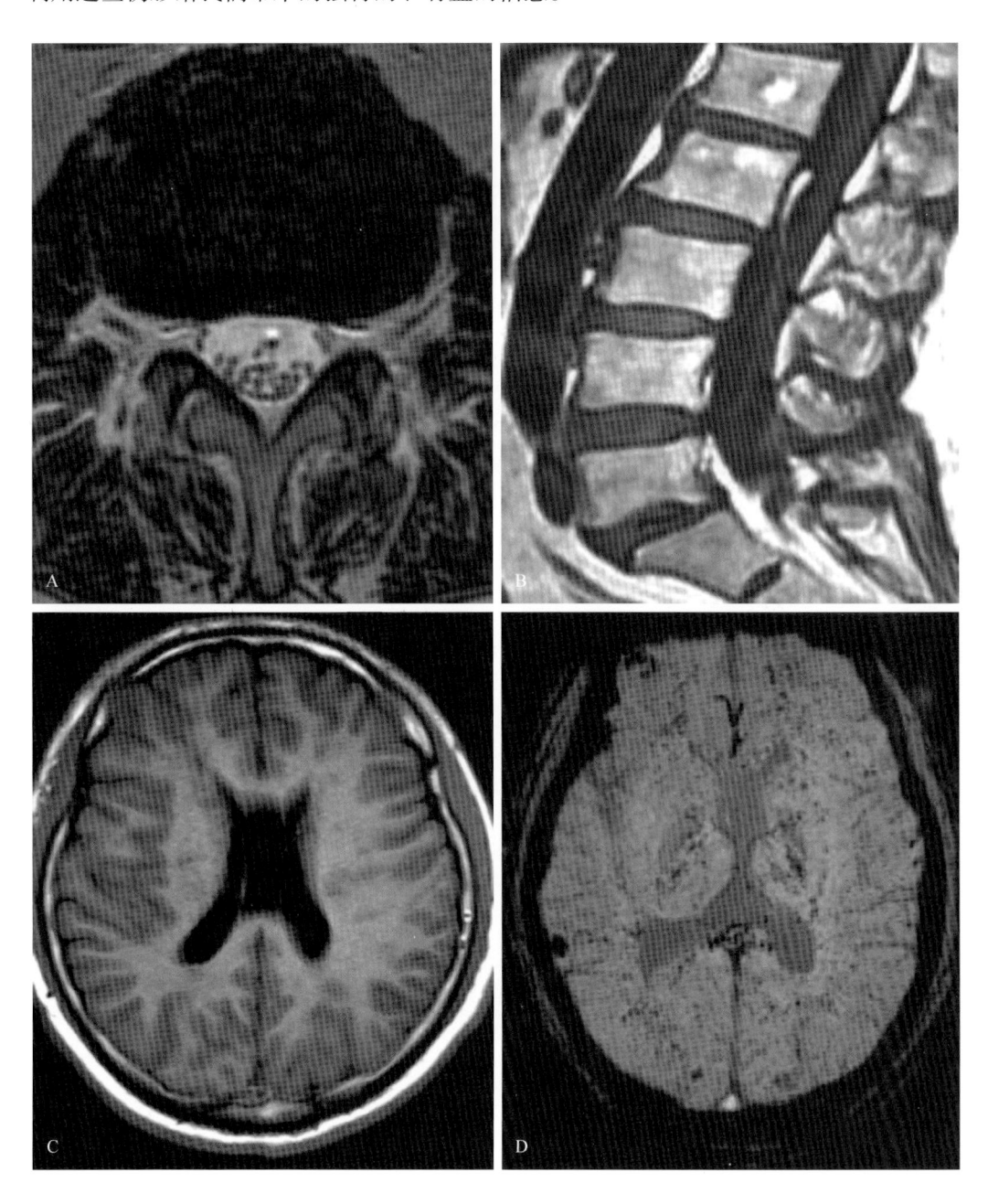

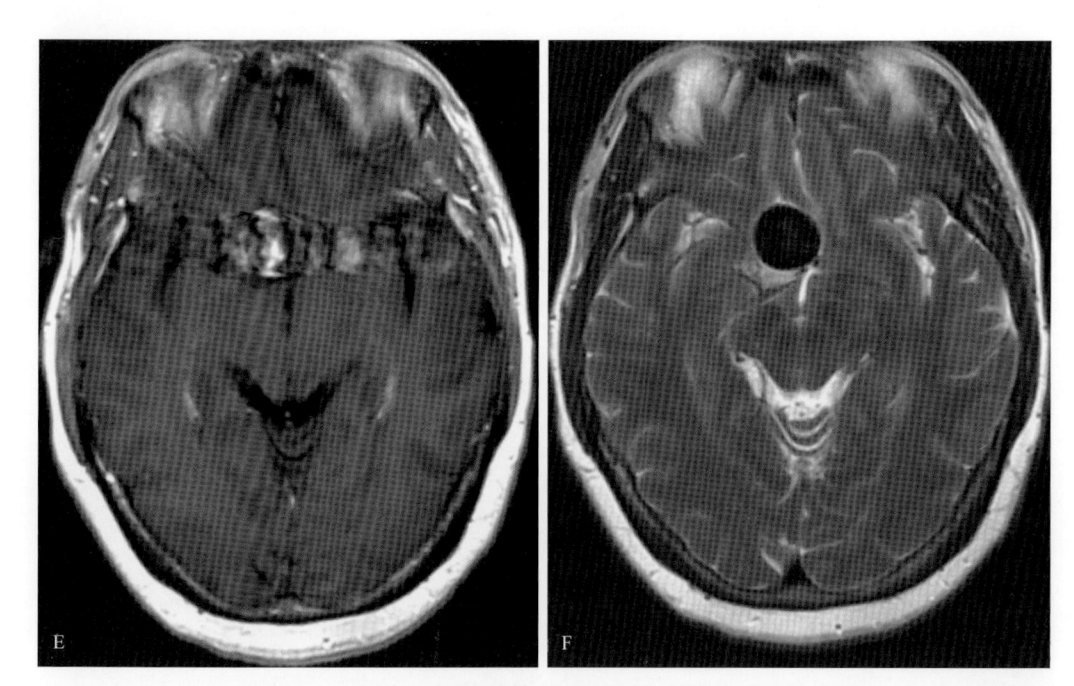

图3-30 图A为腰椎横断面椎管中央见点状低信号及邻近点状高信号的化学伪影,提示局部脂肪病变;图B为示终丝脂肪瘤;图C为颅脑常规扫描未见异常,SWI扫描(D)可见多发散在点状出血;图E为鞍区结节病灶及邻近相位编码方向上搏动伪影,提示病变与血管关系密切,T_2(F)及手术证实为动脉瘤

(侯 波 宋 兰 张瑞玲 张 琳 徐晓莉)

下 篇

临床应用

第四章

头颈部

第一节 颅脑常见伪影与假象

一、颅脑常见伪影

（一）运动伪影——不自主运动

见图 4-1。

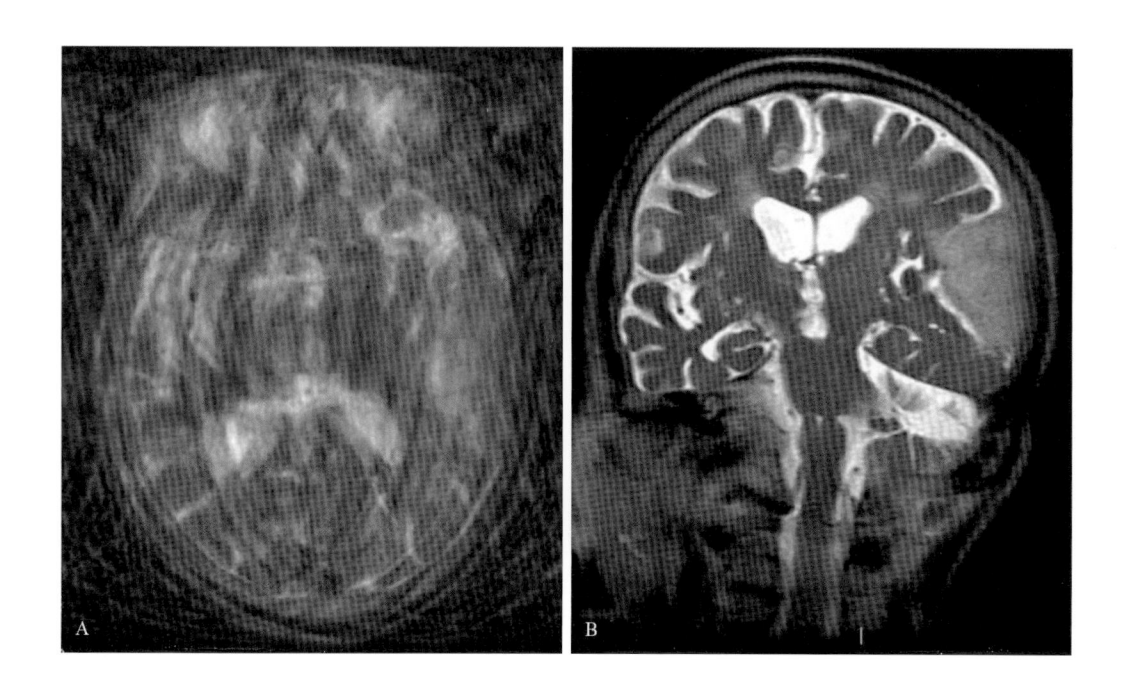

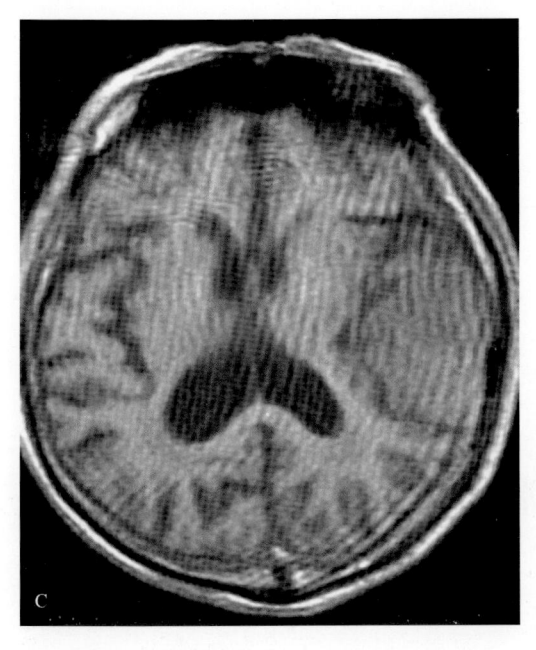

图 4-1 患者躁动，T_2横断面图像（A）信噪比差、图像模糊，无法诊断；应用快速扫描序列（SSFSE）冠状面（B）及 FSPGR T_1WI 横断面（C），采用放射状 K 空间填充技术的风车技术可减轻运动伪影，头颅轻微不自主运动的患者，图像运动伪影明显改善

（二）运动伪影——不自主运动

见图 4-2。

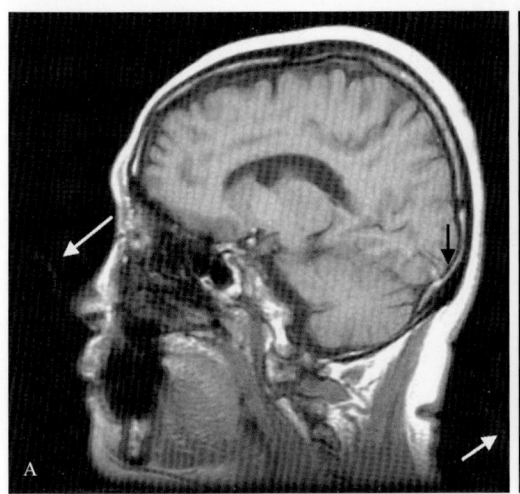

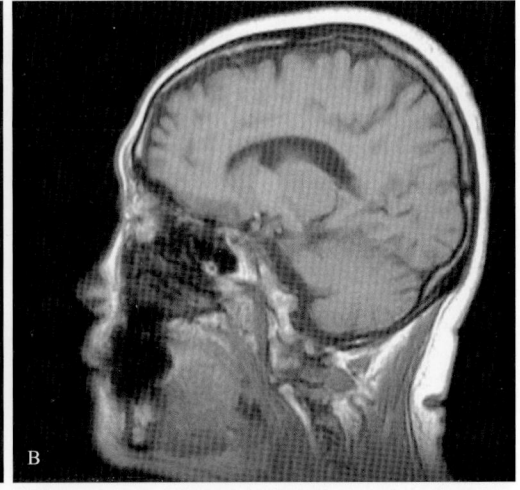

图 4-2 患者检查时吞咽动作所致运动伪影（A），可见相位编码方向上系列伪影（注意：重叠于枕叶伪影勿误诊为病变）；患者停止吞咽再次扫描（B）伪影消除

(三)运动伪影——血管搏动伪影

1. 矢状窦　见图 4-3。

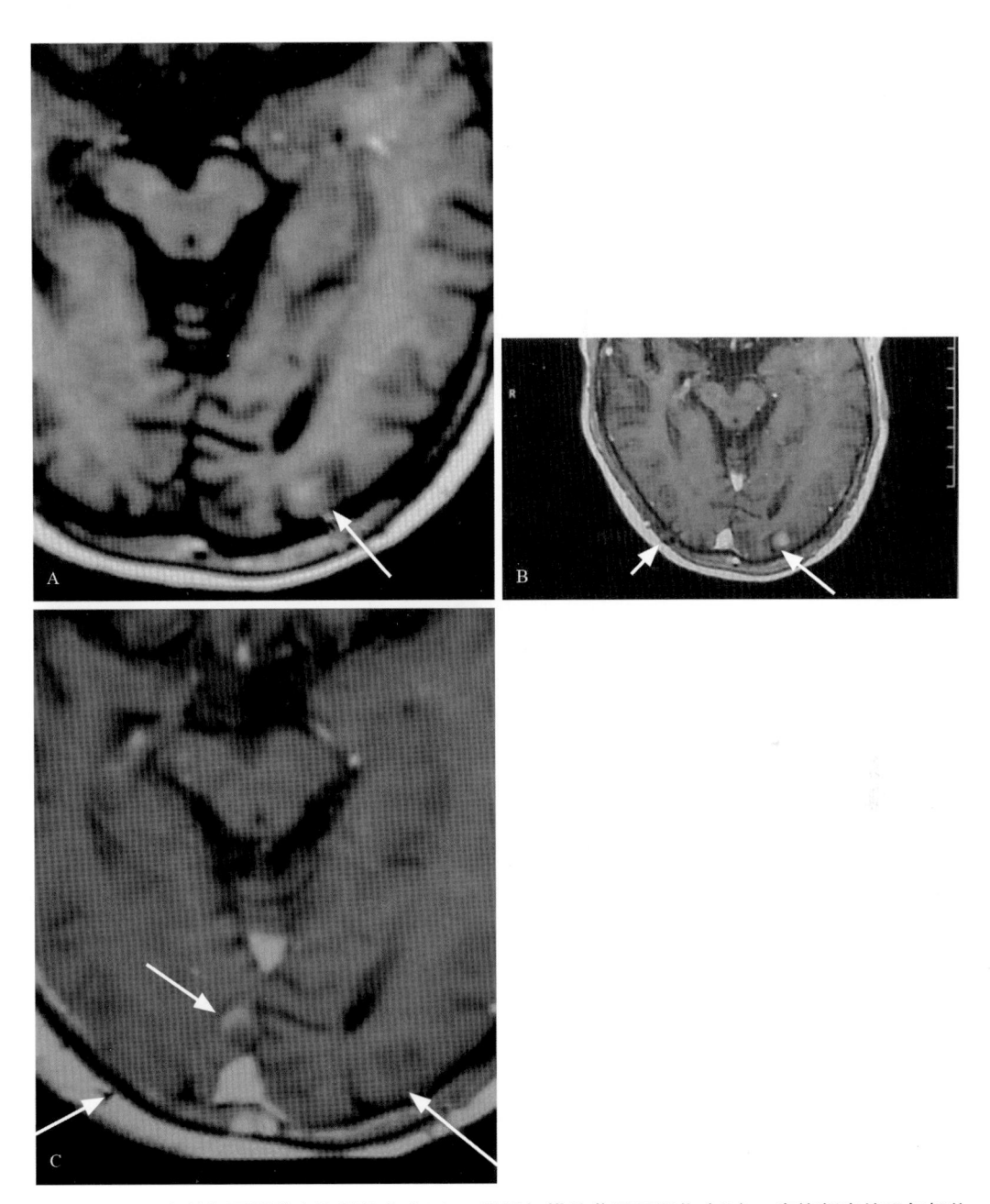

图 4-3　T_1WI 左枕部可疑稍高信号结节(A),增强扫描结节明显强化(B),变换频率编码与相位编码方向后扫描(C),左枕叶强化结节消失,中线区出现强化结节,且结节形态与同层面矢状窦一致,证明该强化结节为同层面矢状窦搏动所致的伪影

2. 横窦　见图 4-4。

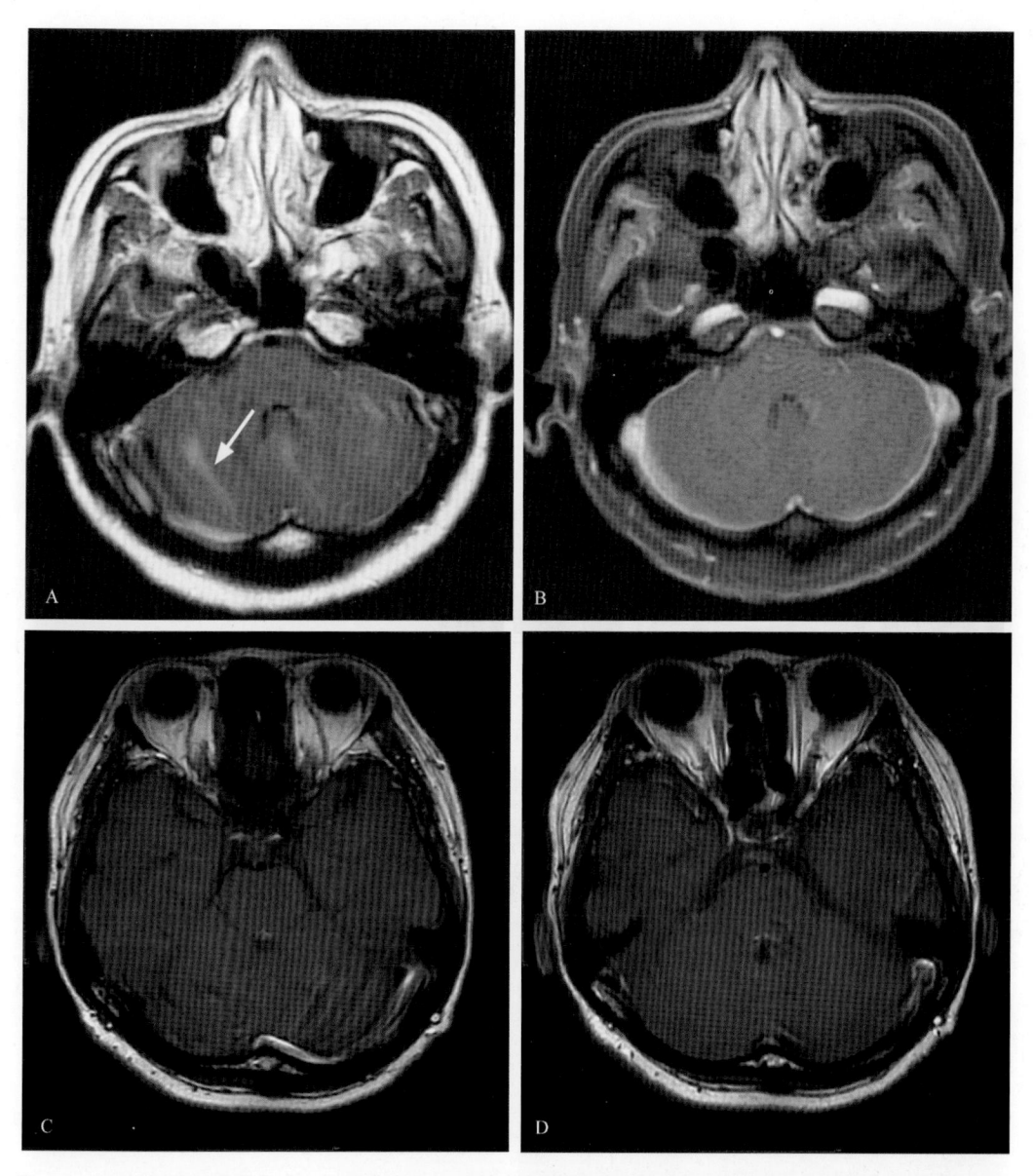

图 4-4　SE 序列增强图像（A）见静脉窦所致的条形血管搏动伪影；应用快速扫描序列（FSPGR）（B）伪影消除；SE 序列增强图像（C）见静脉窦所致的条形血管搏动伪影；改变相位编码方向伪影方向随之改变（D）

3. 动脉瘤　见图 4-5。

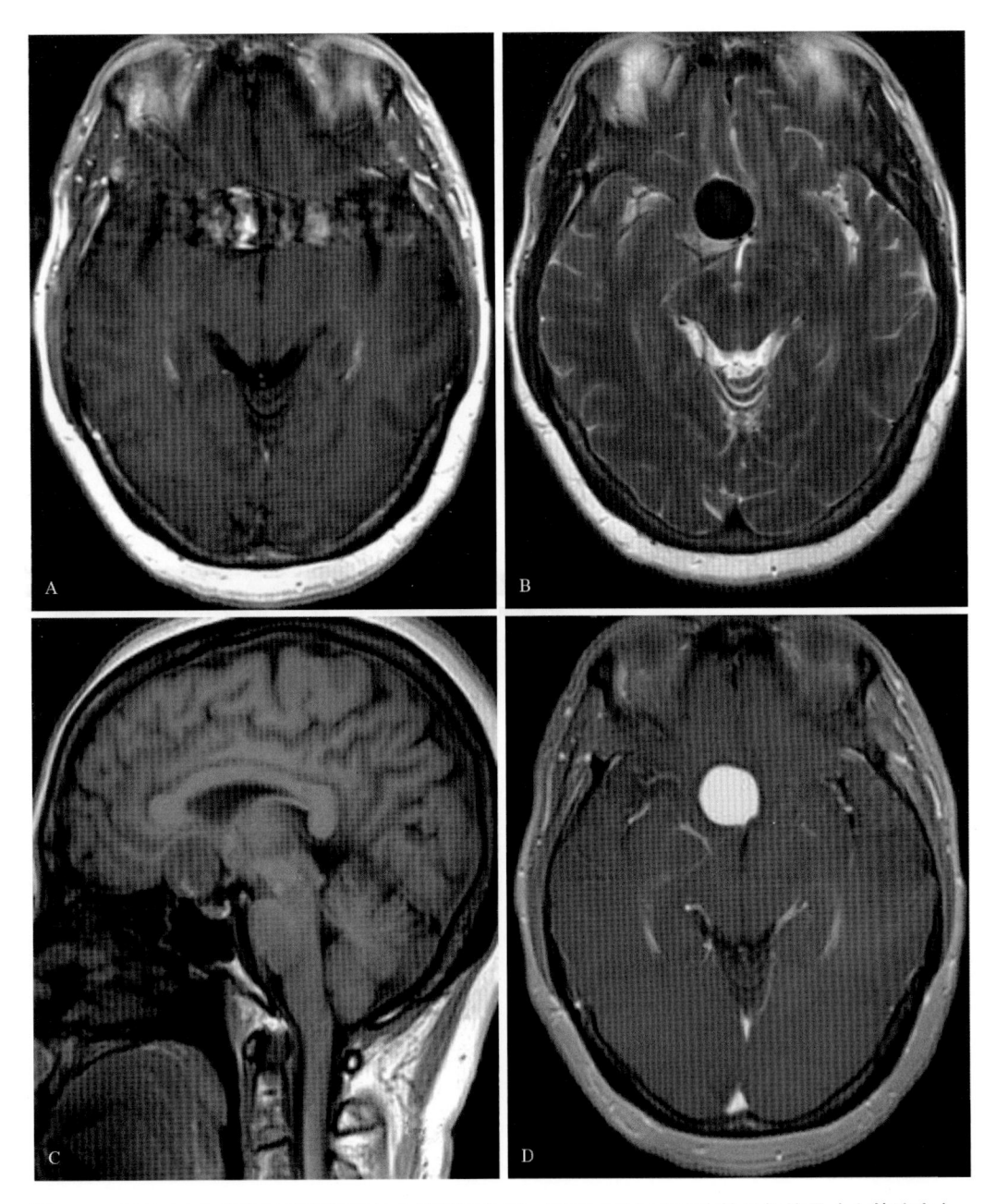

图 4-5　T₁WI（A）见鞍区病变明显的血管搏动伪影，T₂WI（B）可见病灶呈低信号（血管流空），提示病变与局部血管关系密切（动脉瘤可能），矢状面 T₁WI（C）显示垂体位置形态正常、病变位于鞍上，增强扫描（D）病灶明显强化，强化程度与动脉血管相同，诊断动脉瘤

4. 大脑大静脉　见图 4-6。

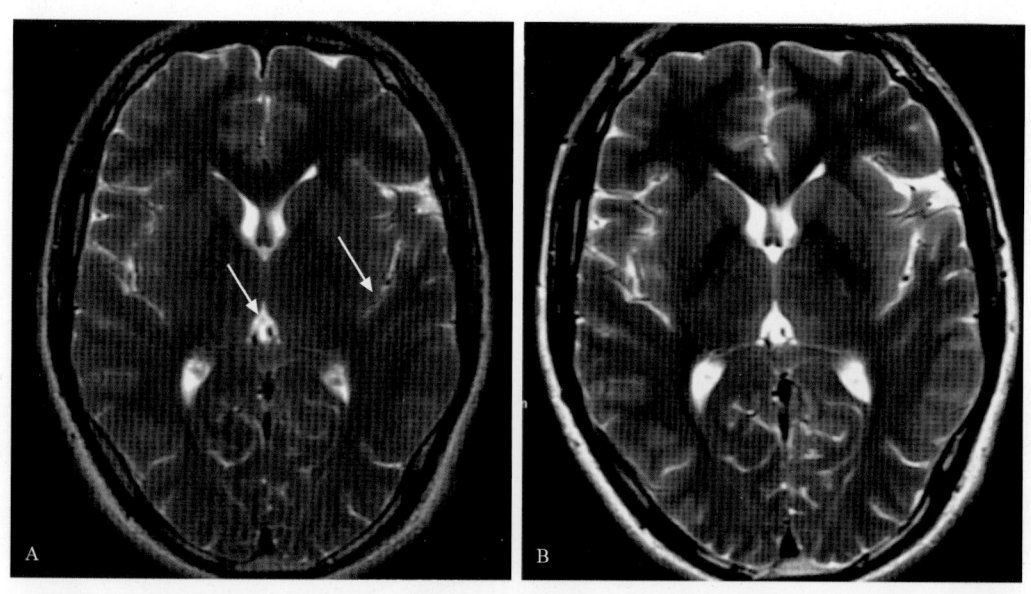

图 4-6　大脑大静脉所致的血管搏动伪影（A），改变 TR 时间再次扫描（B），伪影基本消除

（四）运动伪影——脑内脑脊液流动伪影

见图 4-7。

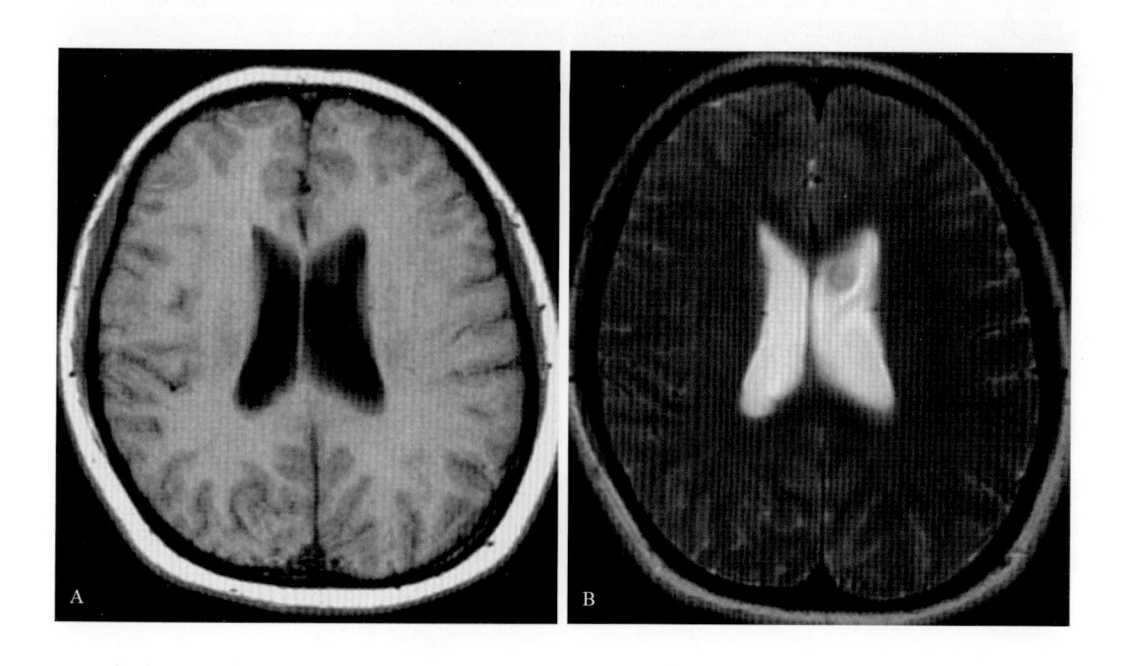

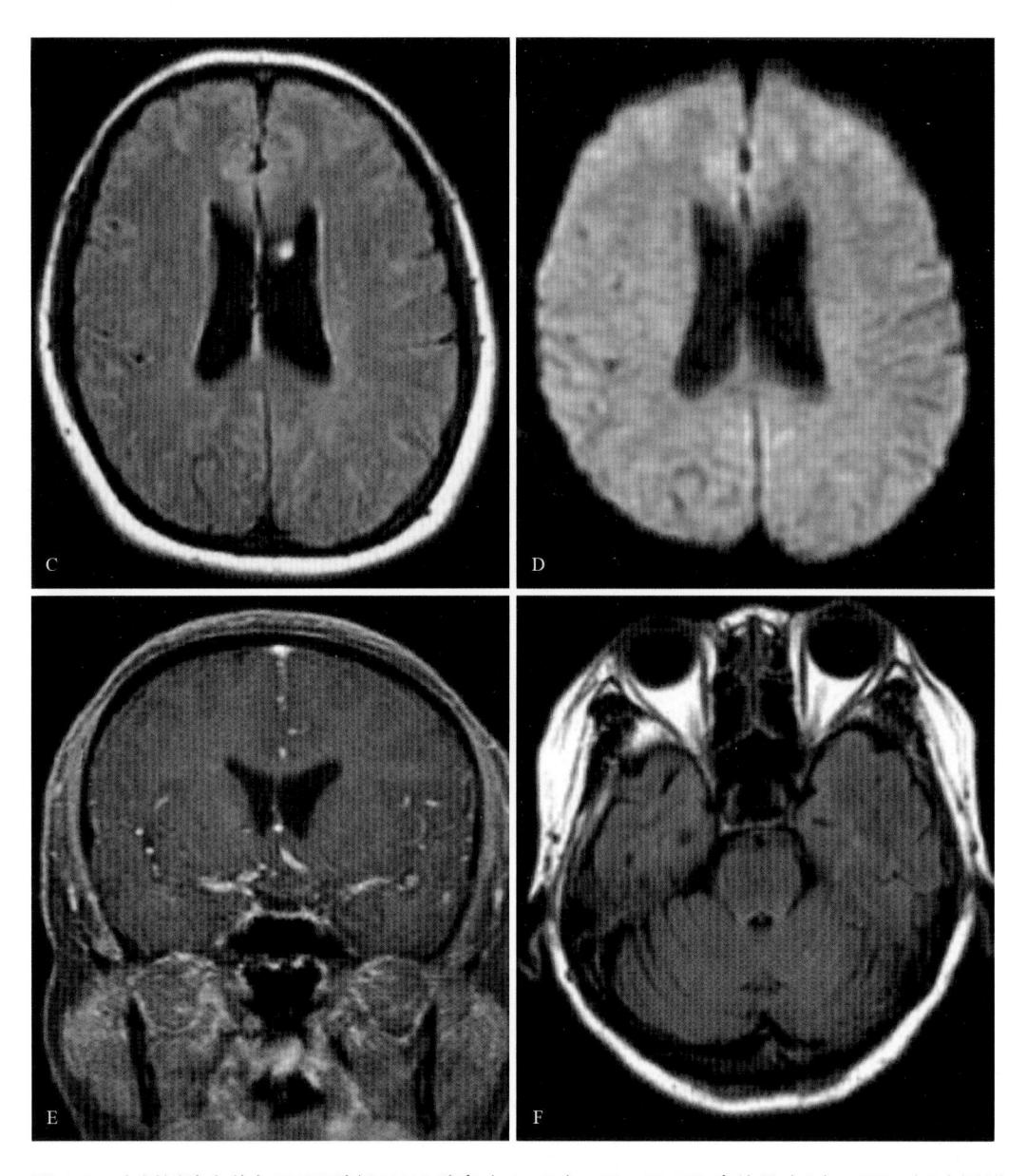

图4-7 左侧侧脑室前角 T$_1$WI 稍低 T$_2$WI 稍高（A、B），T$_2$-FLAIR 高信号（C），DWI（D）及增强图像（E）未见异常信号，推测该伪影为脑脊液流动所致，该类型伪影另一个常见部位为第四脑室内（F）

(五)磁化率伪影

1. 金属伪影——义齿　见图 4-8、图 4-9。

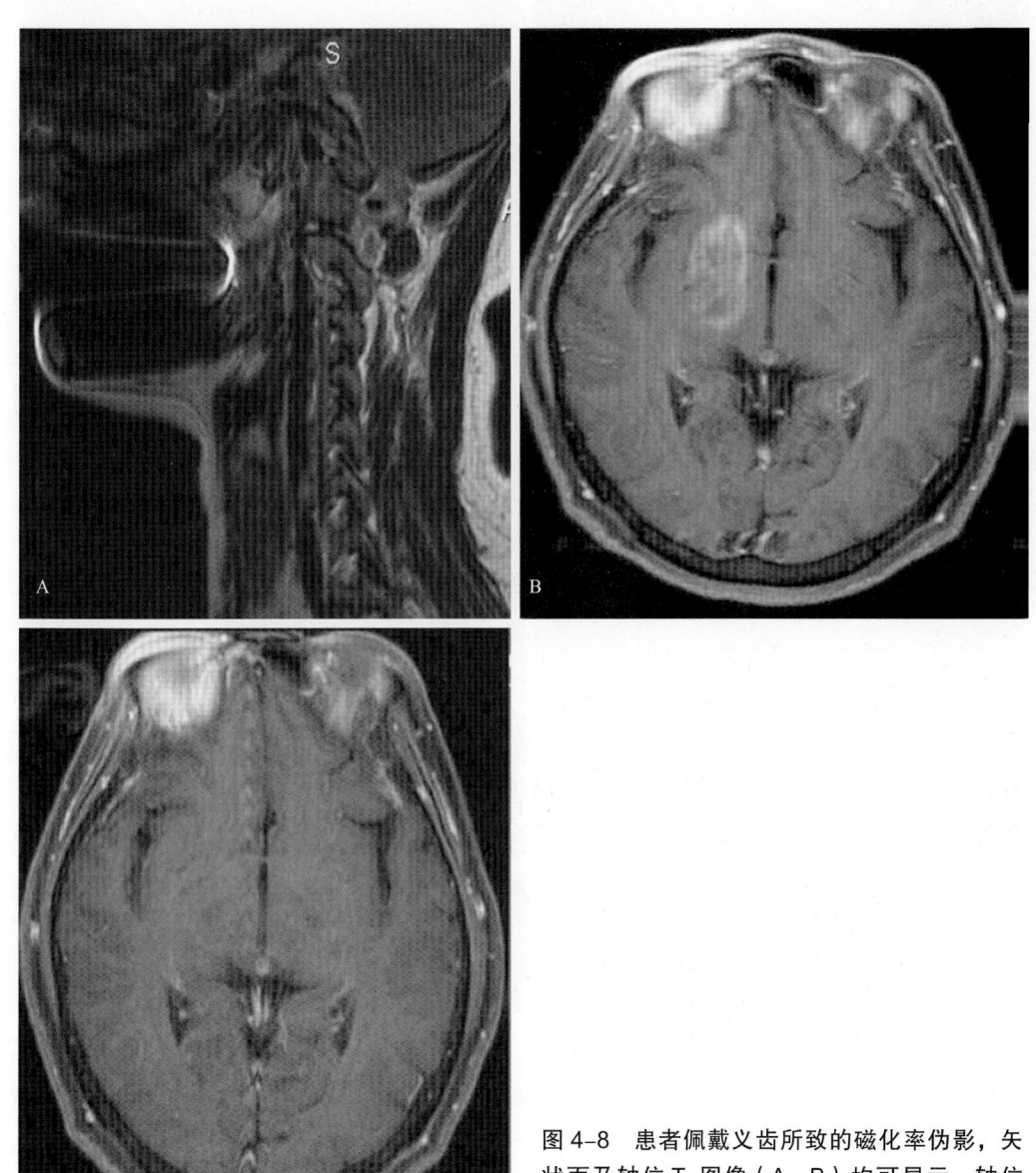

图 4-8　患者佩戴义齿所致的磁化率伪影,矢状面及轴位 T_1 图像(A、B)均可显示,轴位 T_1 图像变换编码方向(C),伪影消失

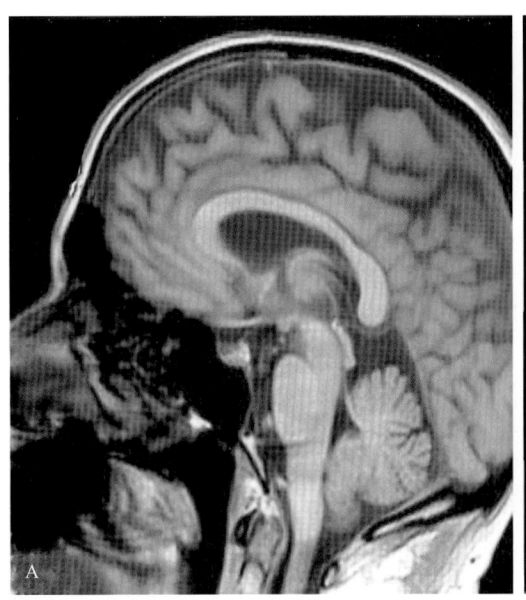

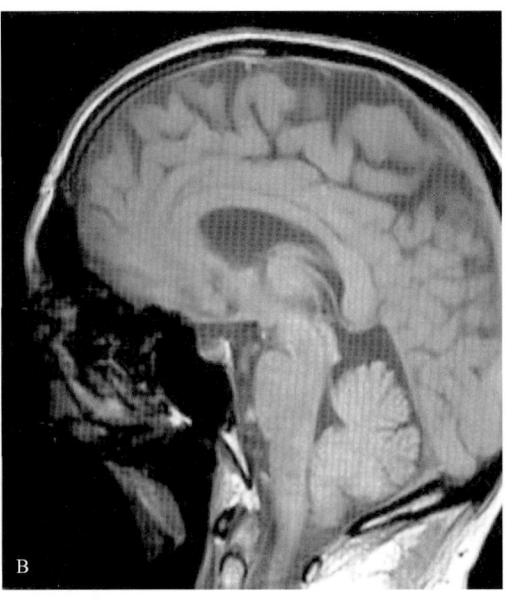

图 4-9　义齿所致磁化率伪影，可见脑桥前下方线状伪影（A），义齿区域施加饱和带后（B），磁化率伪影消失，脑干区域显示清晰

采用风车技术的 FSE 序列，不易产生磁敏感伪影，可有效改善佩戴义齿导致的磁化率伪影。

2. 金属伪影——动脉瘤弹簧圈　见图 4-10。

与自旋回波不同，在梯度回波序列中，使用一对极性相反的梯度脉冲而不是 180° 脉冲来进行相位重聚，对局部磁场不均造成的散相位无法矫正，因此该序列对局部磁场的不均匀性十分敏感。对于顺磁性物质造成局部磁场的变形，梯度回波具有高度的敏感性和夸大效应。

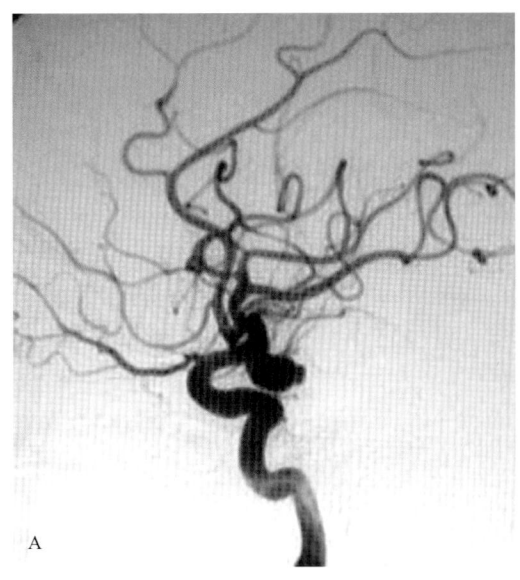

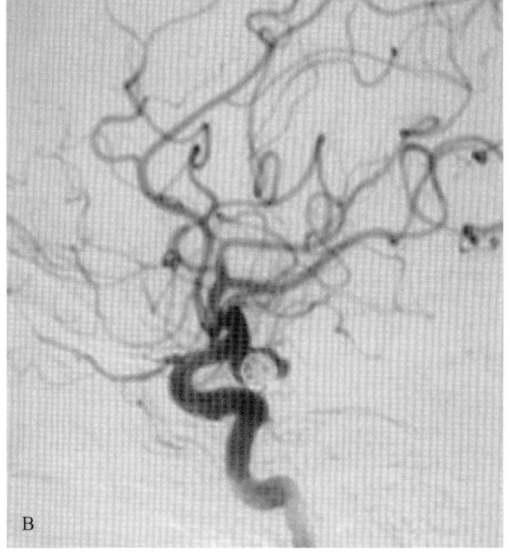

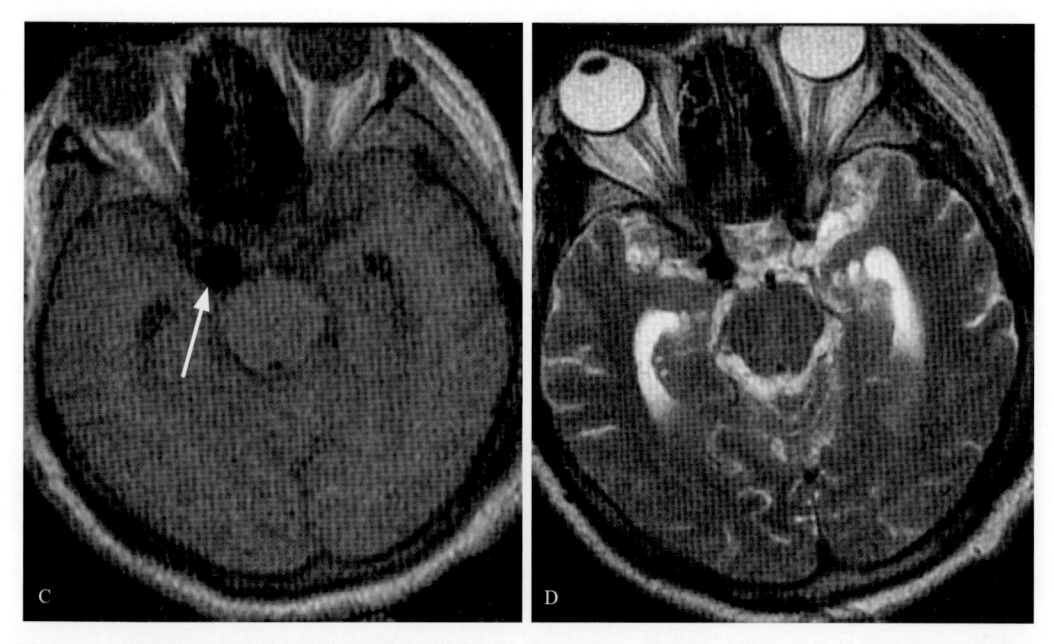

图 4-10 左侧颈内动脉动脉瘤弹簧圈栓塞术（A、B）患者，梯度回波 T₁WI（C）可见明显金属置入物所致磁化率伪影，FSE 序列（D）伪影相对不明显

3. 金属伪影——佩戴金属（发夹）所致磁化率伪影　见图 4-11。

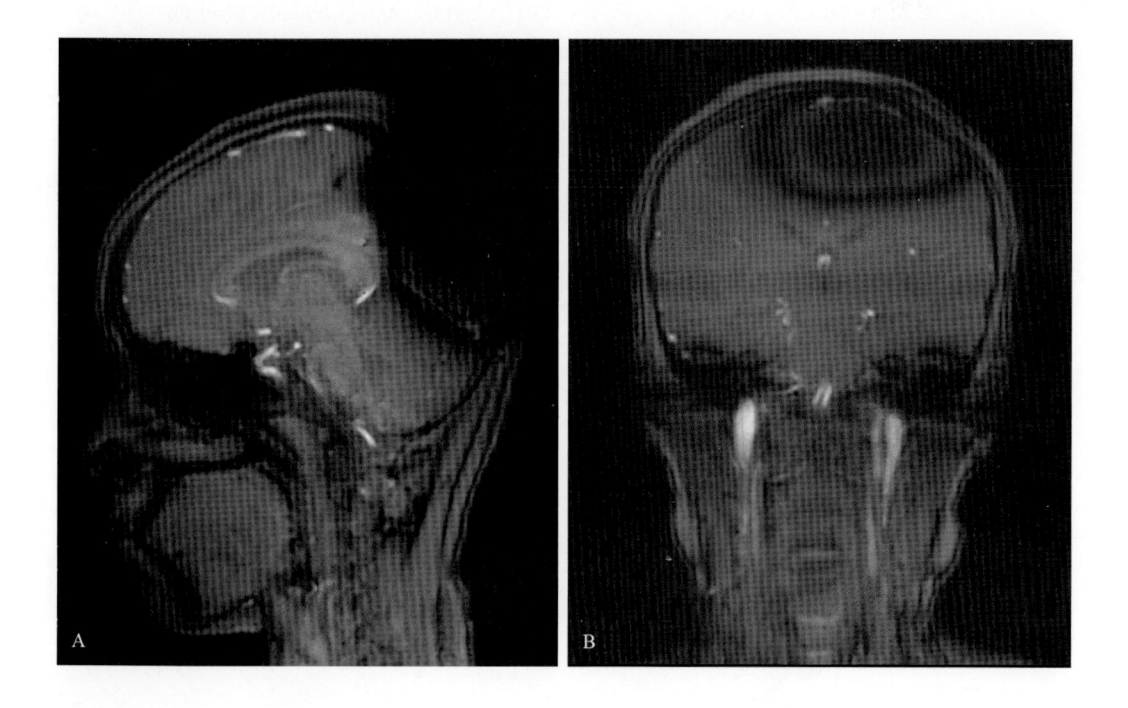

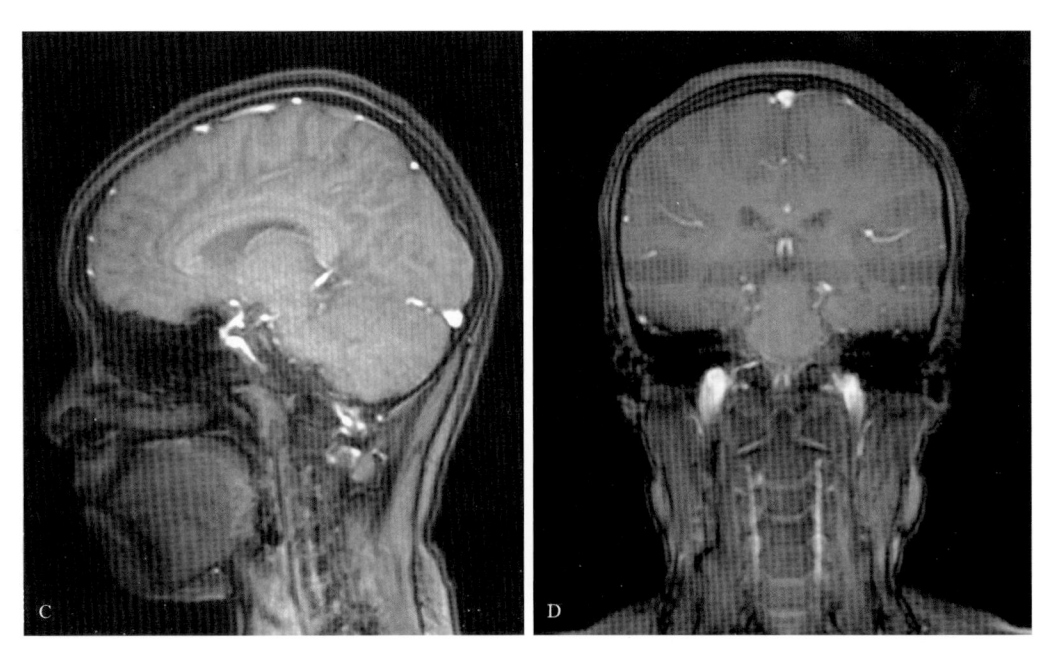

图4-11 患者佩戴发夹所致磁化率伪影,表现为顶部大片状信号消失(A、B),摘除发夹后伪影消除(C、D)

4. 磁化率伪影——磁化率差异大组织界面 见图4-12。

磁化率是物质的基本特性之一,某种物质的磁化率是指这种物质进入外磁场后的磁化强度与外磁场强度的比率。抗磁性物质的磁化率为负值,顺磁性物质的磁化率为正值,一般顺磁性物质磁化率很低,铁磁性物质的磁化率很高。

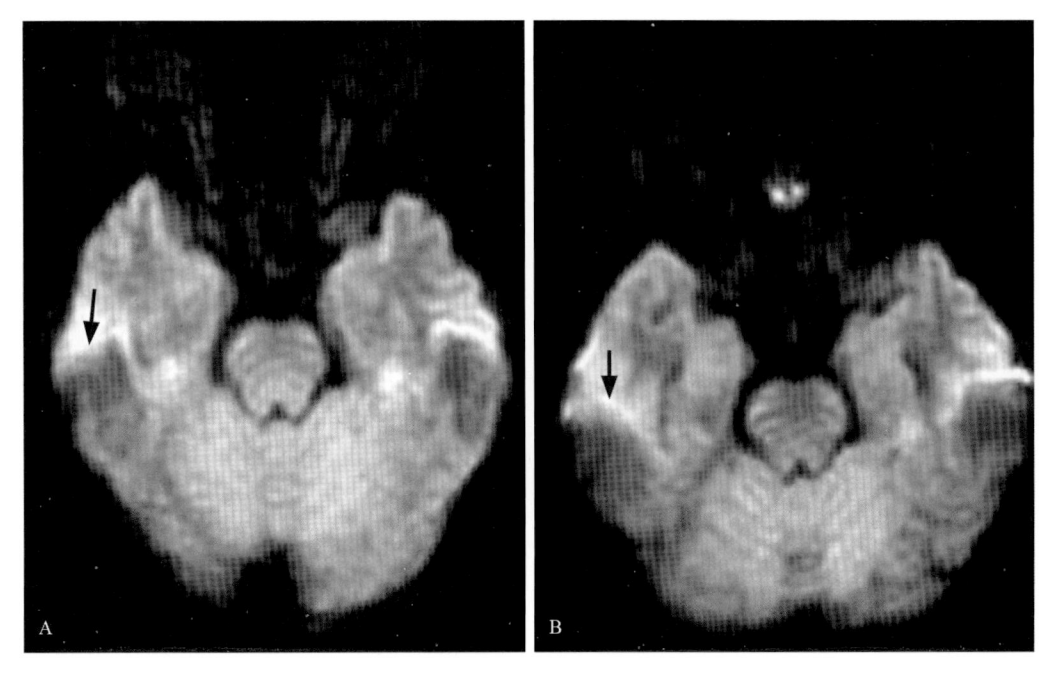

图4-12 双侧颞叶区域,由于处于磁化率差异较大的组织界面(脑组织、颅骨及气体)出现磁化率伪影,表现为局部信号明显减弱及增强,同时伴有组织变形(A、B)

磁化率伪影具有以下特点：①常出现在磁化率差别较大的组织界面附近，如脑脊液与颅骨间、空气与组织之间等；②体内或体外的金属物质特别是铁磁性物质可造成局部磁化率发生显著变化，出现严重的磁化率伪影；③梯度回波序列对磁化率变化较敏感，与自旋回波类序列相比更容易出现磁化率伪影，EPI序列的磁化率伪影更为严重；④一般随TE的延长，磁化率伪影越明显，因此T_2WI或T_2^*WI的磁化率伪影较T_1WI明显。

（六）卷褶伪影

见图4-13。卷褶伪影的矫正策略：①扩大FOV；②增加过采样范围。

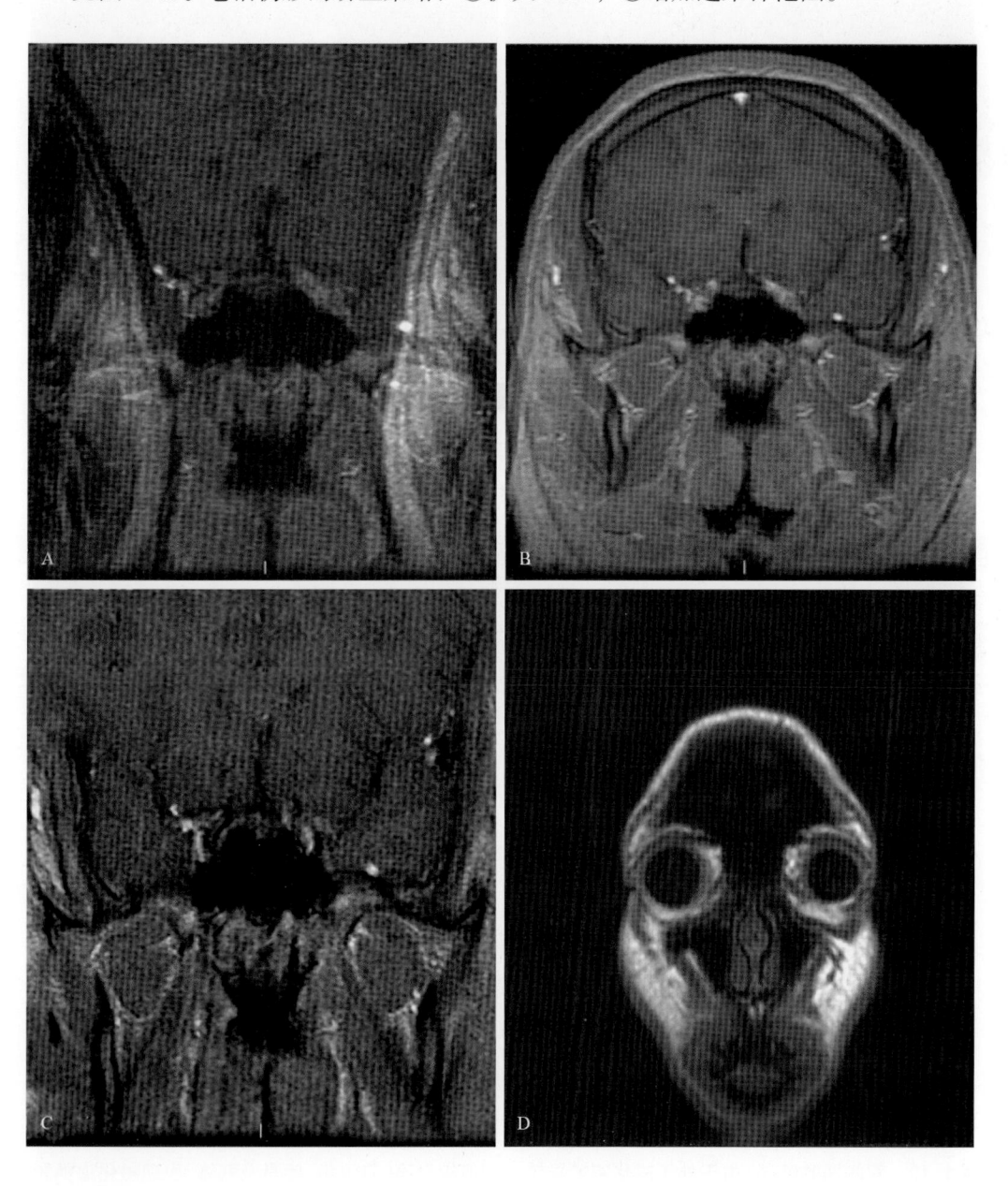

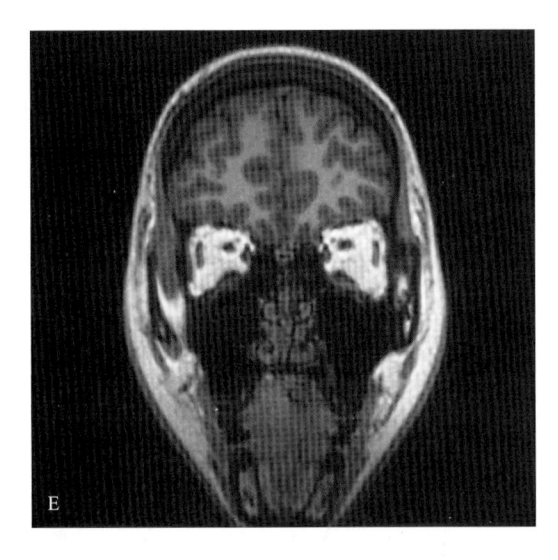

图4-13 鞍区冠状面扫描可见相位编码方向（左右）上出现卷褶伪影，表现为FOV之外组织卷褶至FOV内对侧位置（A），扩大FOV（B）及扩大采样范围（C）后，卷褶伪影消除；三维序列中，由于层面方向定位也使用相位编码，所以卷褶发生在层面方向上，主要表现为起止的少数层图像上出现对侧组织的重叠影像（D），图E为图D同序列中间层面，未见卷褶伪影

（七）截断伪影（震铃伪影）

见图4-14。当像素矩阵过小时，在两种信号强度明显不同的物质交界处，像素的信号不能正常反映体素的组织特征。在FSE与EPI序列中，在ETL过长的情况下，可

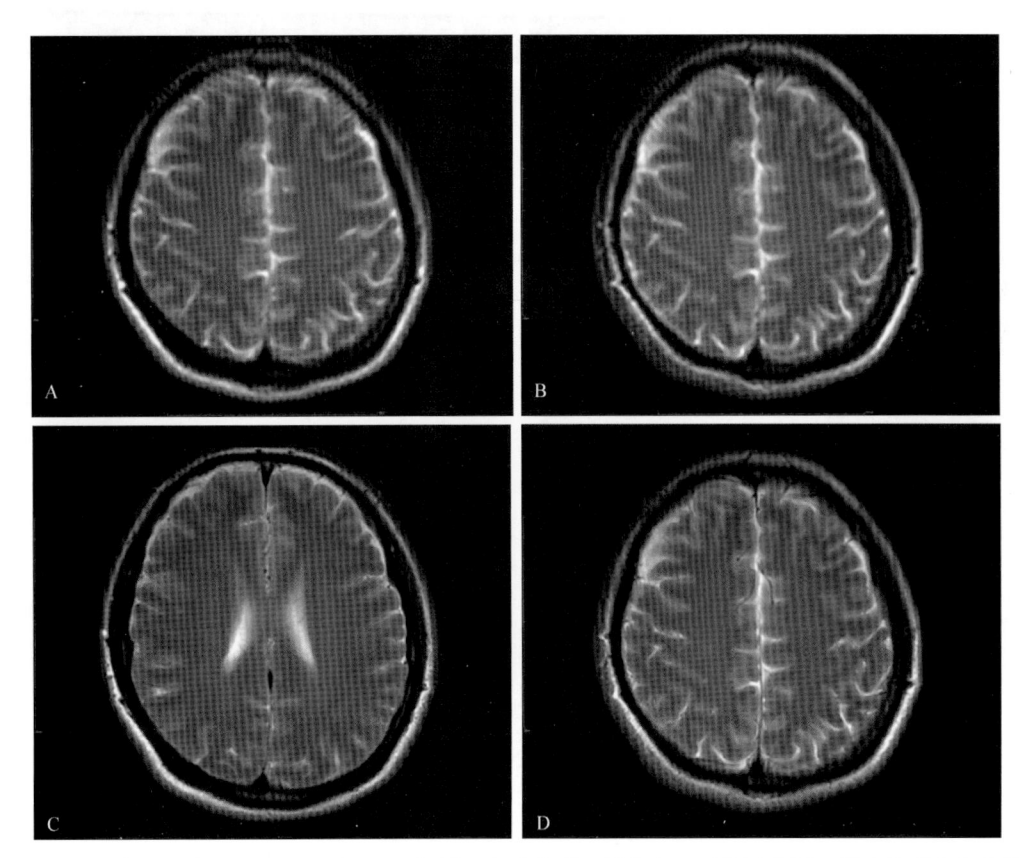

图4-14 像素矩阵152×143时，可见颅骨下方脑实质区域多条环形伪影（图A频率编码方向为前后方向、图B频率编码方向为左右方向），FOV不变，矩阵改为288×288后扫描，伪影消除（C、D）

能由于 T_2 衰减的原因，使在强弱信号交界区的高频信息部分进一步丢失，表现为环形伪影。通过提高空间分辨率可以减少环形伪影，保持 FOV 不变，加大矩阵，减小像素尺寸可使伪影的强度减弱，伪影的空间间隔缩小。

（八）部分容积效应

见图 4-15、图 4-16。CT、MR 图像类似但并非为真正的解剖断面图像，而是人体中具有一定厚度层面组织的重建图像。因此，当一个扫描层面内同时含有两种或两种以上不同密度（或信号）且走行与层面平行的组织时，其所显示的密度（或信号）并非代表任何一种组织。这种现象称之为部分容积效应或部分容积现象，其可影响病变的显示和诊断。

我们可以把像素点上的磁共振信号理解成对应位置的体素上所获取的 MR 信号的强度。实际上，每个体素中不只含有一种类型的组织，特别是在不同组织交界区域，体素中往往包含多种组织成分，此时我们得到的像素的磁共振信号实际上是不同组织的信号强度的加权和。举个简单的例子，如我们需要获取一幅颅脑的 MRI 图像，在体素很小的情况下，如 0.25mm × 0.25mm × 1.00mm，许多的体素会以一种组织为主，所获取图像可较为精确地反映组织结构及信号。但在平常扫描时，体素通常较大，体素实际上是不同组织的混合，所以所获图像的组织结构就会变得模糊、边界信息不清晰，这就是磁共振图像的部分容积效应。

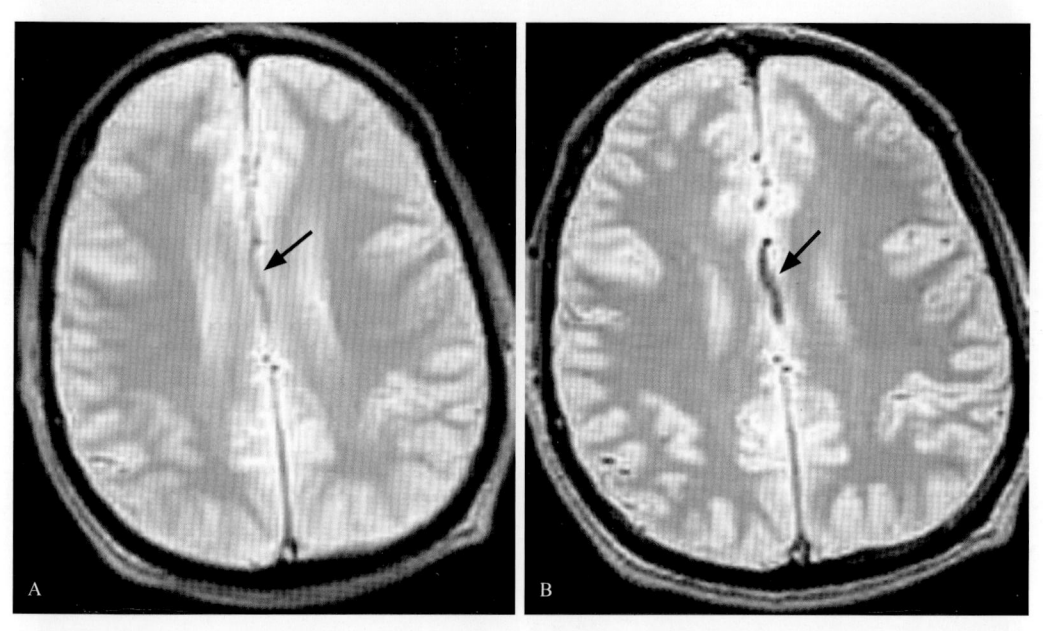

图 4-15　层厚 10mm 扫描图像（A）可见灰白质分界不清晰，中线区域血管信号模糊；层厚 3mm（B）显示灰白质界限及血管清晰

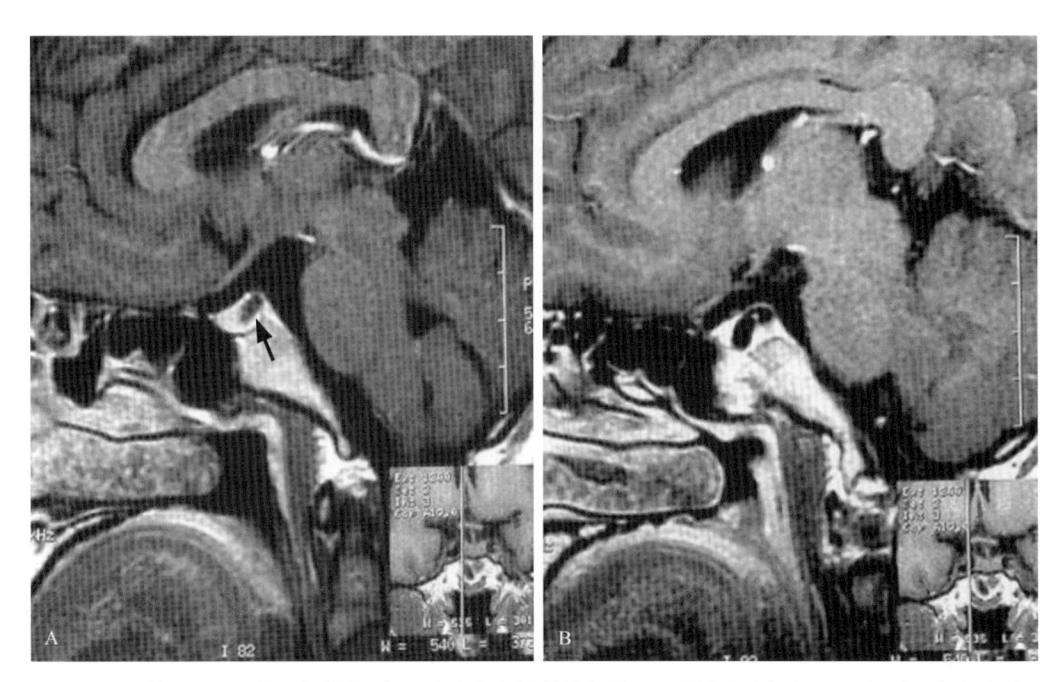

图4-16 垂体T₁WI矢状面扫描（A）见垂体内小结节状低信号，连续观察相邻层面（B）及参考定位图像，该低信号灶为颈内动脉与垂体所发生的容积效应所致

二、颅脑常见假象与陷阱

（一）鸡冠

见图 4-17。

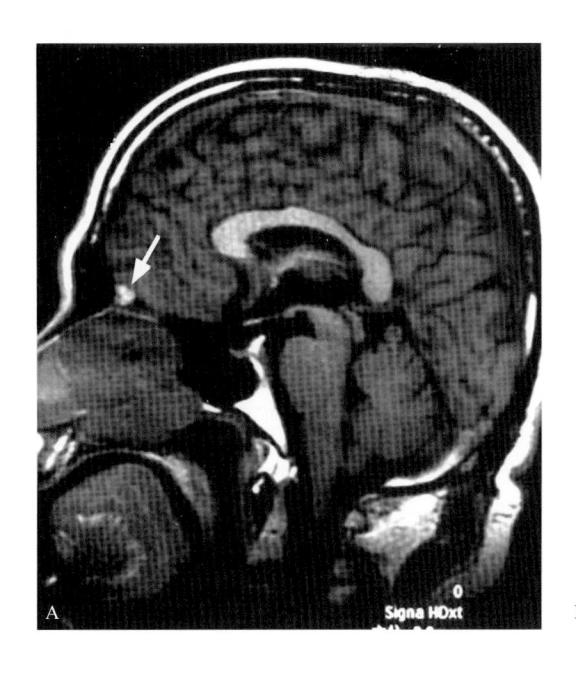

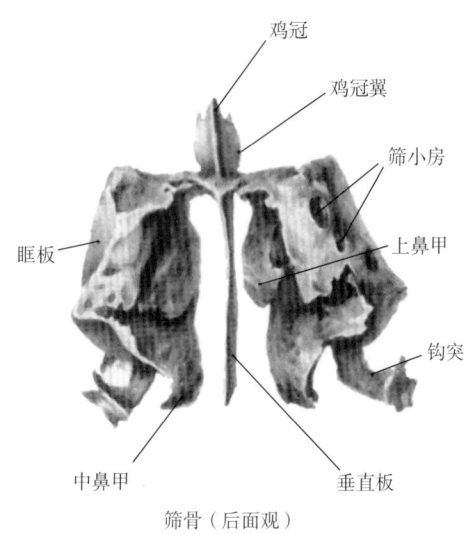

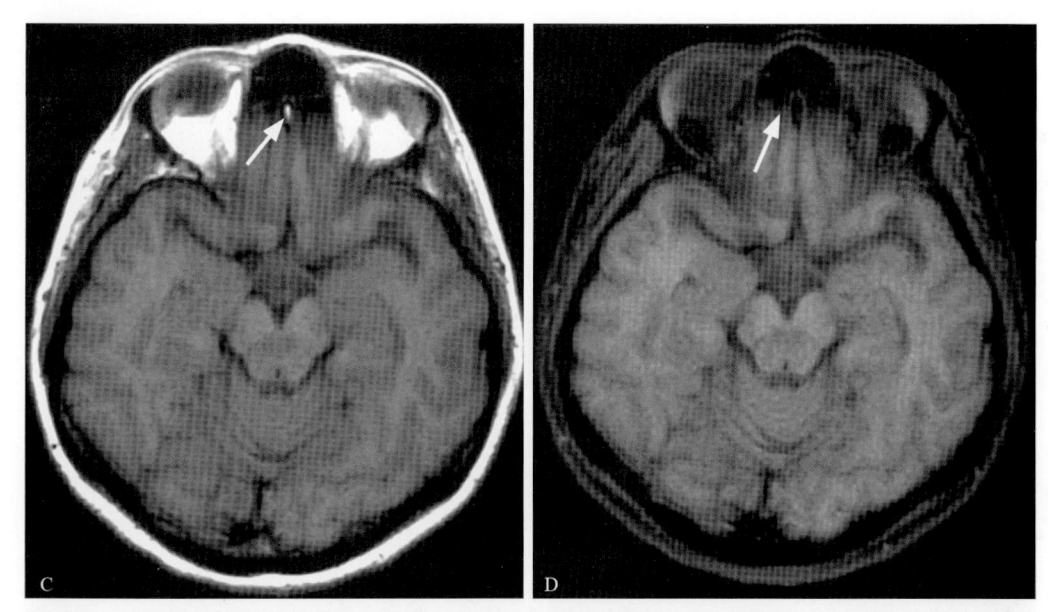

图 4-17　由于鸡冠内含丰富骨髓，表现为 T_1WI 颅前窝底前部小片状高信号，矢状面 T_1WI 上勿误认为病变（A）；鸡冠为颅前窝底的骨性突起（B），其内信号与板障信号相同，脂肪抑制序列前后比较，说明成人鸡冠内主要为脂肪成分（C、D）

（二）蛛网膜颗粒

见图 4-18。蛛网膜颗粒压迹是蛛网膜颗粒在颅骨内板上形成的压迹。蛛网膜颗粒是脑脊液循环的重要组成部分，脑脊液经此渗入硬脑膜窦内，回流入静脉，其在颅骨内板上可形成凹陷或突入脑静脉窦内形成绒毛状或颗粒状突起。它是一种正常解剖结构，无临床意义。但需与引起颅骨破坏的其他疾病相鉴别，如骨髓瘤、肉芽肿、转移瘤等。

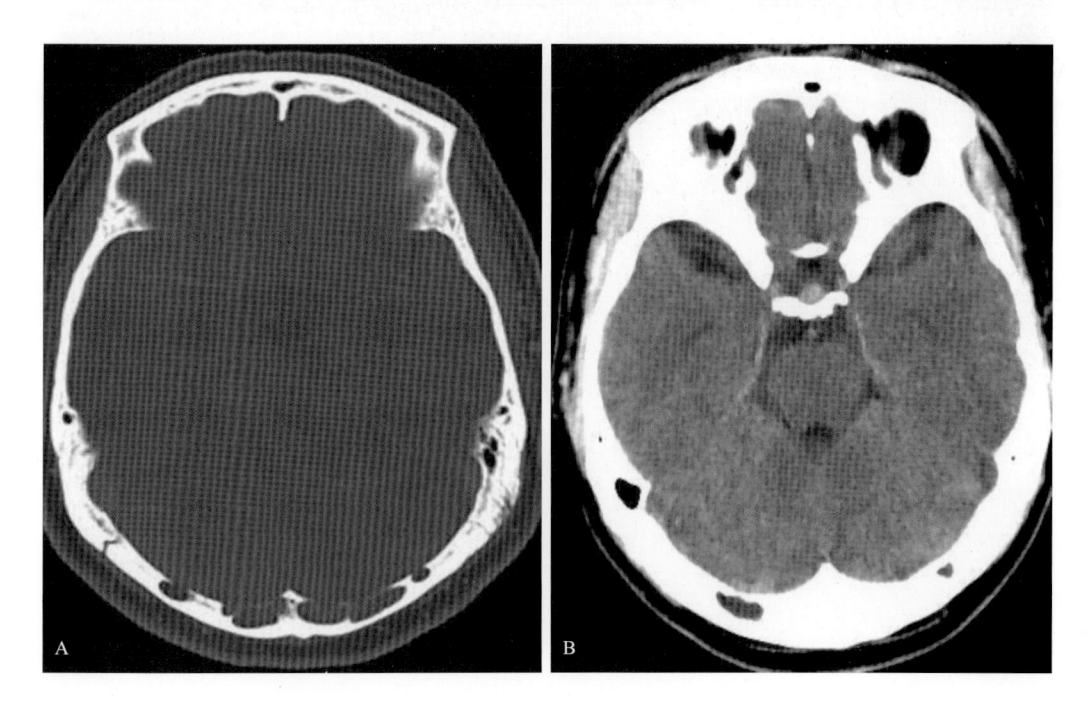

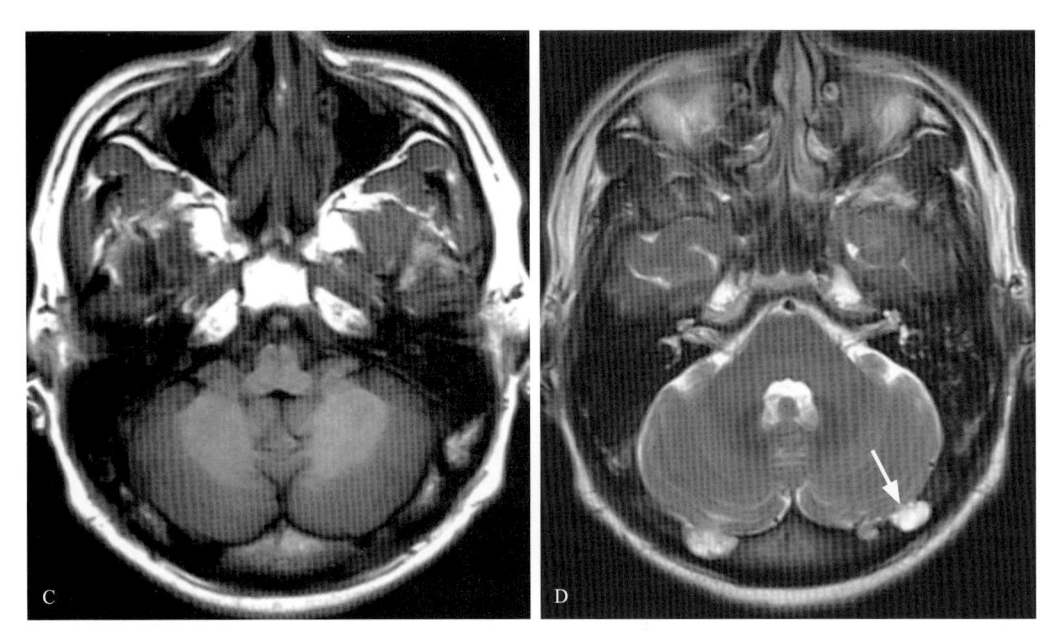

图 4-18　颅骨内板及板障内见边缘光滑、边界清晰囊状压迹（A、B），呈脑脊液样信号，颅骨外板、头皮软组织无异常改变（C、D）

（三）额窦

见图 4-19。额窦位于额骨内外板之间，左、右各一。窦的大小及形状极不一致，但基本上为一三角锥体形。其容积可相差较大，需多方位观察以免造成误诊。

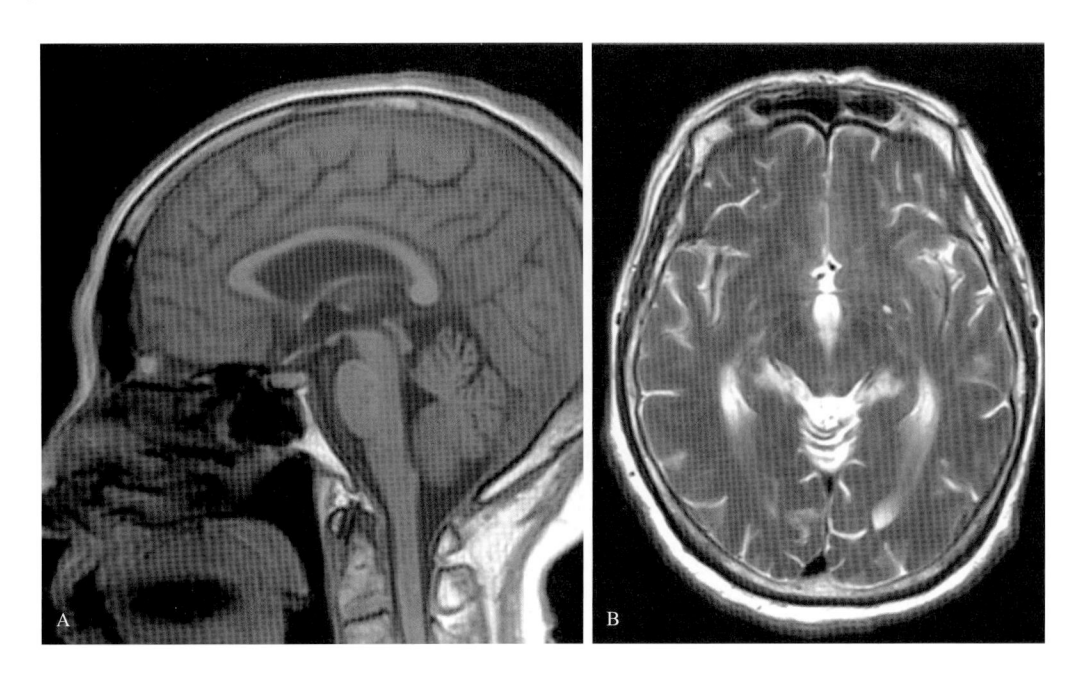

107

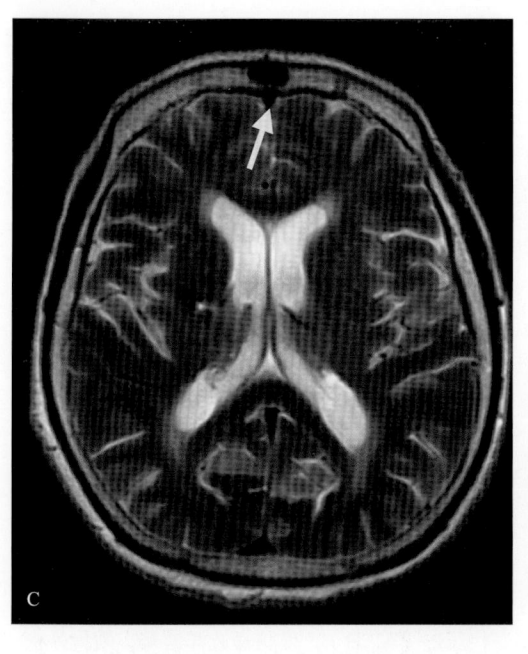

图 4-19　额窦形态变异
A. 矢状面见额窦窦腔上缘达胼胝体上缘水平；B、C. 轴位 T₂WI 见脑室水平额骨内含气窦腔

（四）前连合

见图 4-20。前连合（anterior commissure）是脑的一束联合神经纤维，横穿大脑中线，在室间孔水平稍下方、终板上方，前连合紧贴穹窿柱，以近似水平方向横过中线连接左右半球。在中矢面内，前连合呈小椭圆形，长轴约为 5mm。前连合是一个重要的白质束，可能与嗅觉有关。

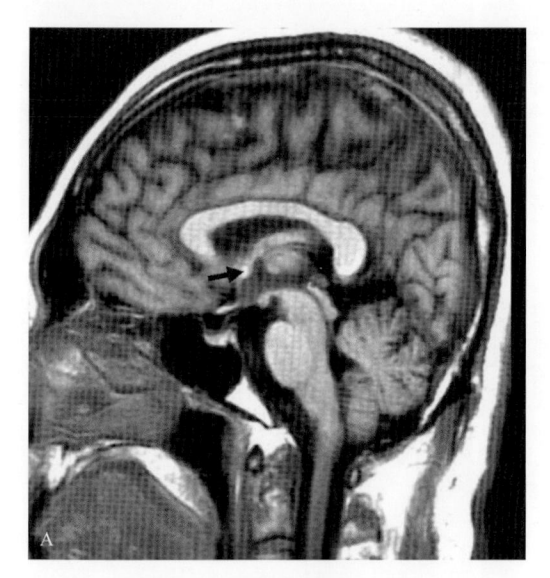

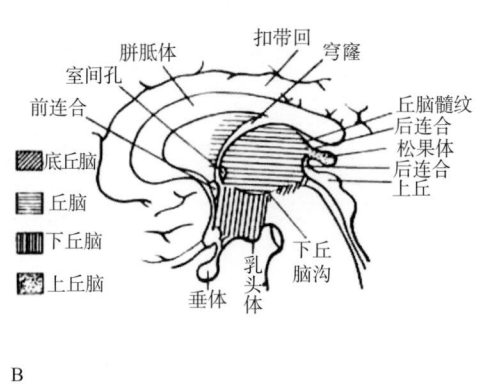

图 4-20　大脑中线、穹窿前部后方见长轴约 5mm 小椭圆形、T₁WI 稍高信号灶，为正常解剖结构前连合（A），勿诊断为病变；图 B 为解剖示意图

(五)内囊后肢 T$_2$WI 高信号

见图 4-21。

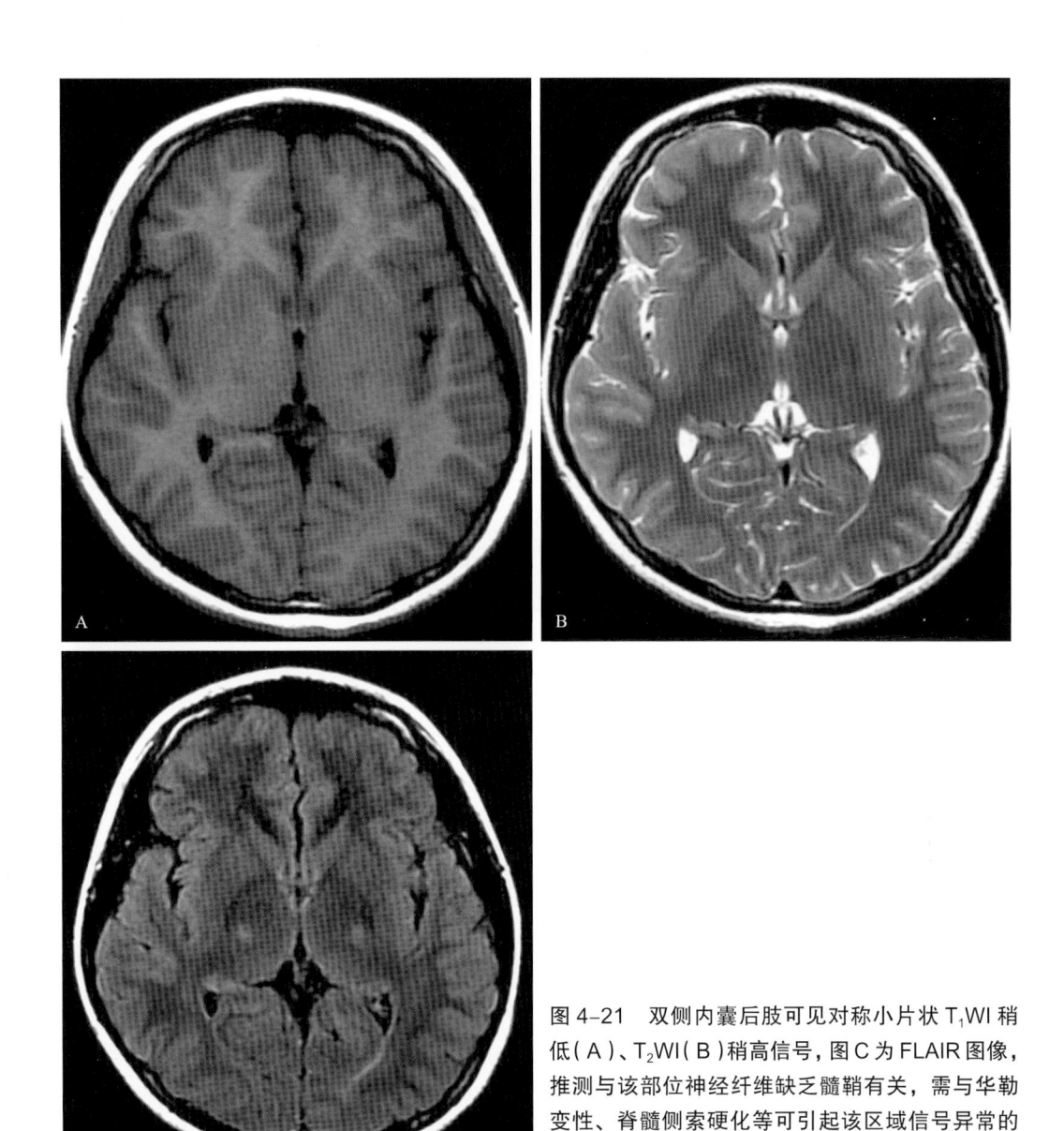

图 4-21 双侧内囊后肢可见对称小片状 T$_1$WI 稍低(A)、T$_2$WI(B)稍高信号,图 C 为 FLAIR 图像,推测与该部位神经纤维缺乏髓鞘有关,需与华勒变性、脊髓侧索硬化等可引起该区域信号异常的疾病相鉴别

(六)侧脑室后角旁 T$_2$WI 高信号

见图 4-22。

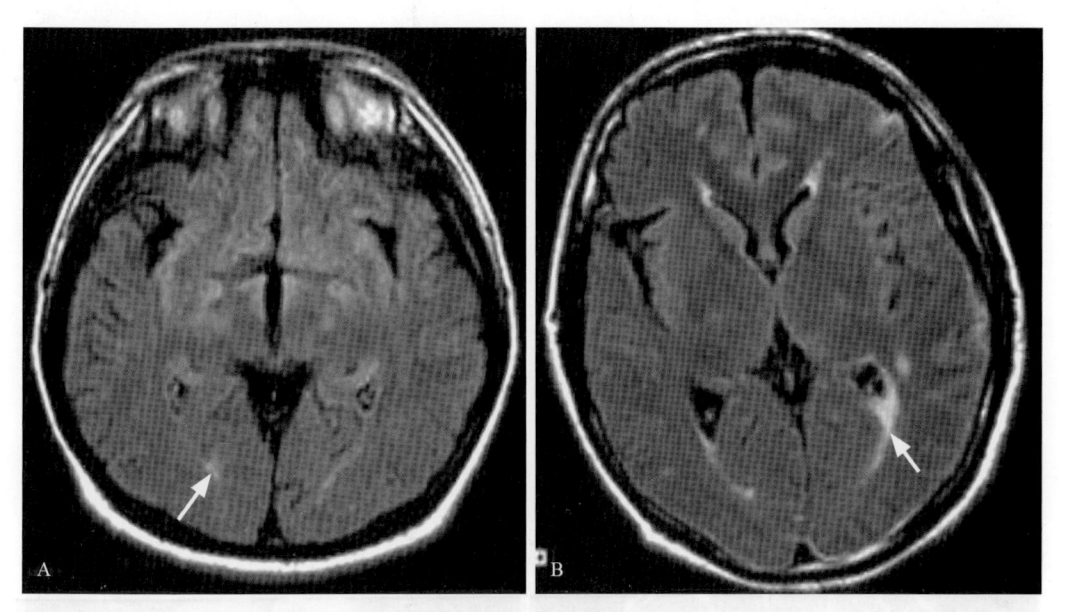

图 4-22 T$_2$-FLAIR 图像显示双侧侧脑室枕角旁脑白质轻度不对称信号增高,可为老年脑改变,后者的诊断需结合脑室有无扩大、脑沟裂有无增宽加深等征象

(七)脑血管间隙

见图 4-23。血管周围间隙,是在一个多世纪前由德国病理学家 R.Virchow 和法国生物学、组织学家 C.P. Robin 提出,后来被命名为 Virchow-Robin 腔(VRS),也有称之为血管周围淋巴间隙。VRS 是包绕在脑小动脉、毛细血管和小静脉周围的微小组织间隙,伴随脑动脉深穿支深入脑实质或伴随脑静脉自脑实质穿出,其内壁为血管壁,外壁由星形胶质细胞足突包绕形成,与软脑膜下腔相通。VRS 是神经系统的正常解剖结构,目前被认为是脑内类淋巴系统的重要组成部分,有引流脑内组织液的功能,参与脑内代谢产物清除和脑内免疫反应。VRS 常很小,直径为 1~2mm。

扩大机制:VRS 与年龄明显相关,提示 VRS 增多和扩大可能是脑老化的表现。在老年,脑血管增粗、扭曲,造成血管周围间隙的扩大;CSF 隔室的弥漫性增加也参与了血管周围间隙的扩大;脑实质的萎缩也可引起 VRS 扩大,又称"拉空(ex vacuo)现象"。VRS 增多和扩大亦可见于高血压、糖尿病、痴呆、脑白质病变等。

常见分型:①随着豆纹动脉通过前穿支进入基底节区,称基底节型;②随着髓质动脉进入大脑半球灰质,延伸至白质,称大脑半球型;③沿大脑后动脉的穿通支进入中脑的 VRS,称中脑型。

一般认为,直径 < 2mm 的 VRS 属正常解剖结构,见于各个年龄组的健康人。

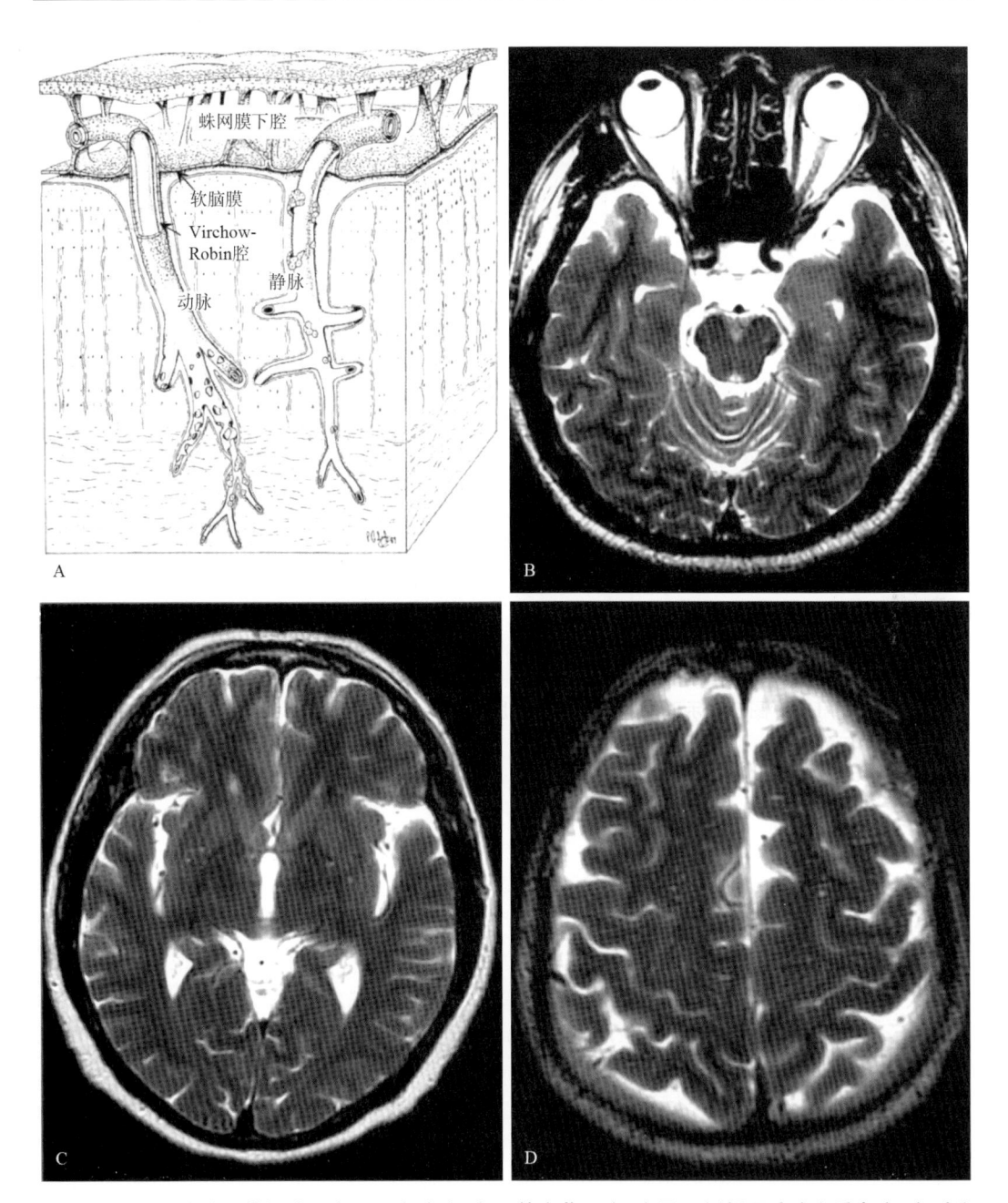

图4-23 图A为脑血管间隙示意图，中脑（B）、基底节区（C）及双侧额顶叶脑实质内（D）对称分布点状（直径＜2mm）脑脊液样信号灶，边界清晰，为脑血管间隙

（八）大枕大池

见图 4-24。

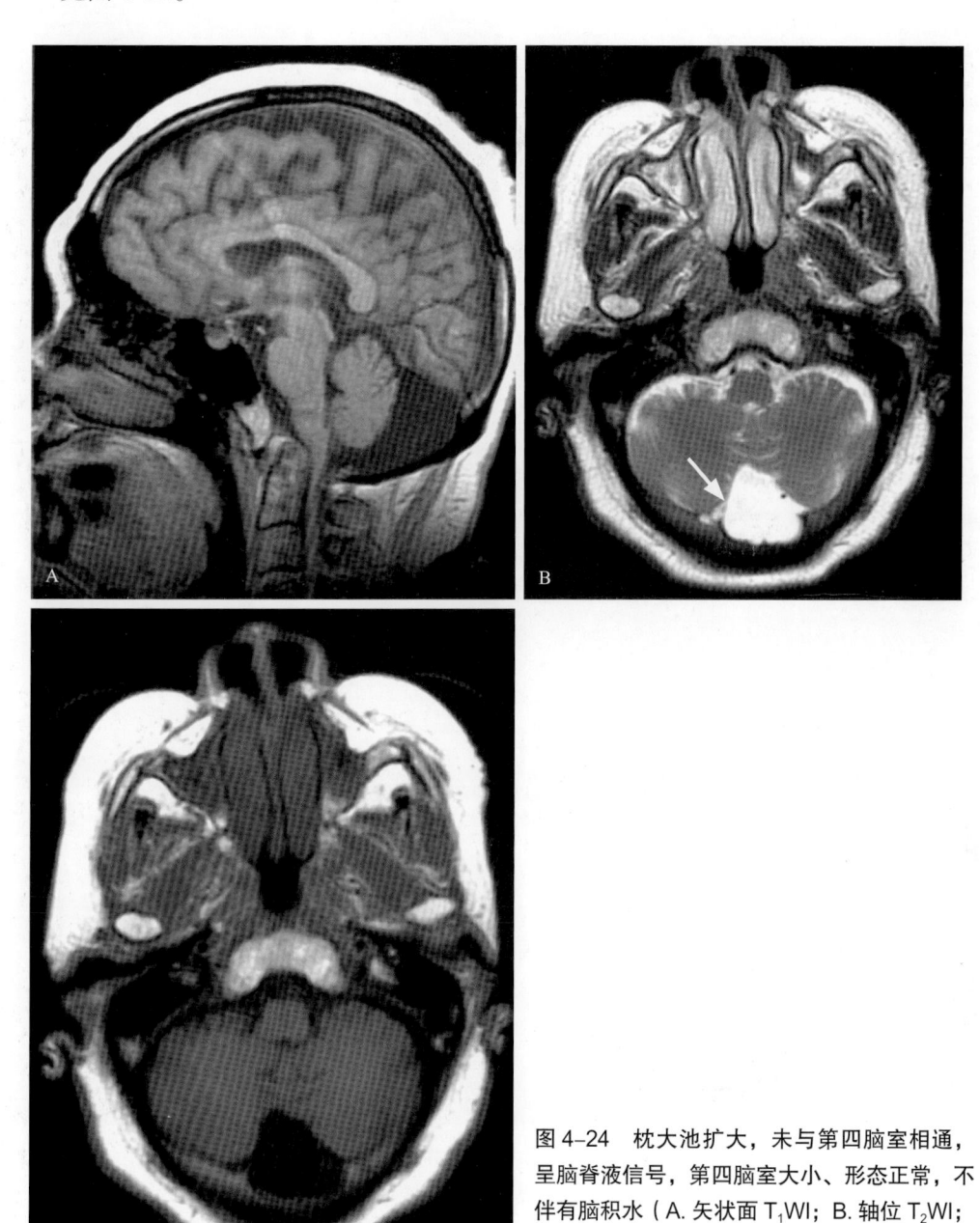

图 4-24 枕大池扩大，未与第四脑室相通，呈脑脊液信号，第四脑室大小、形态正常，不伴有脑积水（A. 矢状面 T_1WI；B. 轴位 T_2WI；C. 轴位 T_1WI）

（九）颅骨变薄——蛛网膜囊肿

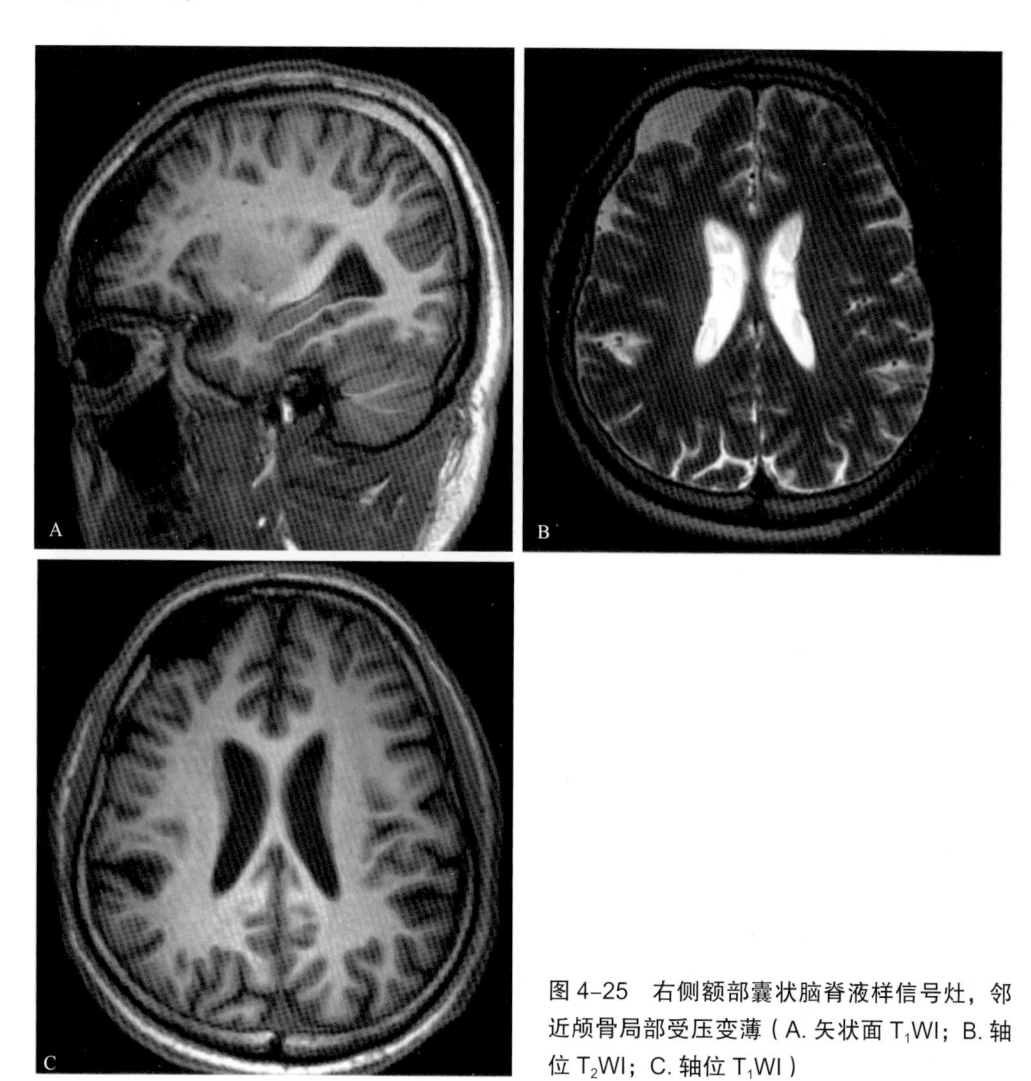

见图 4-25。

图 4-25 右侧额部囊状脑脊液样信号灶，邻近颅骨局部受压变薄（A. 矢状面 T_1WI；B. 轴位 T_2WI；C. 轴位 T_1WI）

（十）Dandy-Walker 畸形

见图 4-26。大枕大池更多的是影像学名词，是相对于正常枕大池说的。枕大池，位于颅后窝的后下部，小脑下面、延髓背侧面与枕鳞下部三者之间，向上通第四脑室。枕大池的位置、大小和形态表现可不一致，一般认为枕大池在小脑皮质或小脑蚓部距离枕骨内板超过 10mm，即可确定为大枕大池。可见于任何年龄，大小各异，一般第四脑室表现为正常，无占位效应，无脑室系统积水，无枕骨受压变薄，颅后窝大小正常，无小脑蚓部萎缩等可能引起临床症状的因素。CT、MRI 表现为类似脑脊液密度／信号，位置可在小脑下、小脑后、小脑上或连成一体，上部可与小脑上池相通，侧方可达桥小脑角池。一般认为大枕大池的有与无、大与小临床意义不大。

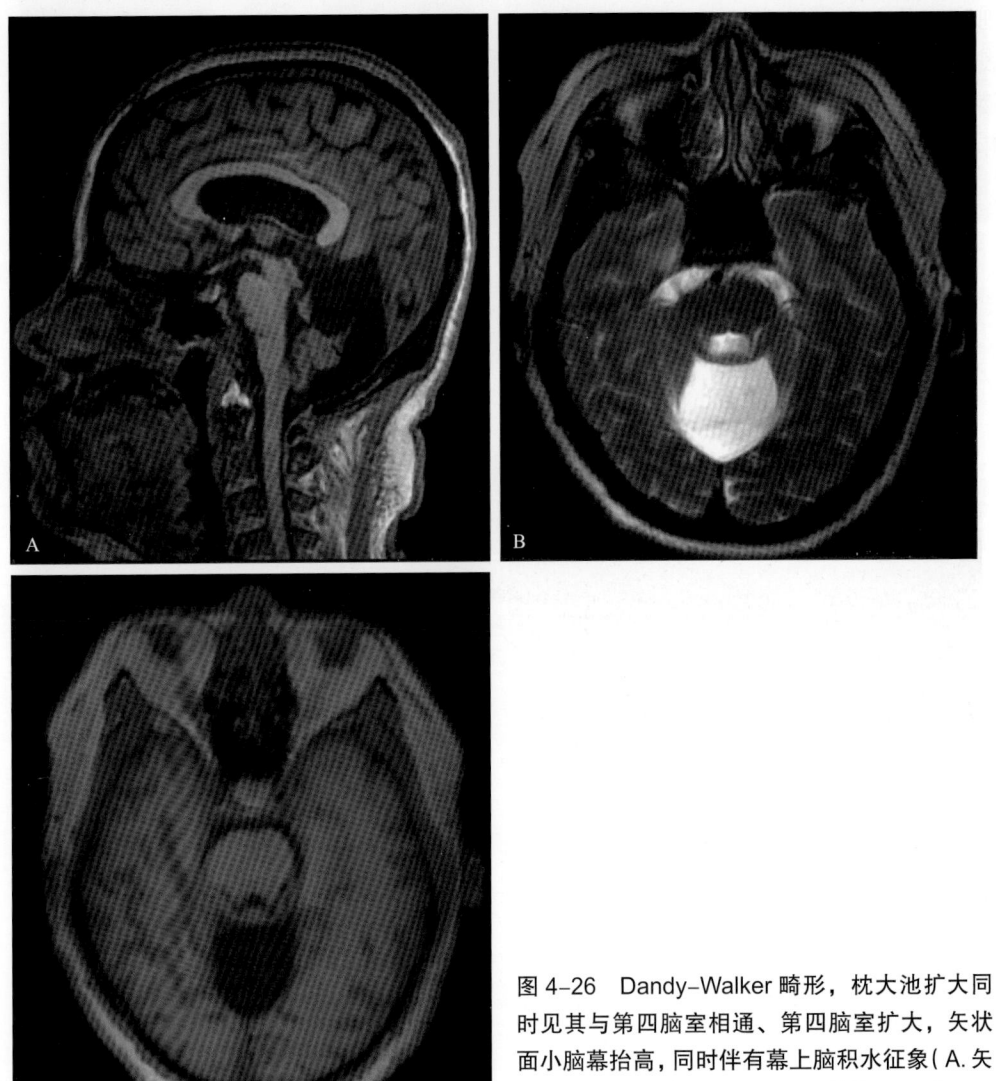

图 4-26 Dandy-Walker 畸形，枕大池扩大同时见其与第四脑室相通、第四脑室扩大，矢状面小脑幕抬高，同时伴有幕上脑积水征象（A. 矢状面 T_1WI；B. 轴位 T_2WI；C. 轴位 T_1WI）

大枕大池如伴有小脑蚓部缺如和第四脑室扩张，则形成所谓的 Dandy-Walker 畸形。第四脑室孔闭塞综合征（非交通性脑积），又称 Dandy-Walker 畸形、Dandy-Walker 综合征。第四脑室中间孔或侧孔为先天性纤维网、纤维带或囊肿所闭塞；枕大池被先天性脑脊膜膨出、小脑异位或脑膜感染粘连所阻塞，以及颅后窝中线肿瘤可造成程度不同的脑积水。

主要与其他非交通性脑积水相鉴别。①先天发育异常：包括第四脑室中孔或侧孔闭塞或第四脑室内囊肿形成。②第四脑室囊虫闭塞：多发脑囊虫病易于诊断，脑室型单发者诊断困难。第四脑室囊虫多呈囊状，其与第四脑室先天囊肿形成鉴别困难。但前者多有"米猪肉"食用史和绦虫节片排出史，血 HIA 多为阳性，抗囊虫治疗后脑积水可缓解或消失。③颅后窝肿瘤：中线肿瘤脑积水发生较早，以髓母细胞瘤、血管母细胞瘤及室管膜瘤多见。小脑半球及桥小脑角肿瘤脑积水多于晚期出现。除有脑水肿表现外，第四脑室多有受压移位或闭塞。④其他：中脑导水管畸形或炎性粘连引起的脑积水仅见第三脑室和侧脑室扩大，而第四脑室正常。交通性脑积水脑室、基底池和蛛网膜下腔均扩大。

（十一）侧脑室不对称

见图 4-27。在正常人的颅脑磁共振影像上常会发现两侧脑室不对称，尤其是侧脑室的额角或枕角，可以表现为不对称、缺如或是呈游离状。透明隔可以移位跨越中线，无相关占位效应、脑疝或脑实质萎缩。这种情况属于发育上的变异，是比较恒定的，可随诊观察是否有变化，一般不会引起临床症状。

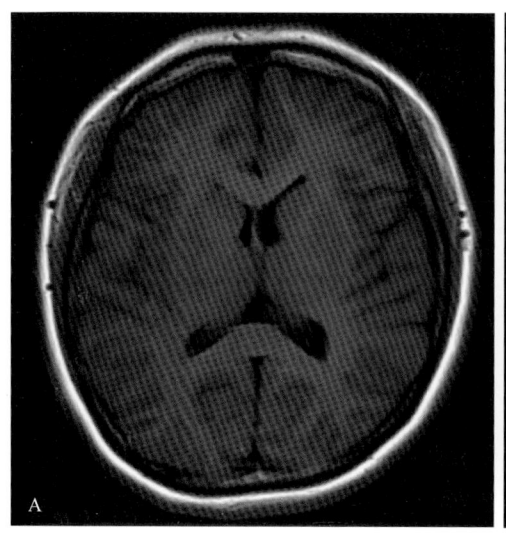

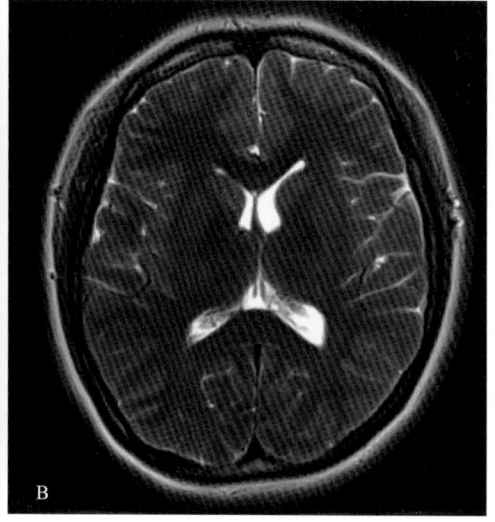

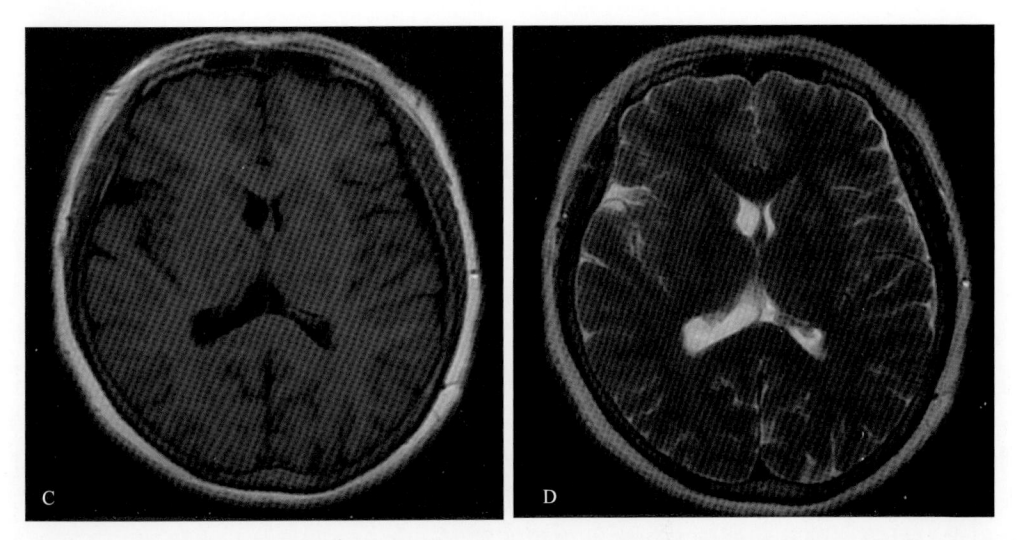

图 4-27　排除扫描体位因素后两侧脑室表现为形态正常、但欠对称，考虑为发育因素所致（A、B 为同一患者图像；C、D 为另一患者图像）

（十二）侧脑室颞角不对称

见图 4-28。

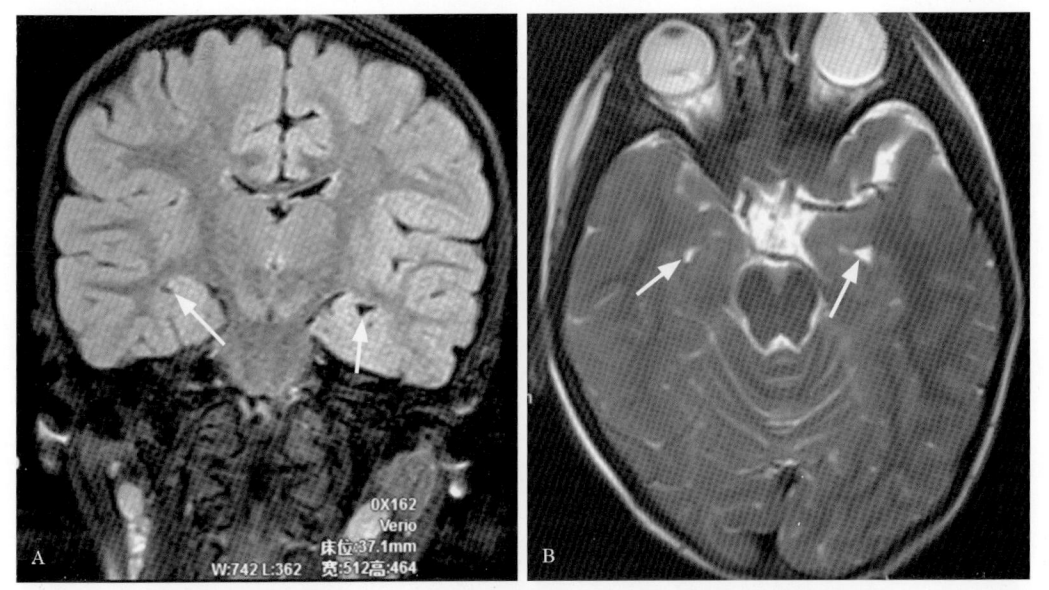

图 4-28　双侧侧脑室颞角不对称，属于先天正常变异，但须注意是否为扫描层面不标准，同时需要与海马硬化所致的侧脑室颞角不对称（同时伴有海马区的信号异常）相鉴别（A. 冠状面 T_2-FLAIR 图像；B. 轴位 T_2WI）

（十三）颅脑两侧不对称

见图 4-29。

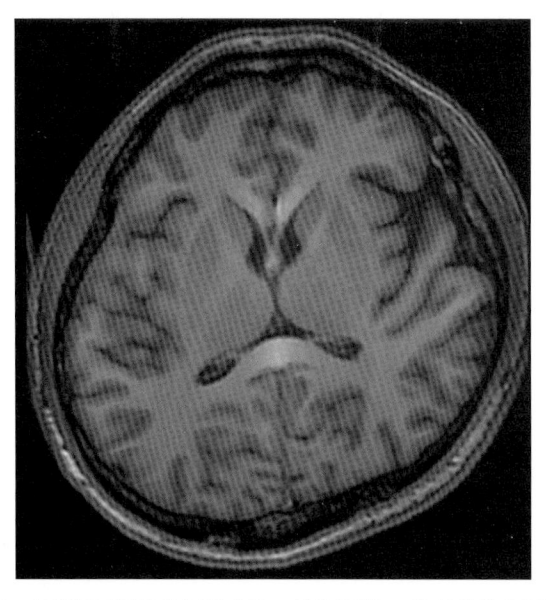

图 4-29 两侧脑实质形态不对称，结构正常，考虑为先天正常变异

（十四）第五脑室、第六脑室

见图 4-30。第五脑室、第六脑室多为先天性发育不良，部分继发于颅脑外伤、前交通动脉瘤破裂等病变。先天性第五脑室、第六脑室因其内压力膨胀，可压迫周围结构。第五脑室内的压力变化可造成室间孔活瓣样闭塞，引起间歇性颅内压增高，导致头痛。第六脑室对胼胝体的刺激可引起脑部异常放电，导致癫痫；对胼胝体和穹窿等边缘系统的损害可造成精神发育迟滞。

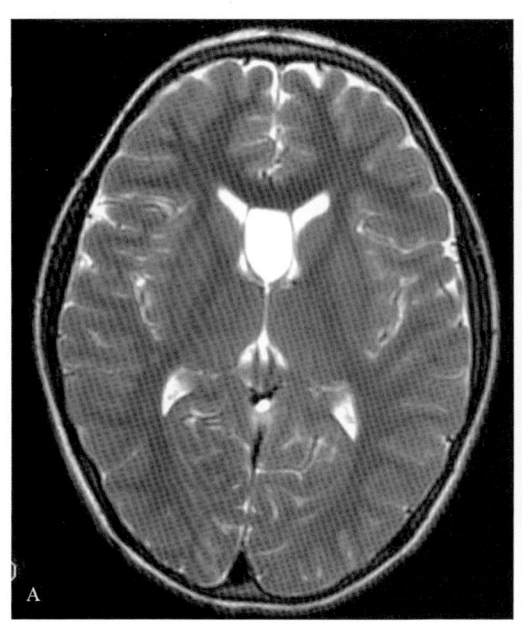

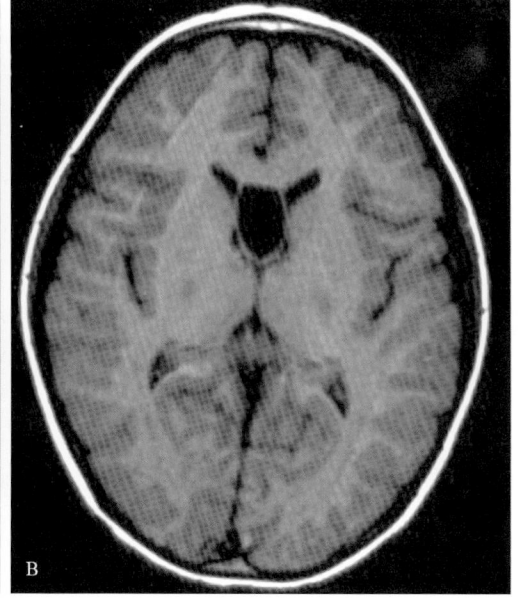

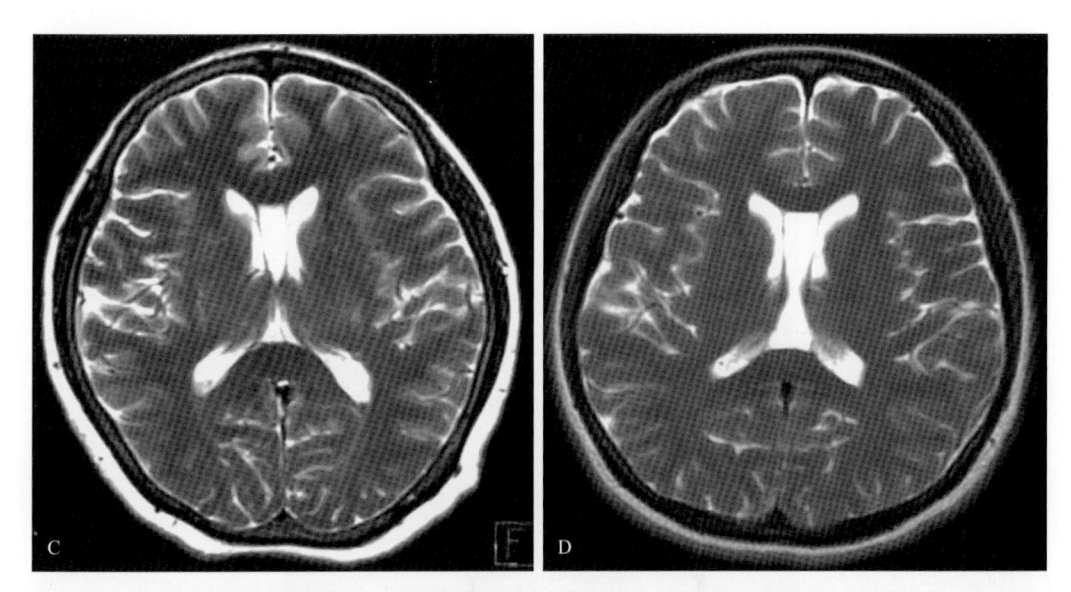

图 4-30 第五脑室即透明隔腔，位于两侧透明隔之间的间隙，此室腔一般不通过其他脑室（A、B）。第六脑室（Verga 腔）又称穹窿状腔，大多由海马连合闭合不全所致，不属于脑室系统，常由第五脑室向后扩展形成，亦可单独存在（C、D）

（十五）脉络膜裂囊肿

见图 4-31。脉络膜裂是胚胎时期脉络襞突入侧脑室形成脉络丛残留所形成的裂隙。海马与间脑之间潜在的脑脊液间隙，斜行沿后上方至前下方分布。

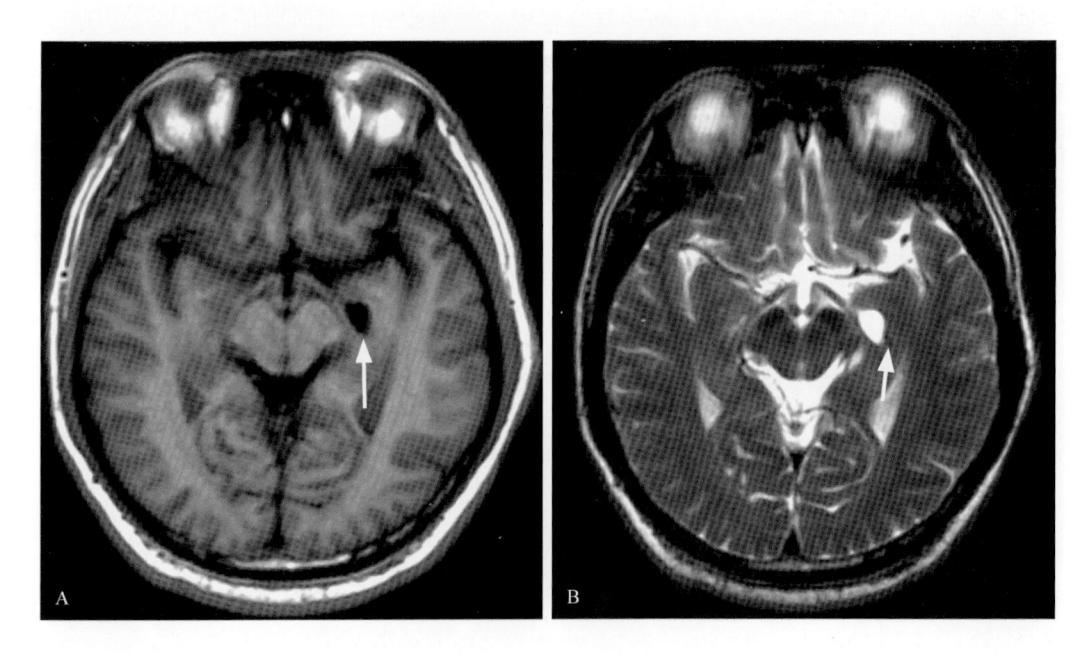

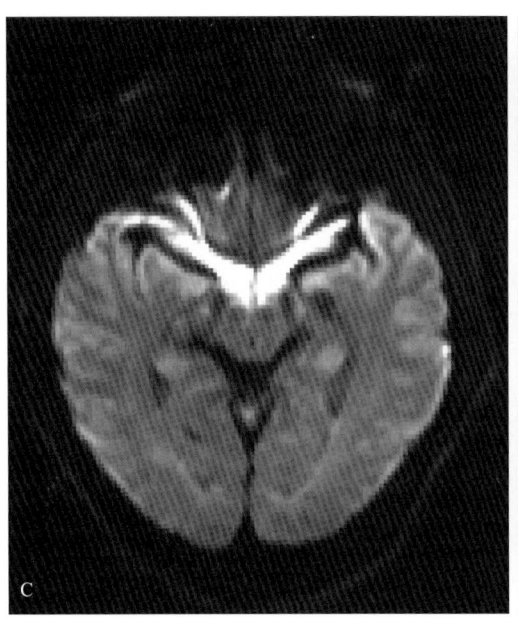

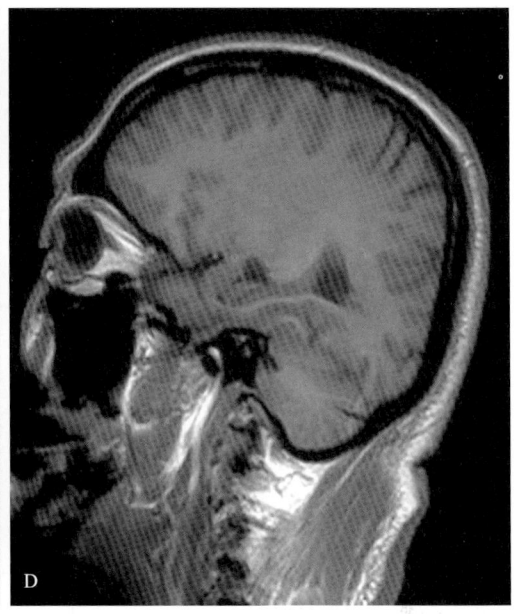

图 4-31　左侧侧脑室颞角旁小囊状脑脊液样信号灶，边界清晰、形态规则（A. 轴位 T_1WI；B. 轴位 T_2WI；C. 轴位 DWI；D. 矢状面 T_1WI）

脉络膜裂囊肿属于神经上皮性囊肿，是在胎儿发育时期沿脉络膜裂形成原始脉络膜丛时发生障碍而形成的。囊肿形态多规则，呈脑脊液样信号，不要误诊为颞叶囊肿、腔隙性脑梗死或囊性占位性病变。最大层面多位于大脑脚上部或中脑与间脑移行区，囊周可见正常灰质结构。

符合以下几点可做出脉络膜裂囊肿的诊断。

（1）MRI 显示脉络膜裂处典型的囊肿性病变，内部信号均匀且与脑脊液信号一致，无壁结节及软组织肿块，无水肿及强化。

（2）囊肿与临床表现无关。

（3）复查时囊肿无变化。

（十六）空泡蝶鞍

见图 4-32。空泡蝶鞍又称空蝶鞍。空蝶鞍综合征（empty sella syndrome，ESS）是指因鞍膈缺损或垂体萎缩导致蛛网膜在脑脊液压力的冲击下疝入鞍内压迫垂体及硬脑膜等而出现的一系列症候群。1951 年由 Busch 首先提出，1969 年 Colby 报道并称之为空蝶鞍综合征，又称蛛网膜膈疝。分为原发性和继发性两种。

原发性空蝶鞍综合征是指先天性鞍膈孔扩大或整个膈膜缺如，鞍上池蛛网膜下腔经鞍膈孔疝入鞍内，使整个蝶鞍充满脑脊液，垂体腺受压萎缩（正常情况下蝶鞍上由鞍膈即硬脑膜覆盖，鞍膈在前方与鞍结节相贴，在后方与后床突相连，唯一开口是垂体蒂通过处，通常鞍膈可防止脑脊液进入鞍内）。继发性空蝶鞍综合征多是由于垂体大腺瘤梗死、垂体放疗或手术后慢性颅内高压等原因引起。CT 显示蝶鞍内为水样密度，蝶鞍骨质可有扩大；MR 可以对空泡蝶鞍做出明确诊断。由于鞍上池疝入鞍内，垂体的位置被脑脊液替代，故在横断位垂体窝内信号呈长 T_1、长 T_2 与脑脊液信号一致，其内可见点状短 T_2 信号垂体柄，即形成 T_1 "白靶征" 和 T_2 "黑靶征"，矢状位 T_1 图像上可清晰直观看到下疝的鞍上池，冠状位可以看到垂体受压变扁呈 "凹" 形。

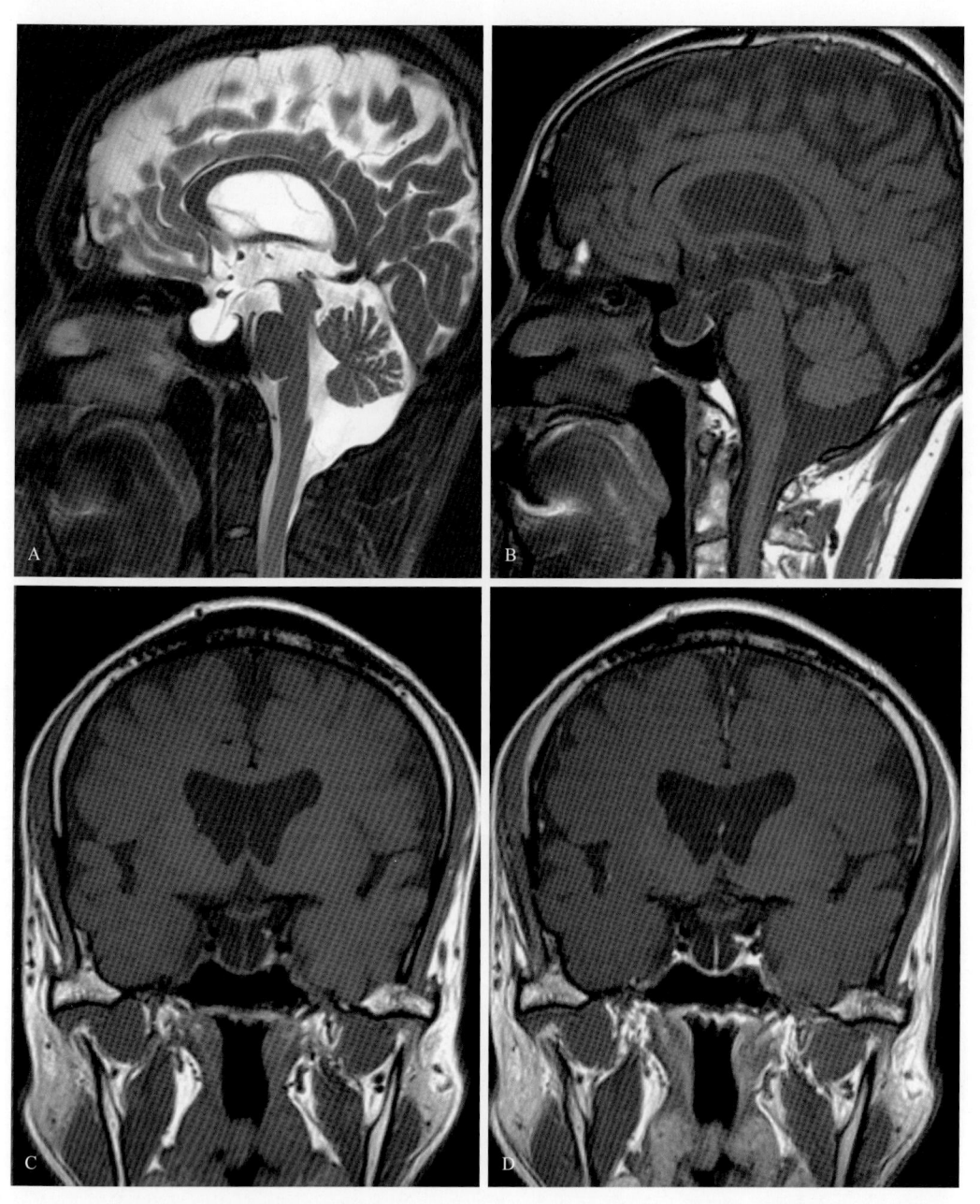

图 4-32 蝶鞍扩大（正常情况下，蝶鞍前后径为 8～16mm，平均 11.5mm；深径为 7～14mm，平均 9.5mm），鞍底变薄。鞍内为脑脊液充填，表现为脑脊液样信号。垂体受压变扁，高度 < 3mm，紧贴鞍底，上缘凹陷，矢状位呈弧线样，冠状位垂体柄延长，上连视交叉下贴于鞍底的薄纸样式垂体，状如 "锚" 样，垂体柄居中（A. 矢状面 T_2WI；B. 矢状面 T_1WI；C. 冠状面 T_1WI；D. 冠状面增强图像）

（十七）Rathke 囊肿

见图 4-33。鞍区 Rathke 囊肿是一种起源于 Rathke 囊袋的先天性良性垂体病变，在鞍区病变的发生率仅次于垂体瘤。Rathke 囊肿由胚胎发育期间垂体前后叶之间的残腔发展而成，拥有完整的囊壁，囊壁上皮由带纤毛的单层立方或柱状上皮和可分泌黏液的杯状细胞构成。

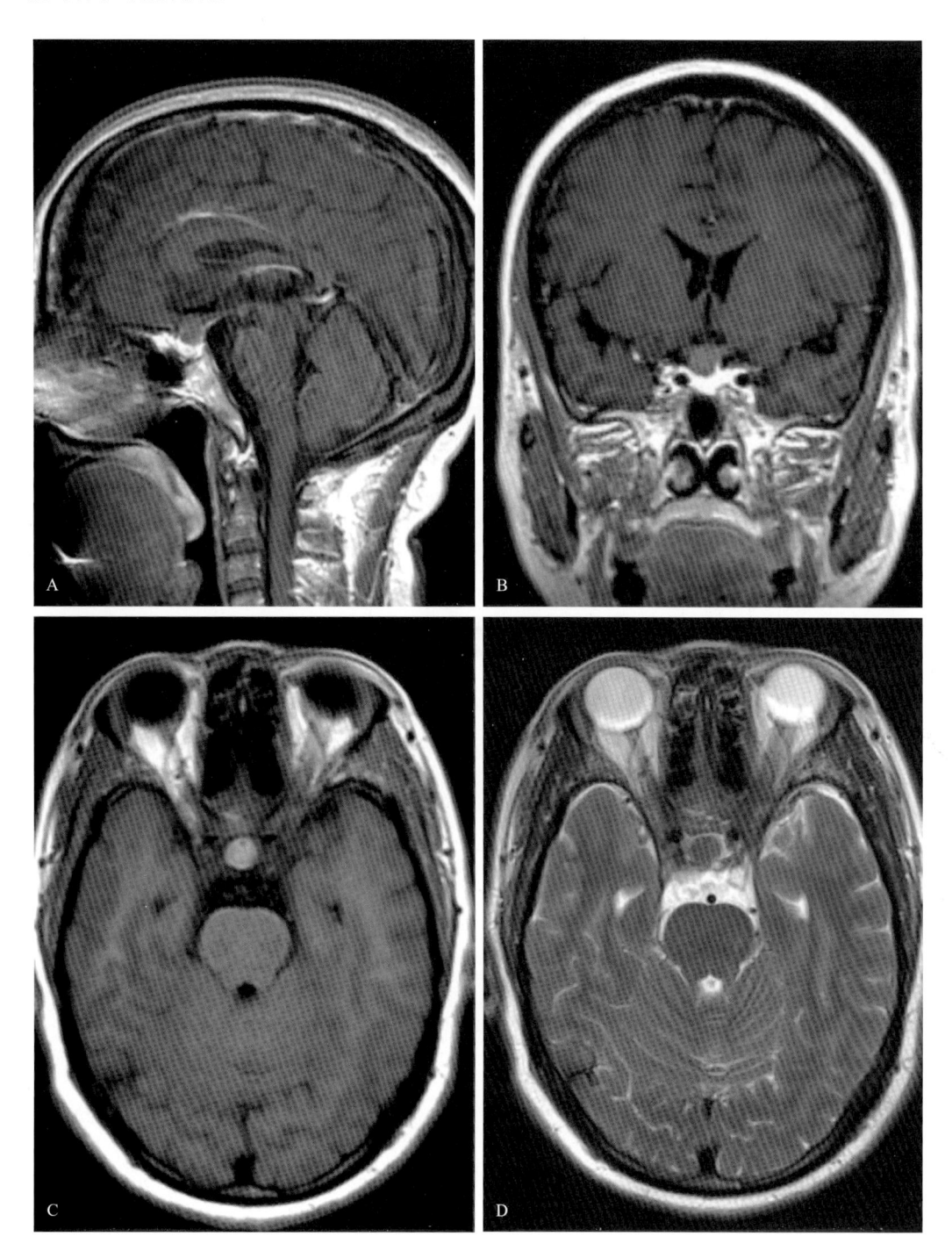

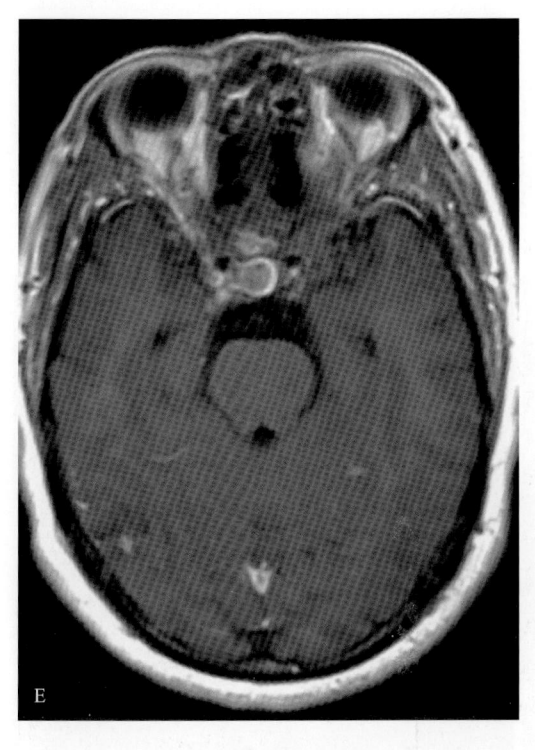

图4-33 鞍内，并向鞍上延伸呈圆形，边界清晰，T_1WI为高信号、T_2WI为低信号，垂体位置、形态正常（A～D），增强扫描时可见到薄壁强化（E）成囊肿。囊肿扩大直径超过1.0cm时可压迫垂体柄、腺垂体和下丘脑产生症状

1. CT表现　典型Rathke囊肿的CT平扫表现为鞍内（多数于鞍内）或伴鞍上伸延的低密度灶。增强扫描无强化，仅有囊壁轻度强化，周围可见到明显强化的正常的垂体组织；非典型的Rathke囊肿，密度表现各种各样，可为低、等、高或混杂密度。主要与囊液的成分有关。含脂质或清亮液体时呈低密度，黏液或黏稠胶冻状物时呈等或高密度，伴出血时呈高密度，含多种成分时呈混杂密度。罕见钙化。

2. MRI表现　在MRI上，Rathke囊肿呈不同信号表现，与其内容物成分的多样性及含量有关。研究认为，随着囊内蛋白质含量的增高，Rathke囊肿在T_1WI上的信号逐渐升高，而在T_2WI上的信号则逐渐降低，内容物黏稠的囊肿可呈T_1WI高信号、T_2WI低信号。MRI上出现囊内结节影是Rathke囊肿较为特异性的影像学表现，具有辅助诊断价值，囊内结节常呈T_1WI高信号、T_2WI低信号，无明显强化，其主要成分为胆固醇结晶和蛋白质。

（十八）垂体炎

见图4-34。淋巴细胞性垂体炎（lymphocytic hypophysis，LyH）也称自身免疫性垂体炎，是一种自身免疫性内分泌性疾病。本病可以垂体前后叶全部受累或局限于垂体前叶或发生于垂体柄和后叶。以垂体淋巴细胞和浆细胞浸润为特征，其内有散在的嗜酸性粒细胞浸润。其发病机制尚不清楚。多数学者认为，该病是一种器官特异性自身免疫性疾病，存在细胞免疫和体液免疫性异常。也有学者认为是由病毒感染所致（由病毒直接感染垂体或病毒与垂体具有相同抗原引起机体交叉免疫反应所致）。

1. CT表现　平扫多无阳性发现，冠状位增强扫描典型表现为垂体呈弥漫性增大，均一性强化的肿块影，向鞍上延伸，与垂体瘤相似；垂体柄粗大，延伸至漏斗部或下丘脑；病程长久的患者，可由于垂体纤维化导致空泡蝶鞍。

2. MRI 表现　MRI 对本病的检查优于 CT，应为首选。MRI 表现根据病变累及部位不同表现各异。大多表现为垂体弥漫性增大向鞍上发展的肿块，T_1WI 为低信号或等信号，T_2WI 为高信号，信号均一；垂体柄增粗但很少偏移，病变沿垂体柄向鞍上—下丘脑方向生长呈舌状或结节状；垂体后叶短 T_1 高信号消失，若垂体后叶未受累及其高信号可不消失；增强扫描呈明显均一强化；少数病变内部可有囊变坏死，信号不均或强化不均，可出现环形强化；海绵窦受累；硬脑膜受累，脑膜强化出现脑膜尾征。

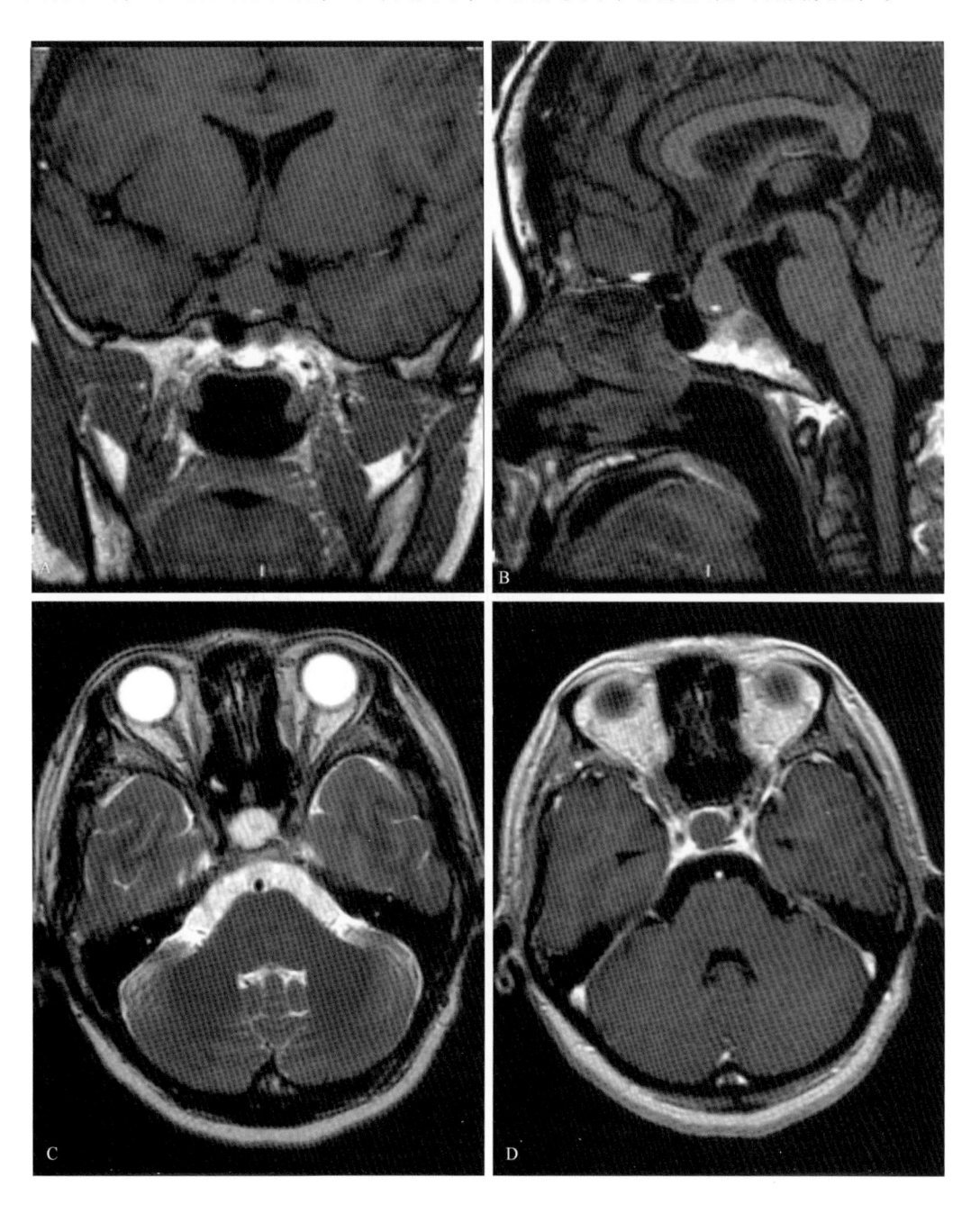

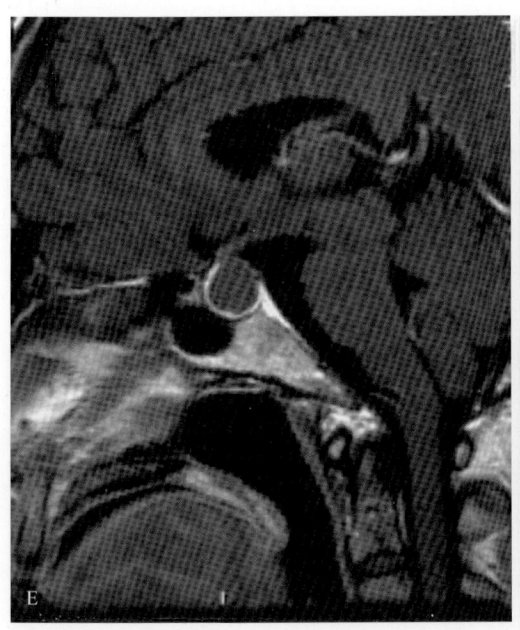

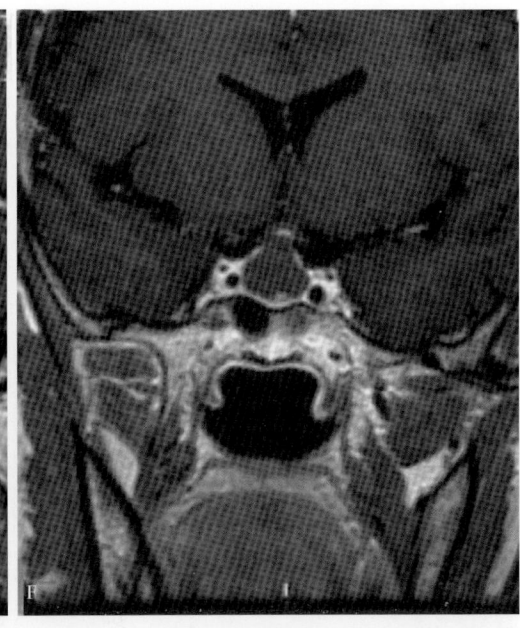

图 4-34 冠状位及矢状位 T₁WI（A、B）、横轴位 T₂WI（C），垂体弥漫性肿大，呈 T₁ 等信号、T₂ 稍高信号，垂体柄增粗，病变沿垂体柄向鞍上—下丘脑方向生长呈舌状；T₁WI 垂体后叶高信号消失，增强扫描（D～F）病灶强化不明显

本病需与垂体瘤相鉴别：垂体瘤微腺瘤只累及垂体前叶，垂体后叶功能正常，后叶高信号存在，很少有尿崩症的表现，垂体柄不增粗。增强扫描时，微腺瘤强化迟于正常垂体而表现为低信号；垂体大腺瘤时垂体则表现为不规则肿块，而不是弥漫性肿大。垂体大腺瘤内部多表现为信号不均，垂体炎则大多为信号均匀。当淋巴细胞性垂体炎表现以垂体柄增粗为主时，儿童需与朗格汉斯细胞组织细胞增多症、生殖细胞瘤相鉴别；成人需与结节病、结核、浆细胞瘤、淋巴瘤及其他肉芽肿等疾病相鉴别。

（十九）松果体囊肿

见图 4-35。松果体先天性囊肿（congenital pineal cyst）也称为非肿瘤囊肿，非常多见。根据囊内容物分为胶样与非胶样两类。由于囊内上皮具有分泌功能，可使囊肿逐渐增大而产生占位效应，故大多数人在成年后才发病，增强后若囊液信号轻度增高则说明囊内上皮具有分泌功能。

CT 与 MRI 表现：松果体先天性囊肿在 CT、MRI 上多表现为椭圆形囊性病变，囊肿不使松果体增大。具有完整光滑均匀的囊壁，囊壁菲薄，基本与灰质呈等信号或等密度，囊内容物的信号变化呈类似于脑脊液样信号，其 CT 值近似于脑脊液。< 10mm 者无占位效应，> 10mm 者可见轻度占位效应。诊断先天性囊肿最主要的一点是没有明显的占位效应，且无与松果体区肿瘤相关的临床表现，没有异常对比强化。

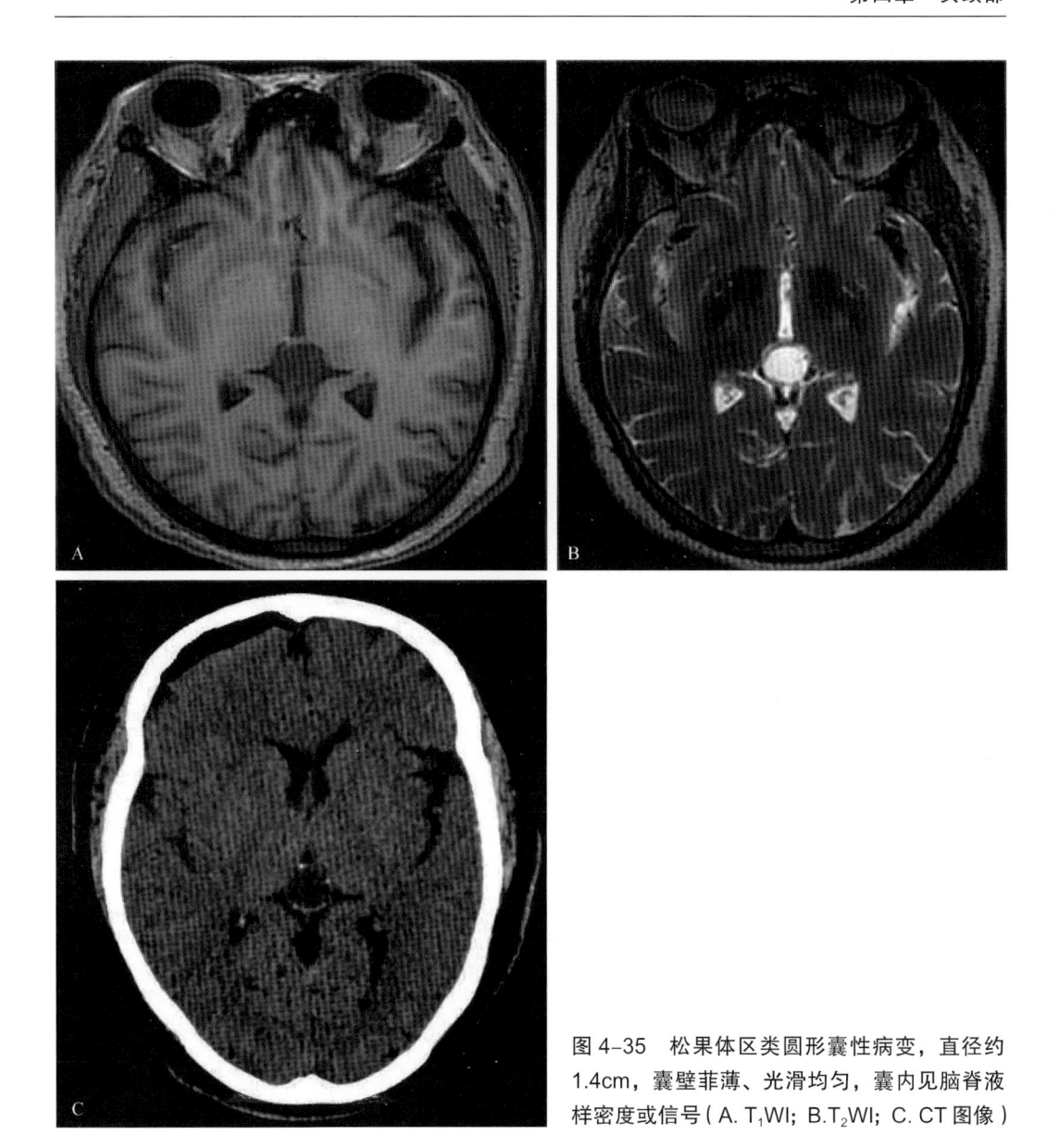

图 4-35 松果体区类圆形囊性病变，直径约 1.4cm，囊壁菲薄、光滑均匀，囊内见脑脊液样密度或信号（A.T$_1$WI; B.T$_2$WI; C.CT 图像）

（二十）中线区脂肪瘤

见图 4-36、图 4-37。胼胝体区是颅内脂肪瘤最常见的发病部位（约占 50%）。颅内脂肪瘤是中枢神经组织胚胎发育异常所致的脂肪组织肿瘤，很少引起临床症状，是临床上很少见的一种颅内肿瘤。第三脑室下部、脑干、小脑、基底节、四叠体区、侧脑室、外侧裂和桥小脑角区为少见发病部位。颅内脂肪瘤常伴发神经管发育不全的其他畸形，以胼胝体发育异常最多见，48%～50% 的胼胝体脂肪瘤伴有胼胝体发育不全或缺如。其他常见的畸形有透明隔缺失、脊柱裂、脊膜膨出、颅骨发育不全（额、顶骨缺损）、小脑蚓部发育不全等。

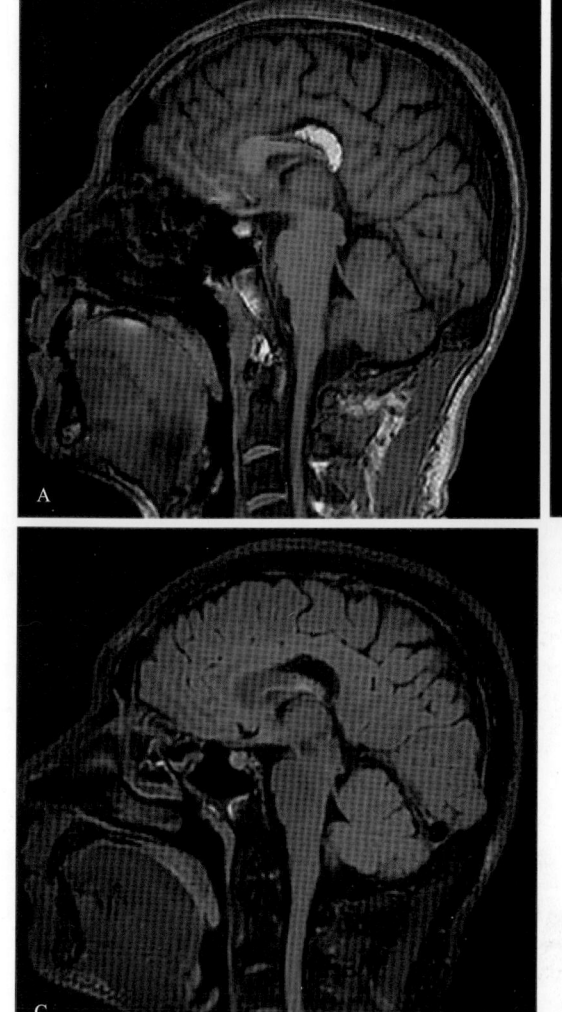

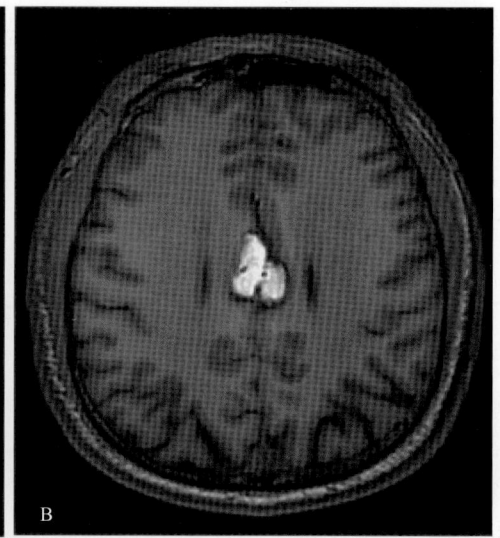

图4-36 中线区脂肪瘤：胼胝体压部下方见团片状 T_1WI 高信号灶，同时可见胼胝体发育不全，体部及压部局部缺如（A、B）；磁共振脂肪抑制序列（C）病灶信号明显被抑制

1. CT表现　表现为线状、圆形、类圆形或不规则形的低密度区，CT值为 –110～–10Hu。其边缘清楚，部分病灶周围可有层状钙化。增强后低密度区无强化。

2. MRI表现　MRI检查是诊断脂肪瘤最好的方法。T_1WI 及 T_2WI 上均呈高信号，脂肪抑制序列病灶信号明显减低，同时磁共振矢状面图像有利于观察脂肪瘤合并胼胝体的发育异常或畸形。

颅内脂肪瘤需要与皮样囊肿、表皮样囊肿、畸胎瘤、蛛网膜囊肿、慢性血肿、颅咽管瘤、胼胝体胶质瘤等相鉴别。

（1）皮样囊肿、表皮样囊肿、蛛网膜囊肿均表现为CT无强化的低密度区，但MRI上 T_1WI 为低信号，与脂肪瘤表现不同。

（2）表皮样囊肿的MRI表现与脂肪瘤均为 T_1 及 T_2WI 高信号，但前者多有岩骨嵴骨质破坏，CT扫描可发现。

（3）畸胎瘤CT表现为密度不均匀的囊性肿物，其肿瘤直径多在2.5cm以上。

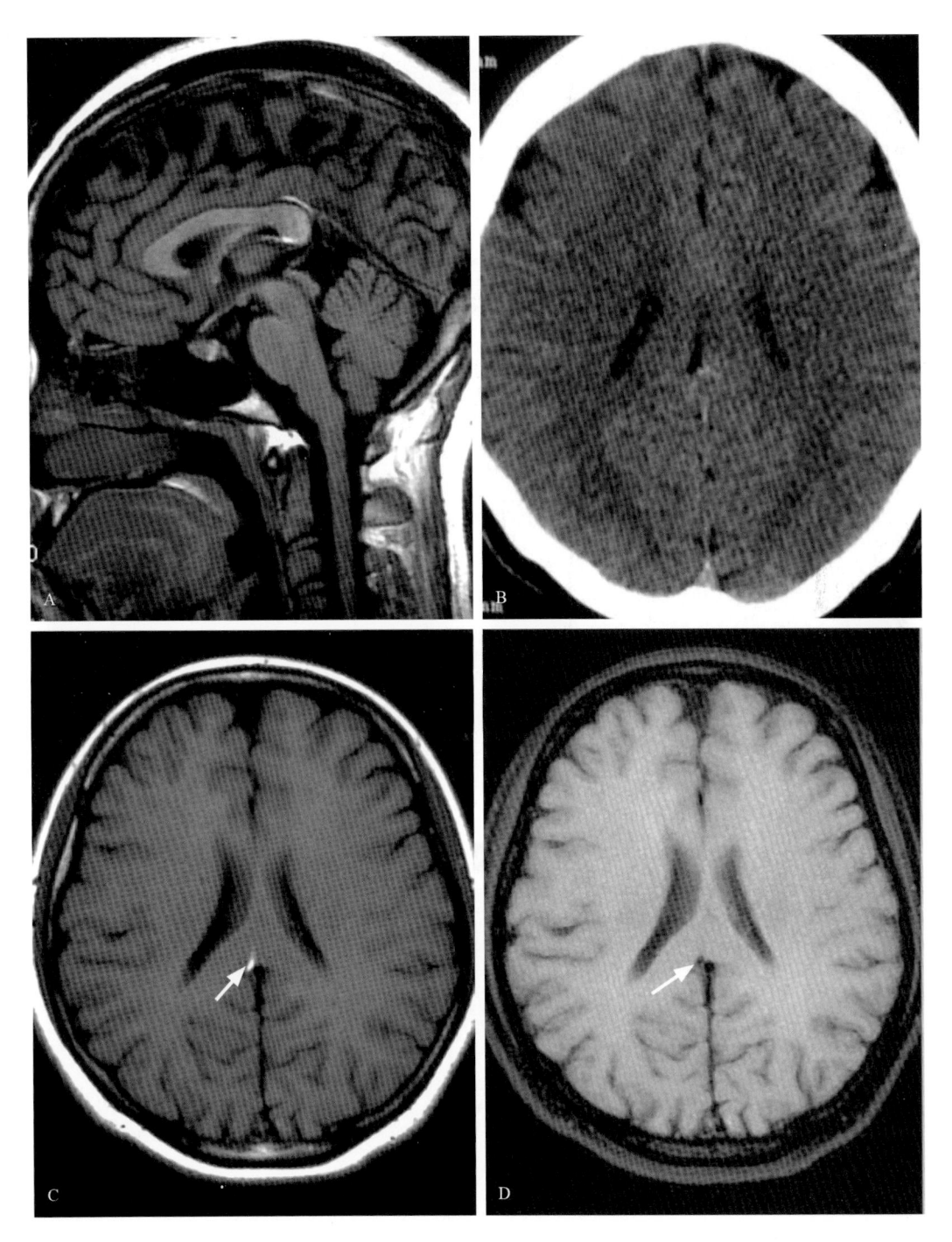

图 4-37 中线区不明显脂肪瘤：胼胝体压部周围见线状 T₁WI 高信号灶，胼胝体形态未见异常（A、C）；CT 轴位像见相应区域点状脂肪密度灶（B），磁共振脂肪抑制序列病灶信号明显减低（D）

（二十一）大脑镰高信号灶

见图 4-38。

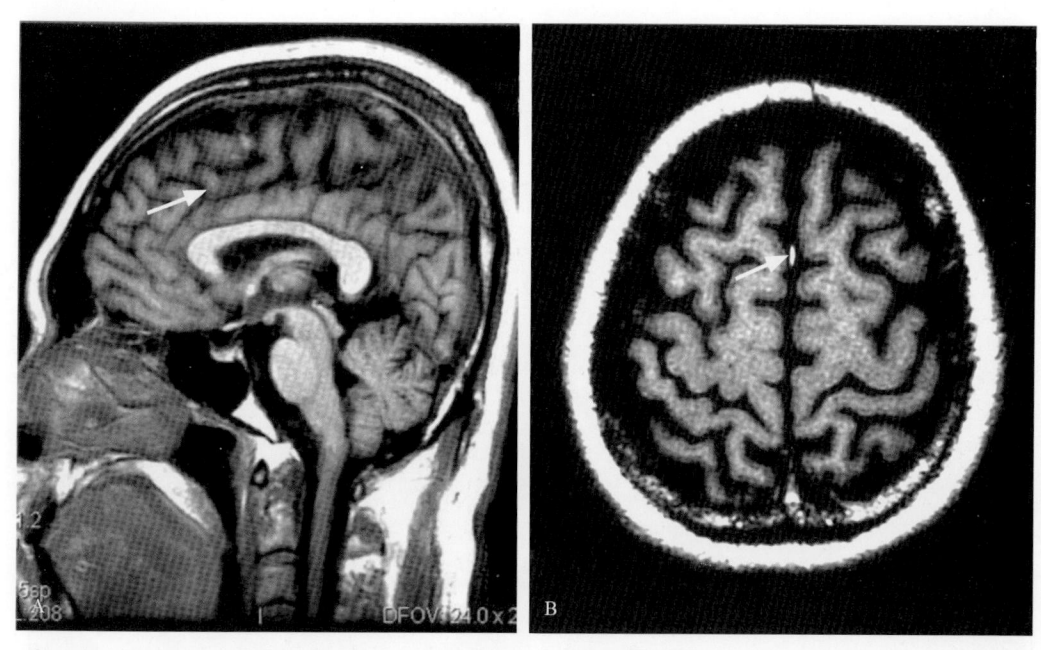

图 4-38　矢状面 T₁WI 见额叶区结节状高信号灶（A），结合轴位图像（B），为大脑镰高信号灶所致，勿单纯依靠矢状面图像做出额叶病变的诊断

（二十二）乳突气化不良

见图 4-39。

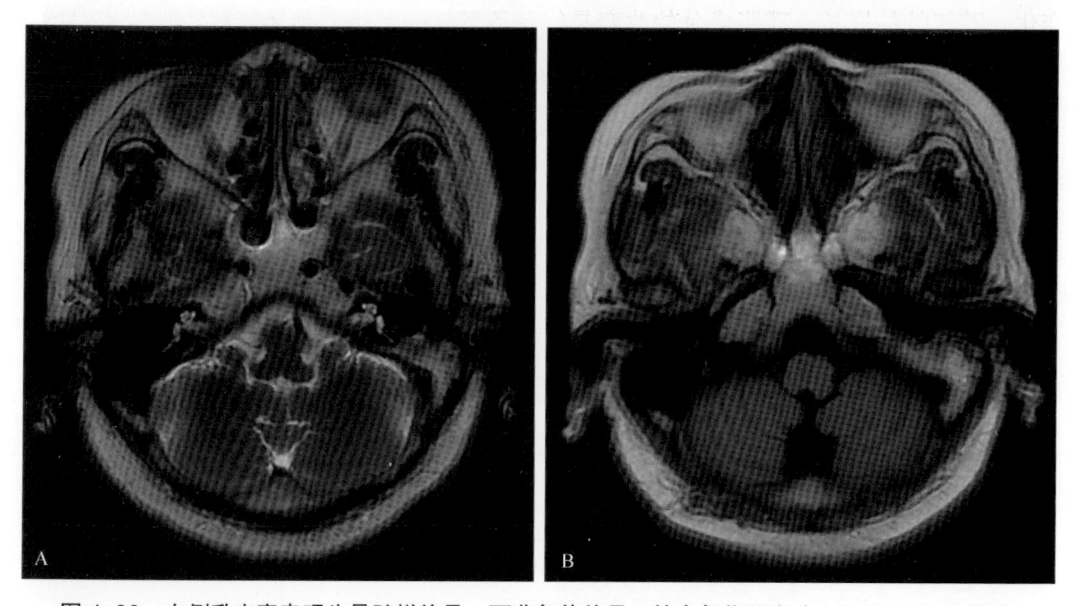

图 4-39　左侧乳突窦表现为骨髓样信号，而非气体信号，符合气化不良（A. T₂WI；B. T₁WI）

三、小儿脑发育的磁共振表现

（一）小儿脑——髓鞘发育

对异常的准确认识是建立在正确认识正常的基础之上，儿童不是成人的缩小版，掌握小儿脑组织的发育对于正确的诊断具有重要意义。颅脑的主要检查手段为影像学，其中 MR 是重要的手段，对于脑组织的正常发育，需要注意脑沟形成、神经纤维髓鞘化、脑组织内成分的变化、脑结构变化、颅骨变化等诸多方面，本节主要介绍小儿颅脑的髓鞘化演变规律。

正常足月新生儿在 T_1WI 上即可见放射冠的中央部，内囊后肢、丘脑腹外侧、大脑脚、视束、脑桥背侧、小脑上蚓部、小脑上脚及下脚均已出现明显高信号。2 个月后视放射出现高信号；3 个月后半卵圆中心、小脑中脚、小脑深部白质出现高信号；3~4 个月胼胝体压部开始出现稍高信号；5~6 个月后胼胝体膝部及内囊前肢呈高信号，此时枕部后方白质出现高信号；6 个月后顶叶、额叶、颞叶深部白质相继有序地出现高信号；7 个月时胼胝体压部膨大，体部与压部交界处变窄，膝部增宽，整个胼胝体均呈高信号，胼胝体压部在 4~5 个月，膝部在 5~6 个月时显示为低信号，并逐渐加宽；8 个月半卵圆中心才显示低信号；9 个月后枕部白质呈低信号，其后顶叶、额叶、颞叶依次有了髓鞘形成；14 个月以后达到成人脑的形态，即白质为低信号、灰质信号较白质为高。

髓鞘主要由脂质、蛋白组成。脂质成分为胆固醇、糖脂及磷脂。灰质与髓鞘化的白质最显著的不同是含水量及脂质与蛋白的比值。另外，糖脂与蛋白质在白质内较多，而磷脂则在灰质内较多。出生时，脑白质含有少量的髓鞘。新生儿白质与成人髓鞘化的白质成分不同。不同年龄白质的成分改变是总脂质含量的增加，糖脂相对增加，磷脂的相对减少（绝对增加）。在生命的头几年内不仅是髓鞘的形成，还有髓鞘成分的变化，随年龄的增长，磷脂成分的改变是氨基乙醇缩醛磷脂与神经髓鞘磷脂的相对增加与卵磷脂的相对减少。然而，不成熟的髓鞘与成人髓鞘的化学成分并没有显著不同，其不同主要是髓鞘量的不同，而不是质的不同。髓鞘中的脂质与蛋白结合使髓鞘很稳定，这种结合有任何改变时可使髓鞘不稳定，进而脱失。根据文献报道，在 6 个月以前于矢状位及轴位 T_1WI 上髓鞘高信号，在 T_2WI 呈低信号，6 个月后在轴位 T_2WI 观察髓鞘的进展。出生后脊髓即有髓鞘形成，并有规律地从尾侧向头侧，从背侧向腹侧进展。感觉神经束的髓鞘形成先于运动神经束，皮质先于深部白质，不同部位的神经结构髓鞘形成时间及其形成速度不同。

1. 新生儿　见图 4-40。

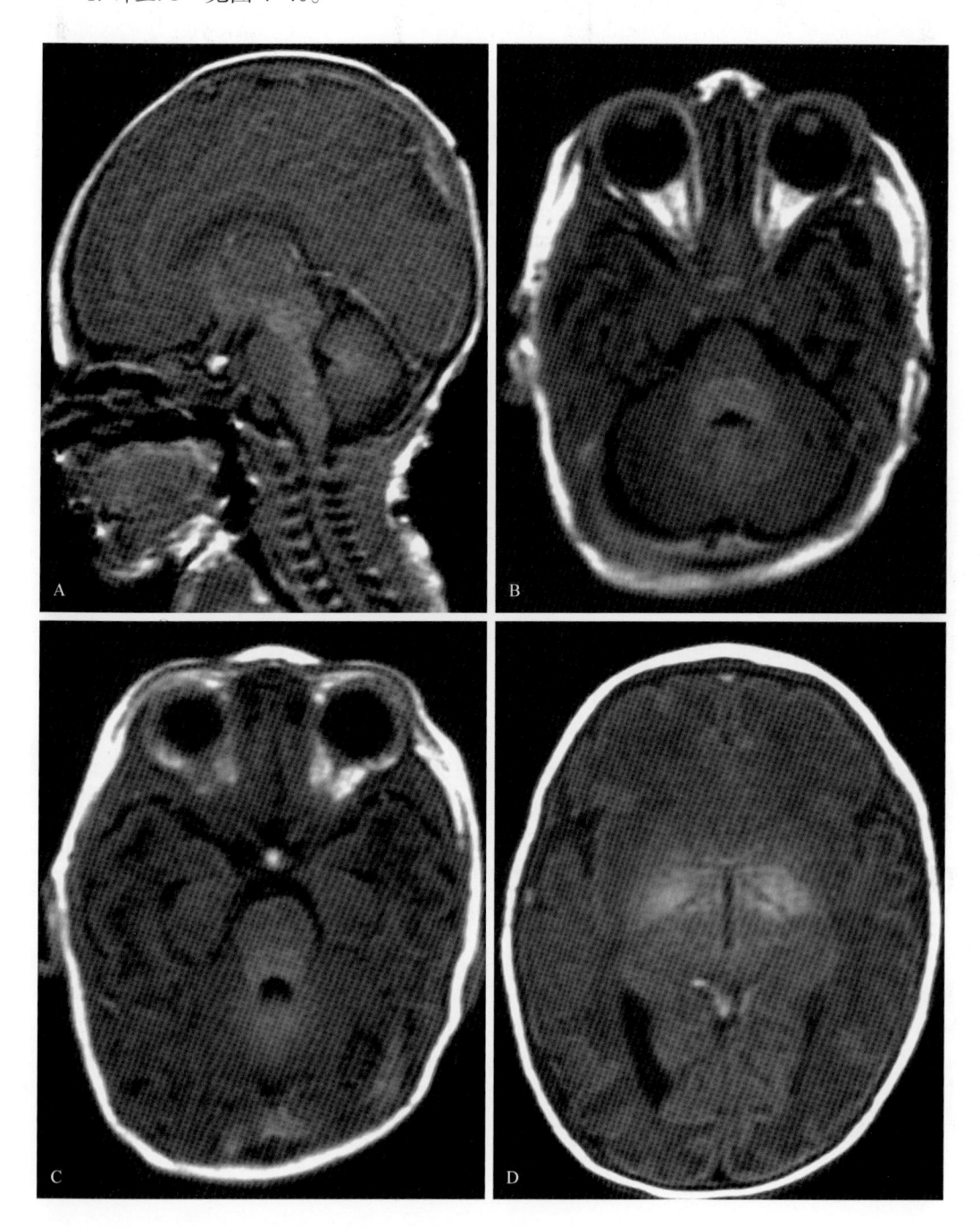

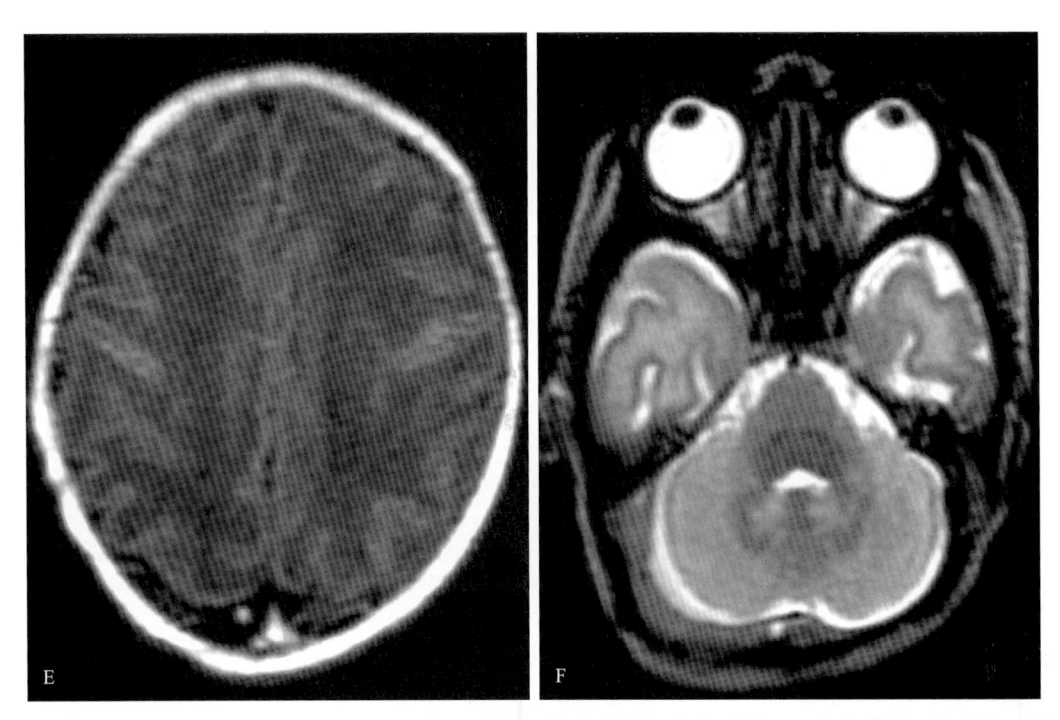

图4-40 正常足月新生儿在T₁WI上即可见放射冠的中央部、内囊后肢、丘脑腹外侧、大脑脚、视束、脑桥背侧、小脑上蚓部、小脑上脚及下脚均已出现明显高信号，注意此时胼胝体T₁WI呈现低信号（A～E.T₁WI；F.T₂WI）

2. 出生3个月 见图4-41。

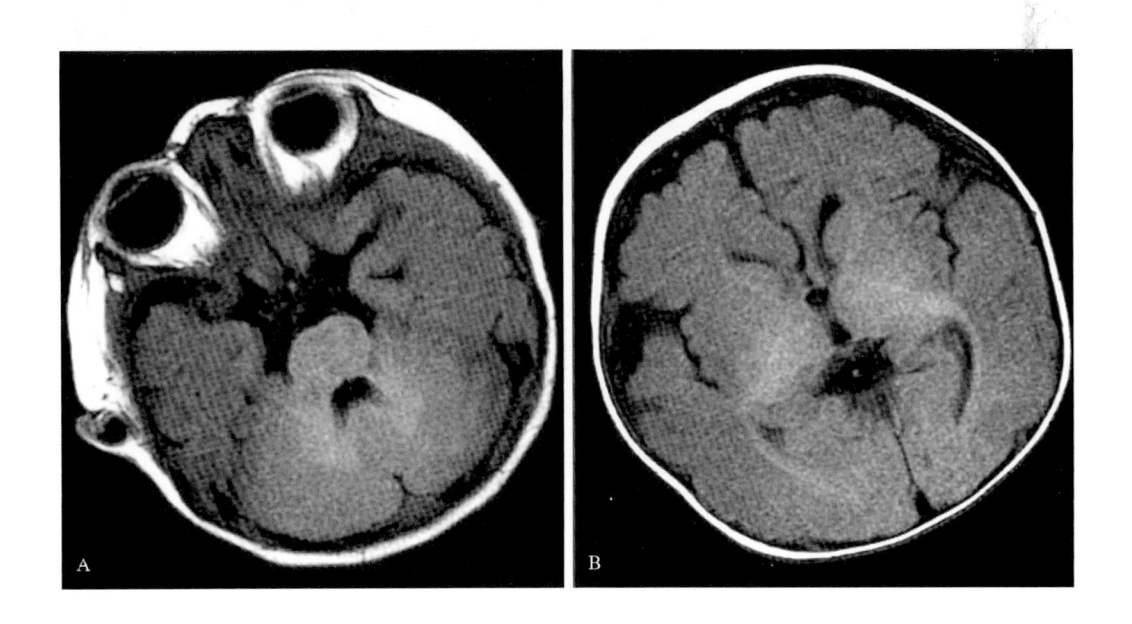

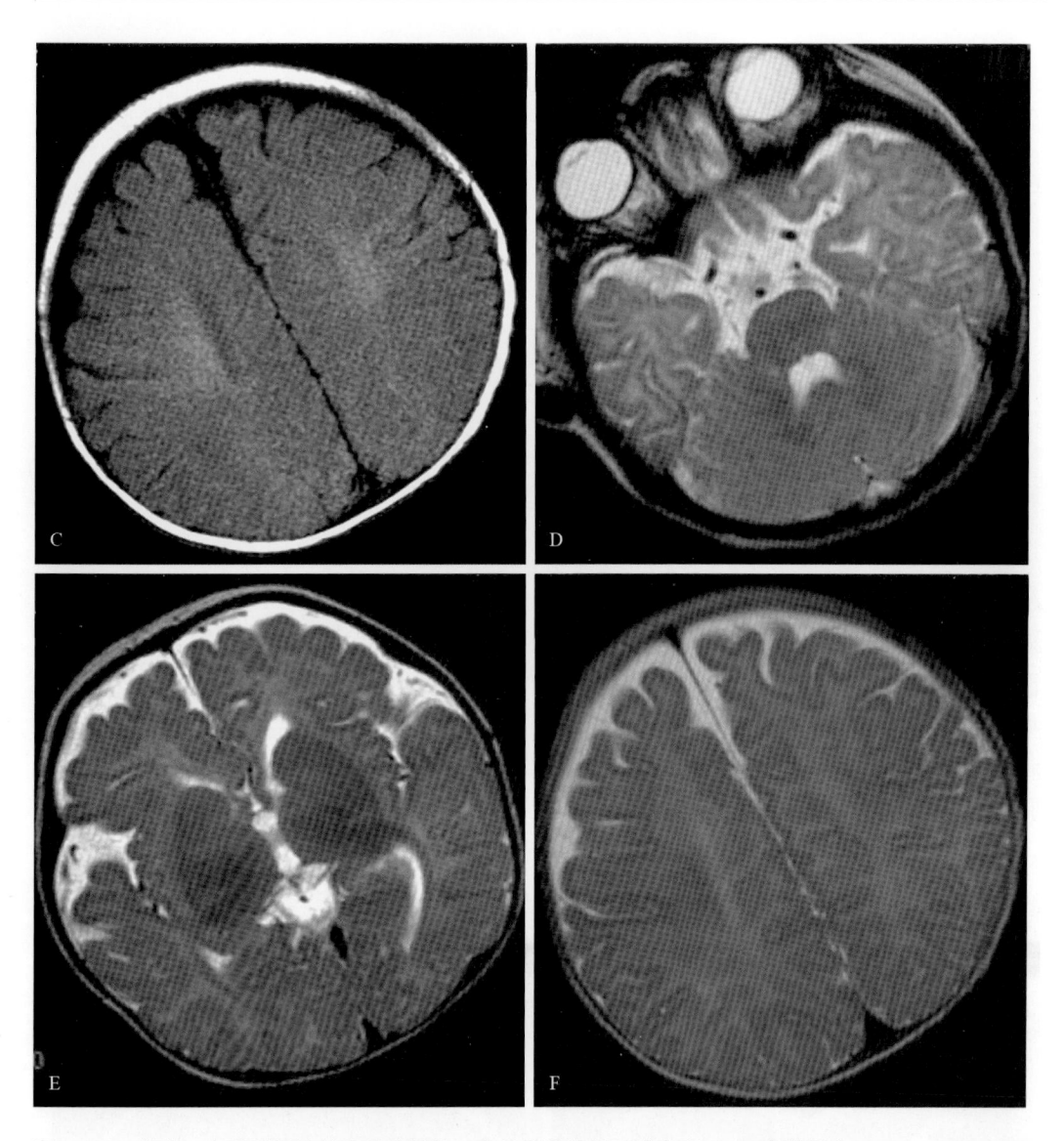

图 4-41 出生 3 个月后视放射出现髓鞘化，表现为视放射区域出现 T_1WI 高信号（A～C. T_1WI；D～F. T_2WI）

3. 出生 6 个月　见图 4-42。

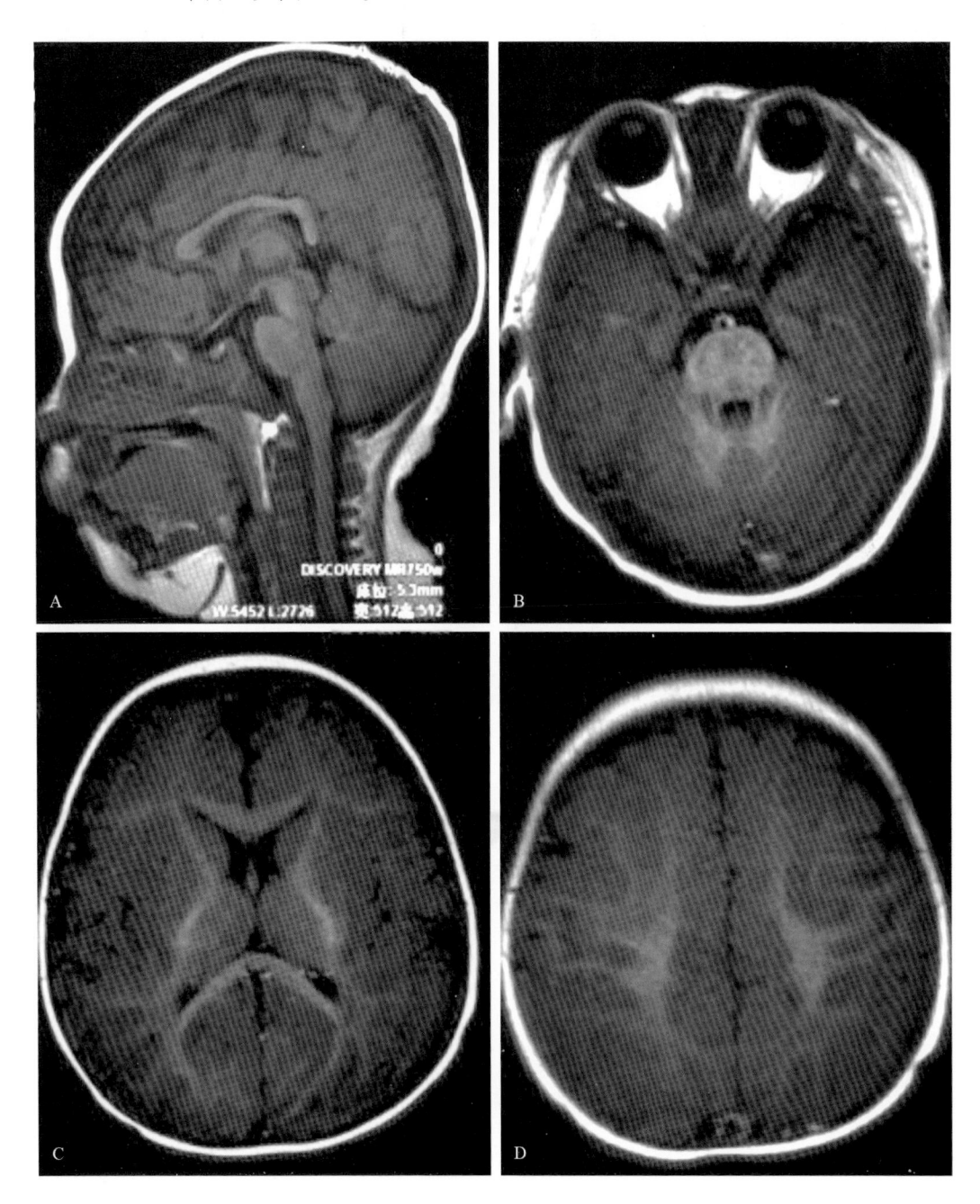

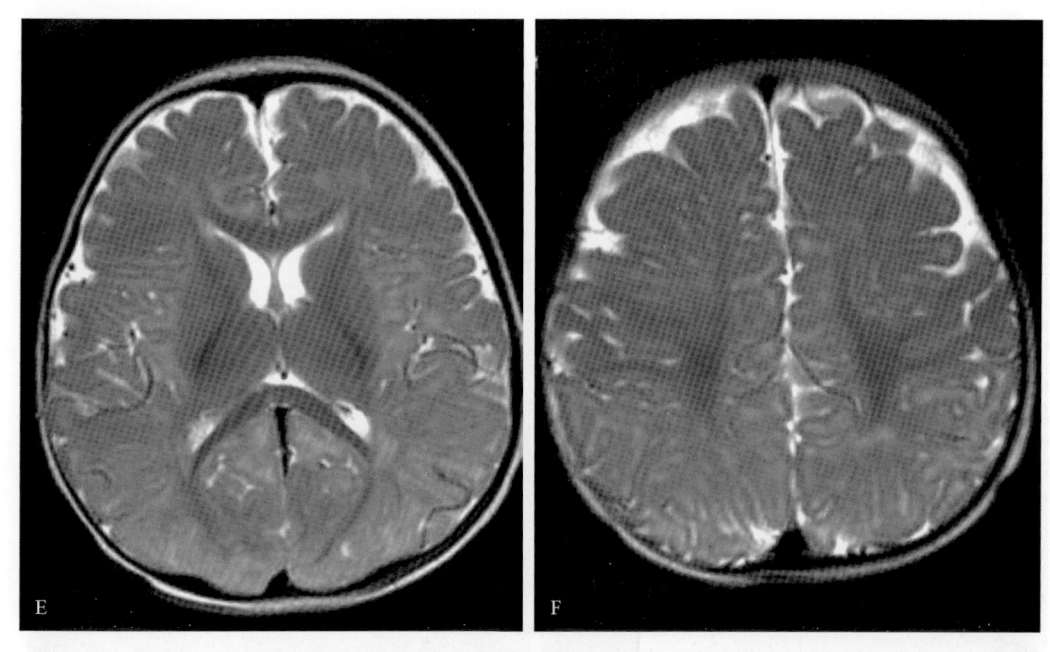

图4-42 出生5～6个月后胼胝体膝部及内囊前肢髓鞘化形成,此时枕部后方白质出现T_1WI高信号,同时可见胼胝体呈T_1WI稍高信号,并可见胼胝体压部开始膨大(A～D. T_1WI; E、F. T_2WI)

4. 出生12个月 见图4-43。

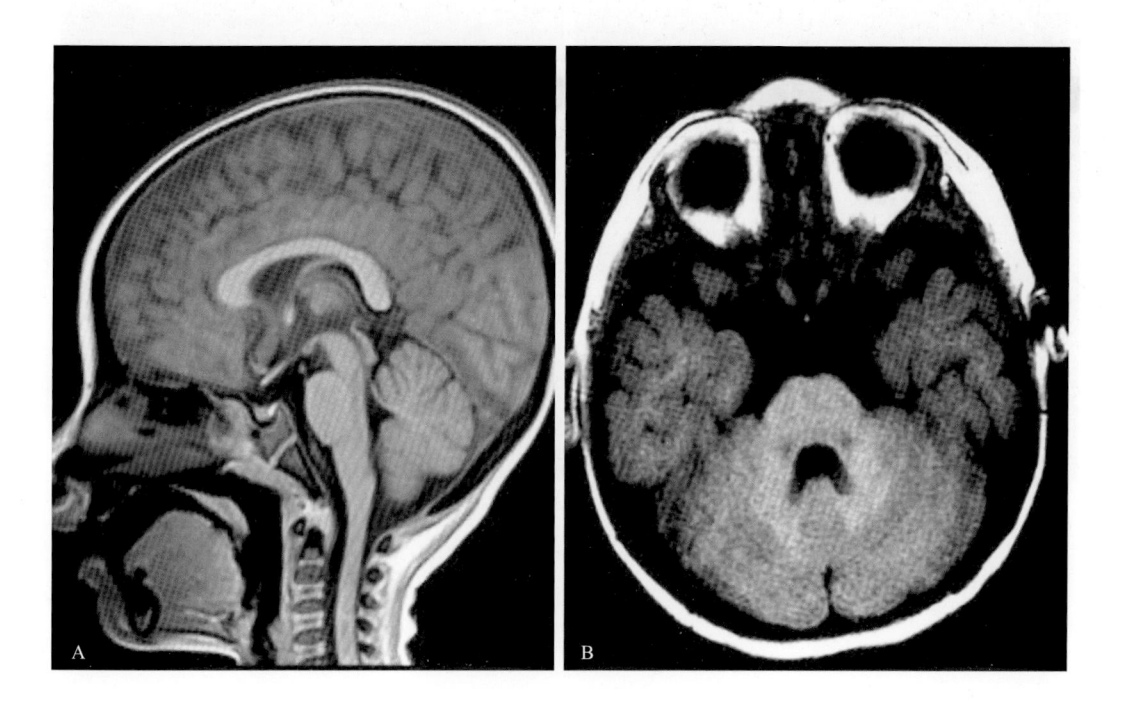

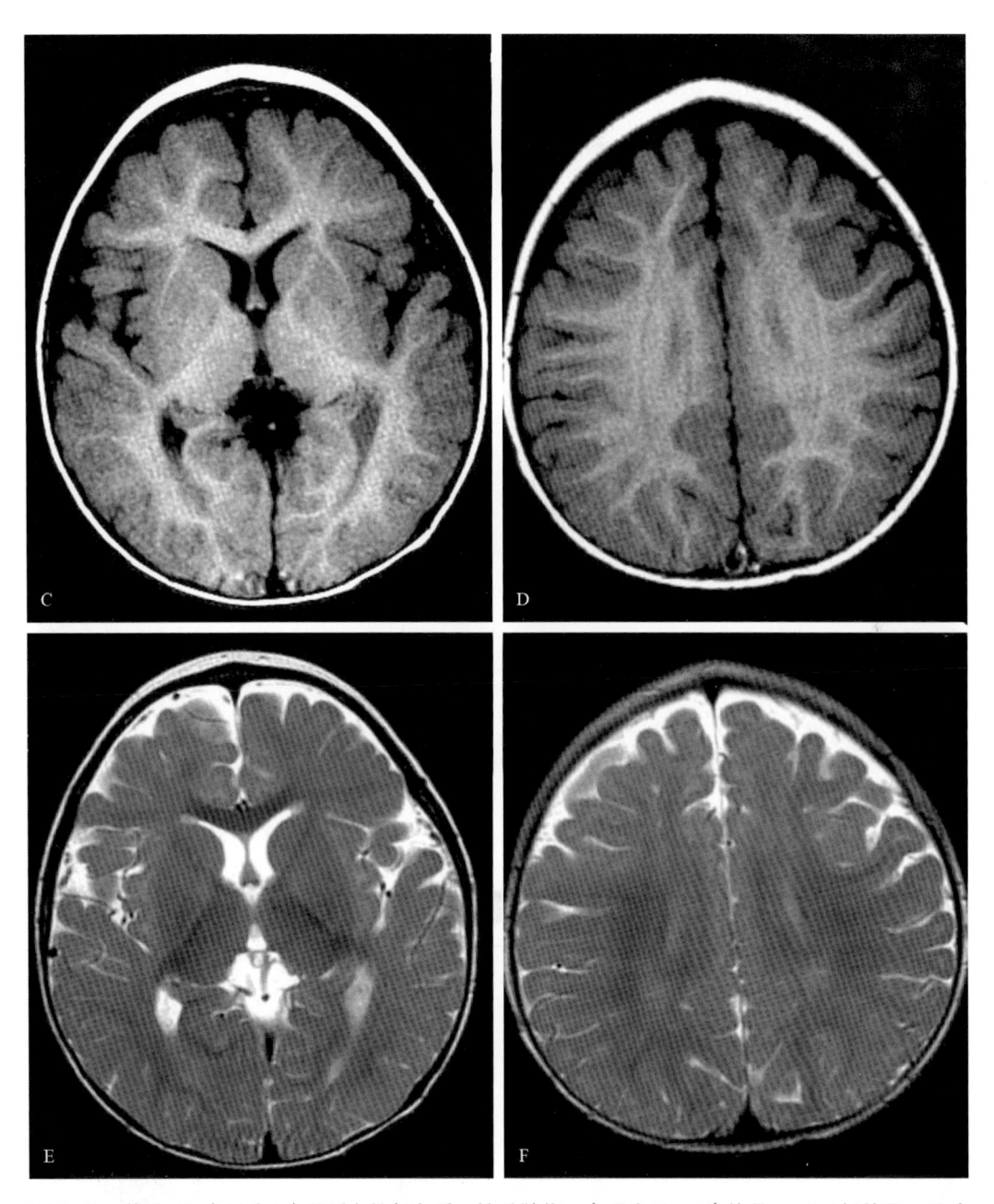

图4-43 出生12个月（9个月后）枕部白质开始髓鞘化，表现为 T_1WI 高信号、T_2WI 低信号，顶叶、额叶、颞叶均有髓鞘形成（A～D. T_1WI；E、F. T_2WI）

5. 出生 24 个月　见图 4-44。

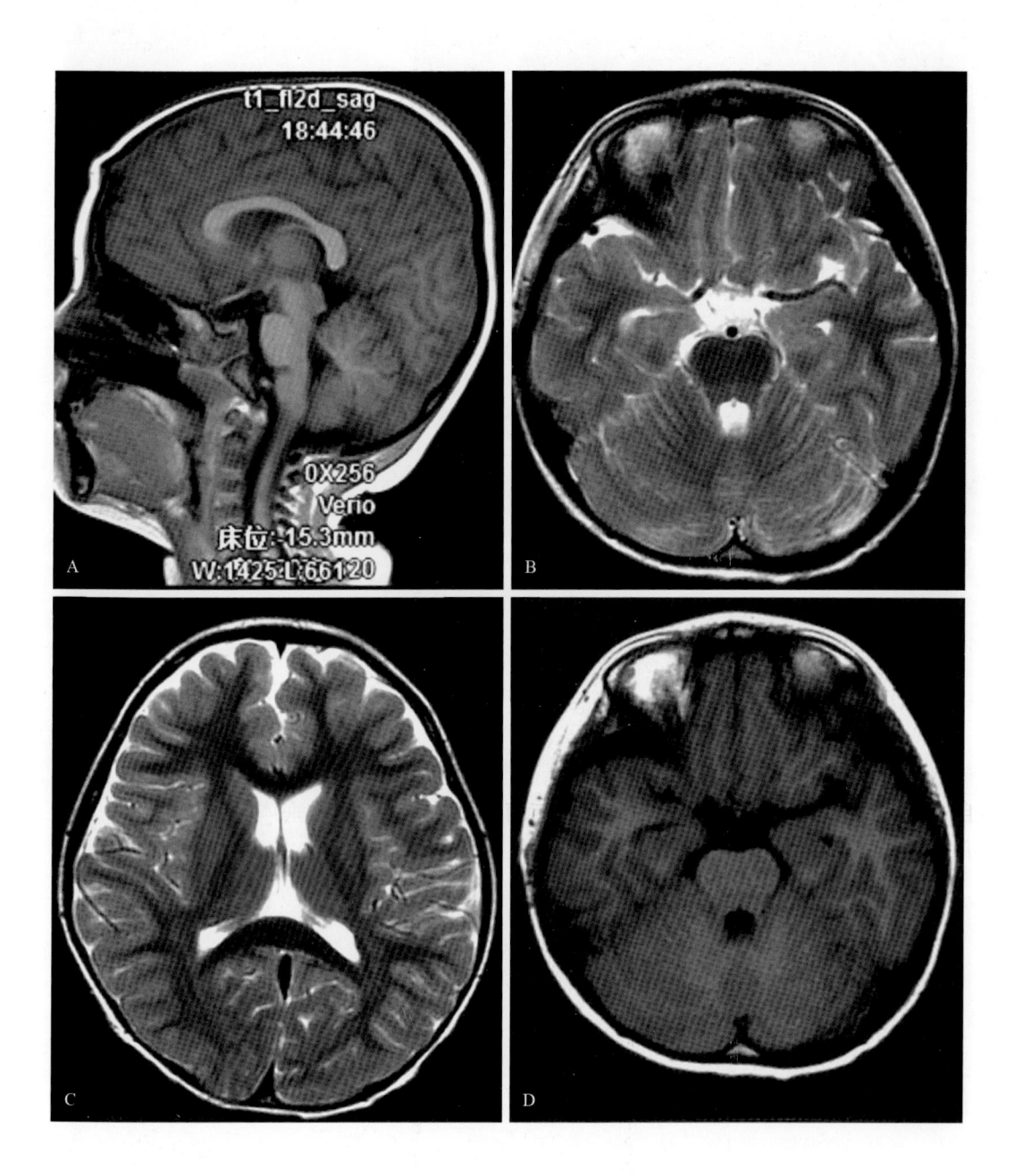

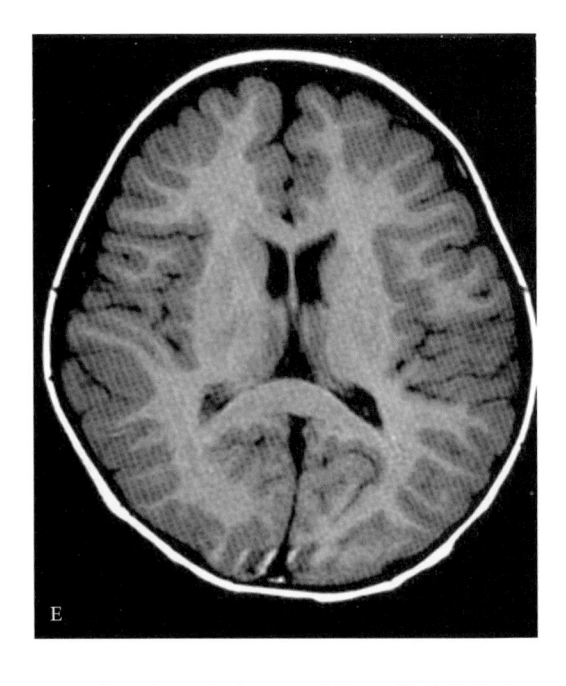

图4-44 出生24个月后基本达到成人脑的形态，即T₁WI上几乎所有白质为高信号、灰质信号较白质低（A、D、E.T₁WI；B、C.T₂WI）

（二）小儿脑——垂体、胼胝体发育

1. 垂体与胼胝体发育过程　见图4-45。正常足月新生儿在T₁WI上3～4个月胼胝体压部开始出现稍高信号，5～6个月后胼胝体膝部呈高信号，7个月时胼胝体压部膨大，体部与压部交界处窄，膝部增宽，整个胼胝体均呈高信号。

垂体常规的MRI检查方法是矢状位与冠状位T₁。新生儿MRI的矢状位T₁垂体呈球形，上缘膨隆。前叶与后叶均呈高信号，只有两者中间为低信号。随时间的推移，自2个月后垂体前叶的信号逐渐减低，与脑桥相比呈等信号。垂体的形态也逐渐接近年长儿，上缘变平或轻度凹陷。

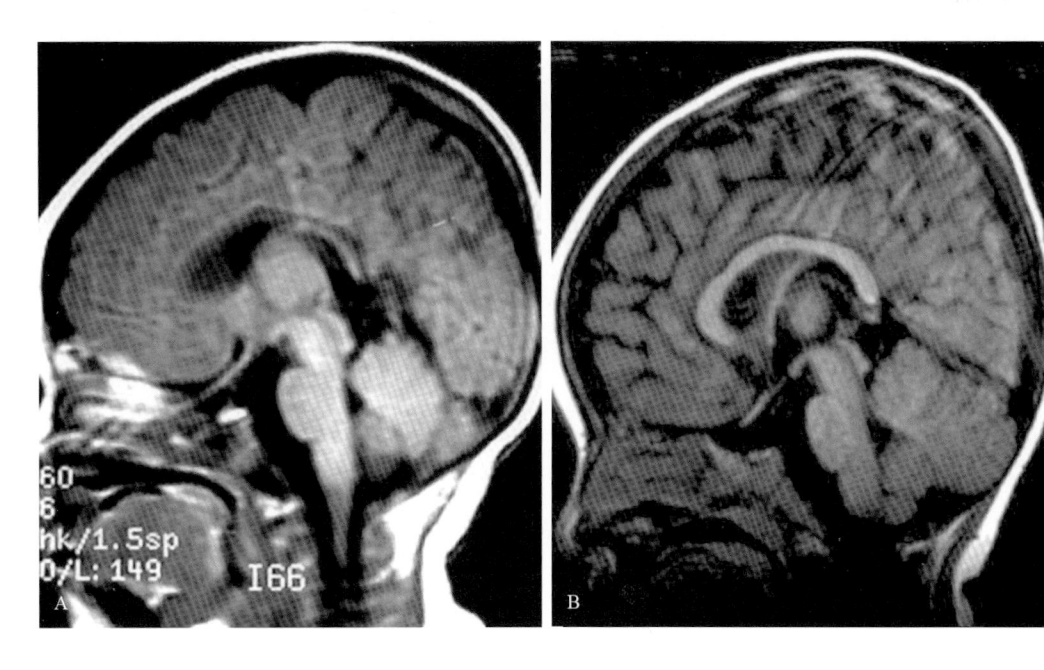

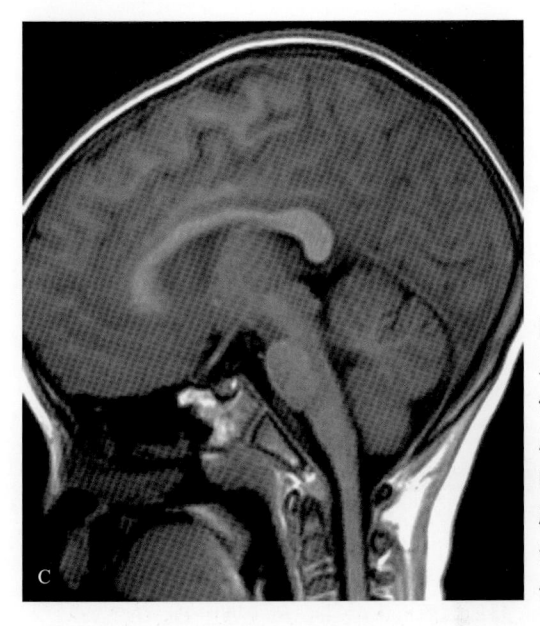

图4-45 同一小儿出生后1个月（A）、7个月（B）及12个月（C）T₁矢状面图像：1个月时，胼胝体呈低信号、体积较小，胼胝体嘴、膝部未见显示、压部未见膨隆，垂体前后叶均呈高信号；7个月时胼胝体发育，嘴部及膝部可见，压部未见明显膨隆，垂体后叶可见高信号；12个月时胼胝体压部膨隆明显，形态与成人基本相同，垂体后叶高信号更为明显

2. 新生儿与成人正常垂体表现差别　见图4-46。垂体分为腺垂体和神经垂体两个部分。腺垂体是体内最重要的内分泌腺，有"内分泌之首"之称。腺垂体包括结节部、中间部和远侧部。神经垂体居后，神经垂体分为神经部和漏斗部两个部分。漏斗部与下丘脑相连，包括漏斗柄和正中隆起。神经垂体的神经部和腺垂体中间部合称垂体后叶。垂体柄由腺垂体的结节部和神经垂体的漏斗部共同组成。

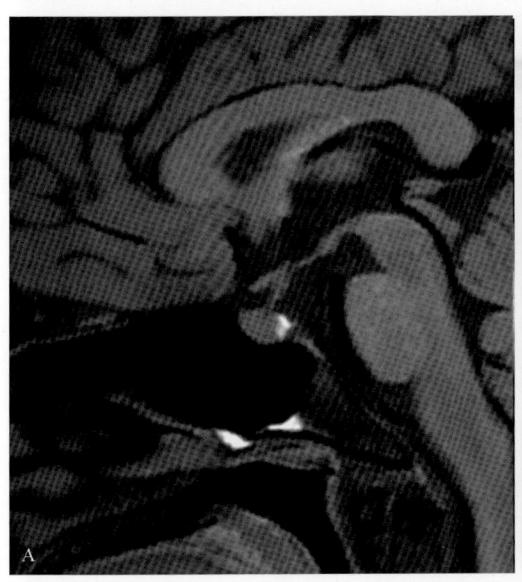

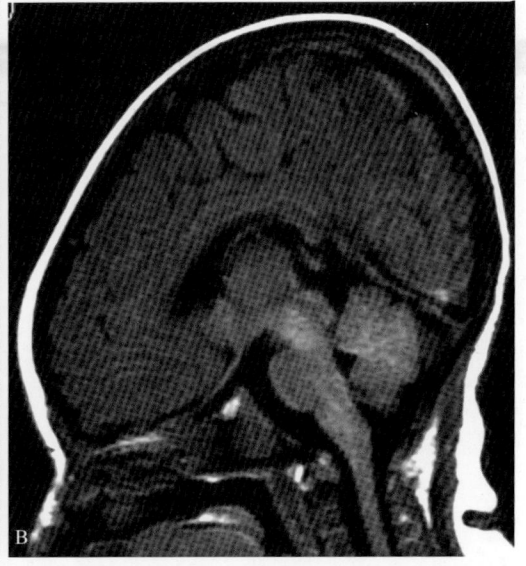

图4-46 正常垂体（图A为24岁男性患者）前叶、后叶信号在T₁WI上明显不同，前叶信号与脑灰质等同，后叶呈高信号（脂肪抑制技术不被抑制），胚胎期和新生儿垂体T₁WI呈高信号（图B为出生15d正常新生儿），出生2个月后垂体逐渐发育，垂体前叶T₁WI信号强度逐渐减低与脑灰质信号相仿

垂体后叶高信号主要为其所贮存的神经内分泌颗粒的脂质体小泡（抗利尿激素及催产素）所致。垂体后叶信号还与以下因素相关：①与下丘脑和神经垂体的功能状态有关，神经性尿崩患者后叶高信号可减弱或消失；②垂体柄是否受压，若鞍上有占位性病变压迫垂体柄，影响下丘脑神经垂体束传导神经内分泌颗粒时，后叶高信号可减弱、消失或异位于垂体柄处；③与年龄有关，后叶高信号随年龄的增长有下降趋势。正常人群约有10%的个体后叶不显示高信号，可能与解剖变异或成像技术有关。

（三）小儿枕骨斜坡

见图4-47。

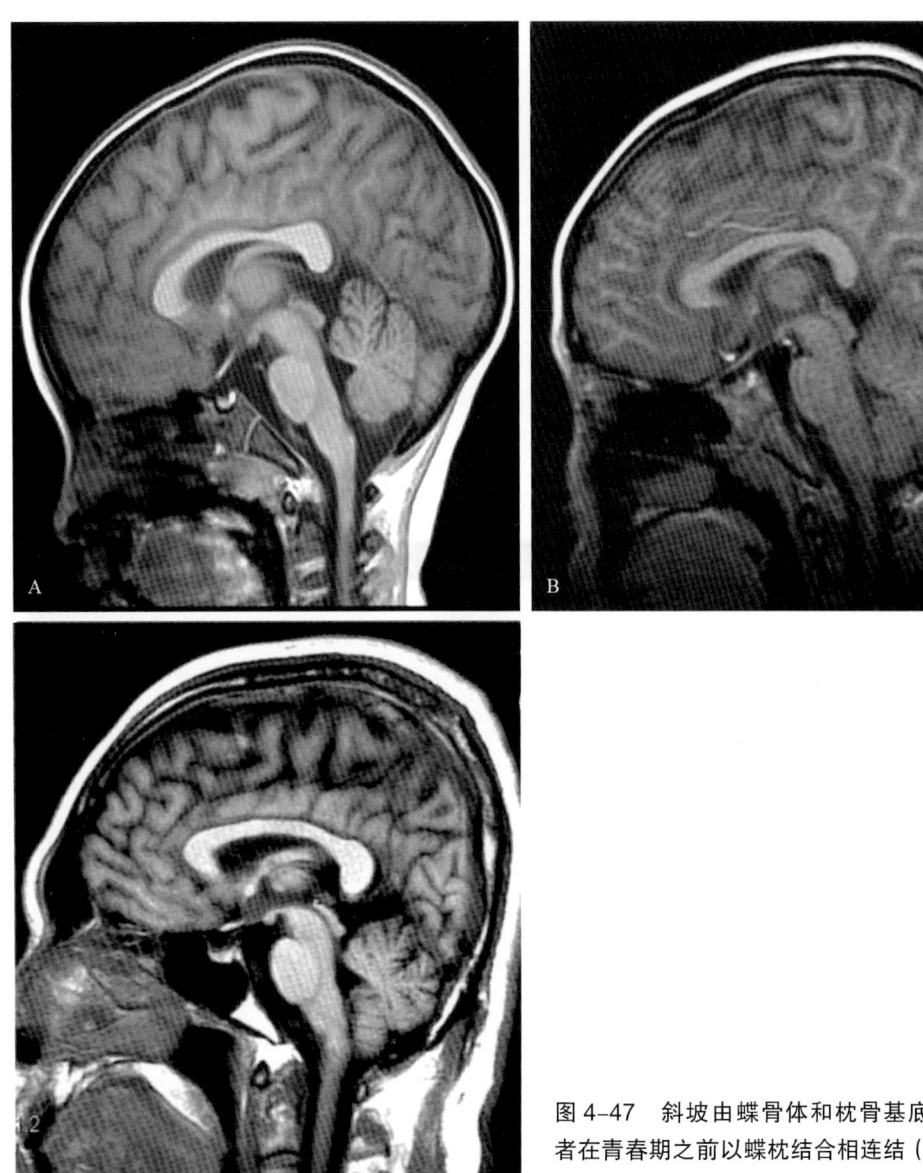

图4-47 斜坡由蝶骨体和枕骨基底部构成，两者在青春期之前以蝶枕结合相连结（A、B），至青春期融合为骨性结合（C），故青春期前斜坡可见斜行信号，勿误诊为骨折等异常

（四）小儿脑——脑实质外间隙

见图 4-48。脑实质外间隙包括蛛网膜下腔和硬膜下腔。当硬膜下腔扩大时，可与蛛网膜下腔分开，使脑外间隙表现为两层结构，内层为蛛网膜下腔，外层为硬膜下腔。

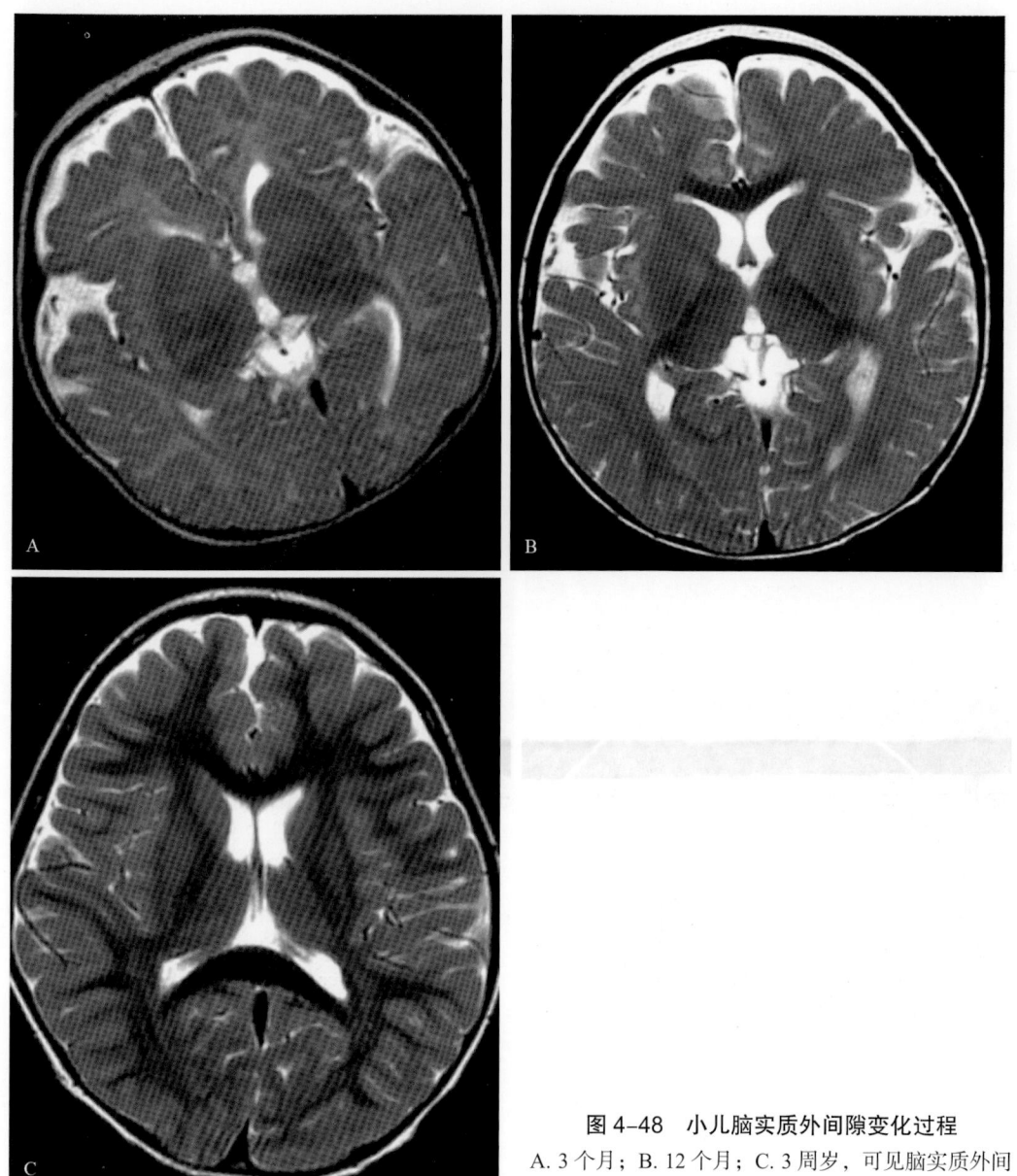

图 4-48 小儿脑实质外间隙变化过程
A. 3 个月；B. 12 个月；C. 3 周岁，可见脑实质外间隙逐渐减小

研究表明：额叶及颞极前方蛛网膜下腔从新生儿到 6 个月逐渐增宽，其中以 3～6 个月数值最大，然后逐渐缩小，因此，在此期间如果见到脑外间隙较宽，但在正常值内，切勿误以为异常。额叶前方脑外间隙最大宽度为 6mm，颞叶前方为 9mm，当超过此值

时提示脑外间隙异常增宽。额叶与颅骨内板的间隙较宽，可能是蛛网膜下腔和硬膜下腔扩大两种因素所致，脑脊液产生与吸收在发育过程中一时性失衡及出生后数月颅骨发育比脑发育先行，均可导致脑外间隙增宽。另外，脑白质髓鞘化，从出生到 6 个月脑组织含水量急剧下降，脑容积缩小，此后，神经细胞增殖，脑容积又增大，也可能是造成脑外间隙扩大后又逐渐缩小的一个原因。总之，发育期脑外间隙在 1 岁内变化较大，脑外间隙较宽，它包括蛛网膜下腔和硬膜下腔扩大，以前者为主，1 岁后逐渐达到平衡状态。脑外间隙在 3～6 个月最宽。这对鉴别正常发育期的改变和脑外积液有重要意义。

（五）出生后颅骨及骨髓发育变化

见图 4-49。MRI 在显示颅骨骨髓发育中较为特征。出生时在 T_1WI 上斜坡及板障内的骨髓与脑组织相比呈低信号，由于其内有丰富的红髓所致。3 岁时枕骨斜坡及蝶骨在 T_1WI 上出现斑片状高信号，3～4 个月以后逐渐扩大融合，10 岁时差不多所有小儿的骨髓在 T_1WI 上呈高信号（红髓脂肪性变）。颅骨板障的成熟几乎与斜坡同时。在 3 岁时 T_1WI 上板障逐渐出现局灶性高信号，4～7 岁时则更明显。

颅骨的成熟时间对某些全身性疾病的判断是十分重要的，有的疾病可以促使骨髓内红细胞生成，如镰状细胞贫血、地中海贫血等能使骨髓转向不成熟的低信号。其他疾病如白血病可侵及骨髓取代其内的脂肪，使 T_1 延长呈低信号，如果 4 岁以上斜坡还是低信号，则应查找有无全身性血液性疾病或有无肿瘤的侵犯。

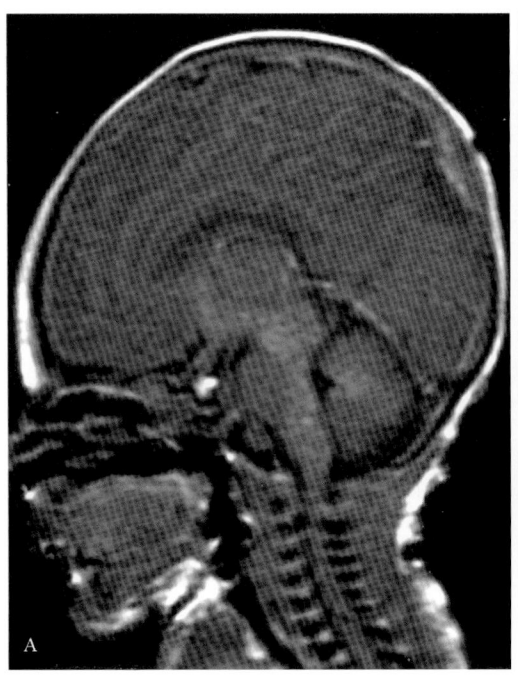

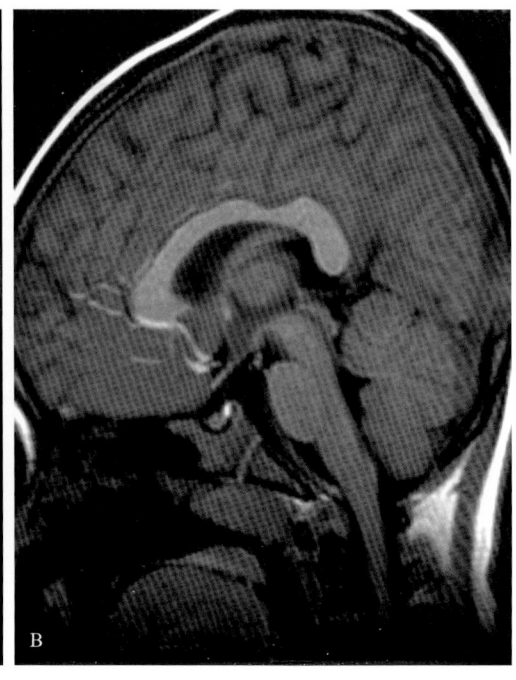

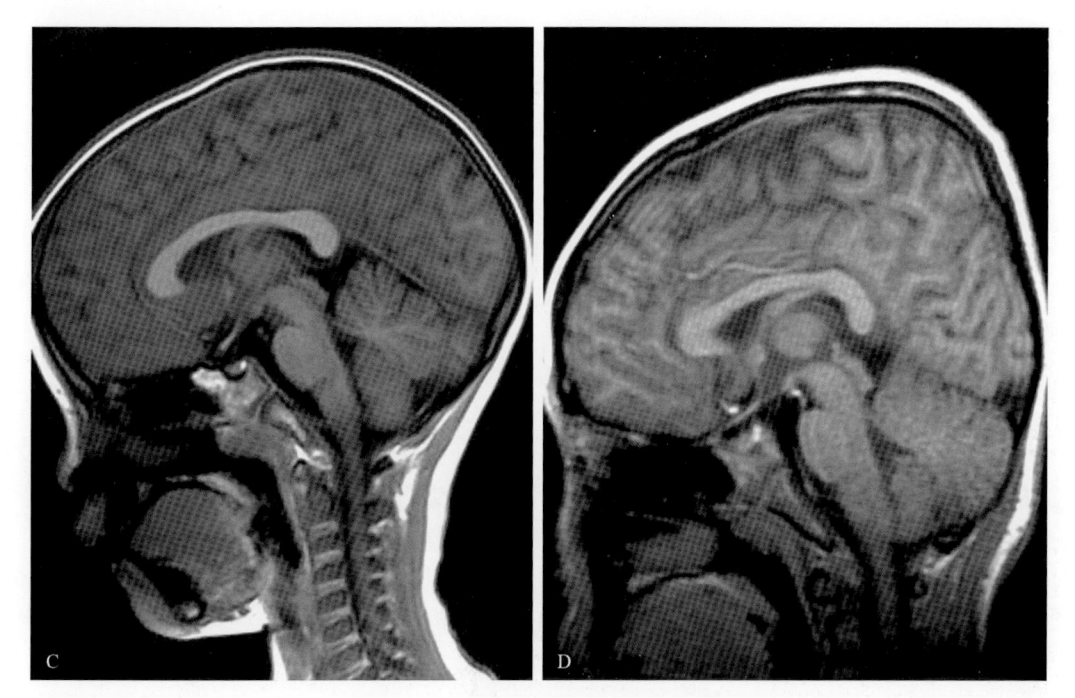

图 4-49 出生后骨髓信号变化过程

A. 5d；B. 12 个月；C. 3 周岁；D. 6 周岁。A、B. 枕骨斜坡 T_1WI 表现为低信号；C. 枕骨斜坡开始，出现 T_1WI 斑片状高信号；D. T_1WI 高信号更为明显

四、颅脑有益于诊断的磁共振伪影

磁共振检查与其他影像学检查相比较，一个重要的特点是图像的伪影多。磁共振伪影的形成有多方面的原因，这与磁共振扫描时间长、序列多、成像复杂有关。在大多数的情况下，伪影的出现会影响图像的质量，影响对病变的观察。但是，有些磁共振伪影的形成是由于病变的组成成分或病变本身性质所造成的，对于这类伪影，应该重视它们带来的有关病变性质或组成成分的重要信息。

（一）磁敏感伪影

SWI 序列对局部磁场的不均匀性十分敏感。该序列对微量出血及静脉血管的显示佳，临床上正是利用该序列的这个特点来检测某些含有少量出血及静脉血管疾病（图 4-50～图 4-52）。

（二）血管搏动伪影

颅内血管具有搏动性（动脉明显），如病变具有明显的搏动伪影，提示病变与血管关系密切或源自血管；如不具有搏动伪影，提示病变不源自血管可能性大（图 4-53，图 4-54）。

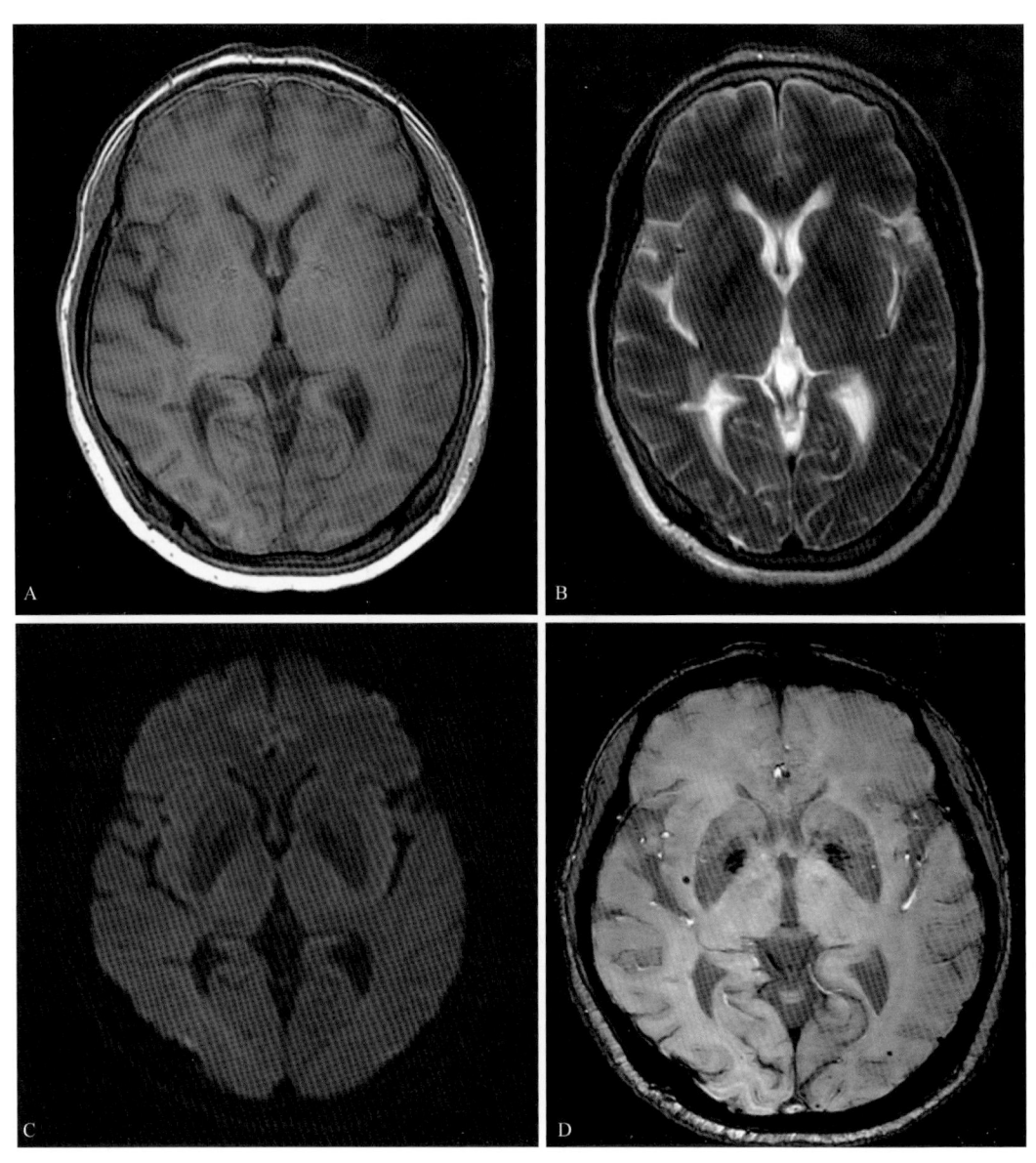

图 4-50　T₁WI（A）、T₂WI（B）及 DWI（C）均不能显示 SWI（D）所显示的点状微量出血

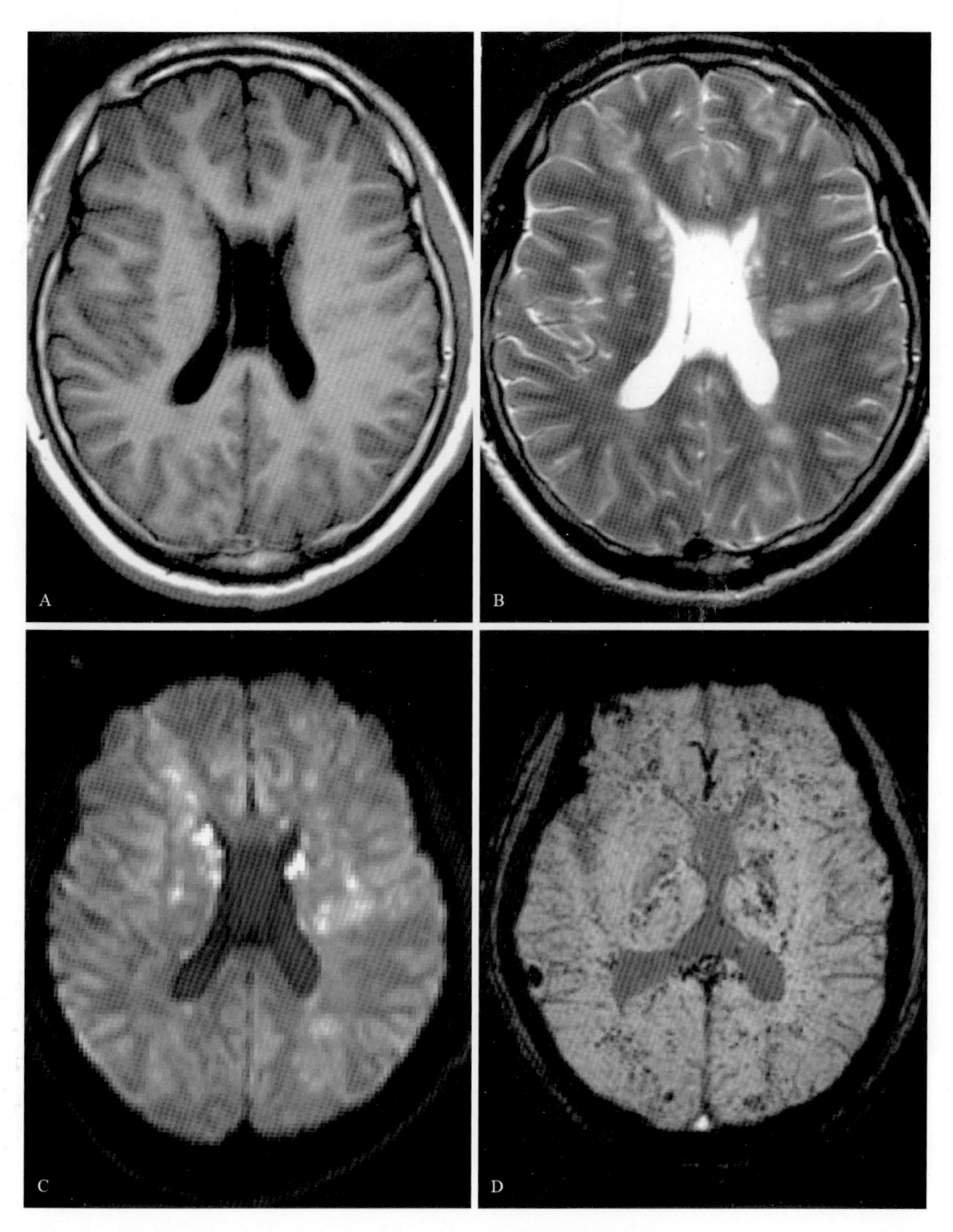

图4-51 脑外伤患者，T₁WI（A）及T₂WI（B）仅见脑实质散在水肿灶，DWI（C）提示多发点状缺血灶，SWI（D）显示多发散在点状出血，提示轴索损伤

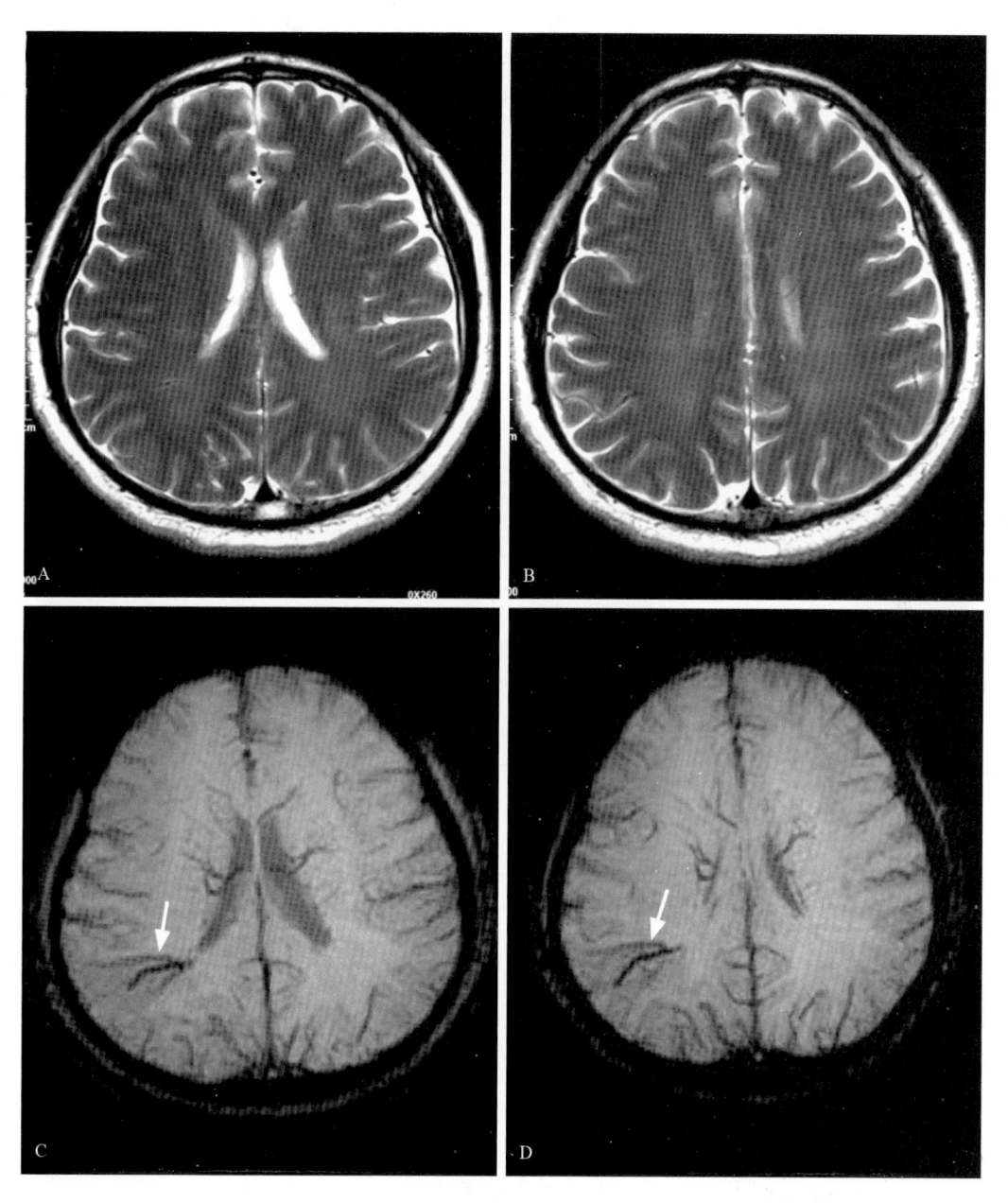

图4-52 T$_2$WI（A、B）右侧顶枕叶几乎无异常改变，SWI（C、D）图像提示局部静脉血管增粗，静脉血管畸形

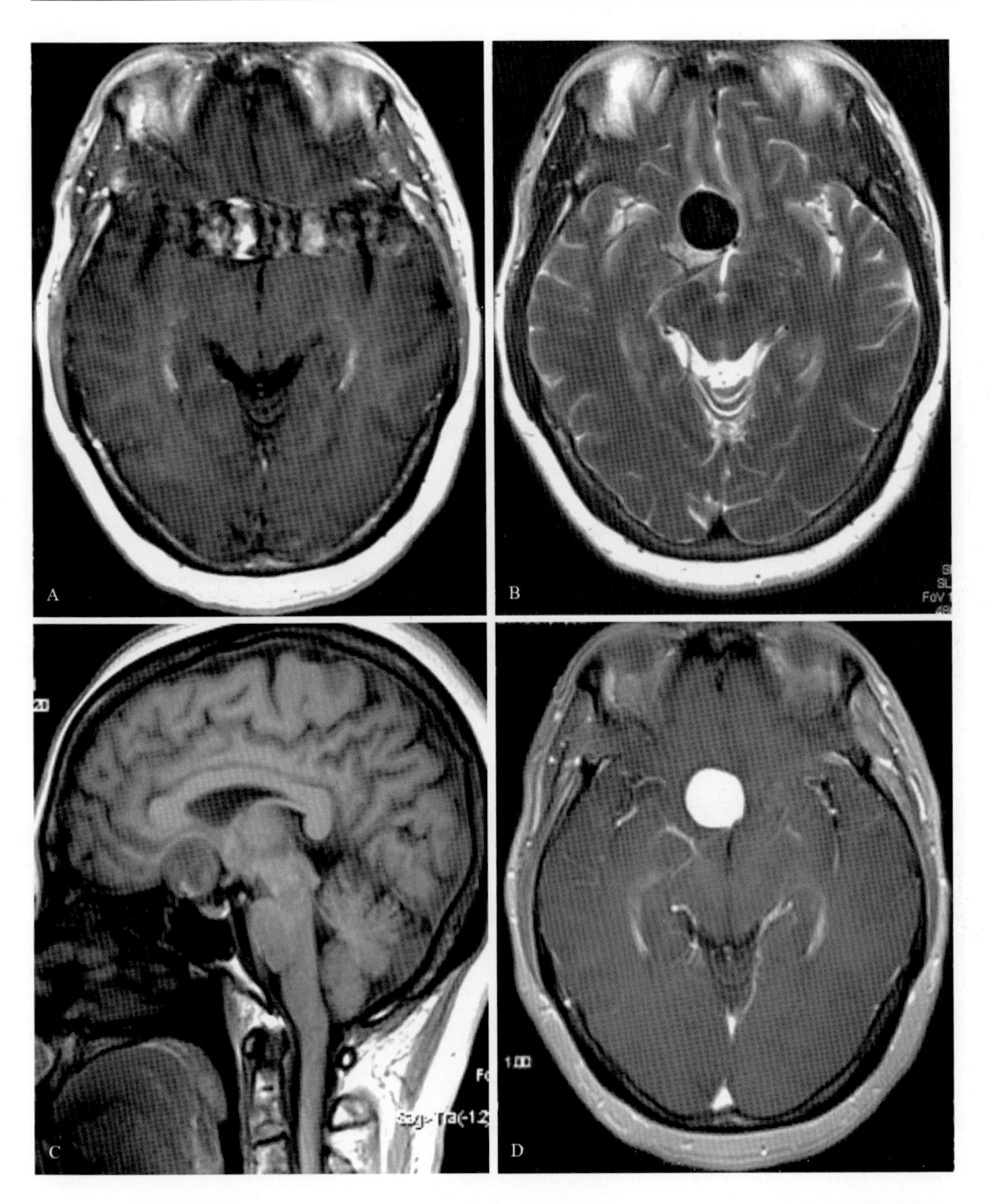

图4-53　鞍区类圆形占位，T₁图像（A）可见明显血管搏动伪影，T₂WI（B）可见病灶呈低信号（血管流空），提示病变与局部血管关系密切（动脉瘤可能），矢状面T₁WI（C）显示垂体位置形态正常、病变位于鞍上，增强检查（D）病灶明显强化，强化程度与动脉血管相同，诊断为动脉瘤

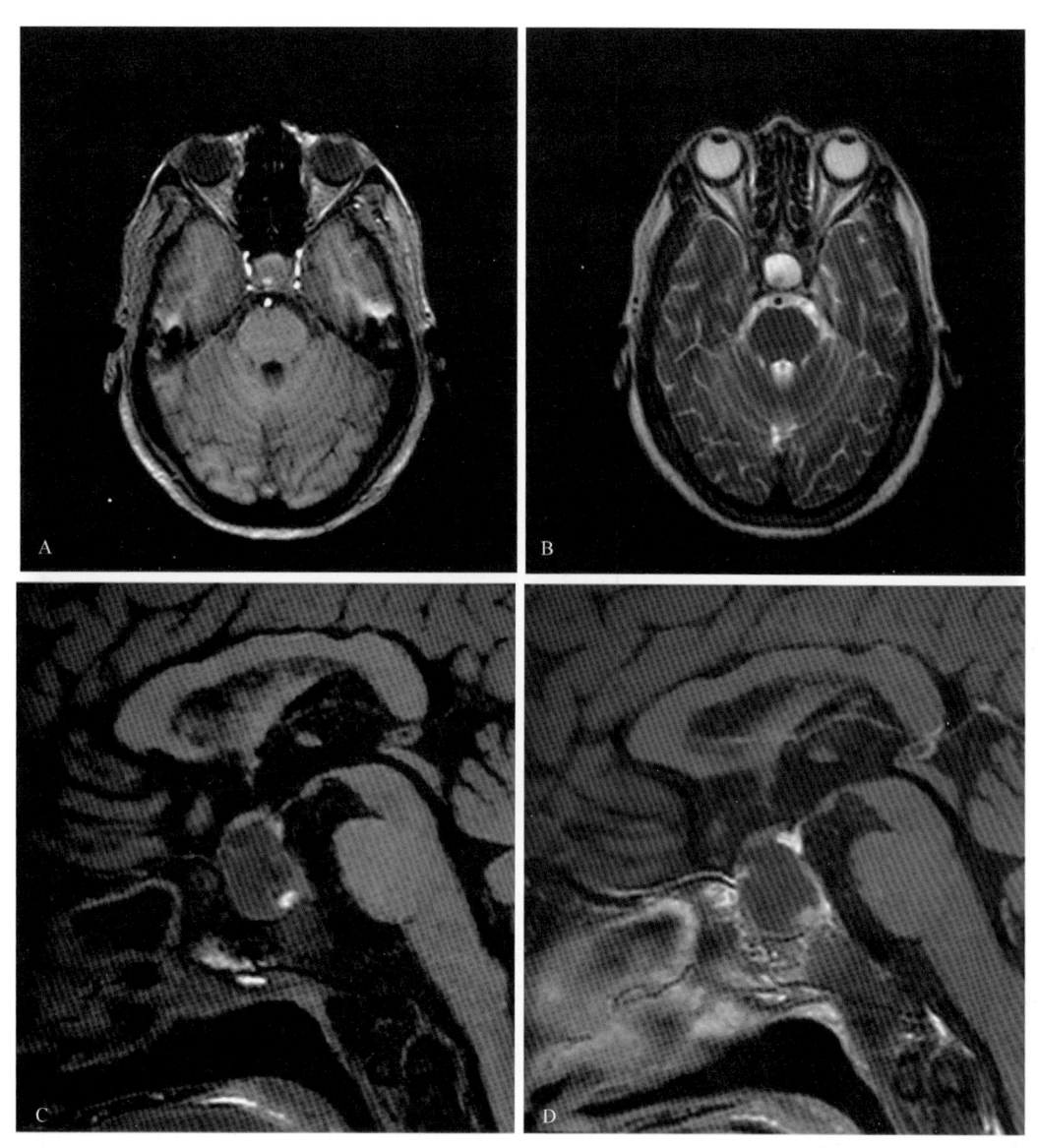

图 4-54　鞍区类圆形占位，与上一病例不同，T₁WI（A）未见明显血管搏动伪影，T₂WI（B）可见病灶呈混杂高信号，矢状面 T₁WI（C）垂体显示不清、病变位于鞍内及鞍上，增强检查（D）病灶边缘轻度强化，诊断 Rathke 囊肿并手术证实

第二节　磁共振颅脑血管成像伪影与假象

磁共振血管成像中，血流状态、成像序列及参数、重建方法与技术、血管的变异等诸多因素均对图像的显示与诊断有重要影响，不了解相关的原理，会造成错误的诊断；同时，颅脑血管存在诸多解剖变异，也要求我们对此熟知，否则亦可造成误诊。本节主要列举几种不同类型的颅脑血管 MRA 及 MRV 图像中的伪像，希望能起到触类

旁通的作用，提醒读者加强对这方面的重视。

一、几种常见的技术伪影

（一）夸大狭窄——成像参数对图像的影响

见图 4-55。在颅脑 TOF-MRA 序列中，翻转角影响饱和，翻转角越大，磁化矢量回到其平衡位置的纵向距离越长。使用大翻转角（90°）也能达到有效饱和。翻转角和 TR 是影响背景饱和程度的两个重要的可调节的参数。

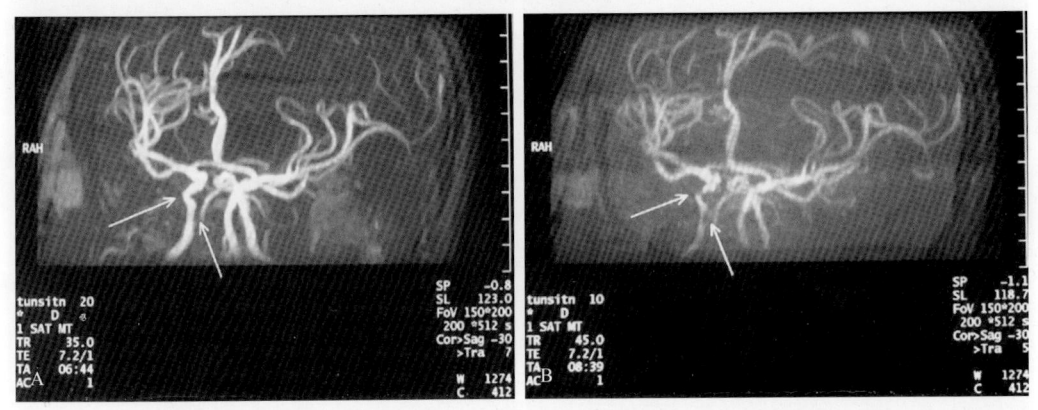

图 4-55　同一患者的两次 TOF-MRA 图像，图 A TR 时间 35ms，图 B TR 时间 45ms，其余成像参数完全一致，相对长 TR 图像流动对比（流动血液和静息组织间的对比）降低，造成图 B 对右侧颈内动脉狭窄的错误显示

以 TR 为例，因为慢速血流在成像容积内停留的时间相对长，为了使血流信号最大化，理论上应该采用长 TR 使血液质子的饱和程度最小。但不利的是，这样背景信号也相对提高，流动对比（流动血液和静息组织间的对比）就会降低。因此，选择时需要综合考虑上述因素。

（二）图像重建伪影——MIP 细小血管不显示

见图 4-56。MIP 图像所显示的高信号是在投影方向上信号强度最大的像素的信号。如果在投影方向上感兴趣区内的血管信号强度低于该方向上背景组织的信号强度，则在该方向上血管的信号不会显示在 MIP 图像上。

Charles M. Anderson 的研究表明：如果血管的信号强度高于背景组织信号 2 个

标准差以上,在 MIP 图像上血管就会较好地显示;如果血管的信号高于背景组织信号 0.5 个标准差以下,随着 MIP 图像重建层数的增加,血管得以显示的概率大大减小(图 4-57)。

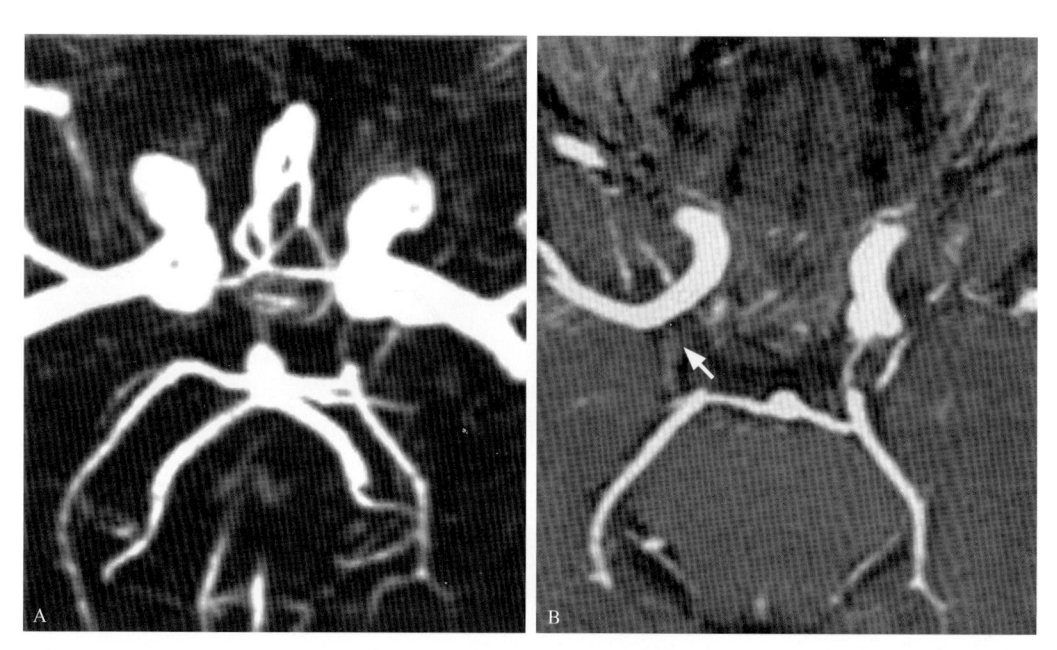

图 4-56 采用全部原始图像进行血管 MIP 重建(A),右侧后交通动脉未见显示;采用交通动脉局部原始图像进行 MIP 重建(B),可见右侧后交通动脉显示(箭头)

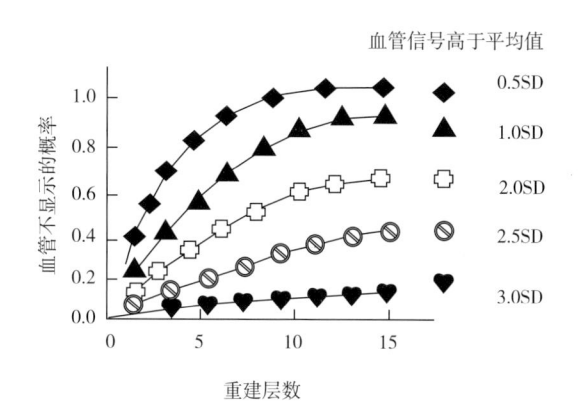

图 4-57 血管信号强度及重建层数与血管显示概率的关系

（三）血液不规则流动——夸大狭窄程度

见图 4-58、图 4-59。

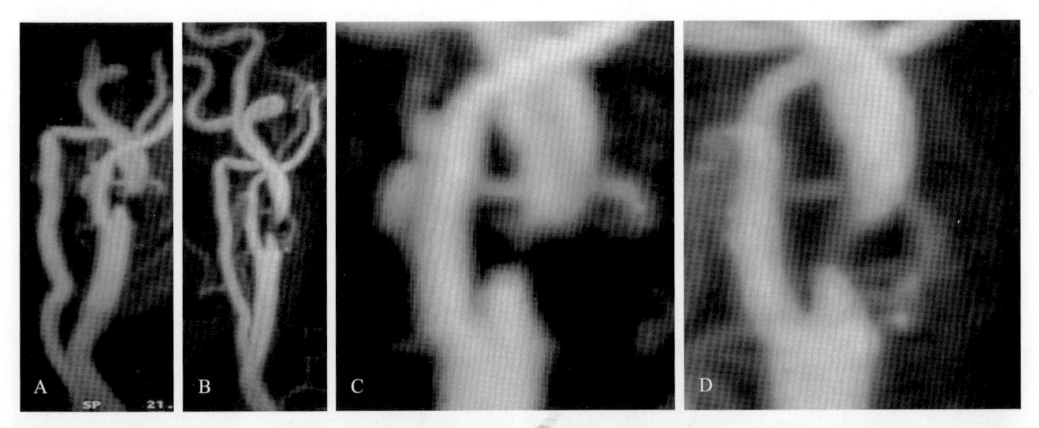

图 4-58　TOF-MRA（A、C）与 CE-MRA（B、D）对颈内动脉起始部狭窄的显示比较，可见 TOF-MRA 对局部狭窄有明显的夸大

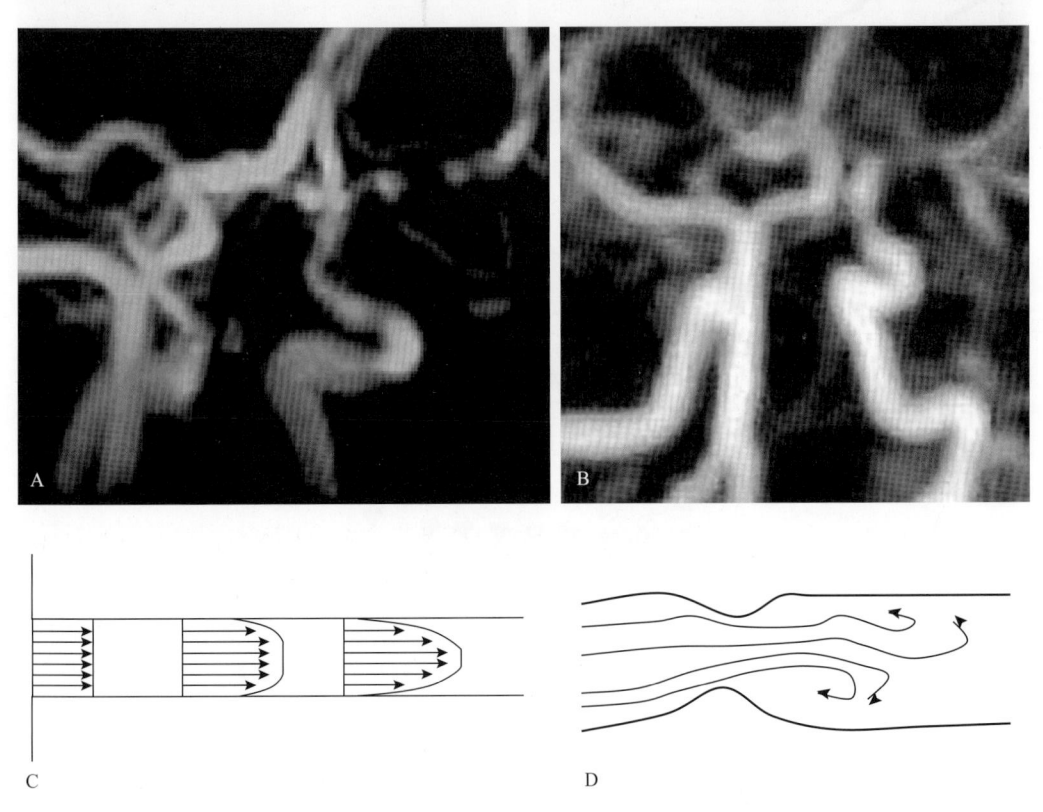

图 4-59　在血管狭窄部位的远端，血液的流动不规则，会导致血液信号的丢失，夸大狭窄程度，A 为 TOF-MRA 图像，显示左侧大脑中动脉的狭窄程度被明显夸大，CE-MRA（B）显示狭窄程度与实际狭窄程度接近；规则层流（C）与局部狭窄后不规则流动示意图（D），在狭窄的远端血液流动不规则，导致 MR 信号丢失，使狭窄程度被夸大

(四)流动分离伪影——狭窄假阳性

见图 4-60。流动分离现象（flow separation）最常见于血流方向突然改变或管径突然增加的部位，如颈动脉球。先前层流的血液在经过血管的这些部位时，层流外层血液流动的方向与主流方向发生分离，甚至可以反向流动。在 TOF 血管成像中，流动分离自身可以显示为邻近层流的停滞区信号强度的减低，这是由于该区域血液流动速度减慢所致。流动移位现象与动脉粥样硬化均好发于此处，因此，在 TOF-MRA 上对该处血管狭窄的诊断十分困难。

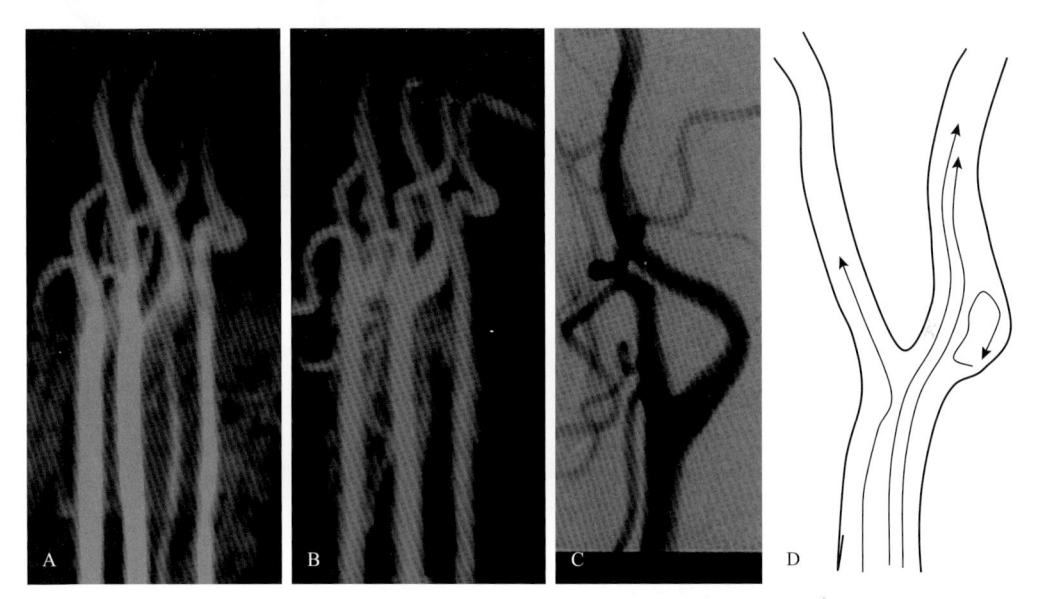

图 4-60　TOF-MRA（A）显示颈内动脉起始部狭窄，CE-MRA（B）及 DSA（C）显示局部正常，TOF-MRA 显示狭窄为不规则流动（流动分离所致），D 为流动分离示意图

(五)流动移位伪影

见图 4-61。在 MR 成像序列中，相位编码早于频率编码数毫秒实施。这就是说，沿着相位编码轴的质子的位置是在沿着频率编码轴的位置之前被标记的。假如血液于这两个测量时间之间发生了运动，血管中血流的位置将被错误定位。当血管倾斜穿过成像范围，会导致血管信号的移位，血液可以表现为来自血管外某一点。在大多数血管成像中，这类错误非常少。当血液绕行一个弯曲部时，这个移位错误较明显。这种伪影也可表现为亮点，常见于颈内动脉虹吸部。当所有血液信号被错误地定位在血管弯曲部附近的一个特定点时，可能出现更严重的情况，这会被误诊为动脉瘤（图 4-62）。

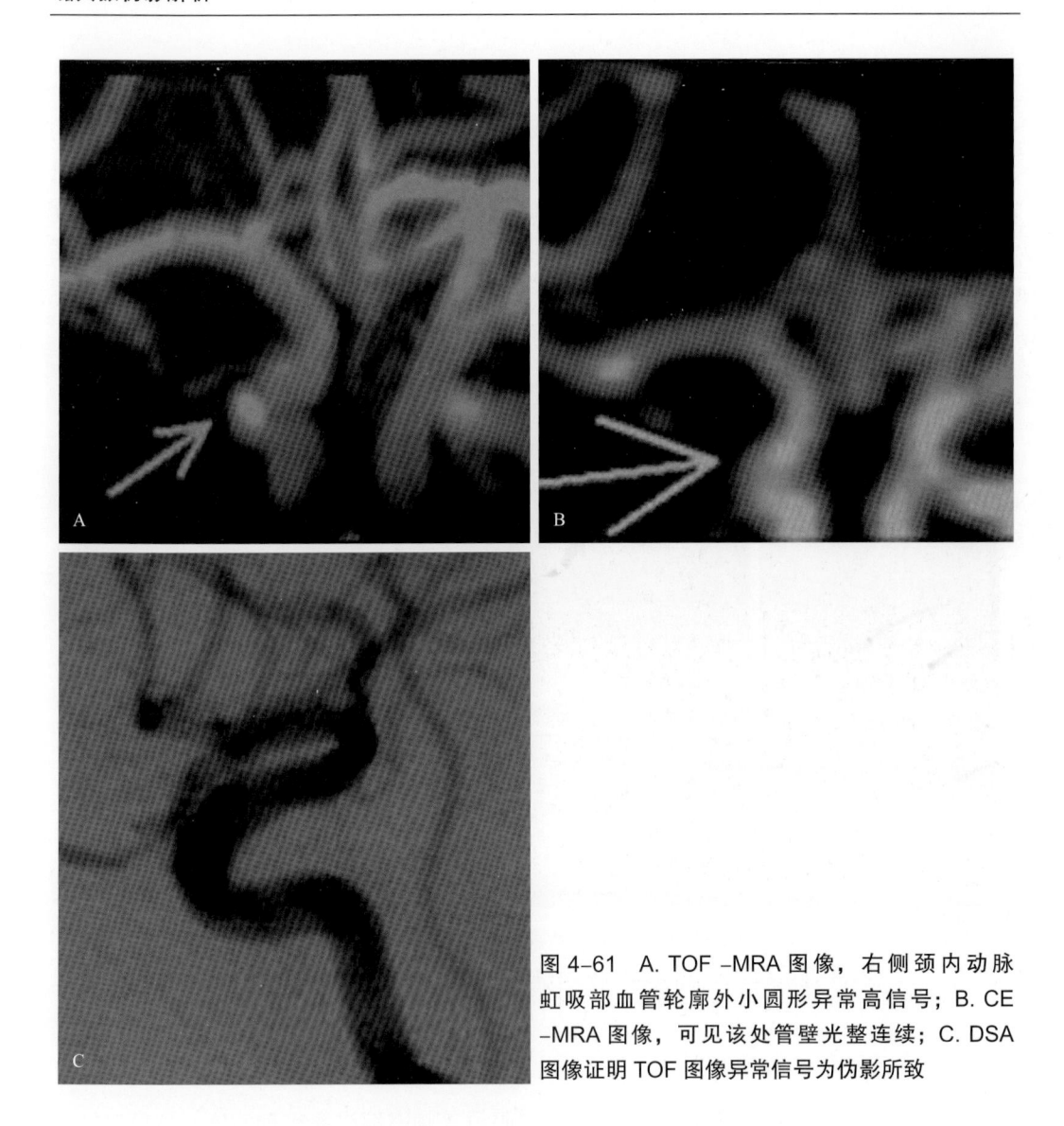

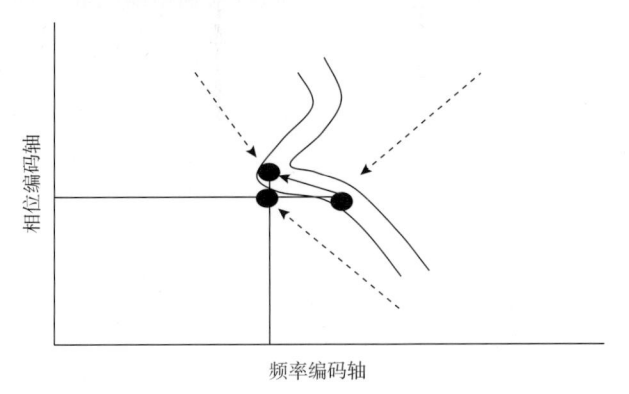

图 4-61 A. TOF-MRA 图像，右侧颈内动脉虹吸部血管轮廓外小圆形异常高信号；B. CE-MRA 图像，可见该处管壁光整连续；C. DSA 图像证明 TOF 图像异常信号为伪影所致

图 4-62 流动移位

（六）边缘锯齿状伪影

见图 4-63。

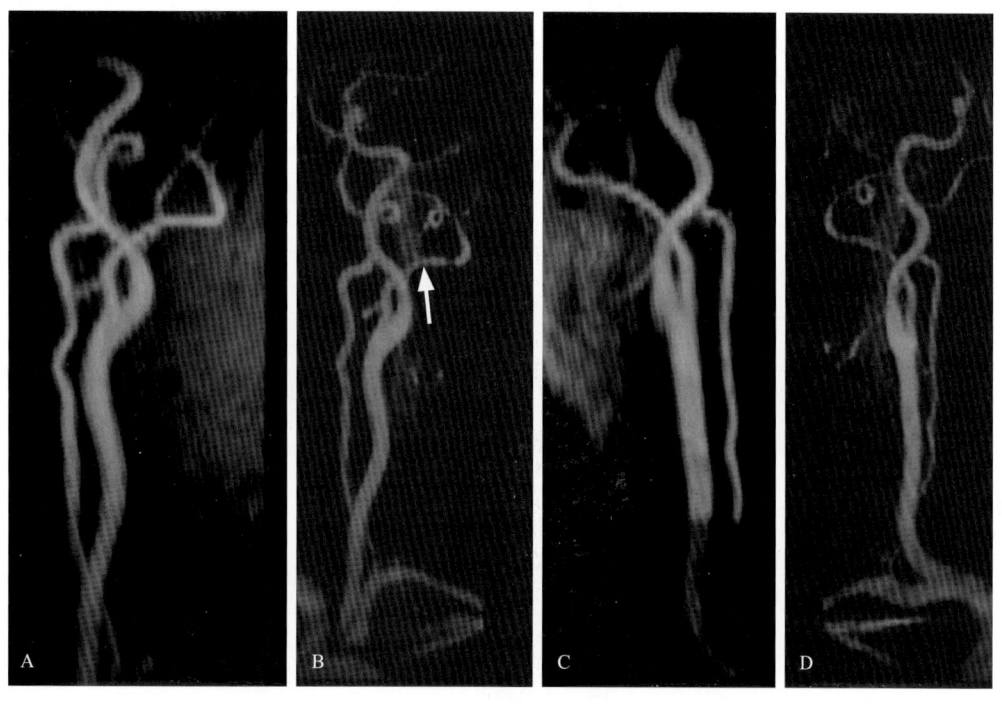

图 4-63　TOF-MRA 图像（A、C）上颈外动脉的锯齿状伪影，其中左侧的伪影（A）遮盖了该处的狭窄情况；B、D. CE-MRA 图像，CE-MRA 对伪影进行了矫正，清晰显示了左侧颈外动脉狭窄的情况（箭头）

对于那些平行扫描层面走行或血管的走行方向与成像平面的夹角很小时（如颈外动脉、大脑中动脉 M1 段），由于血流在成像层面内停留的时间长，血流部分被饱和，从而造成这些血管信号的降低和丢失，使血管信号值下降，使血管信号与周围组织的对比度下降，经 MIP 重建后血管的边缘会出现"锯齿状"伪影（图 4-64）。

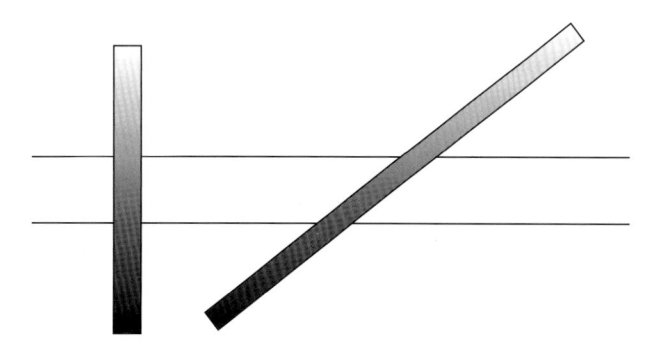

图 4-64　血管边缘锯齿状伪影形成示意图

（七）暗带伪影

见图4-65。在头颈部血管检查中，由于成像范围大而采用多个层厚较厚的采集层块，层块远端血管内的血液由于在流动过程中部分饱和，信号明显降低，而相邻下一采集层块的近端正是血液信号最强处，形成该处的暗带伪影（venetian blind）。如果采集层块的交界处恰与动脉分叉处或狭窄部重合，该处的伪影会更加严重，并造成狭窄的夸大显示（图4-66）。

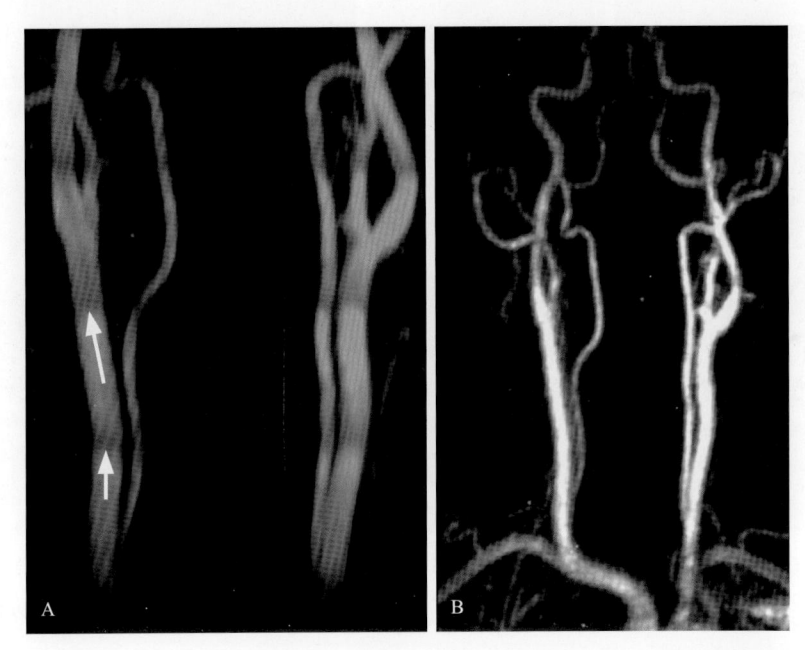

图4-65　TOF图像（A）上显示颈总动脉的暗带伪影，CE-MRA（B）对暗带伪影进行了矫正

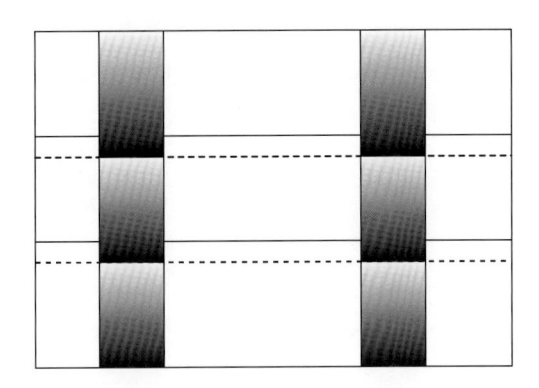

图4-66　暗带伪影形成示意图

（八）涡流和相位逸散

见图 4-67。在 MR 中，涡流的意思是混乱或不一致的血流，血流是许多自旋质子的混合，它们不都是沿着直线运动。涡流或更精确地说是不一致的血流，由于相位的不一致性，经常会导致信号丢失。在涡流区，混乱的流动使每个体素内的相位产生差异化，这种差异不能通过流动补偿来纠正。结果是像素内自旋质子的磁化矢量定位在不同的方向，彼此相抵消，体素的信号强度降低，信号丢失的程度依赖于涡流量。

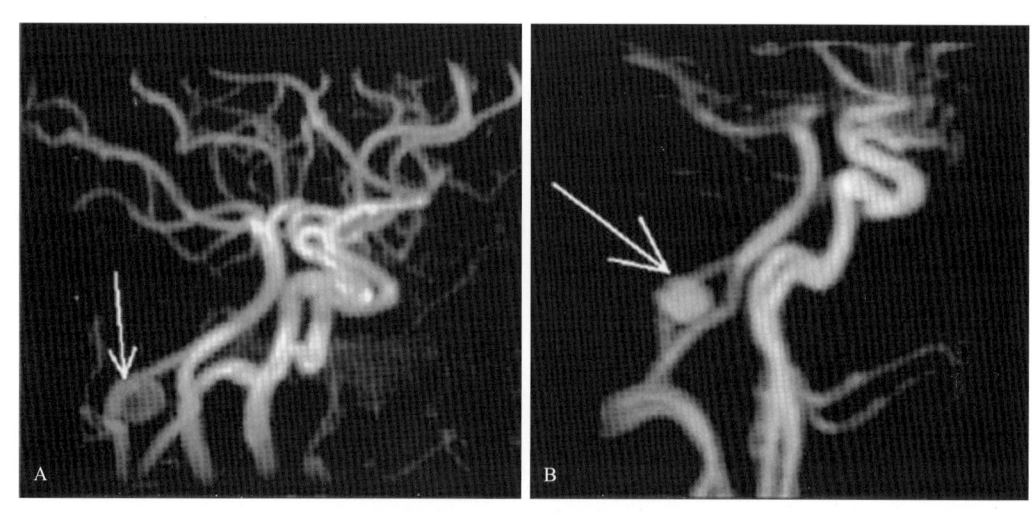

图 4-67　TOF-MRA（A）显示右侧椎动脉动脉瘤，瘤腔内低信号（血栓？伪影？）；CE-MRA（B）显示瘤腔内对比剂完全充盈，证明 TOF 法 MRA 显示瘤腔内低信号为涡流所致伪影

二、磁共振颅脑血管成像几种常见的假象

（一）颅内动脉变异

颅脑血管存在多种类型正常解剖变异，应当了解这些正常变异的类型及相应的影像学表现，以免造成错误的诊断，如大脑前动脉，存在单支大脑前动脉、三倍体大脑前动脉、A_1 段缺如或发育不良、双半球大脑前动脉等多种解剖变异；大脑中动脉存在副大脑中动脉、重复大脑中动脉、大脑中动脉分叉早等正常变异；大脑后动脉有原始型（胚胎型）和漏斗型变异；对于某段动脉血管可以有重复和"窗式"等形态变异。对于颅脑血管解剖变异，请参阅相关专业书籍，本部分仅列举其中部分变异的 MRA 表现，以供大家参考（图 4-68～图 4-75）。

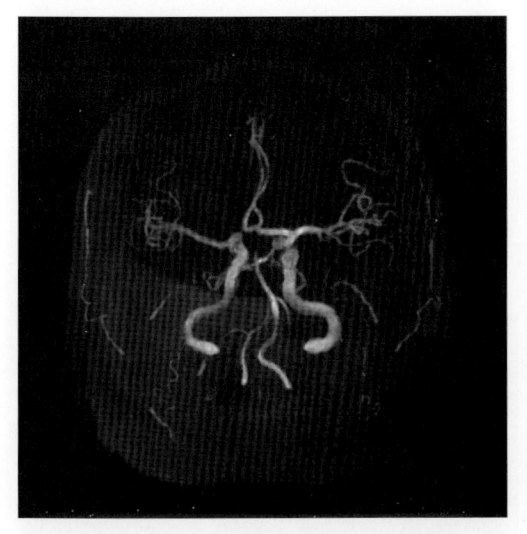

图 4-68　右侧大脑前动脉 A_1 段缺如

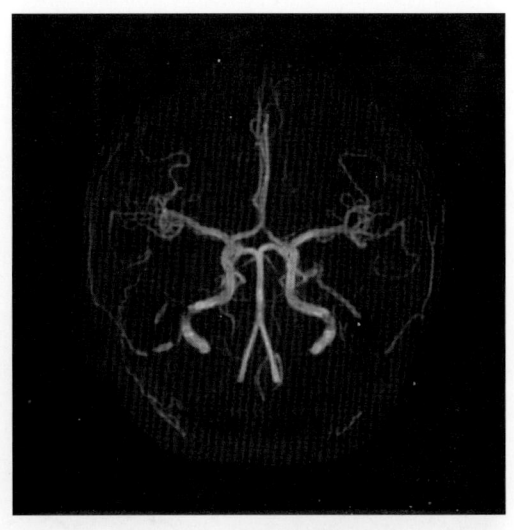

图 4-69　三倍体大脑前动脉

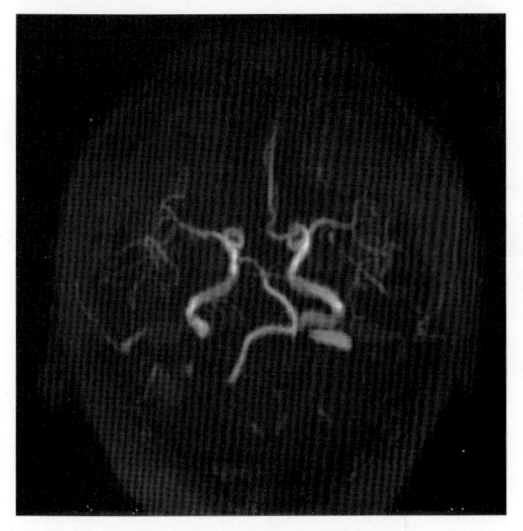

图 4-70　单支大脑前动脉

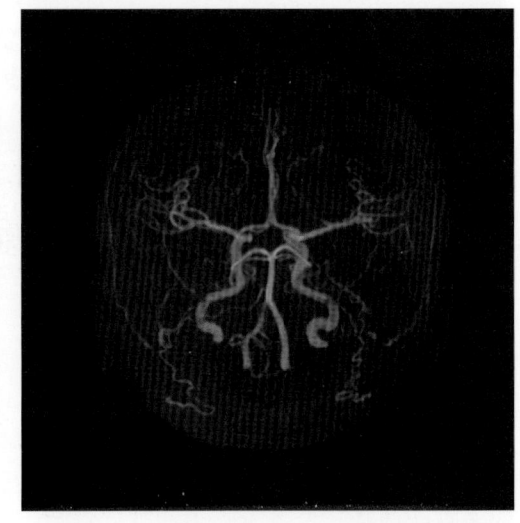

图 4-71　右侧"窗式"大脑前动脉 A_1 段

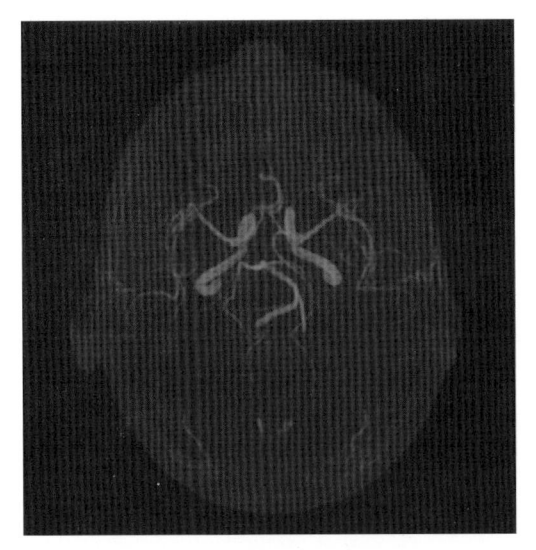

图 4-72 左侧重复大脑后动脉

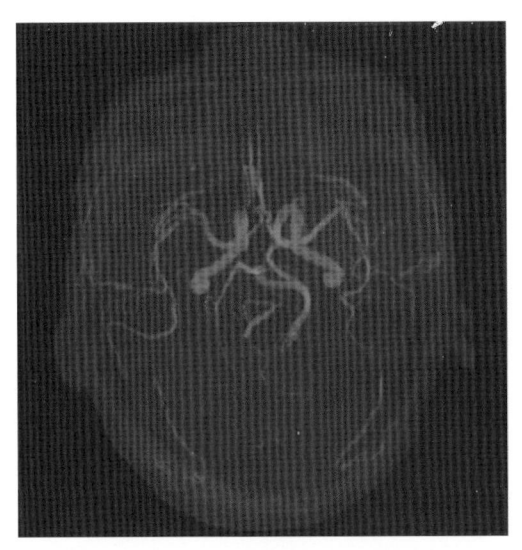

图 4-73 左侧原始型大脑后动脉

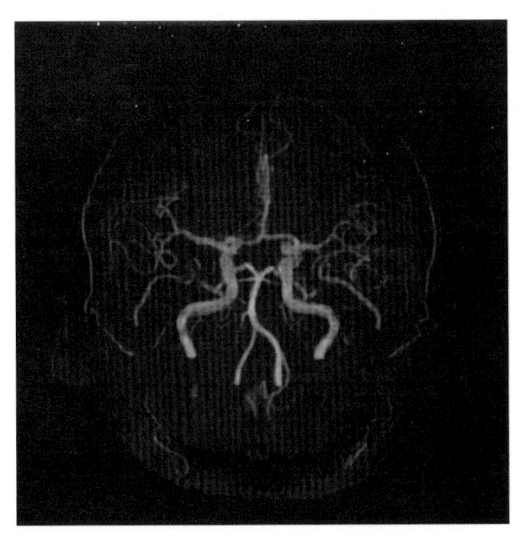

图 4-74 右侧椎动脉纤细（两侧相差 2mm）

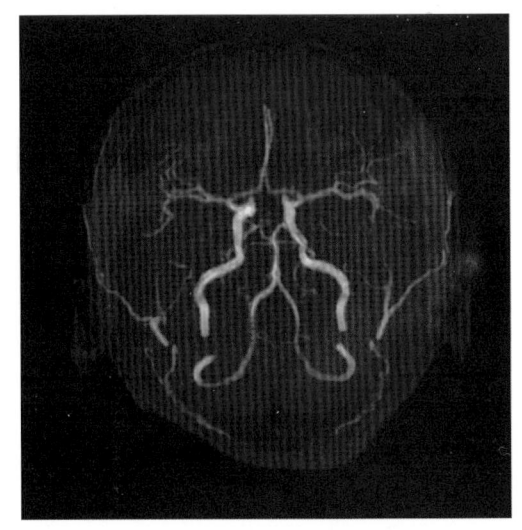

图 4-75 "窗式"基底动脉

（二）一侧优势静脉引流

见图 4-76、图 4-77。窦汇区的静脉引流存在解剖上的变异，且两侧横窦常不对称。有研究显示，横窦的引流优势表现为右侧为主、左侧为主和两侧基本相等者分别为 74%、19% 和 7%。双侧横窦及颈内静脉管腔可出现明显差异。

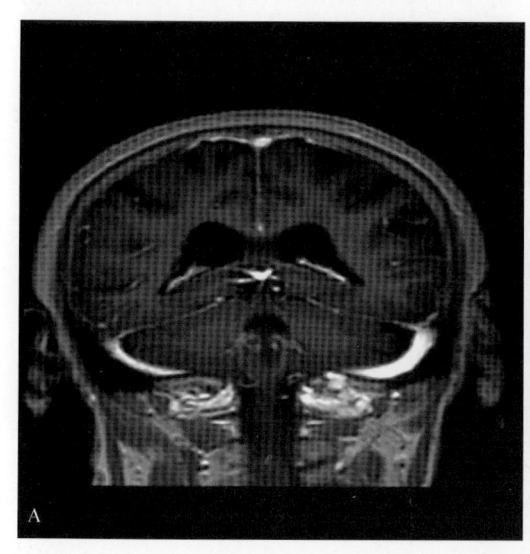

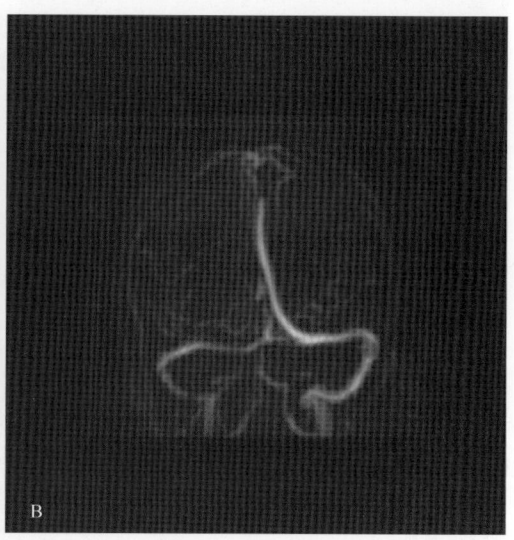

图 4-76 右侧横窦、乙状窦较对侧纤细，符合左侧优势引流
A. 冠状面增强图像；B. MRV 图像

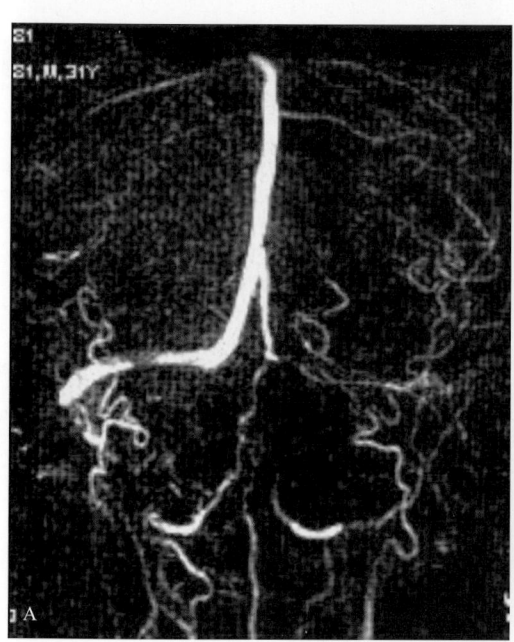

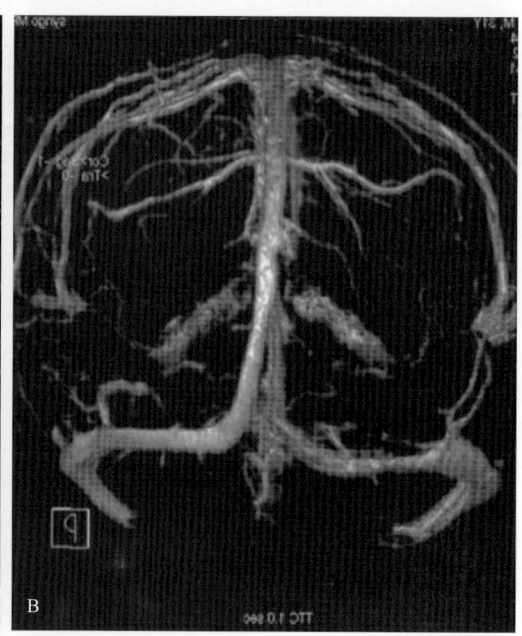

图 4-77 静脉的显示与成像方法密切相关
A. 为 PC 法，MRA 可见左侧横窦未见显示，血流缓慢所致？闭塞？ B. 造影增强 MRA 证明该段静脉没有闭塞，考虑为血流缓慢所致，PC-MRA 未显示左侧横窦

（三）烟雾病

磁共振平扫图像实际亦包含血管信息，以一例烟雾病患者为例，说明应重视平扫图像上血管的信息（图4-78）。

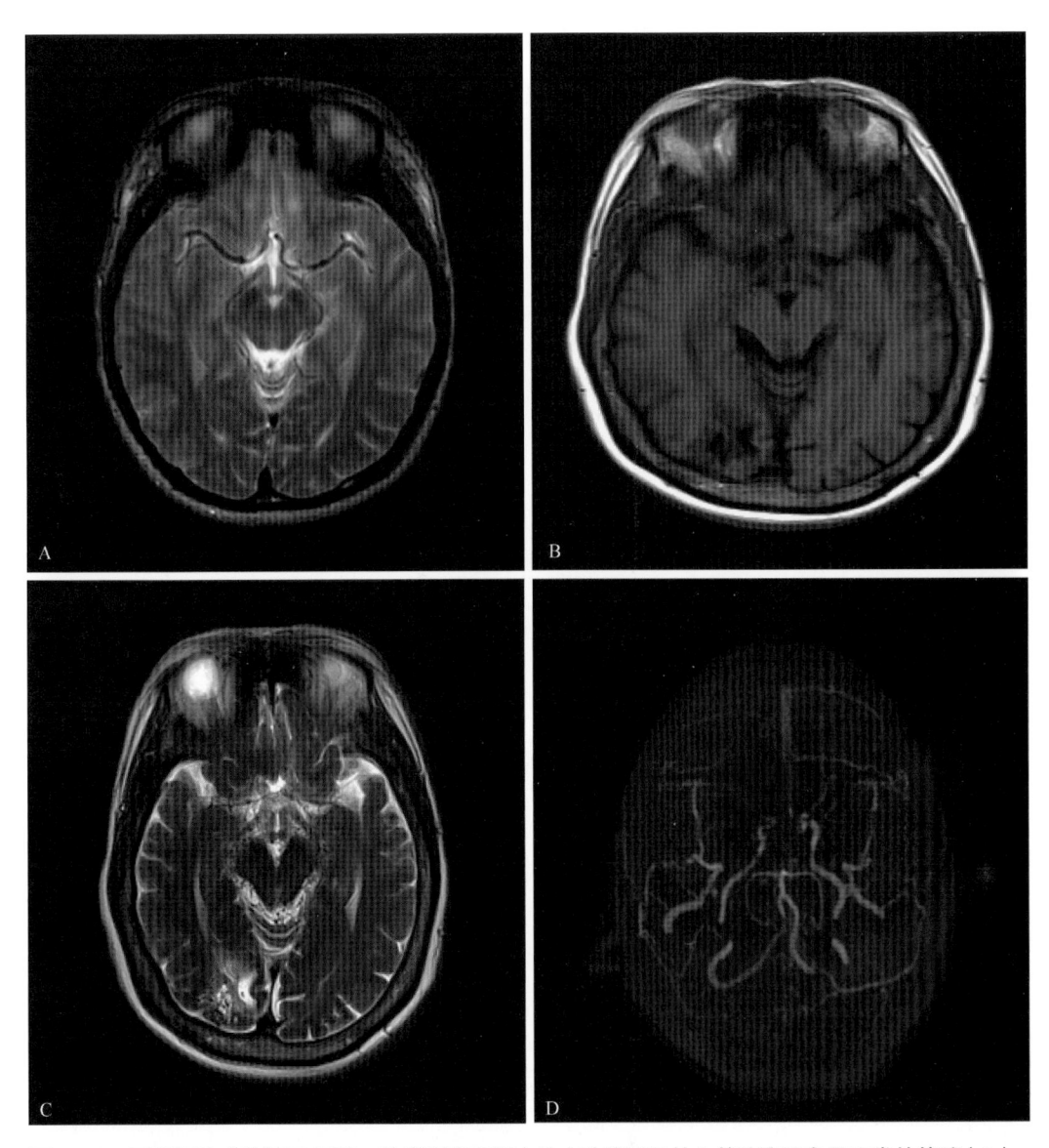

图4-78 正常颅脑磁共振T$_2$图像，注意观察双侧大脑中动脉明显的血管流空现象及正常的管腔（A）；另一患者颅脑磁共振T$_1$及T$_2$图像，可见大脑中动脉走行区、中脑周围多发异常细小流空血管影（B、C），MRA（D）证实为烟雾病

第三节　颈面部常见伪影与假象

（一）眼球运动伪影

见图 4-79。矫正方法：为避免运动伪影，相位编码方向尽量不要与运动方向一致，可通过改变相位编码方向改变伪影发生的部位，使其不致遮挡病变。

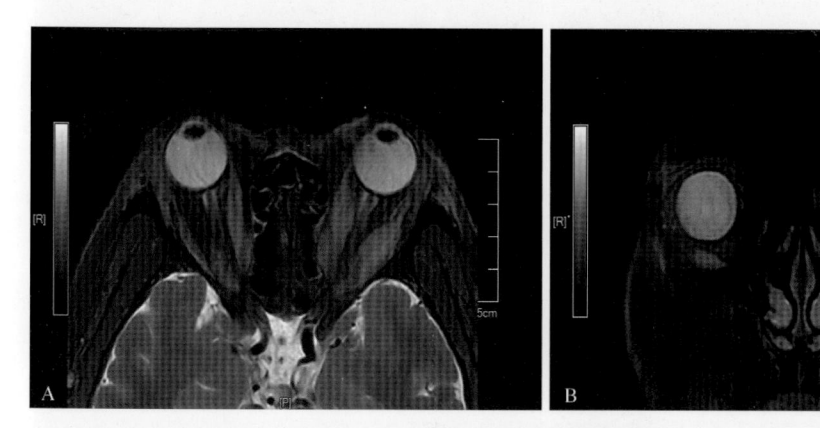

图 4-79　眼球运动伪影
A. 横轴位 T_2WI 示眼球运动导致左右方向伪影，同时可见眼球突出，双侧内直肌、外直肌肌腹增粗，T_2WI 信号增高；B. 冠状位 T_2WI 示眼球运动导致左右方向伪影

（二）动脉搏动伪影

见图 4-80。

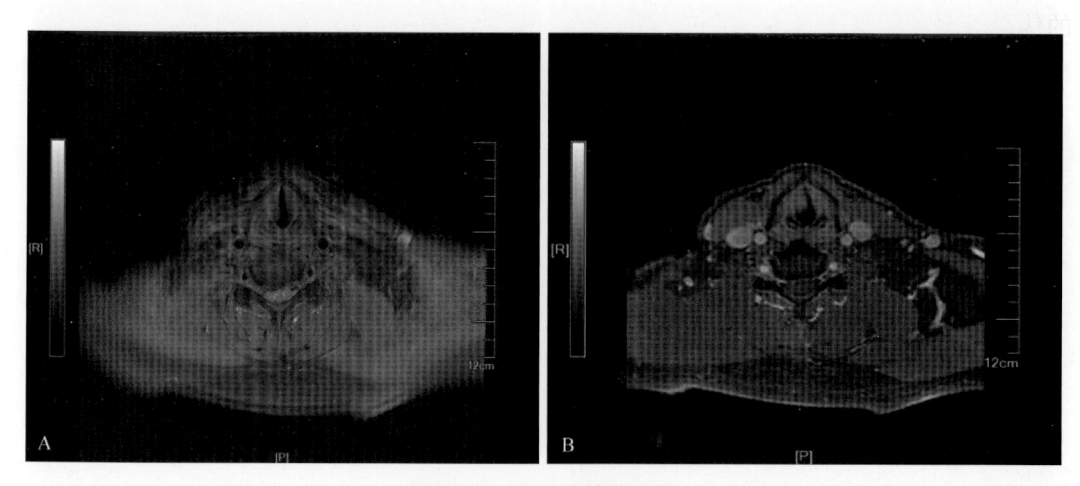

图 4-80　颈动脉搏动伪影
A. T_2WI 示双侧颈动脉存在搏动伪影，其发生机制与身体其他部位动脉搏动伪影相似；B. 矫正后图像，矫正方法为消除来自颈部搏动血管的伪影干扰，可以在扫描范围上下方施加空间预饱和带

（三）环境相关伪影——灯芯绒伪影

见图 4-81。

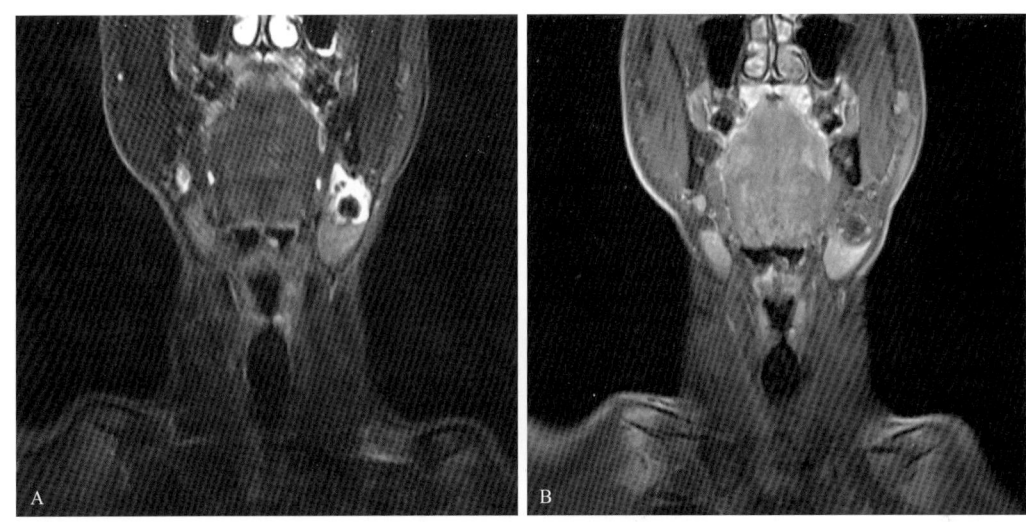

图 4-81 环境因素造成的伪影

A. 环境相关伪影可表现为覆盖整个图像的"灯芯绒样"伪影，系扫描间内存在放电辐射所致，排除其他干扰因素；B. 伪影消除后图像，方法为关闭或封闭放电辐射源

（四）磁化率伪影——义齿伪影

见图 4-82。体内置入物，如部分患者镶嵌无法拆卸的义齿，会造成局部磁化率发生显著变化，出现磁化率伪影，对图像质量造成影响。不同材质的义齿对磁共振图像的影响不同，一般铁磁性的影响较大，其次是其他金属材料，而塑料或陶瓷材质产生的伪影很小，基本可忽略。矫正策略：做好匀场，磁场越均匀，磁化率伪影越轻；缩短 TE；用 SE 序列取代 GRE 或 EPI 序列，因为后者对磁化率较前者更敏感。

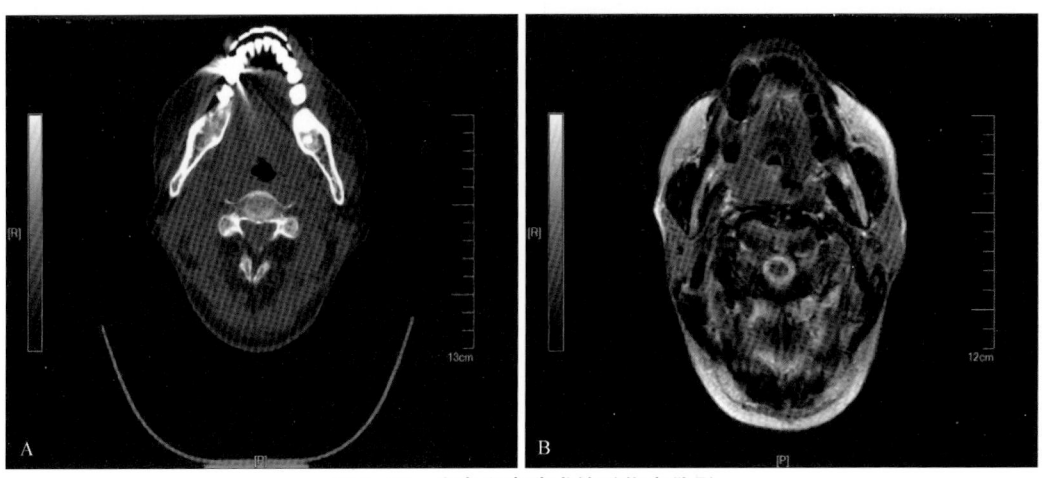

图 4-82 患者义齿造成的磁化率伪影

A. 患者佩戴义齿致 CT 伪影；B. 同一患者义齿所致 MR 伪影，同时可见口咽右侧壁软组织占位

(五)甲状腺相关眼病

见图 4-83。甲状腺相关眼病又称 Graves 眼病,主要表现为眼睑回缩、眼球突出及眼外肌肥大三大特点。影像学上以内、外眦连线为基线测量眼球突出程度,中国人正常眼球突出双眼 12～14mm,大于 18mm 或双眼突出度大于 2mm 即认为眼球突出。眼外肌肥大以下直肌最易受累,其次为内直肌、上直肌、外直肌,增强扫描可见眼外肌明显强化。MR 有助于显示眼外肌受累情况、视神经受压水肿等情况。当病变处于活跃期时眼外肌 T$_2$WI 信号增高,含水量较高。当病变处于静止期时眼外肌 T$_2$WI 信号减低,呈纤维化改变。

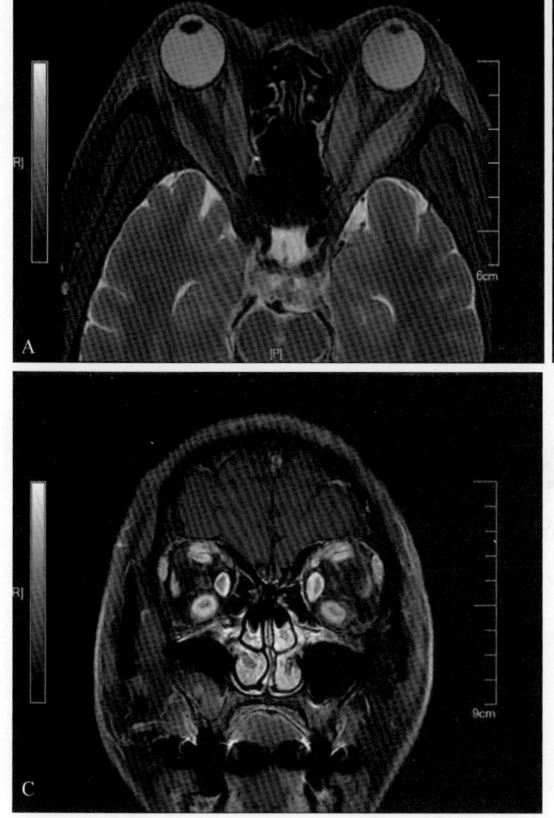

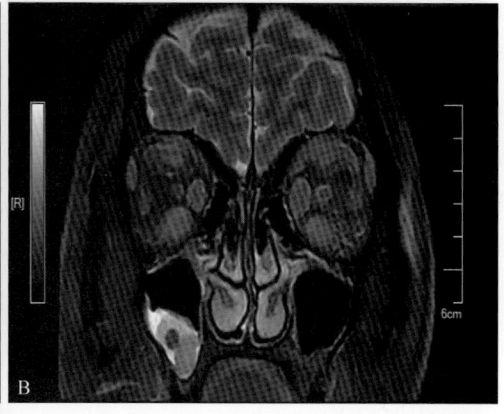

图 4-83 患者甲状腺功能亢进症病史 1 年,视力下降 4 个月

A. MR 可见双眼向前突出,双侧内直肌、外直肌肌腹增粗,T$_2$WI 信号增高;B. 双侧眼上肌群、内直肌和下直肌增粗,T$_2$WI 信号增高,另见右侧上颌窦囊肿;C. 双侧眼上肌群、内直肌和下直肌增粗,增强明显强化

(六)泡状鼻甲

见图 4-84。

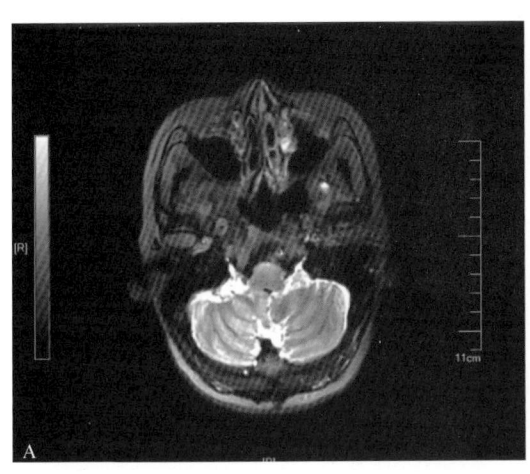

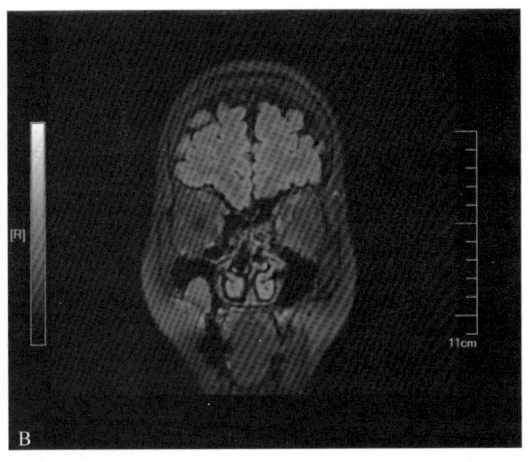

图 4-84　泡状鼻甲
A. T$_1$WI 横轴位示双侧中鼻甲呈泡状鼻甲；B. 同一患者 T$_2$FLAIR 冠状位图像，同时可见伴右侧上颌窦囊肿

（七）额窦不对称

额窦表现为不对称的一对窦腔，在 15 岁左右才发育完全（即气化完全），大小、形状个体差异很大，基本上表现为三角锥体形，左、右额窦之间的间隔常偏居一侧。若发育良好，窦腔常可向周围扩展，可越过中线与对侧重叠，有时亦可一侧或双侧发育极差者，即气化不佳，见图 4-85。

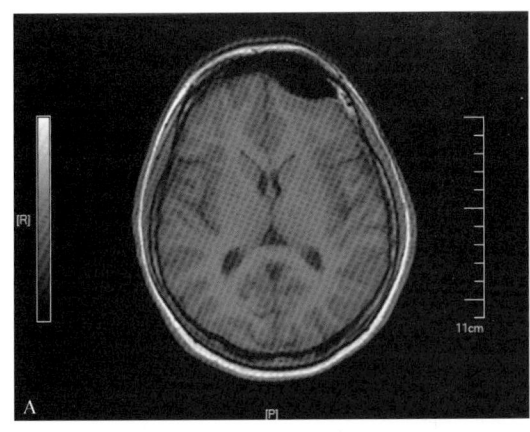

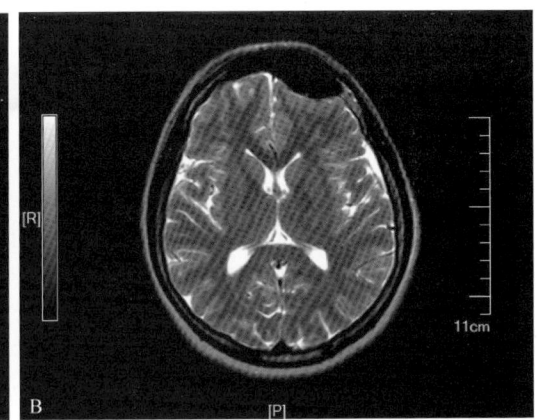

图 4-85　额窦不对称
A. 横轴面 T$_1$WI；B. 横轴面 T$_2$WI。左侧额窦窦腔较大，考虑先天发育改变

（八）鼻窦囊肿

见图 4-86。鼻窦囊肿一般无症状，多在体检中发现。潴留囊肿包括黏液囊肿（黏液潴留囊肿）及浆液囊肿（黏膜下囊肿）。黏膜下囊肿无囊壁，囊内未见浆液，一般较小。CT 表现为类圆形低密度影，密度均匀，基底部位于窦壁。MR 信号多样，多表

现为 T_1、T_2 高信号，见图 4-83、图 4-86。增强扫描病变无强化，表面黏膜可见强化。黏液囊肿好发于成人，为鼻窦开口阻塞，窦腔内黏液聚集形成的膨胀性病变，囊壁为黏膜，囊内为黏稠液体，窦腔膨胀性扩大，窦壁骨质受压迫，可被吸收，形成骨质缺损。CT 表现为类圆形等或高密度影；窦腔膨胀改变，窦壁骨质受压移位、变薄、缺损。MRI 表现为边界清晰囊状影，信号多样，因黏液成分不同而异。增强扫描边缘黏膜环形强化，中央黏液无强化。

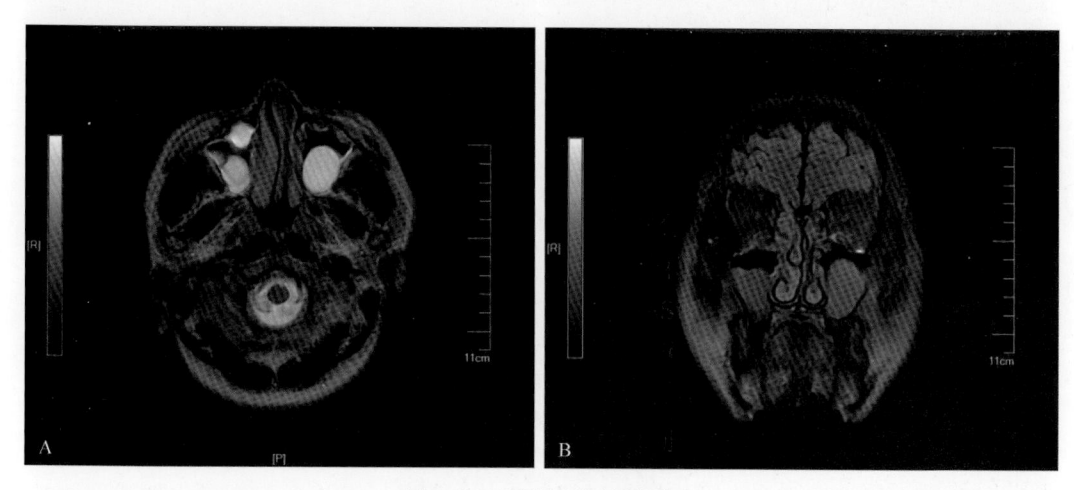

图 4-86　双侧上颌窦囊肿

A. 横轴位双侧上颌窦内多发囊状长 T_2 信号病灶，形态规则、边界清晰、信号均匀；B. 冠状位 T_2FLAIR 双侧上颌窦内囊状稍高信号病灶，形态规则、边界清晰

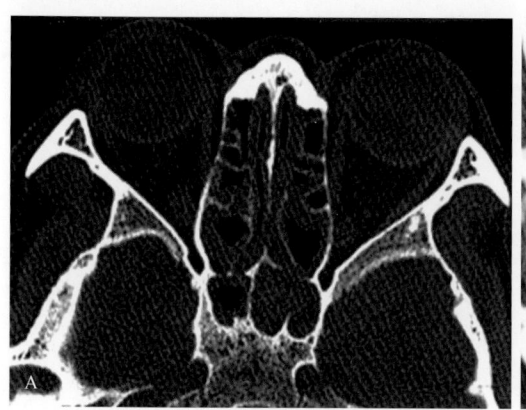

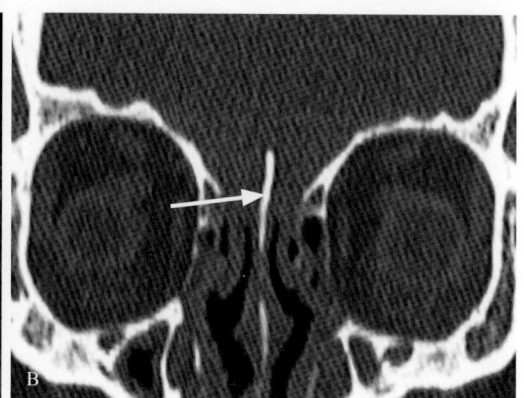

（九）慢性鼻窦炎伴颅底骨质破坏

慢性鼻窦炎是症状及体征持续 8 周（成人）或 12 周（儿童），复发性急性鼻窦炎每年发作 4 次（成人）或 6 次（儿童），症状及体征至少持续 10d，药物治疗 4 周后无急性感染，但 CT 异常持续存在的情况。慢性期者可表现为窦壁骨质增生硬化，增强扫描黏膜明显强化。MR 信号表现为增厚黏膜呈 T_1 等、T_2 高信号，增强扫描明显强化；渗出液增强扫描不强化，信号受蛋白含量影响，见图 4-87。

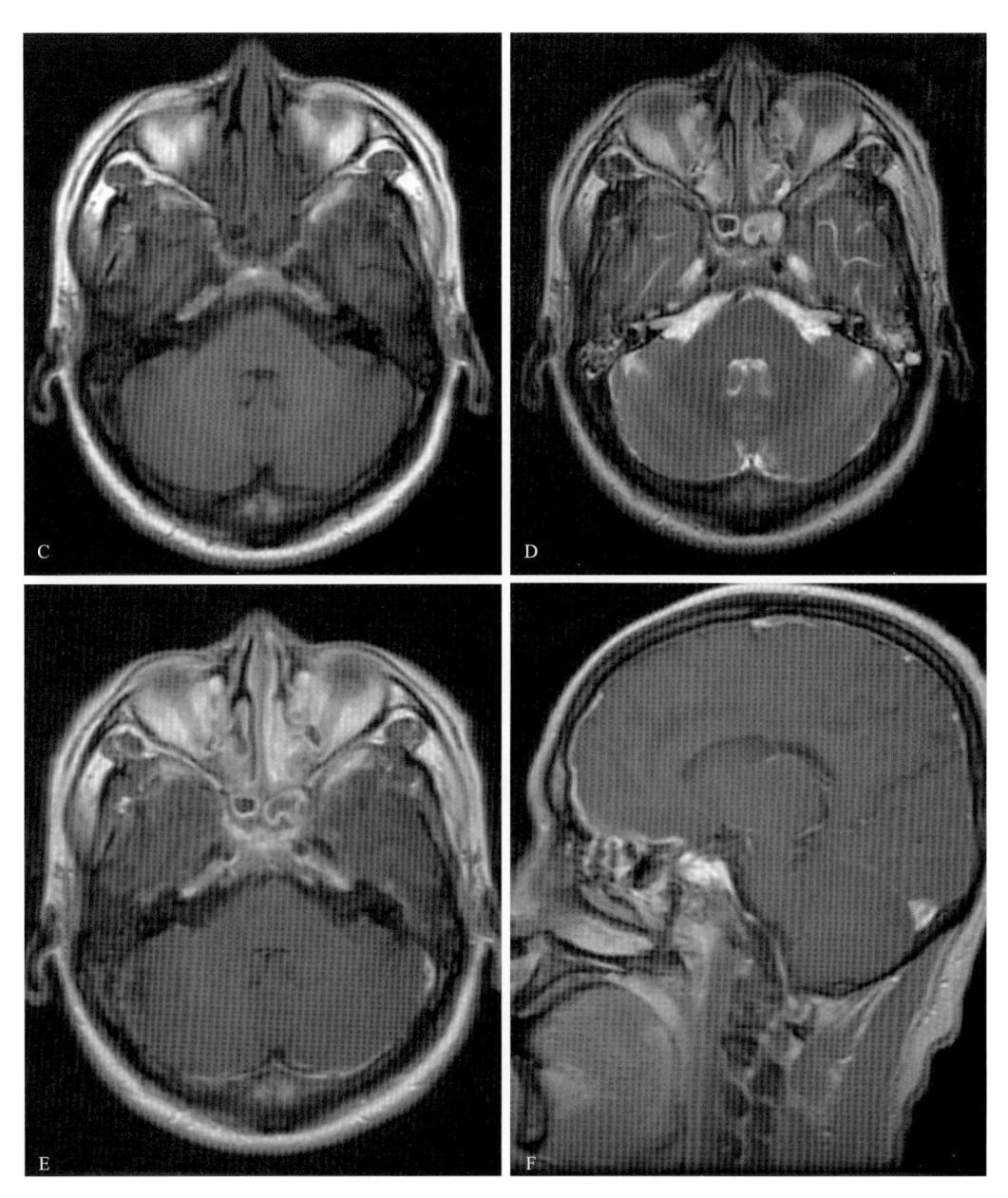

图 4-87 慢性鼻窦炎伴颅底骨质破坏：患者有慢性鼻窦炎病史

A. CT 可见鼻窦部分骨质被吸收，连续性中断；B. 颅底骨板骨质亦不连续；C、D. 鼻窦窦腔内见条片状 T_1WI 低、T_2WI 混杂高信号影，同时可见患者伴中耳乳突炎；E. 增强扫描黏膜明显不均强化，符合鼻窦炎改变；F. 颅前窝底及额部脑膜明显强化，提示慢性鼻窦炎侵及颅内

慢性鼻窦炎合并骨壁破坏者以真菌性鼻窦炎较多见。如鼻窦骨壁被破坏，炎症常由此延至其他组织，如额窦炎易引起眶内或颅内并发症；筛窦炎破坏顶壁，侵入前颅凹，穿透侧壁，发生眶内并发症；蝶窦炎破坏颅底可引起颅脑内不同并发症，也可引起球后视神经炎；上颌窦炎可引起眶内感染及牙槽瘘管等并发症。

真菌性鼻窦炎在 CT 上见窦腔内液性密度影中存在斑片状高密度影，窦壁骨质增生肥厚，吸收破坏。T$_2$WI 可见斑片状极低信号或无信号影，增强扫描炎性黏膜强化。骨质破坏以筛窦最常受累，眶板最常见骨质吸收，故眶内侵犯也最多见，其次依次为颅前窝、中窝及颅后窝。窦腔内黏蛋白积聚压迫窦壁结构，导致窦腔扩大、窦壁变薄或重塑，从而在影像上表现为骨质吸收或破坏，而非真菌侵犯所致。

真菌（霉菌）感染：单侧多见，也可见多窦发病，特征性影像学表现为窦内软组织内斑点状钙化影，可伴不同程度骨质吸收、破坏，边界模糊不清。

（十）内翻乳头状瘤

见图 4-88。内翻乳头状瘤是鼻腔及鼻窦最常见的软组织起源良性肿瘤，易发生于中老年人，男性多见。

影像表现：常沿鼻腔及鼻窦蔓延，以上颌窦最常见。病灶呈分叶状，边界清晰。CT 可见骨质受压、吸收、破坏。MR 上病灶呈 T$_1$WI 等或低信号，T$_2$WI 呈混杂等或高信号；增强扫描呈中度"脑回样"强化，见图 4-88。需要与鼻窦炎相鉴别，以避免漏诊。

鼻窦内炎症及良性病变引起的骨质破坏需要与鼻咽癌引起的骨质破坏相鉴别。前者增强扫描见黏膜线样、脑回样较明显强化，引起的骨质破坏以吸收、变薄为主，邻近骨质伴有增生硬化。鼻咽癌病史短，进展快，其引起的骨质破坏较广泛，多不伴有骨质增生硬化，可见软组织肿块密度或信号不均匀，形态不规则，T$_1$WI、T$_2$WI 多为中等信号，增强扫描轻中度强化。

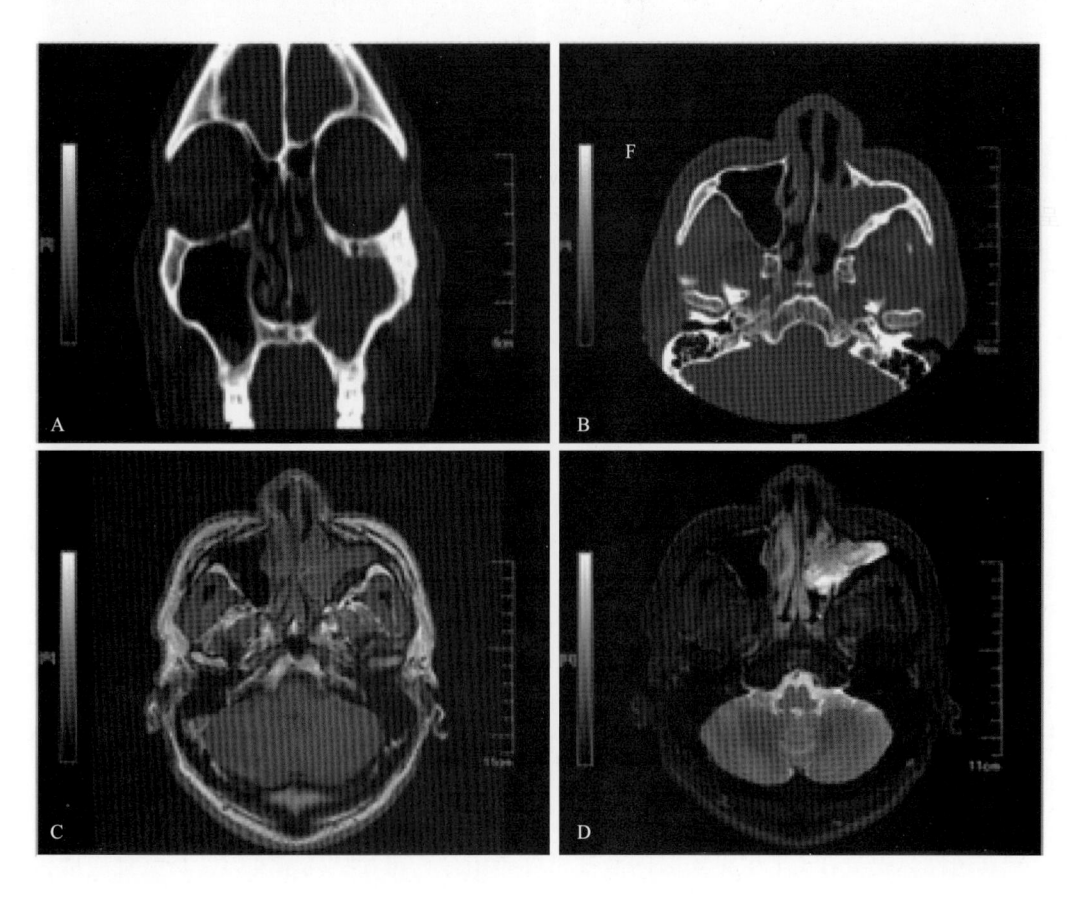

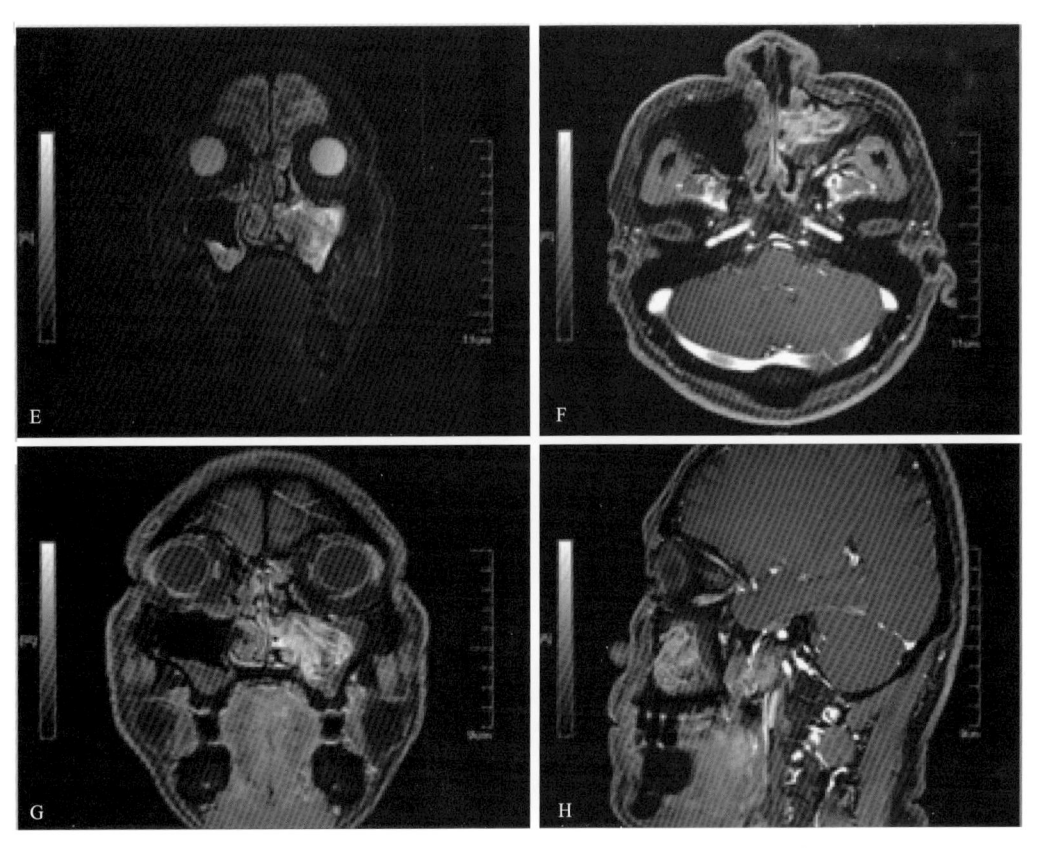

图 4-88　左侧上颌窦及鼻腔内内翻乳头状瘤伴骨质吸收破坏

A、B. 可见 CT 冠状位和横轴位鼻窦内条片状密度增高影，窦壁骨质吸收变薄、骨质破坏；C～E. 病灶呈 T_1WI 混杂低、T_2WI 混杂高信号，灶内见索条状 T_2WI 低信号影；F～H. 增强扫描病灶明显不均匀强化，呈脑回样改变，病灶内且可见强化分隔影，病理诊断为内翻乳头状瘤

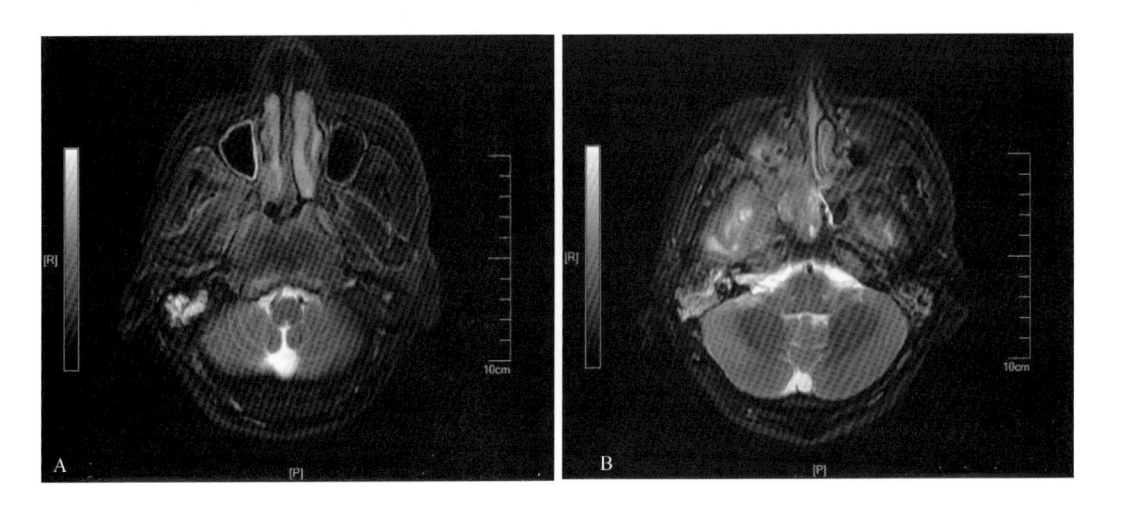

（十一）鼻咽结构不对称——鼻咽癌

见图 4-89。

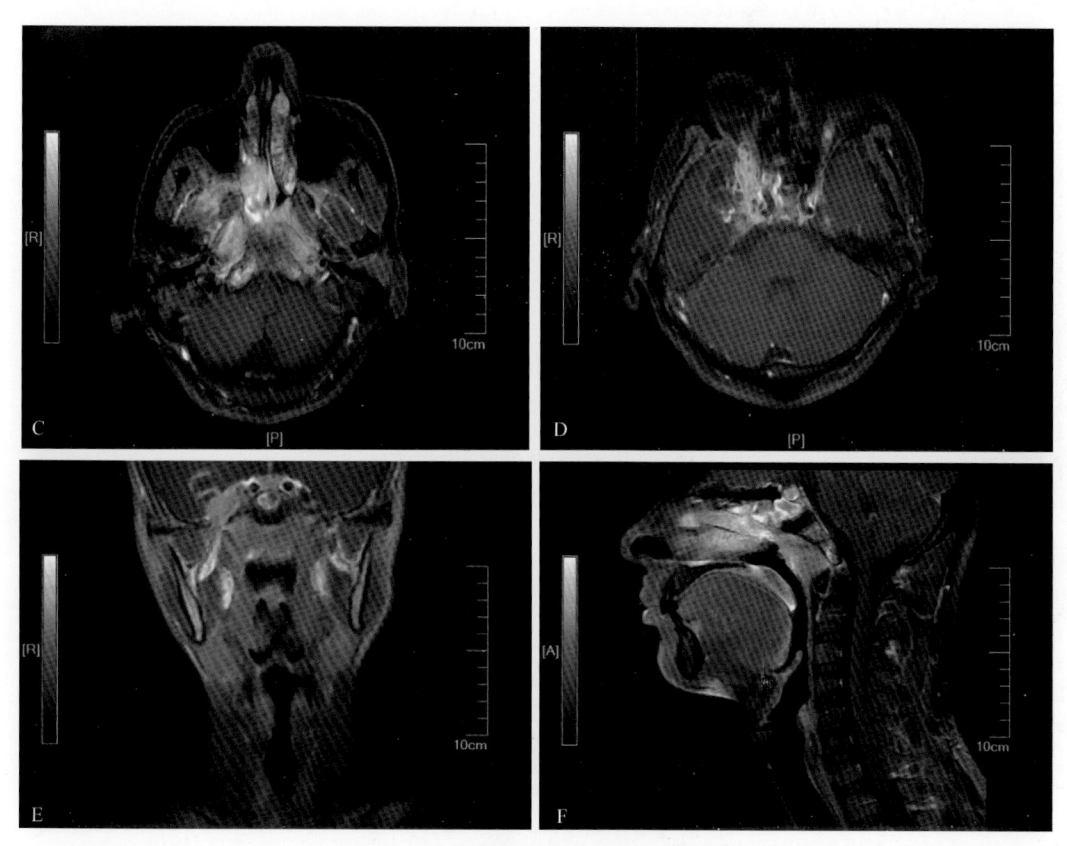

图 4-89　鼻咽癌致鼻咽结构不对称

A、B. 鼻咽后壁软组织明显增厚。C～F. 增强扫描病灶明显不均匀强化，双侧咽隐窝变浅，病变侵及颅底及右侧颞叶，可见不均匀强化影，囊变坏死区无强化；该病例病理诊断：非角化性癌（低分化鳞状细胞癌）

（十二）小儿乳牙

见图 4-90。

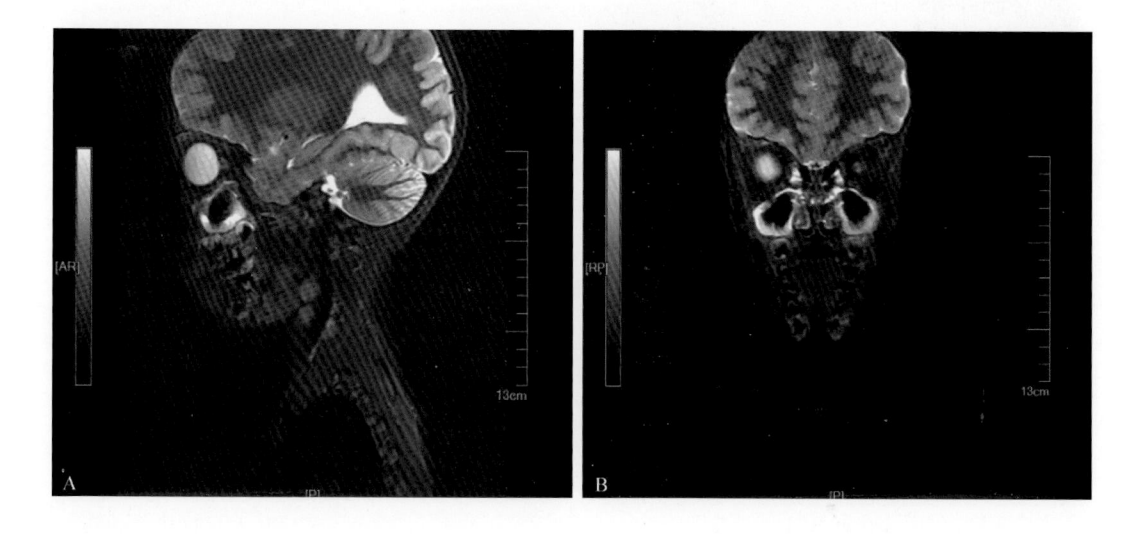

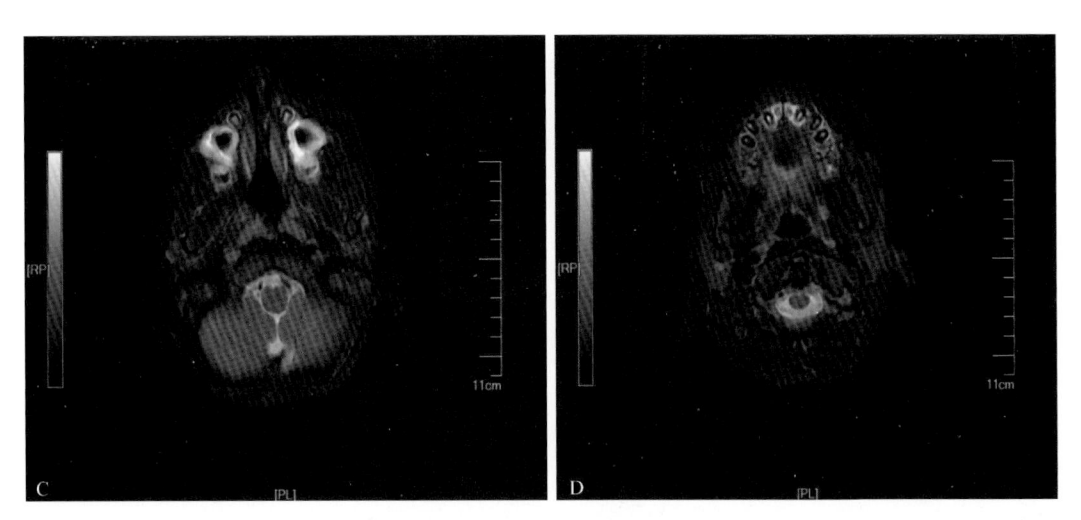

图 4-90　小儿（6 岁）乳牙

A、B.MR 图像示乳牙及未萌出白齿牙管及牙根显影清晰，矢状位及冠状位图像上颌骨及下颌骨均可见两排牙齿；C、D. 横轴位图像在颌面部较高或较低层面均可见牙齿显影

（十三）颈静脉球高位

见图 4-91。颈内静脉在颈静脉孔与乙状窦相连续，该处颈内静脉膨大向上隆起形成颈静脉球，位于岩骨下面的颈静脉球窝内，并向鼓室方向突出。颈静脉球高位是中耳血管异常最常见的原因。多数患者无明显临床表现，有症状者常因耳鸣、眩晕及突发性耳聋就诊。右侧高位者多于左侧，成人多于儿童，男女无差异。当颈静脉球顶较高时，鼓室底与颈静脉球之间的骨质较薄，突入中耳腔，但骨质缺失者却极为少见。当突入中耳腔的颈静脉球靠近鼓膜等传声结构时，则会引起搏动性耳鸣。颈静脉球高位的发生与颈静脉内湍流、血流冲击压迫作用，静脉流量大，血管内血流长期对颈静脉冲击压迫导致，此外还与颞骨乳突气化、双侧岩骨发育不对称有关。

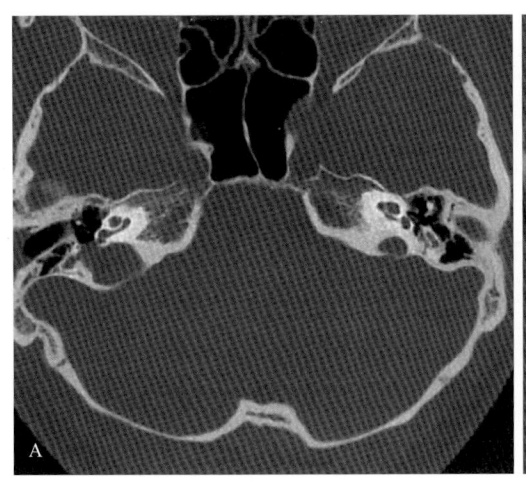

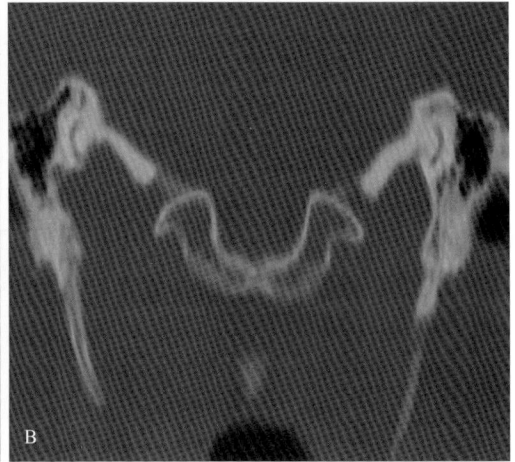

图4-91 颈静脉球高位

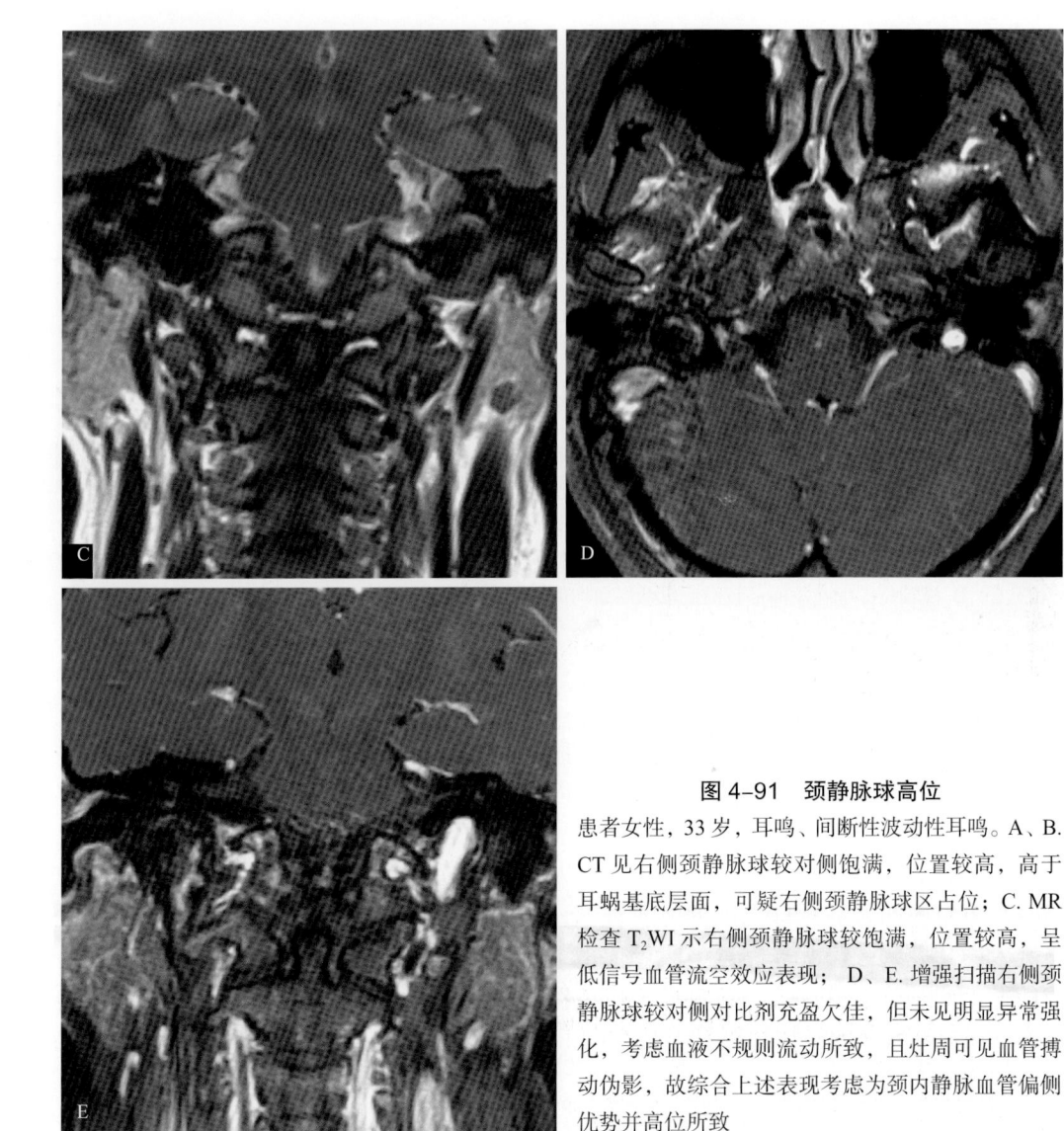

患者女性，33岁，耳鸣、间断性波动性耳鸣。A、B. CT见右侧颈静脉球较对侧饱满，位置较高，高于耳蜗基底层面，可疑右侧颈静脉球区占位；C. MR检查T$_2$WI示右侧颈静脉球较对侧饱满，位置较高，呈低信号血管流空效应表现；D、E.增强扫描右侧颈静脉球较对侧对比剂充盈欠佳，但未见明显异常强化，考虑血液不规则流动所致，且灶周可见血管搏动伪影，故综合上述表现考虑为颈内静脉血管偏侧优势并高位所致

影像表现方面，颈静脉球高位通常以与鼓环下界、耳蜗底转、圆窗下界及内耳道下壁的位置关系来判定，而最常用的是以耳蜗基底转下缘为标准，即当此以上层面出现颈静脉球影像时，即认为其高位。CT显示颈静脉球瘤的颈静脉孔扩大，且边缘变薄、残缺模糊不清，可突入中耳腔及外耳道。MR图像可见血管搏动伪影，常发生于慢血管流的血管（静脉血管），当增强扫描时血流信号增强伪影更明显，主要发生于沿频率编码方向，有一定周期性，伪影沿相位编码方向分布，见图4-91。

颈静脉高位需要与颈静脉球瘤相鉴别。颈静脉球瘤MR表现为T$_1$WI呈等、略低或混杂、T$_2$WI呈高、低混杂信号，其内可见呈现点状或曲线状的无信号区，形成"盐和胡椒"征，此为颈静脉球瘤的特征性表现，为瘤内扩张血管流空所致，增强后病灶明显强化。而颈静脉球高位T$_2$WI表现血管流空低信号，常伴有血管搏动伪影。

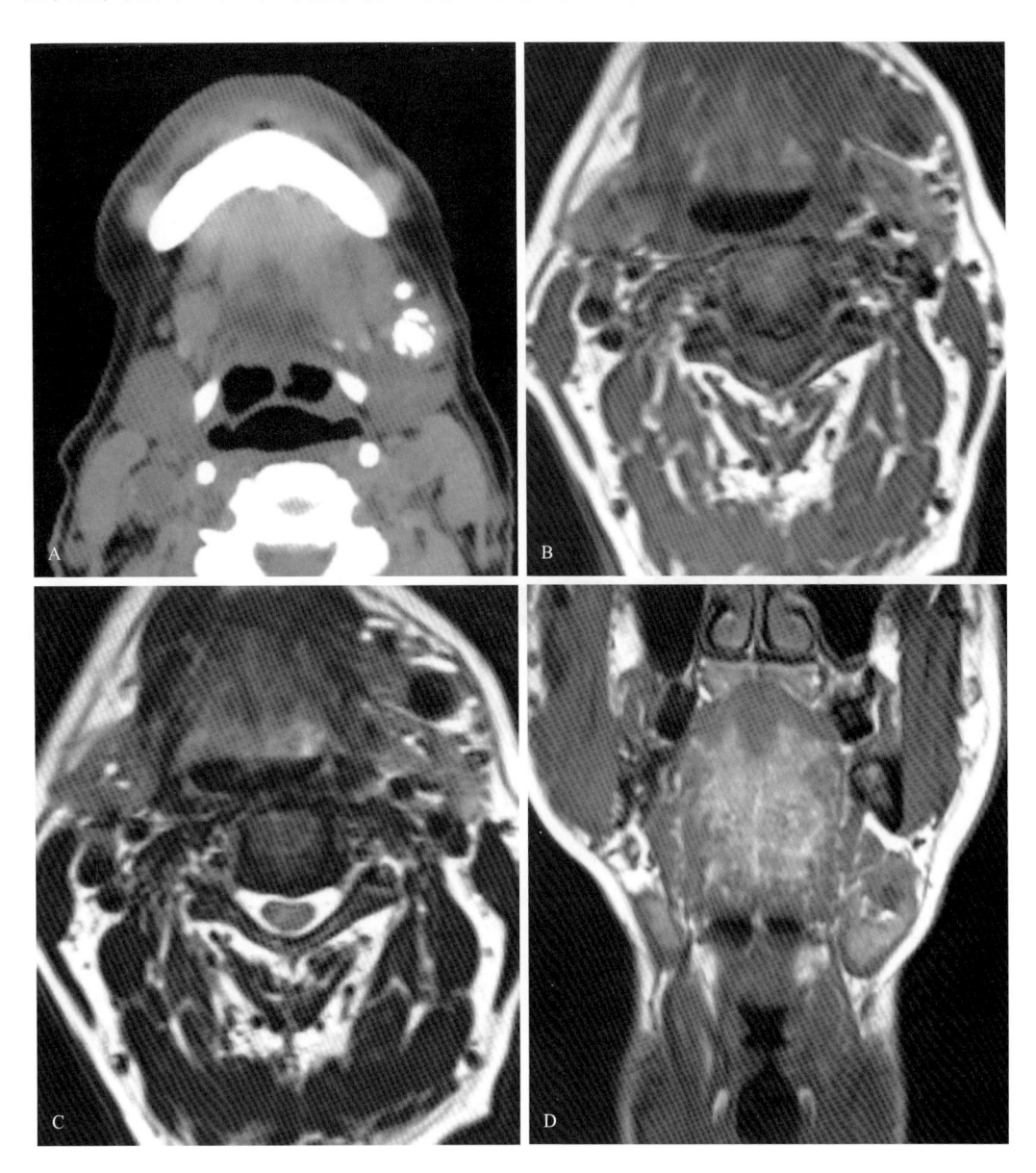

（十四）下颌下腺血管瘤伴静脉石

见图 4-92。发生于口颌面部的血管瘤占全身血管瘤的 60%，是造血干细胞分布到其他胚胎细胞中所致。病理上表现为血管内皮细胞、大小不一的血管，同时可见纤维组织、平滑肌、炎症细胞、脂肪、血栓、钙化等。临床表现多为无痛性软组织包块。病灶多位于软组织内，呈不规则团状、条片状，呈软组织密度，典型表现为渐进性明显强化，部分呈轻度强化或不强化（血栓形成时）。灶内可见静脉石，为血管瘤特征性表现，是长久的血栓未能软化又未能机化，钙盐沉积所致。

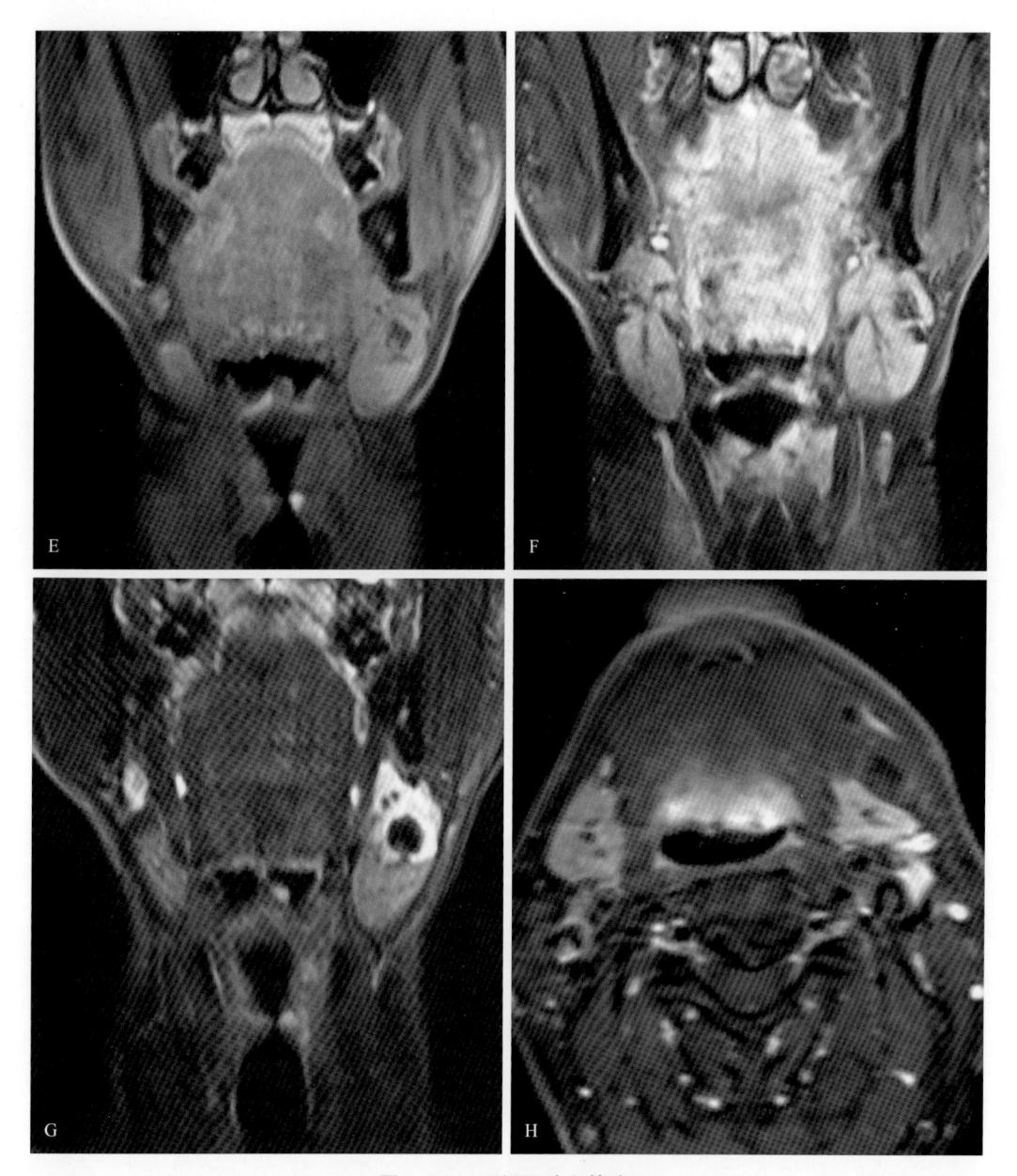

图 4-92　下颌下腺血管瘤

A. CT 平扫示左侧下颌下腺区见不规则形软组织密度影，内见斑片状钙化影；B、C. MR 示病灶呈 T_1WI、T_2WI 等信号；D、E. 脂肪抑制序列对比病灶内未见脂肪成分，灶内见斑片状 T_1WI 及 T_2WI 低信号影，符合钙化的信号特征；F、H. 增强扫描病灶实性成分早期强化不明显，随扫描时间延长病灶呈渐进性强化

（牡　丹　李丹燕　王　坤　杨尚文　张庆雷　李　扬
　　孟　婕　王欢欢　陈文萍　梁　雪　祝　丽）

第五章

脊　柱

第一节　正常椎体骨髓分布及转化

正常椎体骨髓分布和转化是骨髓随年龄增长自然发生的变化。在儿童期，椎体主要含有红骨髓，负责血细胞的产生。随着个体成长，红骨髓和黄骨髓开始混合出现，随后大部分红骨髓逐渐被脂肪细胞取代，形成黄骨髓。这种转化通常从身体的远端开始，向脊柱和骨盆中心扩展。到了成人期，只有骨盆、肋骨、脊椎和头骨等少数区域保留少量红骨髓。这一过程是正常的生理现象，与病理性改变有明显区别。而在机体需要增加红骨髓的情况下，可以观察到黄骨髓向红骨髓逆向转化的现象。这一逆转有助于应对身体对增强造血功能的需求。

一、正常儿童椎体骨髓信号特点

正常儿童的脊柱椎体主要含有红骨髓的，因红骨髓的高水分和蛋白质含量，故其椎体在 MRI 上 T_1WI 呈中等信号，T_2WI 信号稍高，在使用抑脂技术的 MRI 像上，红骨髓的信号会被部分抑制，但由于其高水分和蛋白质含量，不会像脂肪组织那样完全消失。因此，在抑脂像上，红骨髓通常显示为相对低信号，但比黄骨髓的信号抑制程度要少。图 5-1 示正常儿童腰椎。

二、正常成人椎体骨髓信号特点

正常成人的椎体在 MRI 上，椎体内含有脂肪成分丰富的黄骨髓，并且红、黄骨髓混杂存在。在 T_1WI 呈斑片状高信号，在 T_2WI 显示相对高信号。在抑脂像上，黄骨髓信号会被抑制。图 5-2 示正常成人腰椎。

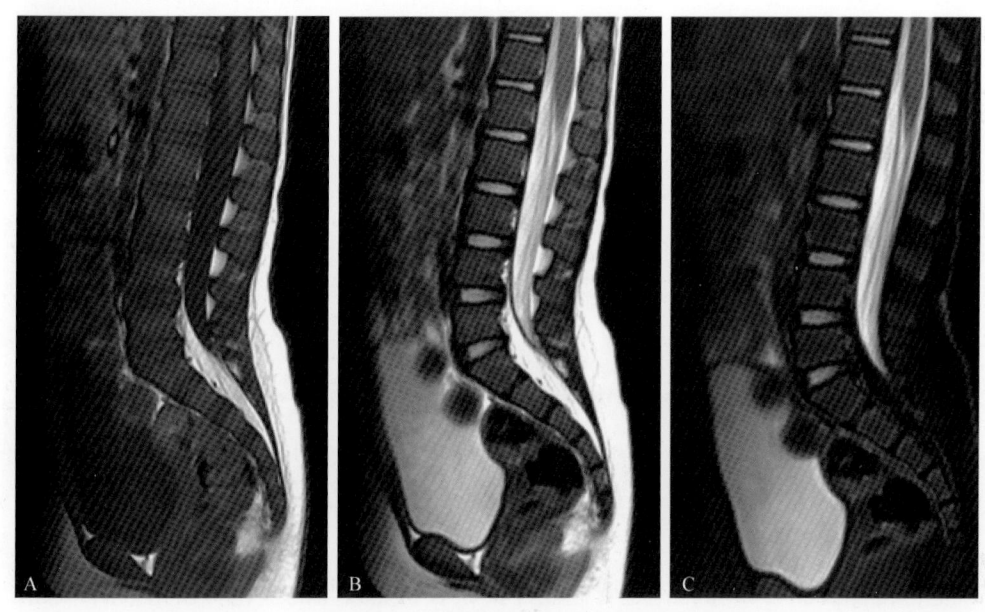

图 5-1　正常 5 岁儿童腰椎
A. 椎体呈 T_1WI 中等信号；B. 椎体呈 T_2WI 稍高信号；C. 抑脂像呈相对低信号

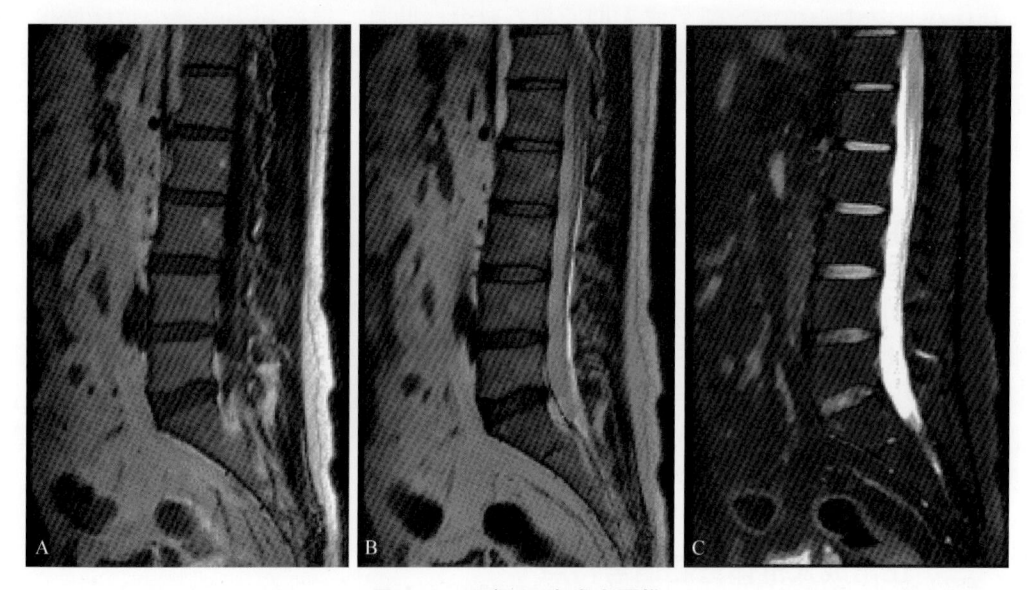

图 5-2　正常 40 岁成人腰椎
A、B. 椎体混杂信号，内见斑片状 T_1WI 高、T_2WI 相对高信号影；C. 抑脂像呈低信号，且未见明确异常信号

三、正常老年椎体骨髓信号特点

老年人或绝经后可发生骨质疏松，骨小梁减少，黄骨髓增多。老年人的椎体骨髓主要由黄骨髓构成，因此在 MRI 上 T_1WI 上显示高信号，T_2WI 上呈相对高信号。在抑

脂像上，信号显著减低。图 5-3 示正常老年腰椎。

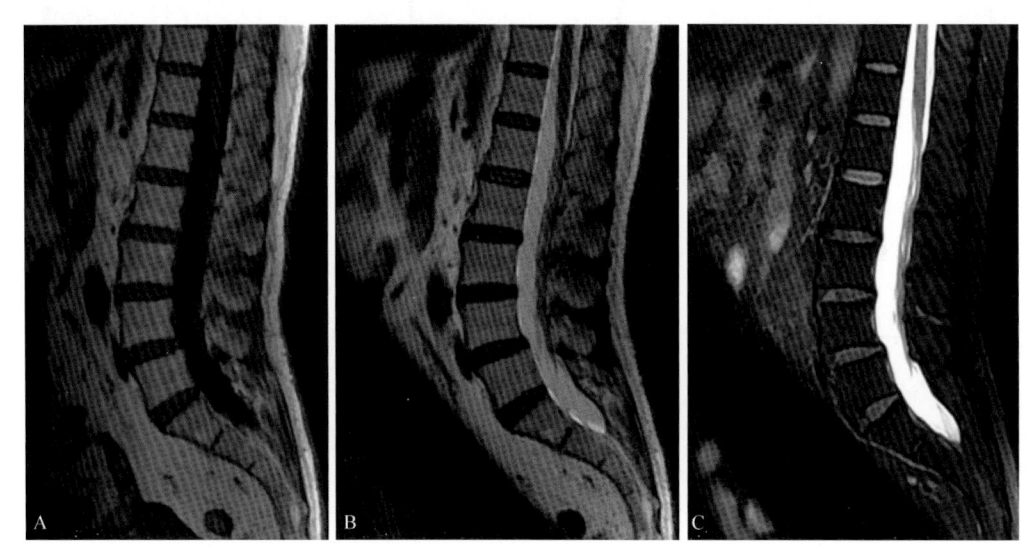

图 5-3　正常 75 岁老年人腰椎图
A、B.椎体信号均匀，呈 T_1WI 高信号、T_2WI 相对高信号；C.抑脂像信号均匀减低

第二节　脊柱磁共振常见伪影

脊柱磁共振成像（MRI）中常见的伪影主要包括以下几种。

一、运动伪影

运动伪影是由于患者呼吸、脉搏或体位移动导致的模糊或重影。这些伪影在图像上表现为条纹或重叠影像，尤其是在长时间扫描过程中。

（一）脑脊液流动伪影

在脊柱 MR 成像中，脑脊液流动伪影是一种常见的现象，尤其在采用 T_2 加权成像时更为明显。

脑脊液流动伪影常见的表现为信号空洞和鬼影或条带。脑脊液流动导致成像中出现信号空洞或信号减弱的区域。这种现象在流动较快的区域，如颈部或胸部脊髓附近尤为明显。这是因为颈段脊髓前方的蛛网膜下腔较宽，胸段的脊髓本身较窄，而侧后方的蛛网膜下腔提供了必要的流动路径，这两处提供了较多空间供脑脊液流动。腰段脊髓周围的蛛网膜下腔相比颈段和胸段较小，脑脊液的积聚和流动不如上段显著。此外，在 MR 图像上可能出现重复的影像或条带状伪影，这是由于脑脊液在成像平面内流动而引起的相位编码错误。图 5-4 示胸椎椎管内脑脊液流动伪影。

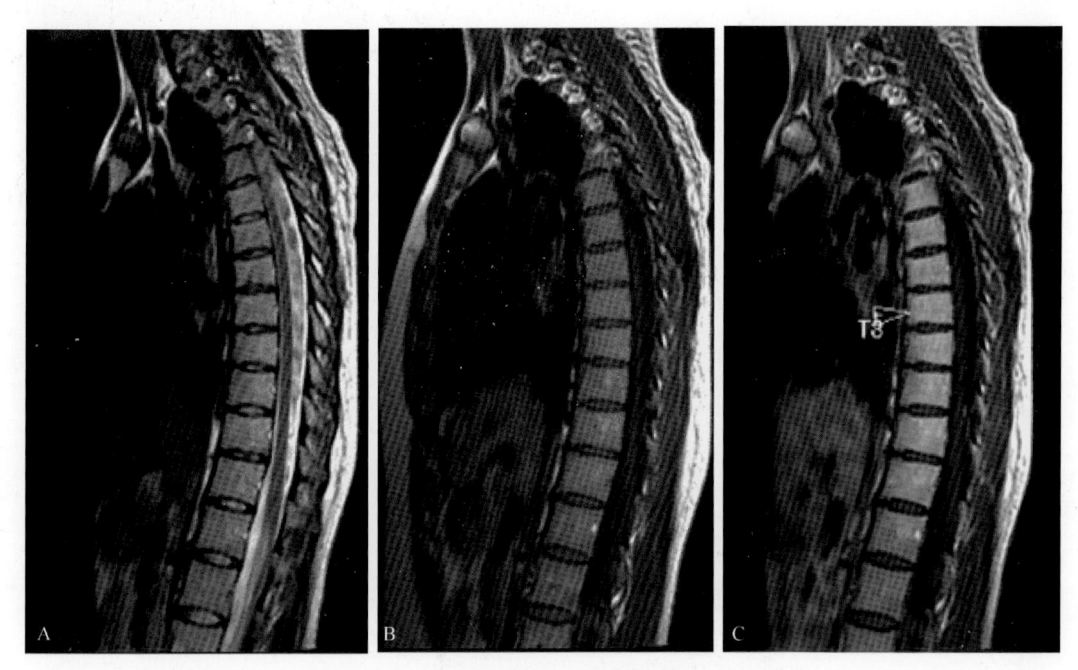

图 5-4　胸椎椎管内脑脊液流动伪影

A. 胸段椎管内脊髓后方 T_2WI 信号混杂，不均匀，见斑片状混杂稍低信号影；B、C. 在 T_1WI 及增强图上均未见到异常信号

减少脑脊液流动伪影可以采取以下方法。①流动补偿序列：使用特殊的流动补偿技术调整梯度脉冲，以补偿流体运动带来的相位变化；②心电门控技术：采用心电门控技术进行成像，与心脏周期同步，减少由心跳引起的脑脊液流动变化对成像的影响；③采用更高的空间分辨率：通过提高扫描的空间分辨率来减少流动伪影的影响。

（二）动脉血管搏动伪影

在脊柱 MR 成像中，胸主动脉搏动伪影是一种常见的现象，主要由胸主动脉中血液的周期性脉动引起。主要表现有以下几种。①鬼影：这是最常见的表现形式，特别是在图像的相位编码方向上。这些鬼影可能表现为重复的影像或条带状伪影，沿着脊柱延伸。②信号模糊：动脉的脉动可以导致相邻组织，特别是软组织结构的信号在 MRI 图像中出现模糊，影响图像质量。③信号变形：由于血流速度和方向的变化，图像上的解剖结构可能会出现扭曲或伸长的现象。图 5-5 示胸主动脉搏动伪影。

而心电门控技术的使用，使成像时刻与心动周期相匹配，减少心脏搏动对成像的干扰。此外，采用特殊的流动补偿脉冲序列来减少血流速度和方向变化对成像的影响。而快速自旋回波（FSE）或快速梯度回波（GRE）序列，可以在较短的时间内完成扫描，减少由于心脏搏动造成的运动伪影。

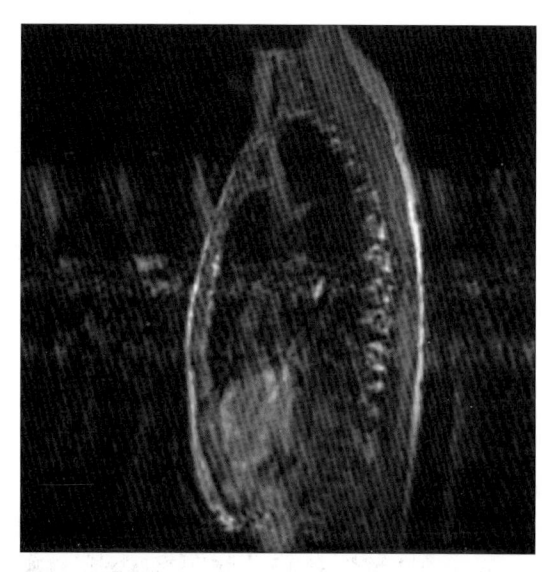

图 5-5 胸主动脉搏动伪影。在相位编码方向出现的等间距伪影

（三）颈部运动伪影

患者在长时间的 MRI 扫描过程中难以保持静止，颈部微小运动可引起图像模糊和鬼影。图 5-6 示扫描过程中颈部活动；图 5-7 示扫描过程中发生吞咽或咳嗽所致运动伪影。

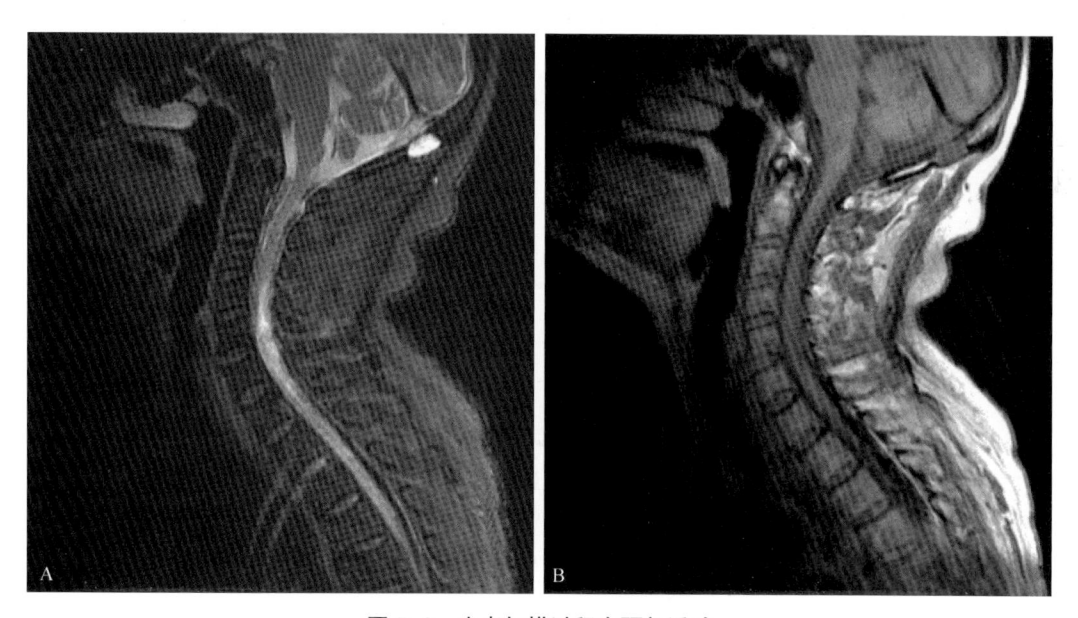

图 5-6 患者扫描过程中颈部活动
A.患者躁动而致图像表现为"重影"改变；B.患者相对运动减少时，伪影得到一定的纠正

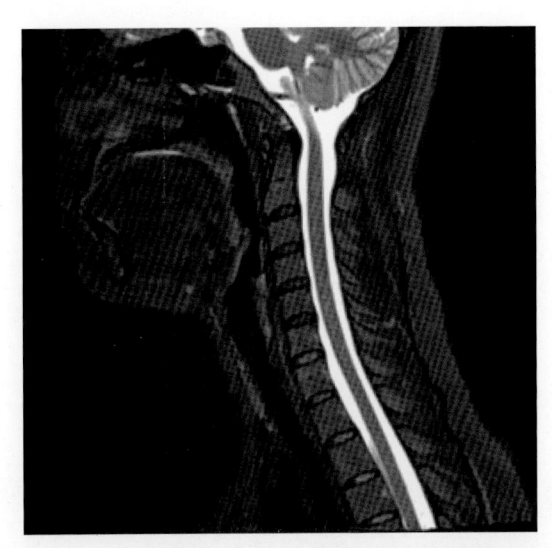

图 5-7　患者扫描过程中发生吞咽或咳嗽所致运动伪影
表现为咽喉部相位编码方向上高信号伪影

二、金属伪影

植入物如钢板、钉子、人工关节等金属物体在MRI中会产生显著的扭曲和信号丢失。这种伪影主要是由于金属的磁性特性引起的局部磁场不均匀。图5-8示颈椎椎体术后置入物磁化率伪影。

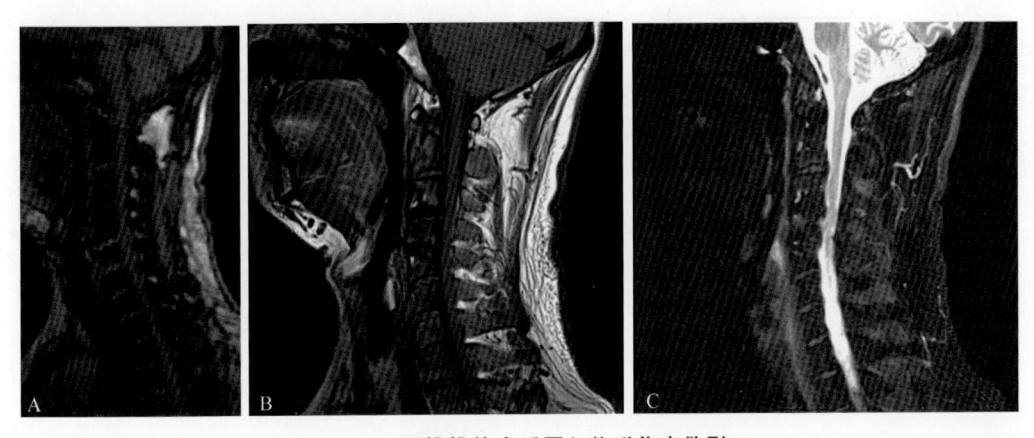

图 5-8　颈椎椎体术后置入物磁化率伪影

A. 定位相；B. T$_1$WI；C. T$_2$ Dixon 示"颈椎前路椎管减压术"后改变，C$_3$～C$_5$椎体见金属所致的磁化率伪影，表现为局部信号的缺失

自旋回波（SE）序列、梯度回波（GRE）序列和回波平面成像（EPI）序列在对磁化率变化的敏感性上有明显的区别。SE序列使用180°射频脉冲来产生回波。这个

180°脉冲有助于重新相位匹配，对抵消由磁化率引起的静磁场不均匀性的影响较为有效。在 GRE 序列中，回波是通过梯度反转来形成的，而不是像 SE 序列中使用 180°射频脉冲产生。这意味着 GRE 序列没有 SE 序列中的射频脉冲来重新相位补偿因静磁场不均匀性（包括磁化率效应）造成的相位失真。图 5-9 示颈椎金属器械置入术后在梯度回波序列和快速自旋回波序列上的表现。此外，EPI 序列因其快速获取大量数据的特点，使得任何磁场不均匀的影响都会在整个图像中迅速扩散，导致磁化率伪影更加明显。此外，EPI 通常使用较长的回波时间（TE），使得磁化率引起的相位失真有更多时间累积，从而增加了伪影。

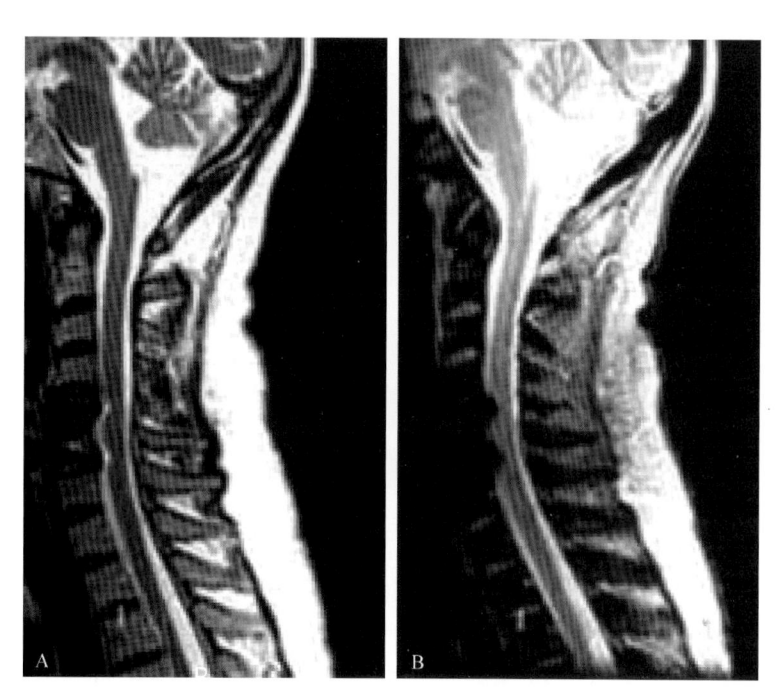

图 5-9 颈椎金属器械置入术后在快速自旋回波（A）和梯度回波序列序列（B）上的表现。快速自旋回波序列图像相较于梯度回波序列图像，磁化率伪影较梯度回波序列明显减轻，快速自旋回波序列图像清楚地显示了脊髓腹侧和背侧的脑脊液

因此，这种磁化率伪影可以通过调整扫描参数、使用更短的回波时间（TE）或采用专门的序列技术来减轻其影响。

三、化学位移伪影

化学位移伪影是不同组织（如脂肪和水）间的磁共振频率差异导致的位置偏移。在图像上，这种伪影表现为组织界面旁的明暗条带（图 5-10）。

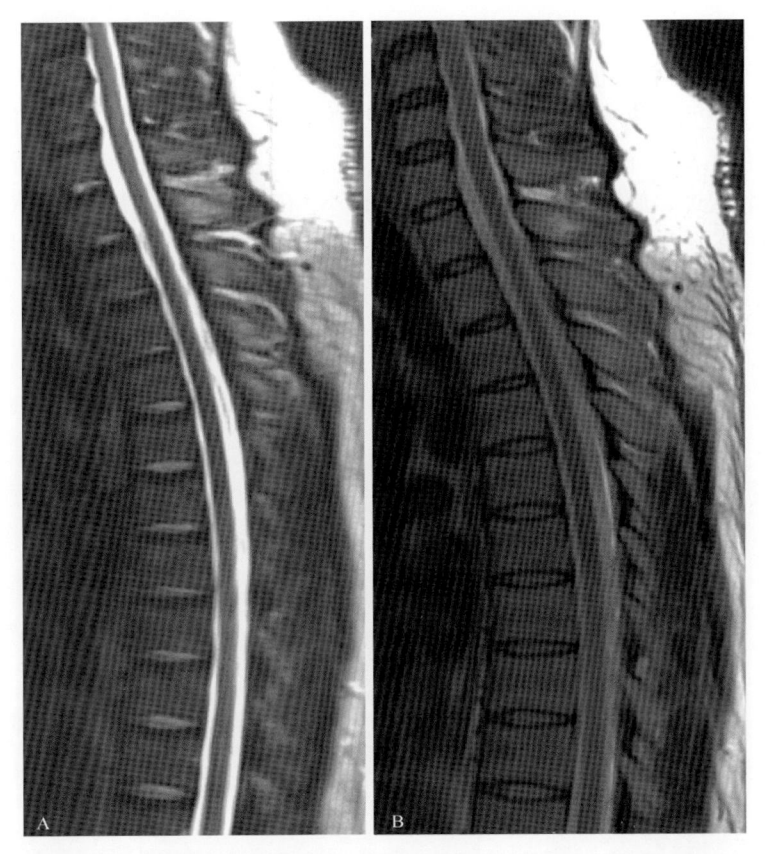

图 5-10　A. 化学位移伪影表现为腰椎脑脊液 – 脂肪分离边缘可见暗带，重叠边缘可见亮带；B. 通过增加带宽来减小伪影

四、射频伪影

　　脂肪抑制不均匀属于射频伪影的一种。这种伪影通常发生在使用脂肪抑制技术的 MRI 成像中，由于射频脉冲未能均匀地覆盖整个扫描区域，导致某些区域的脂肪信号没有被有效抑制，而其他区域则抑制过度。这会导致图像上出现不一致的信号强度，从而影响图像的解释和诊断的准确性。为了减少这种伪影，可以采取几种措施，如优化射频脉冲的设计、调整扫描参数、使用更高质量的梯度和射频硬件，或者在扫描前进行详细的扫描区域定位和参数调整，确保射频场在整个感兴趣区域内均匀分布。图 5-11 示皮下脂肪抑制不均匀。

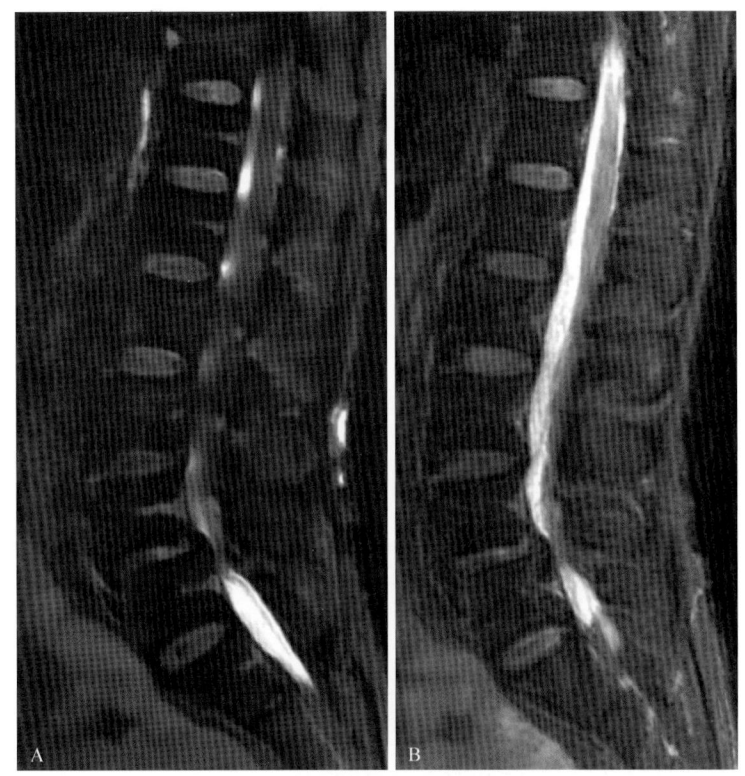

图 5-11 皮下脂肪抑制不均匀

A. 腰骶部皮下脂肪仍为高信号，考虑为成像范围大，场强不均匀所致；B. 使用 IDEAL 技术减少皮下脂肪抑制不均匀

第三节　脊柱磁共振的病变征象与陷阱

一、血管压迹与血管畸形

椎静脉管是指围绕脊髓和椎体的静脉网络。这个静脉丛在 MRI 上在 T_1 加权图像上呈低至中信号，在 T_2 加权图像上呈高信号。由于其在 T_2 加权成像中的高信号特性，椎静脉管可能被误诊为病理性改变，如肿瘤、感染或炎症。静脉管的正常或异常扩张可能在某些 MRI 切面上模仿骨折。特别是在椎体中，静脉结构的投影可能看起来像是骨质中的裂缝或断裂。图 5-12 示正常椎静脉管显影。

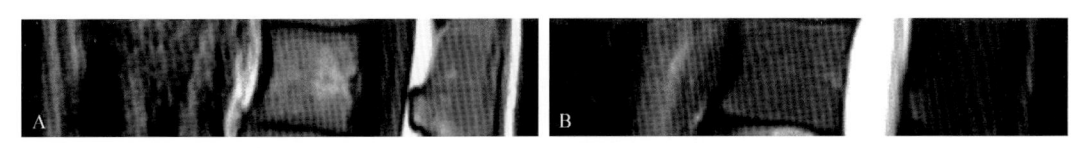

图 5-12　正常椎静脉管显影

A.T_1WI 椎体内见线状低信号影，勿误认为骨折；B.T_2WI 椎体内见线状高信号影为椎体静脉

脊髓血管畸形是一种先天性脊髓血管病变，好发于中下胸髓和腰髓，这些畸形可能影响脊髓的正常血液供应和功能。这类血管畸形包括多种类型，主要有动静脉畸形（AVM）、海绵状血管瘤（cavernous hemangioma），以及更罕见的血管畸形如动静脉瘘（AVF）。临床症状主要取决于脊髓受压情况及是否出血而表现不同，常为发作性疼痛、肢体无力或瘫痪、间歇性跛行、反复蛛网膜下腔出血及不同层面感觉异常等；病程间歇性发展，缓慢进行性加重或呈急性卒中性发作，但有的可多年保持稳定不变，而以椎间盘病变就诊，偶然发现。

脊髓血管畸形是发生在椎管内动静脉之间的异常沟通，如动静脉短路成瘘，形成动静脉直接分流，导致正常脊柱供血量减少，即产生"盗血"作用。长期较严重的盗血会使脊髓相应节段产生缺血性损伤；为了适应长期静脉高压，引流静脉呈代偿性扩张、管壁增厚、血管增长和扭曲，从而导致脊髓受压及出血。MRI对脊髓血管畸形的分类一般分为：椎管内髓内、椎管内髓外硬膜下、椎管内髓外硬膜外和椎管内髓内外型。图5-13示腰椎椎管内血管畸形。

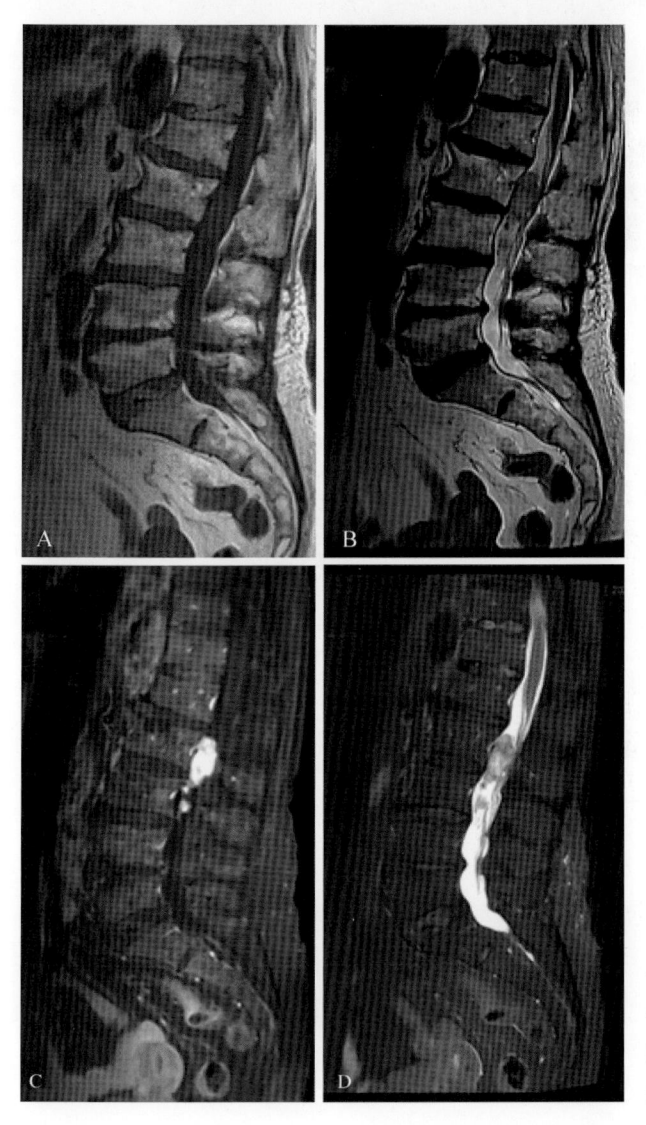

图5-13 腰椎椎管内血管畸形
T_1WI（A）和T_2WI（B）见椎管内占位，匍匐状、条状、串珠状流空影像（T_2WI明显）；T_1增强（C）、T_2增强（D）后呈高信号

二、椎间盘病变

（一）椎间盘突出

椎间盘突出也常称为椎间盘脱出或椎间盘突出症，是一种常见的脊柱疾病，其中椎间盘的一部分突出到脊柱管内，可能压迫脊髓或神经根，引起疼痛和其他神经相关症状。椎间盘位于相邻脊椎之间，具有缓冲和支撑脊柱的功能。每个椎间盘由两部分组成：质地类似于果冻、能够吸收压力的中心部分的髓核（nucleus pulposus）和围绕髓核的多层纤维组织、提供强度和稳定性的纤维环（annulus fibrosus）。椎间盘突出通常发生在髓核通过纤维环的弱点或裂缝挤出的情况下。这种突出可以是局部的，也可以是全面的，导致纤维环的破裂，压迫相应脊髓或脊神经根所致的一种病理状态（图5-14示椎间盘脱出）。它与椎间盘退行性变、损伤等因素有关。随着年龄增长，椎间盘失水并逐渐退化，使得纤维环容易撕裂。重物举起、不当运动或事故等外力可以导致健康或已有退化的椎间盘突出。

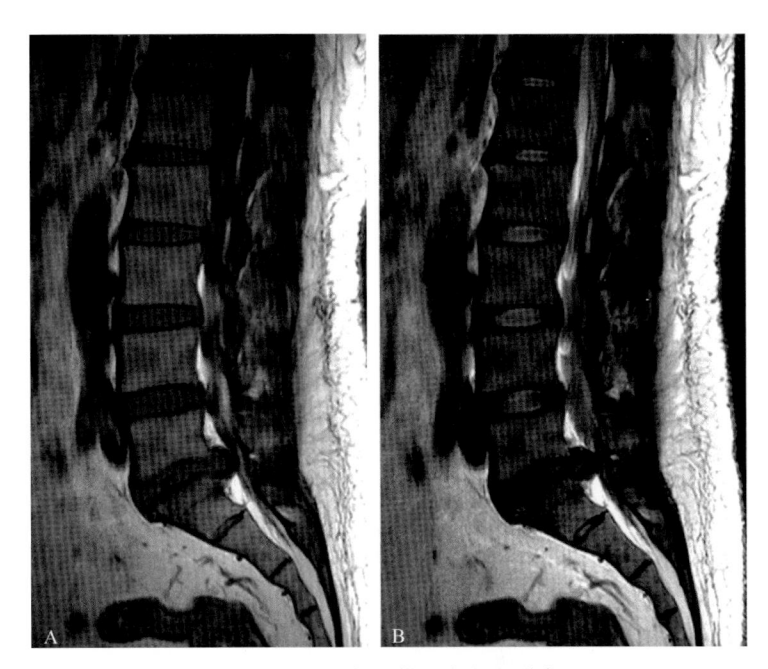

图5-14 腰与骶椎间盘向后脱出
T_1WI（A）见L_5/S_1椎间盘向后方脱垂，可见马尾终丝及L_5/S_1水平双侧神经根受压；T_2WI（B）见L_5/S_1椎间盘信号变低

椎间盘脱出临床并不少见，但需要掌握特殊类型椎间盘脱出的影像改变，否则可能造成错误诊断。在临床实践中，椎管内肿瘤有时可能在影像上模仿椎间盘突出或脱出的特征，导致诊断上的混淆。这类误诊可能发生，因为椎管内肿瘤（如神经鞘瘤、室管膜瘤等）也可能造成神经根压迫的症状，类似于椎间盘突出引起的疼痛、感觉异常和肌肉无力。正确地区分这两种情况对于选择最佳治疗方法至关重要。

椎管内肿瘤MRI特征：肿瘤可表现为椎管内的异常软组织肿块，形状和大小各异。

不同类型的肿瘤有不同的信号特征,一些可能显示出均质或不均质信号。图 5-15 示椎间盘脱垂与椎管内肿瘤。

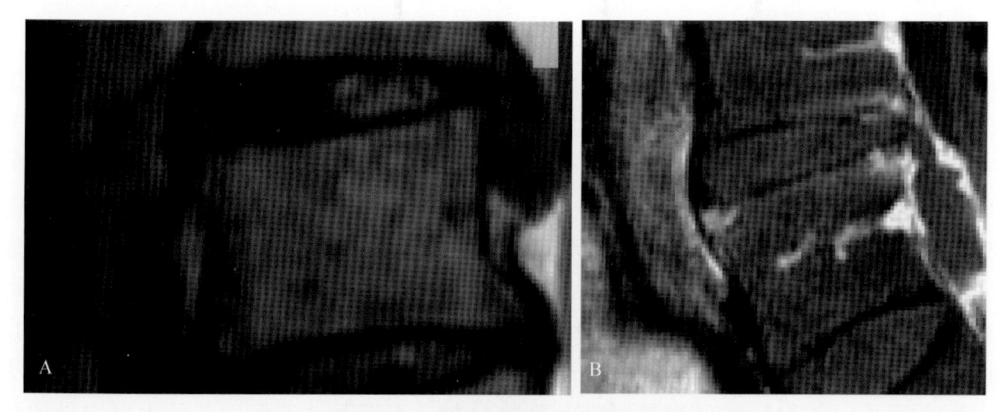

图 5-15 椎间盘脱垂与椎管内肿瘤
A.椎间盘向下脱垂;B.腰椎椎管内肿瘤似椎间盘脱出,但增强后周围环形强化,是其主要的鉴别手段

(二)许莫氏结节(Schmorl 结节)

许莫氏结节(Schmorl's nodes)是一种相对常见的脊柱状况,指的是椎间盘(特别是髓核部分)突入相邻椎体内的现象(图 5-16 示许莫氏结节)。如果不合并向椎体后缘突出,临床可无神经根受压体征,此型椎间盘突出勿误认为椎体其他病变。这种

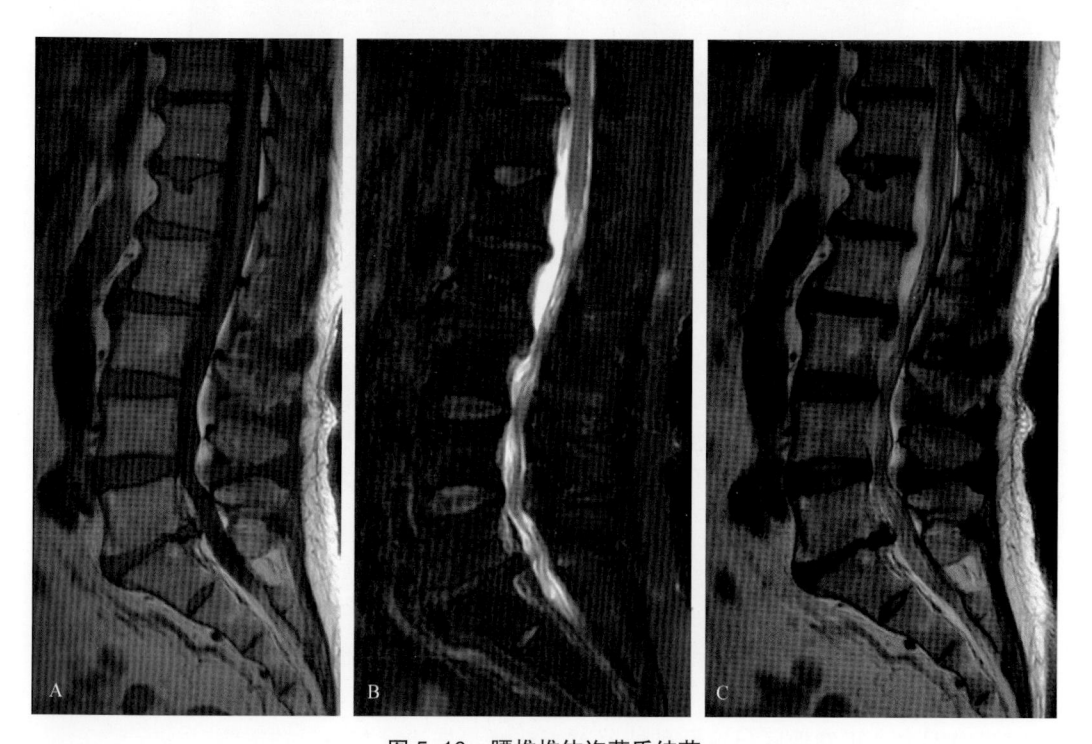

图 5-16 腰椎椎体许莫氏结节
T_1WI(A)、T_2-FS(B)、T_2WI(C)L_1 椎体上缘、L_2 椎体下缘许莫氏结节形成

结节通常发生在椎体的上下端板处，是椎间盘压力过大或椎体终板的结构弱点导致的。许莫氏结节的形成通常与慢性压力或突然的压力、退行性变化、遗传因素有关。MRI可显示椎间盘突入椎体的程度及其对周围软组织的影响。结节区域在T_1加权图像中可能表现为低信号，在T_2-FS加权图像中表现为高信号或异质信号。

（三）终板骨软骨炎、椎间盘退行性变与Modic改变

1. **终板骨软骨炎** 也称为椎体终板炎，是椎体终板区域的炎症反应，通常与退行性椎间盘病变或脊柱退行性改变有关。这种情况涉及椎体终板的骨质和软骨性组织，可由于微创伤、椎间盘退化或感染引起。MRI是诊断终板炎症的最敏感方法。MRI可以显示终板下骨髓的水肿和炎症，表现为T_2加权像的高信号和T_1加权像的低信号，使用对比剂后可能见到明显的增强。

2. **椎间盘退行性变Dominik分级系统** 是针对脊柱中的椎间盘退变程度的一种分类方法，这种分级系统特别用于描述椎间盘退行性变化的不同阶段。这个分类系统在放射学诊断中有助于确定脊柱退化的严重程度，对于评估疼痛、指导治疗计划及监测退变进程非常重要。

（1）Ⅰ级特征：椎间盘高度轻微下降，椎间盘结构略有变化，但整体形态良好，水含量正常。MRI表现为椎间盘信号在T_2加权像上呈正常或略低。

（2）Ⅱ级特征：椎间盘高度中度下降，髓核开始失水，纤维环轻微突出。MRI表现为椎间盘信号在T_2加权像上降低，表现为轻到中度的信号丧失。

（3）Ⅲ级特征：椎间盘高度明显下降，髓核明显失水，纤维环有显著的突出或破裂。MRI表现为椎间盘信号在T_2加权像上显著降低，可能伴有椎间盘突出或椎体终板的改变。

（4）Ⅳ级特征：椎间盘高度严重下降，髓核干涸，纤维环突出严重，可能伴有椎体间的骨性增生。MRI表现为椎间盘几乎无信号，椎间隙显著变窄，可能伴有椎体边缘的骨刺形成。

早期阶段（Ⅰ和Ⅱ级）的患者可能更多地从保守治疗中受益，如物理治疗、药物治疗或生活方式调整。晚期阶段（Ⅲ和Ⅳ级）的患者可能需要更积极的干预措施，如介入疗法或手术。

3. **Modic改变** 是指MRI上可见的椎体终板和相邻椎体骨髓的信号变化，这种变化与退行性脊椎疾病，特别是椎间盘退变和椎体终板损伤有关。

Modic改变首次由Michael Modic于1988年描述，现在已被广泛认为是腰背痛的一个重要影像学指标。

Modic改变分为3种类型，每种类型反映了不同的生物学过程和可能的病理状态。Modic Ⅰ（炎症性病变）MRI表现为T_1加权像上信号低，T_2加权像上信号高。Modic Ⅰ表明骨髓内存在炎症和水肿。通常与更明显的疼痛症状相关，可能是由于终板损伤和相邻椎间盘病变引起的（图5-17）。Modic Ⅱ（脂肪性退变）MRI表现为T_1加权和T_2加权像上均显示信号增高。Modic Ⅱ表明骨髓内脂肪沉积增多。与慢性稳定的退行性变化相关，症状可能较Modic Ⅰ轻（图5-18）。Modic Ⅲ（硬化性退变）MRI表现为T_1加权和T_2加权像上均显示信号减低。Modic Ⅲ表明骨质硬化，这是退行性改变的

晚期阶段，常见于更老年的患者（图 5-19）。

　　Modic Ⅰ 改变与活动性椎体终板炎有较强关联，因为它表明有炎症和水肿。但 Modic Ⅱ 和 Modic Ⅲ 改变则与更慢性、退行性的过程有关，不一定直接反映炎症。

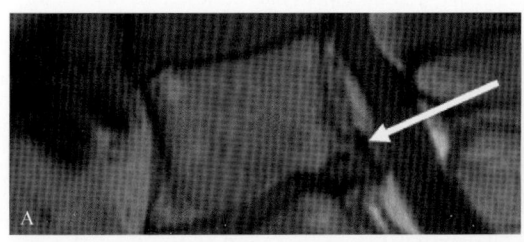

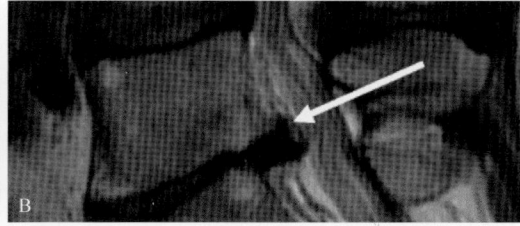

图 5-17　Modic Ⅰ型终板炎
A. Modic Ⅰ 型腰椎终板及终板下骨质在 T_1 加权像上为低信号；B. 在 T_2 加权像上为高信号

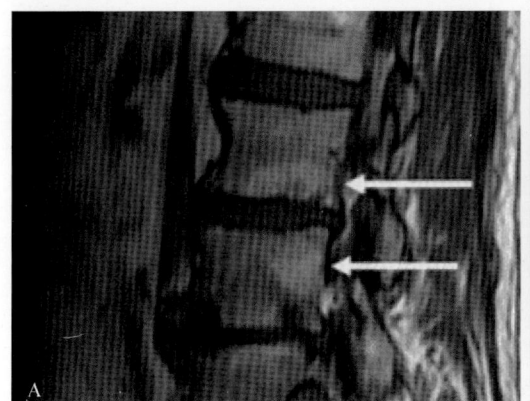

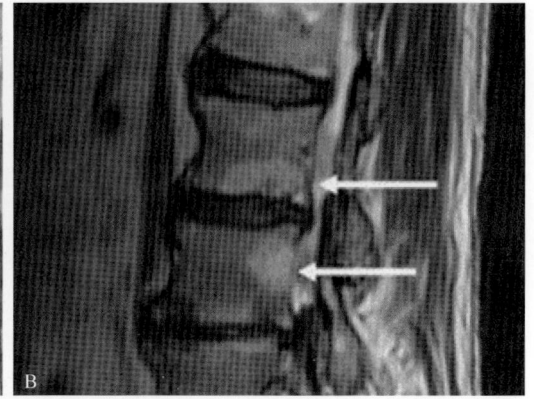

图 5-18　Modic Ⅱ型终板炎
A. 椎终板及终板下骨质在 T_1 为高信号；B. 在 T_2 加权像上为高信号

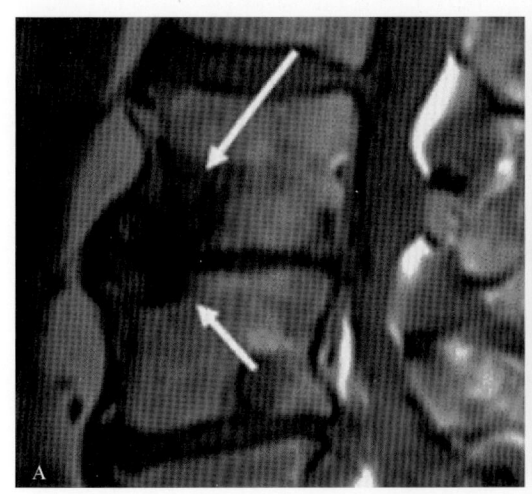

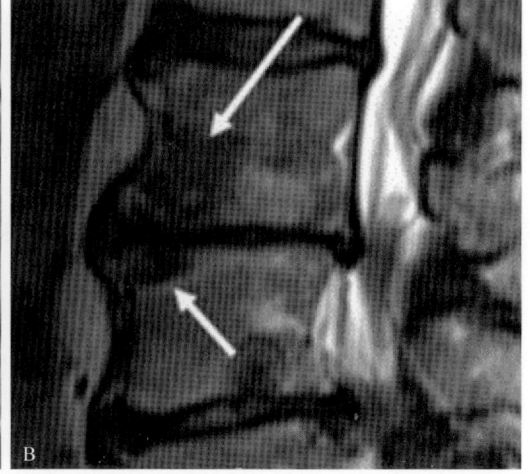

图 5-19　Modic Ⅲ改变
A. 骨质硬化改变在 T_1 为低信号；B. 在 T_2 加权像上为低信号

此外,终板骨软骨炎需与椎间盘感染、脊柱结核和化脓性关节炎相鉴别。终板骨软骨炎常发生在椎间盘退变的基础上,完全退变的椎间盘在T_1WI、T_2WI上均为低信号。终板骨软骨炎中,终板及邻近椎体的信号异常区与正常椎体的界线清楚,且无椎体骨皮质破坏,而椎间盘感染的病变多起自椎体,伴皮质破坏,椎间盘T_2WI信号明显升高。脊柱结核和化脓性脊柱炎中的骨破坏明显,前者伴有椎间隙变窄、消失,后者多有较重的全身中毒症状,通常不难鉴别。

三、椎体病变

(一)脊柱椎体血管瘤

脊柱椎体血管瘤是一种常见的良性血管性肿瘤,一般认为是组织发生的错构瘤,可发生于任何年龄,但多在中年以后出现症状,女性多于男性,通常发生在脊柱的椎体内,血管瘤最常见于胸椎和腰椎,但也可以出现在其他脊柱区域。虽然它们一般无症状且不需要治疗,但在少数情况下,脊柱椎体血管瘤可能会引起疼痛或其他神经学症状,这通常与肿瘤的大小、位置及对脊髓或神经根的压迫有关,患者可出现轴向的疼痛和局部神经功能受限的症状,多于外伤或其他检查时意外发现。

脊椎血管瘤主要包括3种组织成分:①大量增生的毛细血管及扩张的血窦,血窦大小不等,其中充满红细胞,内衬单层内皮细胞;②脂肪基质;③残存的粗大骨小梁。

脊椎血管瘤的诊断多需进行磁共振成像检查。MRI检查时,常规行SE序列T_1WI及T_2WI横断位、矢状位、冠状位扫描,并加扫STIR抑脂序列。脊椎血管瘤在STIR抑脂序列上信号均有减低,是病变内存在脂肪基质所致;血管瘤瘤内常见到粗大骨小梁,表现为垂直线状T_1WI及T_2WI低信号影。大多数患者病灶在冠状位及矢状位检查时都会出现典型的"栅栏状"改变,轴位表现为"网眼状"改变,产生此征象的组织学基础为病变内存在粗大的骨小梁交叉排列所致。①典型脊柱血管瘤表现为T_1WI呈高信号,T_2WI呈稍高信号。其脂肪含量较多,海绵状。图5-20、图5-21示脊柱椎体血管瘤。②部分病变表现为T_1WI中、低信号,T_2WI高信号。这种信号特点的血管瘤中脂肪含量较典型者少,毛细血管和间质水肿成分比例增高,多见于毛细血管血管瘤,瘤内很少见到骨小梁影,可向椎旁蔓延生长。

脊椎血管瘤应与转移瘤、椎体局部脂肪沉积及椎板退变相鉴别。转移瘤有肿瘤病史,好发生于椎弓根部,其瘤体形态不规则,边界不清,T_1WI上多为低信号,T_2WI上瘤体信号不如血管瘤高;椎体局部脂肪沉积在STIR序列上病变处信号明显均匀减低;椎板退变病变主要位于椎体上、下缘,向椎体内蔓延,病变的分布有助于对该病的鉴别。

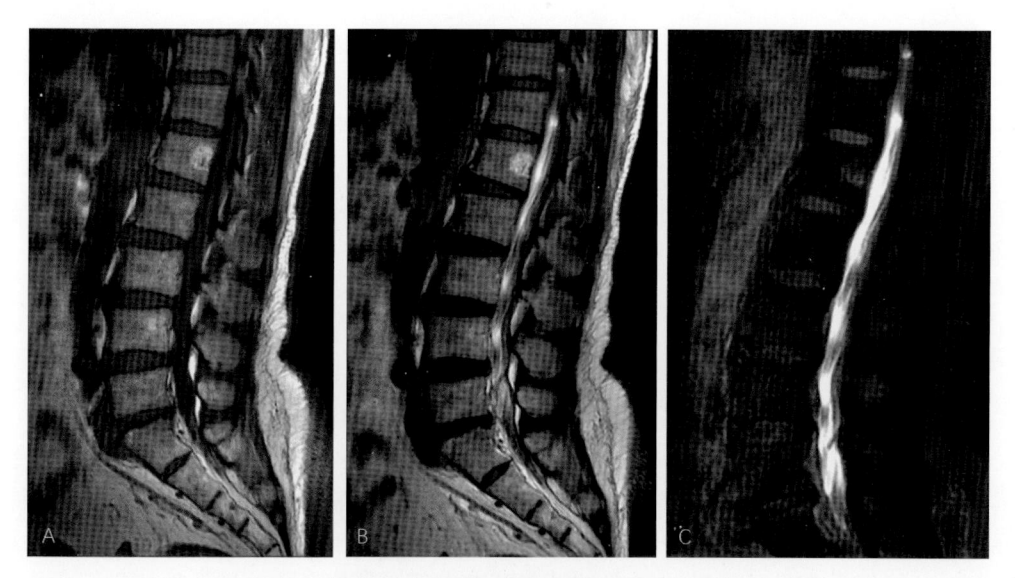

图 5-20　腰椎椎体血管瘤（1）

A. T_1 混杂稍高；B. T_2 混杂稍高信号影，边缘清晰、光滑锐利，病灶内见纵行线样低信号影，呈栅栏样改变；C. 抑脂像病变信号减低，考虑含脂肪成分较丰富的血管瘤

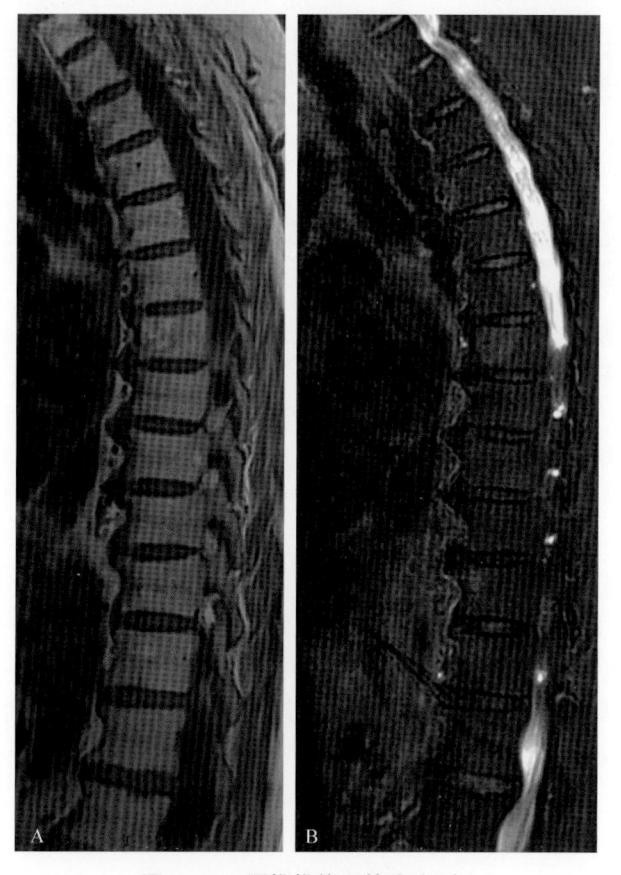

图 5-21　腰椎椎体血管瘤（2）

A. T_1 呈混杂中等；B. T_2-FS 混杂稍高信号影，考虑脂肪含量较典型者少

(二)椎体骨髓耗竭

椎体骨髓耗竭(bone marrow failure)是一种病理状态,其中骨髓无法生产足够的红细胞、白细胞或血小板,导致多种血液异常。这种情况可以是获得性的或先天性的,涉及骨髓干细胞的减少或功能障碍。骨髓耗竭发生于再生障碍性贫血、放疗或化疗、陈旧性骨折后,病理改变为红—黄骨髓转化加快,骨髓脂肪化。

脊柱骨髓耗竭在 MRI 上的表现涉及对脊柱骨髓的信号改变进行识别。骨髓耗竭通常指的是骨髓的功能下降,这在影像学上可能表现为骨髓脂肪组织的比例增加。在 MRI 上,这种变化主要反映在骨髓信号的变化上,具体表现依赖于不同类型的 MRI 序列。在 T_1 加权图像中,脂肪呈现高信号。在骨髓耗竭情况下,由于红髓(造血组织)的减少和黄髓(脂肪组织)的相对增多,T_1 加权序列上脊柱骨髓区域的信号会增高。虽然 T_2 加权序列中脂肪也表现为较高的信号,但骨髓中红髓和黄髓的比例变化可能导致信号的轻微变化。具体表现取决于水分和脂肪的相对含量。

脂肪信号抑制:STIR 序列有效抑制脂肪的信号,可以更清楚地观察到水分或病理性组织的分布。在骨髓耗竭情况下,这种序列可能显示正常或较少的异常信号,因为主要的变化是脂肪含量的增加。

减少的增强:由于红髓组织减少,对比剂(通常是基于钆的对比剂)在骨髓中的分布和吸收可能减少,导致对比增强扫描中骨髓的增强效果减弱。图 5-22 示椎体骨髓耗竭。

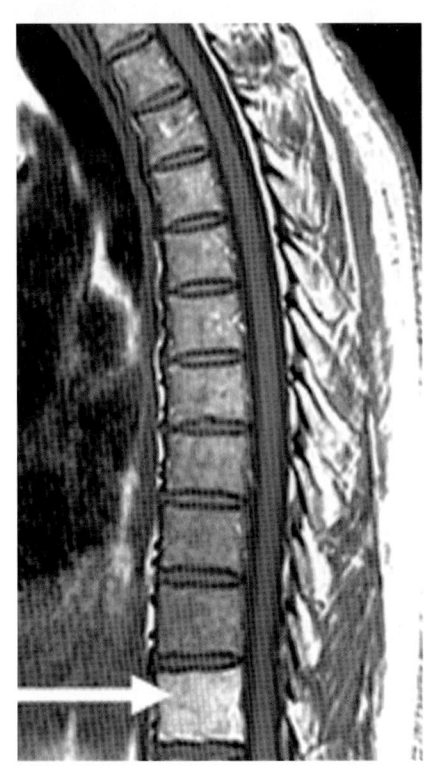

图 5-22 椎体骨髓耗竭
放疗后部分椎体骨质呈均匀高信号影,椎体骨质信号与邻近脂肪组织相近

（三）脊柱椎体融合

脊柱椎体融合既可以是生理现象也可以是病理表现，具体取决于融合发生的背景和临床环境。先天性脊柱融合可能涉及一个或多个椎体，且常见于颈椎和腰椎，尤其是在颈椎更为常见。这种情况通常是由胚胎发育期间椎体分化和分割过程中的异常导致的。在某些个体中，随着年龄的增长，椎体关节面之间可能会发生一定程度的融合，这种情况通常与退行性变化有关。随着时间的推移，正常的磨损和撕裂可能导致关节间的软骨退化，骨头之间的自然融合，这种自然的融合过程通常不伴随明显的症状。图 5-23 示椎体的融合。

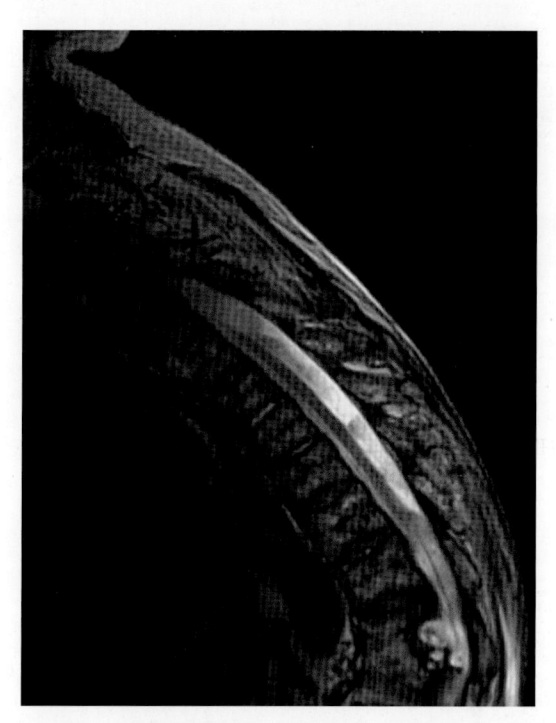

图 5-23　T_{12} 及 L_1 椎体融合，邻近椎管扩大、硬脊膜向前膨出，压迫脊髓，周围多发囊性灶

（四）脊柱裂

脊柱裂是指脊椎骨中发生的裂缝或断裂，可以涉及椎体、椎弓或其他脊椎结构。这种情况可以是先天性的，也可能是因为外伤、疾病或退行性变化引起的。脊椎裂的类型和严重程度各异，可能从微小的裂纹（隐性裂）到完全断裂（显性裂）不等。图 5-24 示脊柱隐裂。

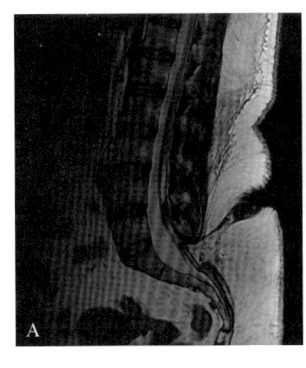

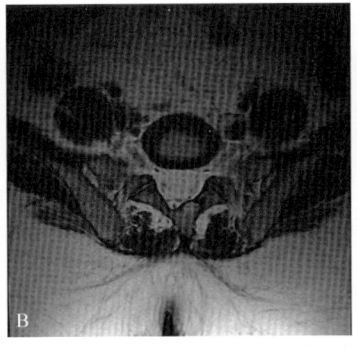

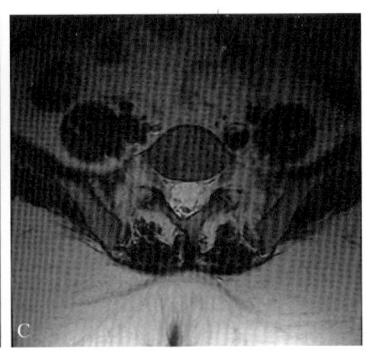

图 5-24 S₁ 隐匿性脊柱裂

T₂WI 矢状位（A）示 S₁ 隐匿性脊柱裂、低位圆锥和空洞。T₂WI 轴位（B、C）示 S₁ 隐匿性脊柱裂、低位圆锥

四、椎管内病变

（一）椎管内囊肿

椎管内囊肿是一类位于椎管内的囊性结构，可以在脊柱的任何部位出现。MR 平扫可直接测量出囊肿大小，增强扫描可明确诊断。这些囊肿可以分为几种类型。

蛛网膜囊肿形成于蛛网膜下腔内，充满脑脊液。它们可能位于脊柱的任何部分。这些囊肿更多地出现在脑部和脊柱的蛛网膜内，而不特定于神经根区域（图 5-25）。它们是由蛛网膜细胞形成的囊性扩张，内部填充的也是脑脊液。蛛网膜囊肿可无症状，但较大的囊肿或位置特殊的囊肿可能压迫神经或脊髓。例如，骶管单纯性囊肿，通常指的是位于骶骨或骶管区域的无害的囊性结构，不含神经组织元素。MR 表现为囊肿位于骶管内；呈卵圆形、串珠形或不规则形；边界清晰，囊壁菲薄；囊液信号与脑脊液信号相似，并且囊肿与硬膜囊末端之间有高信号脂肪相隔。

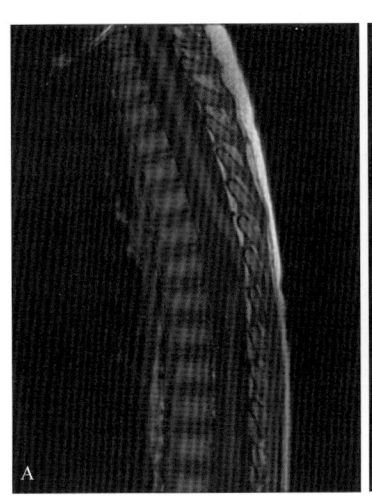

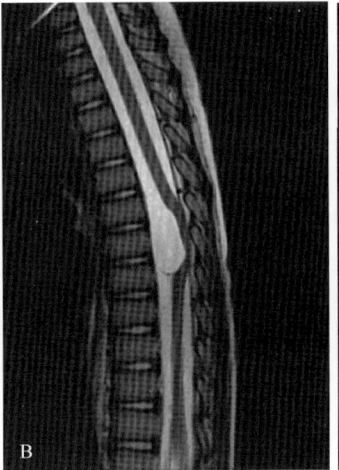

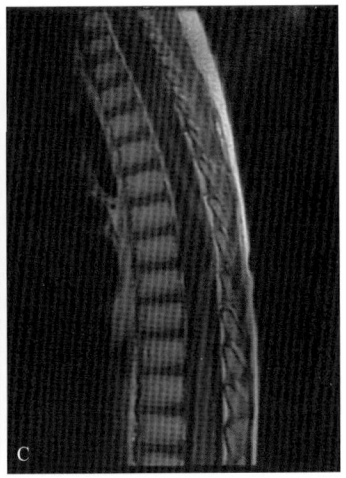

图 5-25 脊柱蛛网膜囊肿单纯性囊肿

T₁WI（A）、T₂WI（B）囊状脑脊液样 T₁ 低、T₂ 高信号病灶，形态规则、边界清晰。T₁ Contrast（C）囊肿不强化

神经根囊肿（包括 Tarlov 囊肿），常见于脊柱的尾部区域，通常发生在脊神经根的背侧，尤其是骶骨区域。这种囊肿围绕神经纤维，含有脑脊液，并且与脊髓腔相连。虽然多数 Tarlov 囊肿是无症状的，并且在体检中偶然发现，但在某些情况下，它们可能会引起症状，特别是当囊肿增大或压迫周围神经结构时。神经根周围囊肿在 T_1WI 上呈低信号，T_2WI 上呈高信号，囊肿内或周围有低信号的神经根纤维通过，邻近骨质可受压变薄。该病发生于骶管者属于骶管囊肿的一种类型。图 5-26 示神经根周围囊肿。

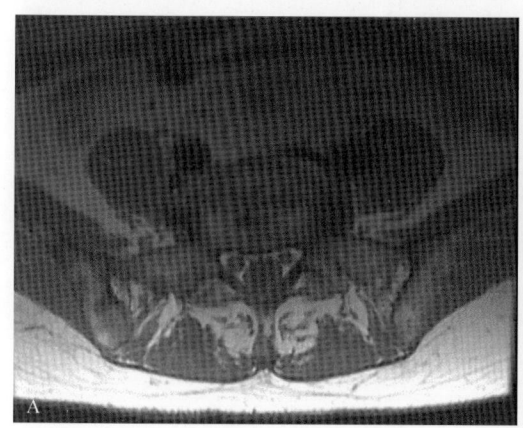

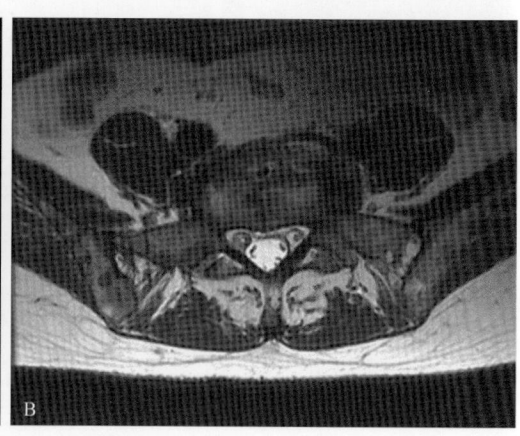

图 5-26 骶神经根周围囊肿

T_1WI（A）、T_2WI（B）沿骶椎椎管左侧神经根走行区见囊状水样信号影，其边缘见神经根通过

此外，椎管内脊膜囊肿主要与囊变的神经鞘瘤相鉴别。椎管内囊变神经鞘瘤（cystic schwannoma）是一种来自神经鞘细胞的良性肿瘤，具有部分或全部囊性变性的特点（图 5-27 示椎管内囊变神经鞘瘤）。这种肿瘤通常发生在周围神经系统，包括脊髓的神经根。在脊髓内，囊变神经鞘瘤是一种相对少见的现象，但它是椎管内神经源性肿瘤中的一种类型。神经鞘瘤来源于施万细胞，可位于椎管内任何节段，可以囊变，其囊壁较厚，增强扫描囊壁明显强化，而脊膜囊肿增强扫描囊壁则不强化。

脊髓空洞积水症是指在脊髓内部形成一个或多个充满脑脊液的长期存在的空洞。这些空洞通常位于中央管周围，随着时间的推移可以扩大，压迫并损伤脊髓的神经纤维。其病变特点是脊髓（主要是灰质）内形成管状空腔及胶质（非神经细胞）增生。常好发于颈部脊髓。常见的成因包括 Chiari 畸形、脊髓损伤、炎症或肿瘤。这些条件可能影响脑脊液的流动，导致液体在脊髓内聚集并形成空洞。MRI 可以清楚显示在脊髓内部形成的空洞。这些空洞通常位于脊髓的中央，呈长条形，并可能延伸至多个脊椎节段。空洞内充满脑脊液（CSF），在 T_2 加权成像中表现为高信号，而在 T_1 加权成像中则表现为低信号。图 5-28 示脊髓空洞积水症。

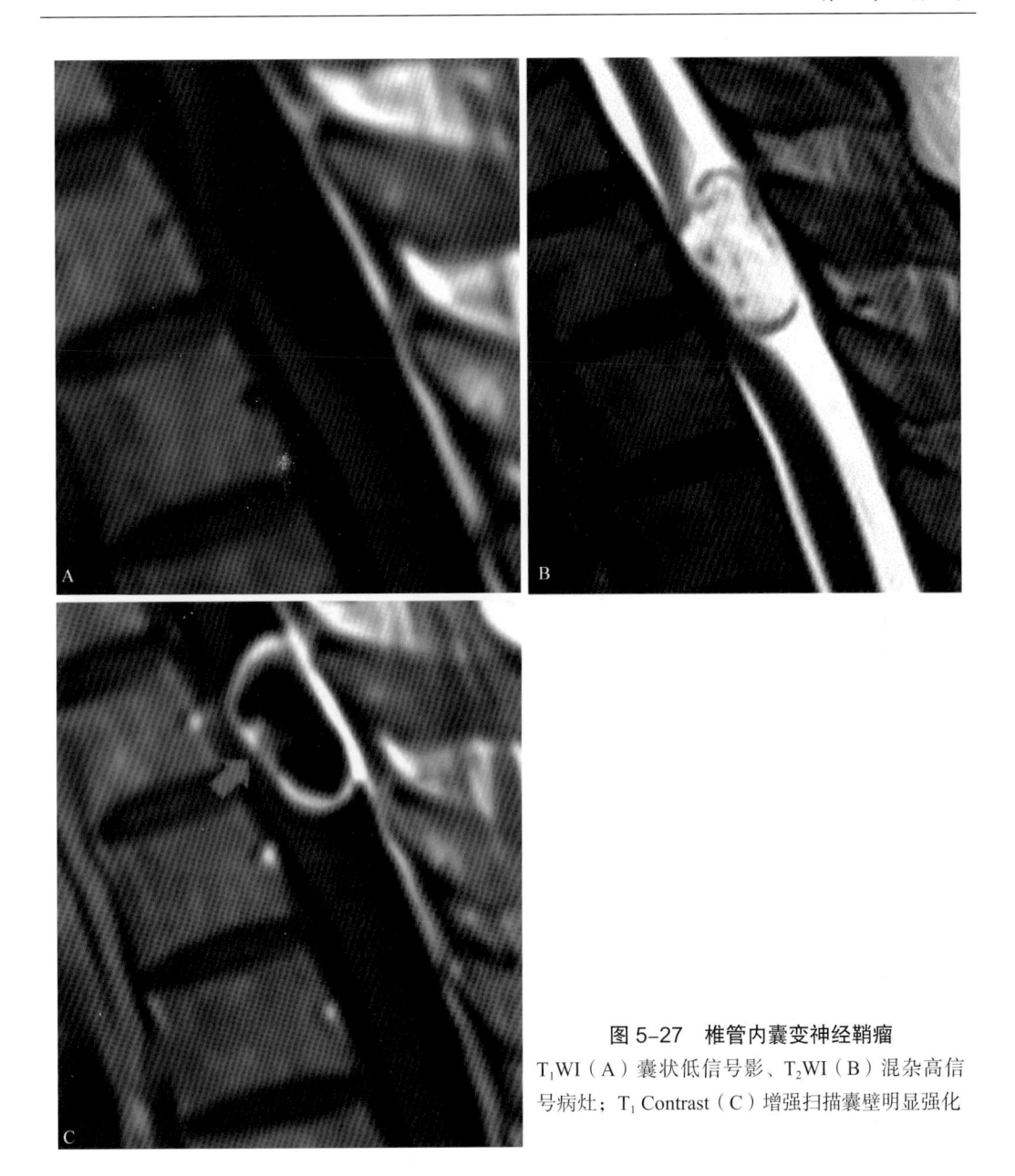

图 5-27 椎管内囊变神经鞘瘤

T₁WI（A）囊状低信号影、T₂WI（B）混杂高信号病灶；T₁ Contrast（C）增强扫描囊壁明显强化

图 5-28 脊髓空洞积水症

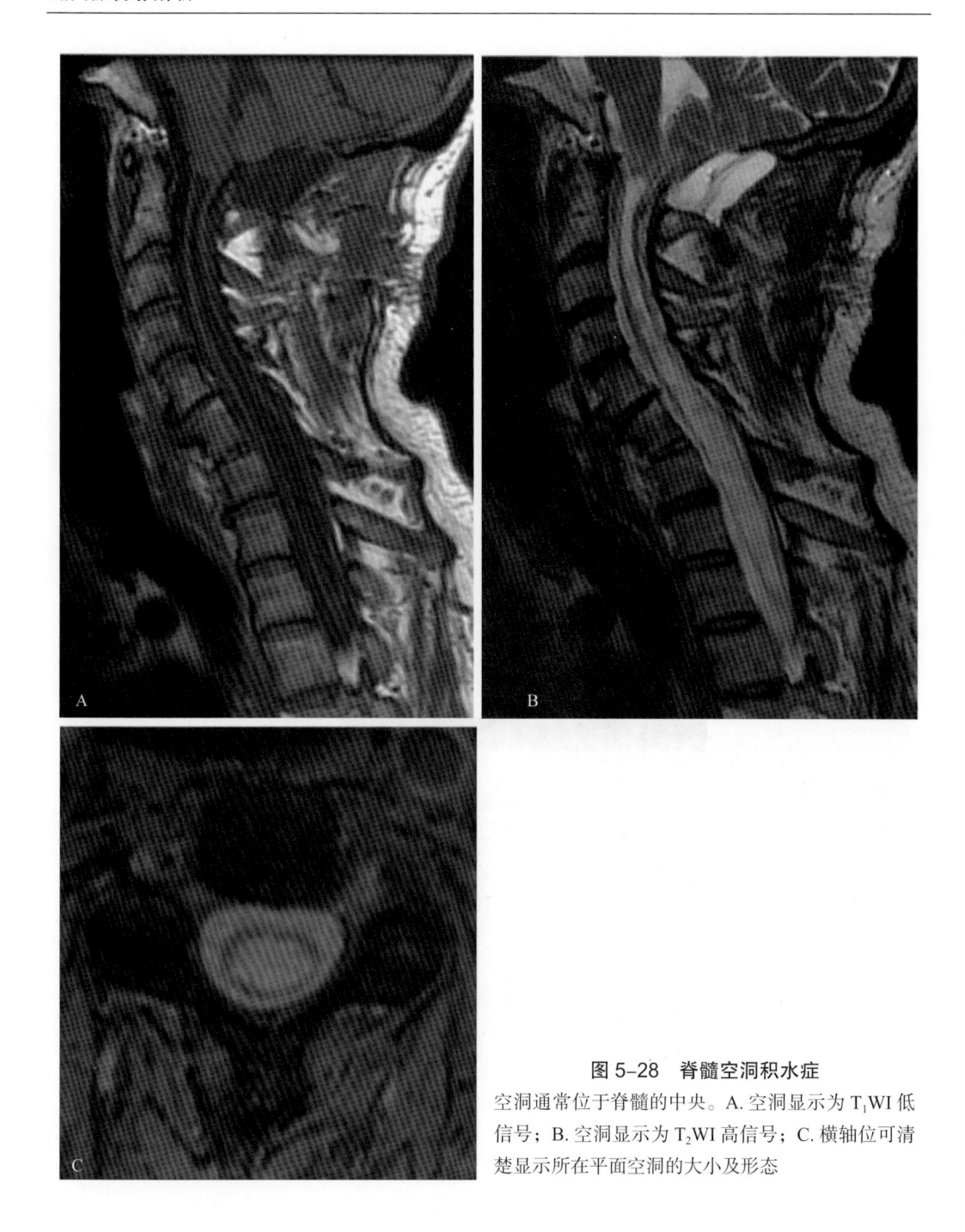

空洞通常位于脊髓的中央。A. 空洞显示为 T_1WI 低信号；B. 空洞显示为 T_2WI 高信号；C. 横轴位可清楚显示所在平面空洞的大小及形态

（二）脊膜膨出

脊膜膨出是指脊膜在脊椎管内突出形成囊性结构的情况。这种病理现象常涉及脊髓脊膜的局部膨胀或突出，囊肿主要由脑脊液填充，不包含脊髓或神经组织，并可能在一定程度上压迫脊髓或神经根，导致多种神经系统症状。脊膜膨出通常发生在脊膜存在弱点的地方，通常发生在脊柱的任何部位，但最常见于背部或颈部。这些弱点可

能是先天性的，如脊柱发育不全；也可能是后天获得的，如外伤、手术或脊椎疾病（如脊柱动脉瘤）导致。在这些弱点处，脊膜可因内部脑脊液压力的作用而向外突出。图5-29示脊膜膨出。

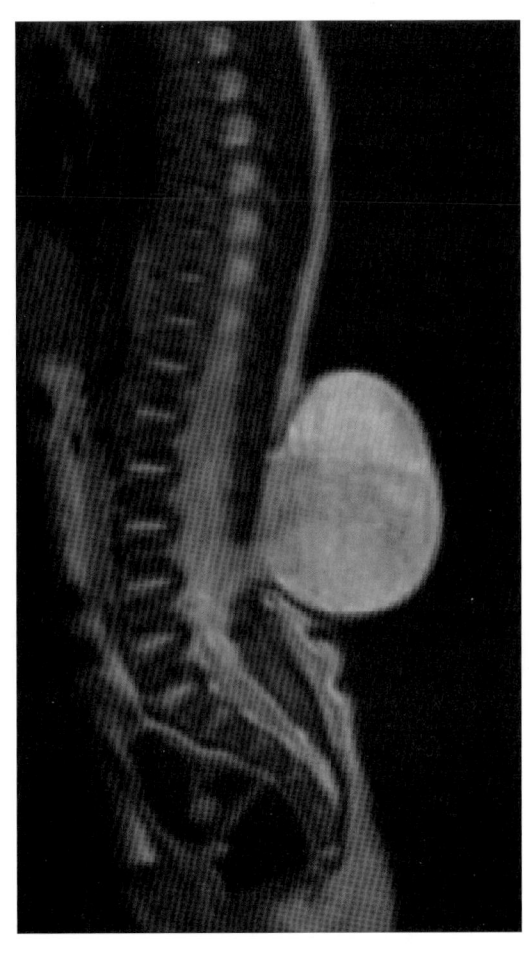

图 5-29　脊膜膨出
硬脊膜与蛛网膜由椎管后部骨性缺损处膨出，在局部形成囊性包块，囊内充满脑脊液，内无神经组织

（三）椎管内脂肪瘤

椎管内脂肪瘤（intraspinal lipoma）是一种罕见的良性肿瘤，约占椎管内肿瘤的1%，病程进展缓慢，由成熟的脂肪细胞构成。多见于儿童及青少年（5岁前及青春期），2/3患者30岁前发病就诊，无明显性别差异。椎管内脂肪瘤位于脊髓或其神经根附近的椎管内。这些脂肪瘤可发生于椎体任何节段，腰骶椎多于颈胸椎。可累及硬膜下或硬膜外，也可累及全层。腰骶椎硬膜下脂肪瘤常合并脊髓栓系、先天性脊柱裂、脊膜膨出或脊髓纵裂畸形。如无合并脊髓栓系等改变可认为是一种正常变异。

由于在MR图像，脂肪组织高信号与周围组织对比度高，病灶范围及与脊髓栓系可直接表现出来，同时可显示合并畸形病变，所以MR检查是目前该病较好的检测手段。

此外，轴位 T_2WI 可见典型化学位移伪影，即椎管内脂肪瘤轴位可见沿频率编码方向的新月形低信号影，周边包绕椭圆形等或稍高信号影。

骶管内终丝脂肪瘤特定位于脊髓末端的终丝，是固定脊髓下端并延伸至尾骨的纤维带。MR 表现为椎管内沿终丝走行，T_1 呈高信号，T_2 呈中等或高信号，抑脂序列呈均匀低信号，增强扫描无强化。各序列信号变化与皮下脂肪同步。图 5-30 示骶管内终丝脂肪瘤。

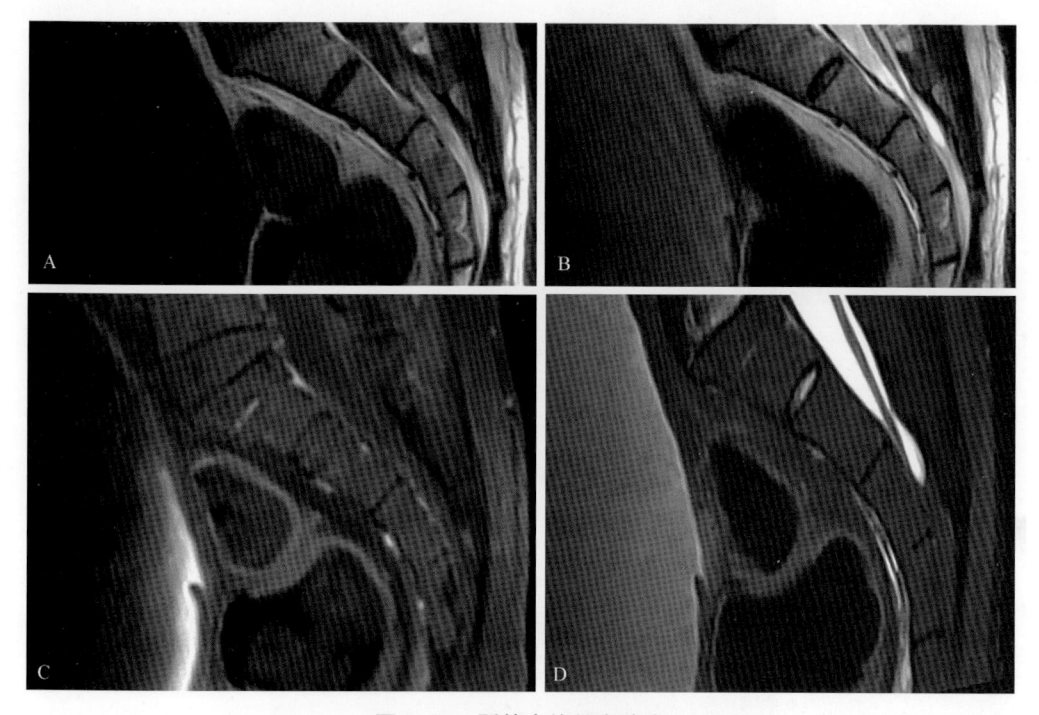

图 5-30 骶管内终丝脂肪瘤

马尾终丝走行区见纵行条带状 T_1WI（A）及 T_2WI（B）高信号影，边界清晰；T_1-FS Contrast（C）及 T_2-FS Contrast（D）呈低信号

（四）椎管内肿瘤

室管膜瘤（ependymoma）是最常见的原发性脊髓肿瘤之一，可出现囊性变性。室管膜瘤是一种起源于中枢神经系统（CNS）的室管膜细胞的肿瘤。室管膜细胞是脑室和脊髓中央管道的内层细胞，负责产生和调节脑脊液（CSF）。室管膜瘤可以发生在任何年龄，但在儿童和成人中有不同的发病率和发病部位。室管膜瘤根据其发生的位置和组织学特征可以分为颅内室管膜瘤：多发生在脑室系统，尤其是四脑室；脊髓室管膜瘤：发生在脊髓中央管道。

MRI 是诊断室管膜瘤的主要工具。MRI 可以清楚地显示肿瘤的大小、形状、位置及是否有脑脊液路径受阻的情况。肿瘤通常在 T_1 加权图像中呈等或低信号，在 T_2 加权图像中呈高信号。对比增强 MRI 可以帮助确认肿瘤的血管结构和边界（图 5-31）。注意不要将此病例诊断为脊髓空洞，此病例囊性病变信号非脑脊液样，且内有分隔可作为鉴别。

图 5-31 室管膜瘤
A. T₁加权图像中颈段脊髓内占位呈等或稍低信号；
B. 在 T₂加权图像中呈稍高信号；C. 对比增强 MRI 可以帮助确认肿瘤的血管结构和边界

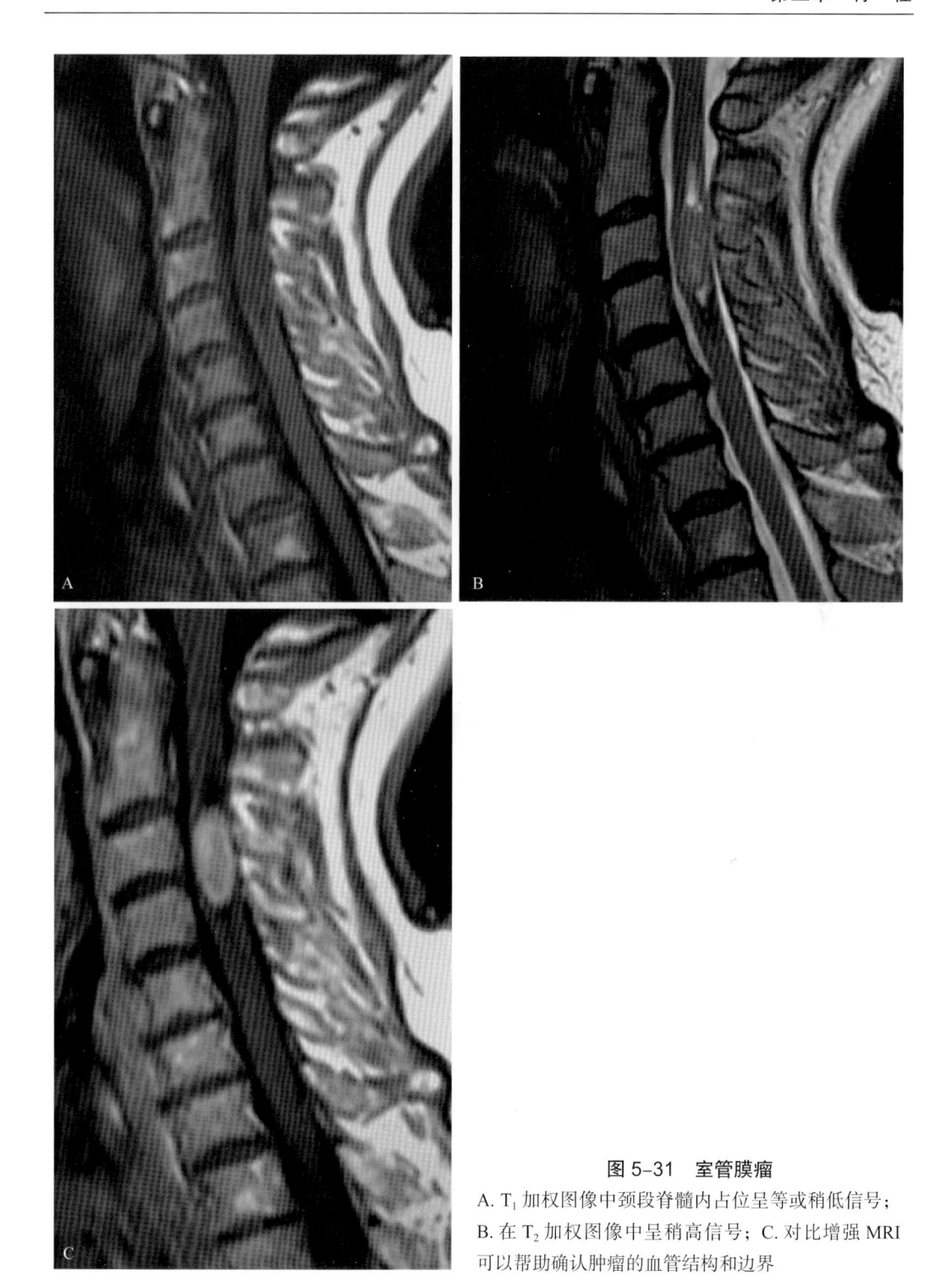

（五）脊髓栓系综合征

脊髓栓系综合征是脊髓在下端被异常组织牵拉固定，不能正常上升而引起的。在胎儿发育过程中，随着孩子的成长，脊髓通常会向上移动。如果脊髓被牵拉或固定，如因脊髓终丝过粗或与周围结构异常粘连，就可能导致脊髓移动受限。

脊髓栓系综合征（tethered cord syndrome, TCS）在磁共振成像（MRI）中的表现具有一些特定的特征，可以帮助诊断此病。正常情况下，成年人的脊髓圆锥体（conus medullaris）结束于 L_1～L_2 椎间盘水平。在脊髓栓系综合征中，圆锥体位置偏低，可能在 L_2 椎体以下，甚至更低。脊髓终丝是连接脊髓圆锥体和尾骨的纤维结构，正常情况下非常细。在 TCS 中，脊髓终丝可能异常粗大（超过 2mm），并可能呈现脂肪信号，说明终丝内有脂肪沉积。此外，MRI 可显示脊髓似被向下拉伸，特别是在做屈腿腹部加压测试（Valsalva maneuver）时更为明显。这种拉伸可导致脊髓在脊管内的张力增加。而在某些 TCS 患者中，脊柱后部的韧带可能会增厚或异常，这有助于固定脊髓位置，导致栓系。图 5-32 示脊髓栓系综合征。

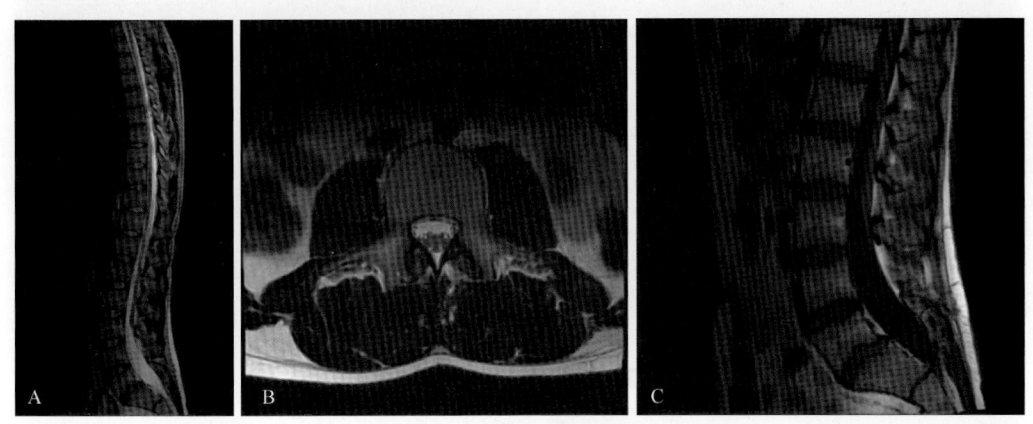

图 5-32 脊髓栓系综合征

T_2WI 矢状位（A）、横轴位（B）脊髓圆锥终止于较低的位置，即 L_3 水平；伴有 T_1WI（C）硬脊膜扩张，骨性脊椎管从 L_3/L_4 到 S_1/S_2 增宽

（六）脊髓纵裂

脊髓纵裂（diastematomyelia）是一种罕见的胚胎发育异常，其中脊髓被分裂成两半，通常由胚胎期间中胚层的发育异常导致。这种分裂可以发生在脊髓的任何部位，但最常见于胸椎或腰椎区域。

脊髓纵裂可分为两型：Ⅰ型表现为每条脊髓均有一完整的硬膜囊，其间有骨性分隔；Ⅱ型表现为分叉的脊髓位于同一个硬膜囊内，由纤维间隔分开。MRI 可清楚显示脊髓被分成两半，通常位于一个或多个椎节的水平。每个脊髓半部可能包含一个完整的中央管腔。脊髓之间常见有骨性或纤维性隔板。这个隔板可以在 T_1 和 T_2 加权像中清晰可见，通常呈低信号。隔板可能完全或部分跨越脊管，有时可连接到对侧的椎板或椎体。图 5-33 示脊髓纵裂。

（七）脊髓萎缩

脊髓萎缩是指脊髓组织出现进行性退化和体积缩小，导致神经传导功能受损，从而引起肌肉无力、感觉障碍、反射异常等一系列神经系统症状。脊髓萎缩病因包括血供障碍、神经系统退化，臀部注射青霉素，椎管狭窄等。特发性脊髓萎缩症多见于中段胸髓。

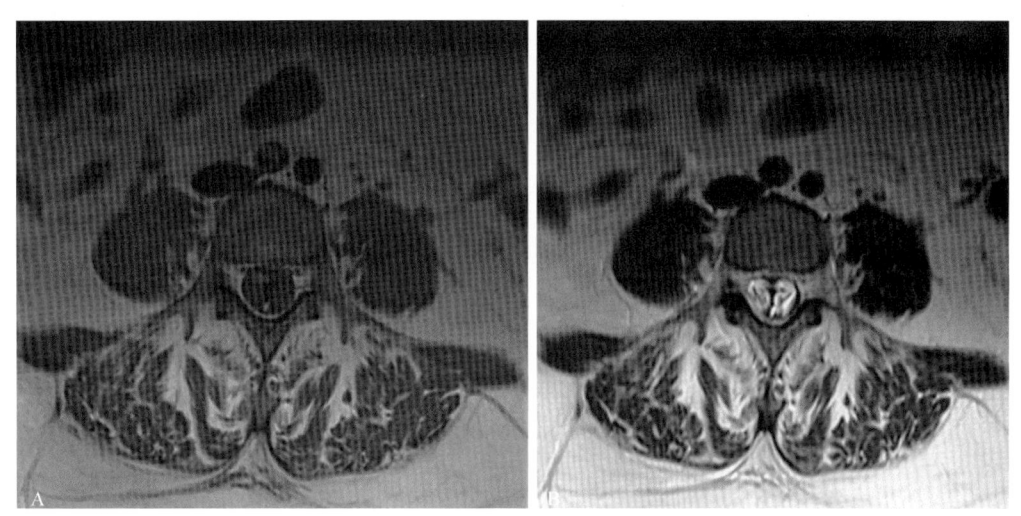

图 5-33 脊髓纵裂

横断面 T₁WI（A）、T₂WI（B）对脊髓纵裂显示清晰，可见两条脊髓信号，中间可见低信号分隔

MRI 诊断标准：脊髓矢状位上前后径＜ 6mm，脊髓矢状位上前后径与脊蛛网膜下腔前后径比值＜ 0.5。图 5-34 示脊髓萎缩。

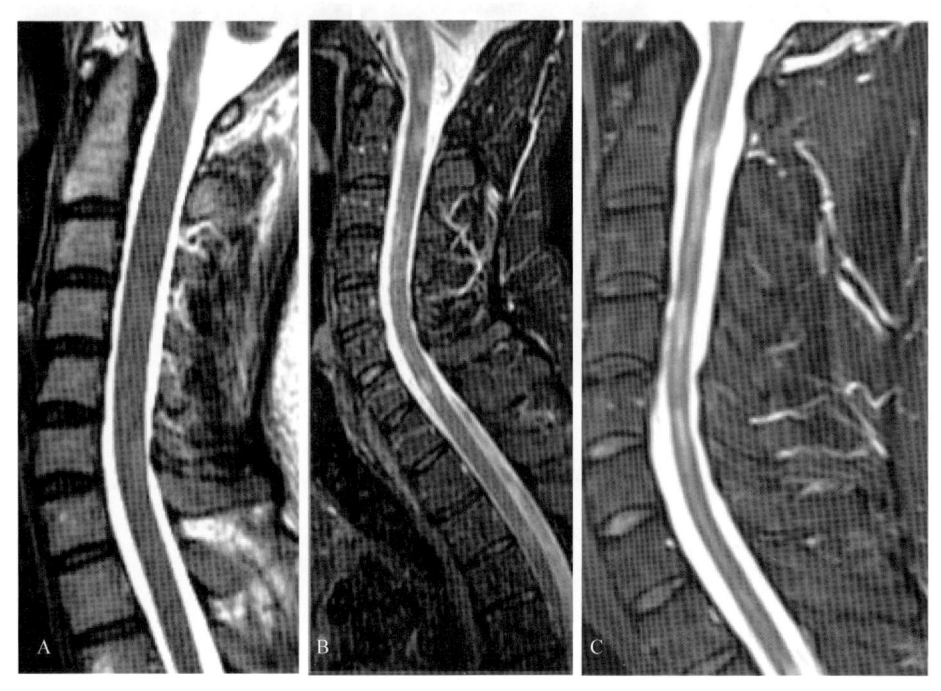

图 5-34 长期多发性硬化症患者，脊髓萎缩

萎缩前 T₂WI（A）、T₂ STIR（B）；萎缩后 T₂ STIR（C）

（吴连明　钱好凡　佘鸿鸣　王玉洁　冯长静）

第六章

腹 部

第一节 腹部磁共振常见伪影

一、运动伪影

见图 6-1。

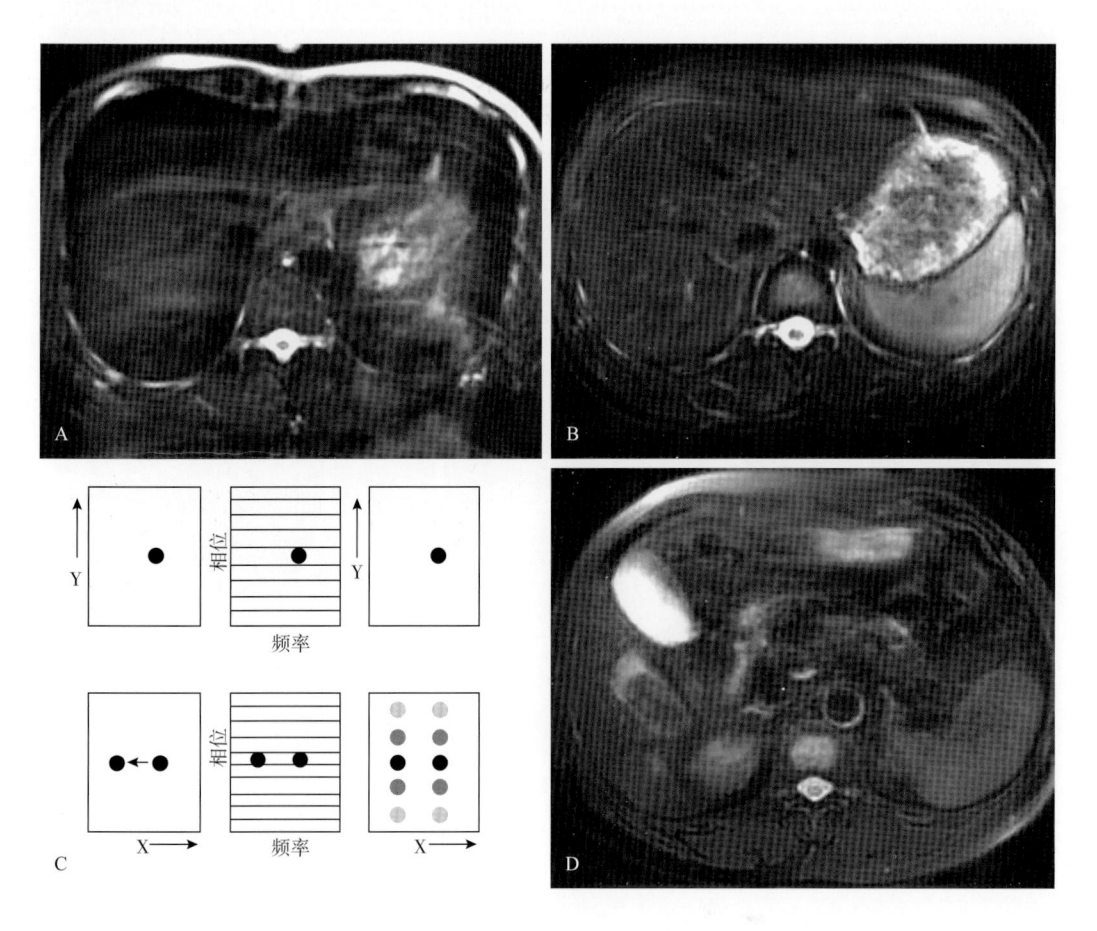

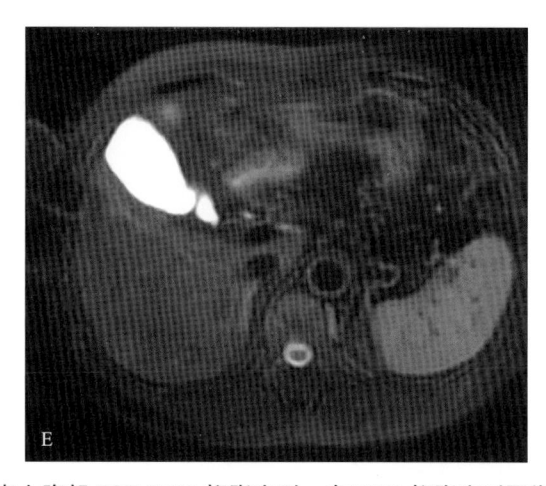

图6-1 A、B. 同一患者上腹部FSE T₂WI抑脂序列，在T₂WI抑脂序列图像上沿相位编码方向上出现呼吸运动所导致条带状运动伪影（A），施加Blade技术采集图像（B），将K空间填充方式改为放射状，将运动伪影沿着放射状方向抛射到FOV以外，伪影得以消除。C. 呼吸运动伪影的原理图，由于患者自主或不自主的运动，频率编码方向采集信号的采样时间明显短于一次相位编码时间，伪影常出现于相位编码方向。D、E. 同一患者同一扫描层面FSE T₂WI抑脂序列，图D患者在相位编码（前后方向）方向上存在运动伪影（胆囊尤为明显）；改变相位编码方向（E），伪影的方向也相应地发生改变

目前有研究表明人工智能辅助压缩感知技术（artificial intelligence and compressed sensing，Acs）在提高扫描速度同时，可以减少因不能正常配合呼吸、呼吸紊乱、易躁动等患者在传统FSE T₂WI抑脂序列中产生的运动伪影。该技术结合了人工智能（artificial intelligence，AI）和光梭成像（united compressed sensing，UCS）技术；基于深度学习技术的医学影像重建方法（deep learning image reconstruction，DLIR），UCS包含常规并行采集（parallel imaging，PI）、半傅里叶采集（half Fourier acquisition，HF）、压缩感知（compressed sensing，CS）等加速技术。

二、Ⅰ类化学伪影

见图6-2。水中的氢质子以离子键存在，而脂肪中的氢质子以共价键存在，所以导致氢质子在水中与在脂肪中的进动频率相差约3.5ppm（约150Hz/T）。在磁共振成像时，脉冲激发以水的频率为中心，水的位置不会变化。脂肪中的氢质子由于进动频率慢，在编码定位中向低频方向移动（150Hz/T），在低频率方向上，脂肪的信号就流空了，形成低信号带；在高频率方向上，脂肪向低频率方向移动（150Hz/T），刚好和水的部分信号重叠，形成在高频率方向上的高信号带。

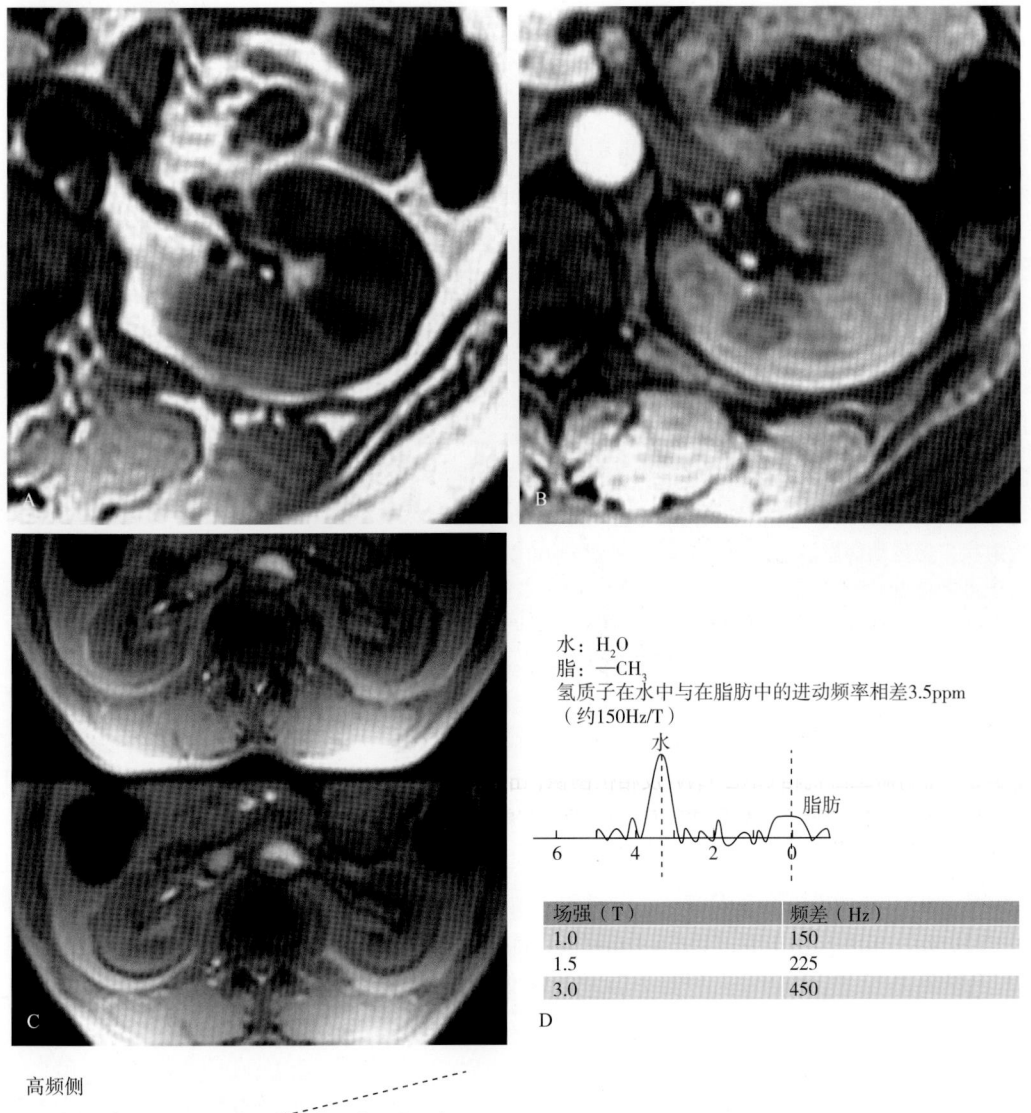

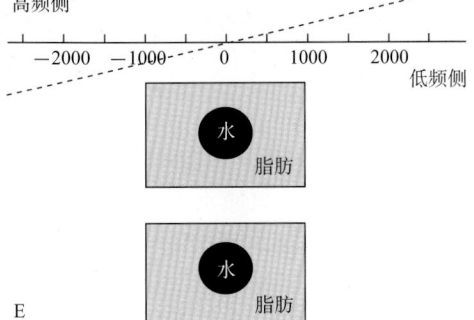

图6-2 A.梯度回波序列肾脏T_1WI,在肾脏的边缘沿着频率编码方向上出现一边高信号,一边低信号;B.施加了脂肪抑制后的图像,肾脏边缘高低信号消失;改变频率编码方向(C),肾脏周围的高信号带与低信号带也相应地改变方向,出现在上下方向层面;D、E. Ⅰ类化学伪影原理图

三、Ⅱ类化学伪影（勾边伪影）

见图6-3。Ⅱ类化学伪影只出现在GRE序列的反相位成像上，由于水和脂肪中的氢质子在不同进动频率下存在相位差异，导致两者信号相减，在水脂交界处产生低信号区域，形成黑边伪影，该伪影不局限于频率编码方向。由于GRE序列没有180°聚相位脉冲，水和脂肪中的氢质子不能在回波终点恢复同相位，所以水和脂肪中的氢质子随着时间的延长会周而复始地出现同相位、反相位。在1.5T磁共振上，当TE=2.25×(2n+1)ms时（n=0，1，2，3…），反相位图像上就会出现Ⅱ类化学伪影。

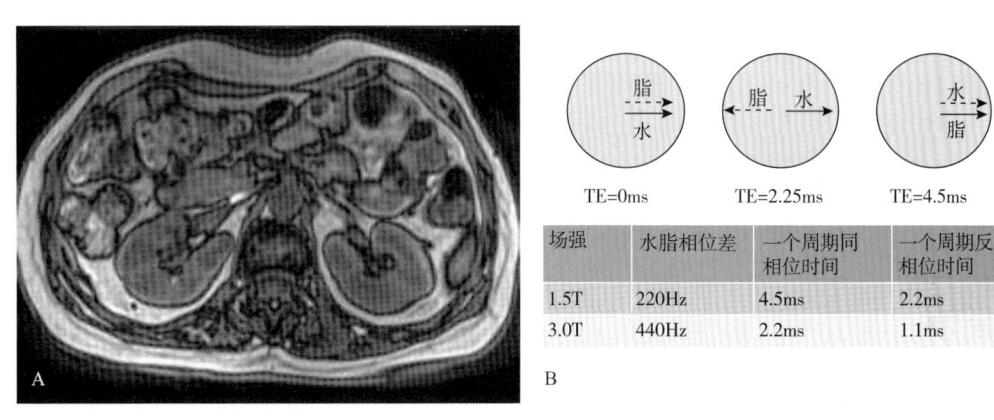

场强	水脂相位差	一个周期同相位时间	一个周期反相位时间
1.5T	220Hz	4.5ms	2.2ms
3.0T	440Hz	2.2ms	1.1ms

图6-3 A.肾脏二维扰相GRE T$_1$WI反相位图像，出现Ⅱ类化学伪影，表现为肾脏周边一圈低信号环，使得肾脏轮廓非常清晰，也称勾边效应；B.Ⅱ类化学伪影原理图

四、腹主动脉搏动伪影

见图6-4。动脉搏动伪影矫正方法请参阅总论相关内容。

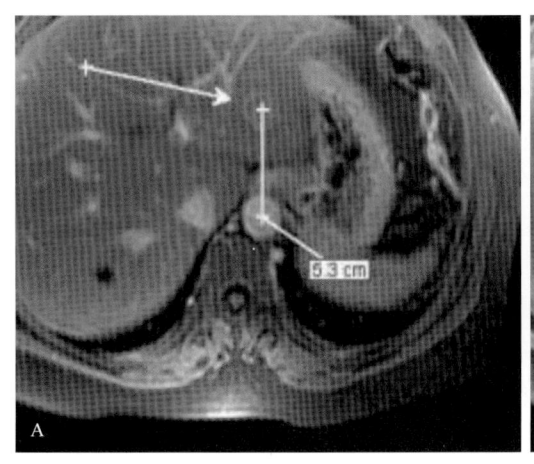

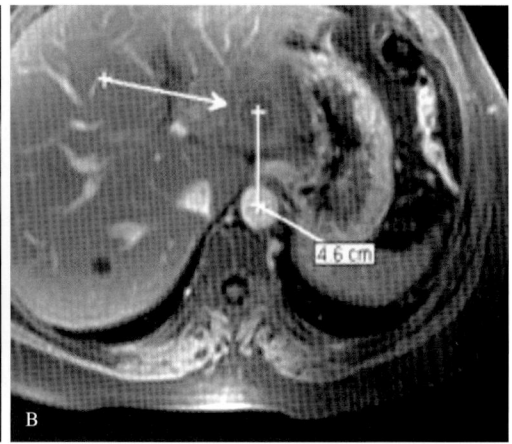

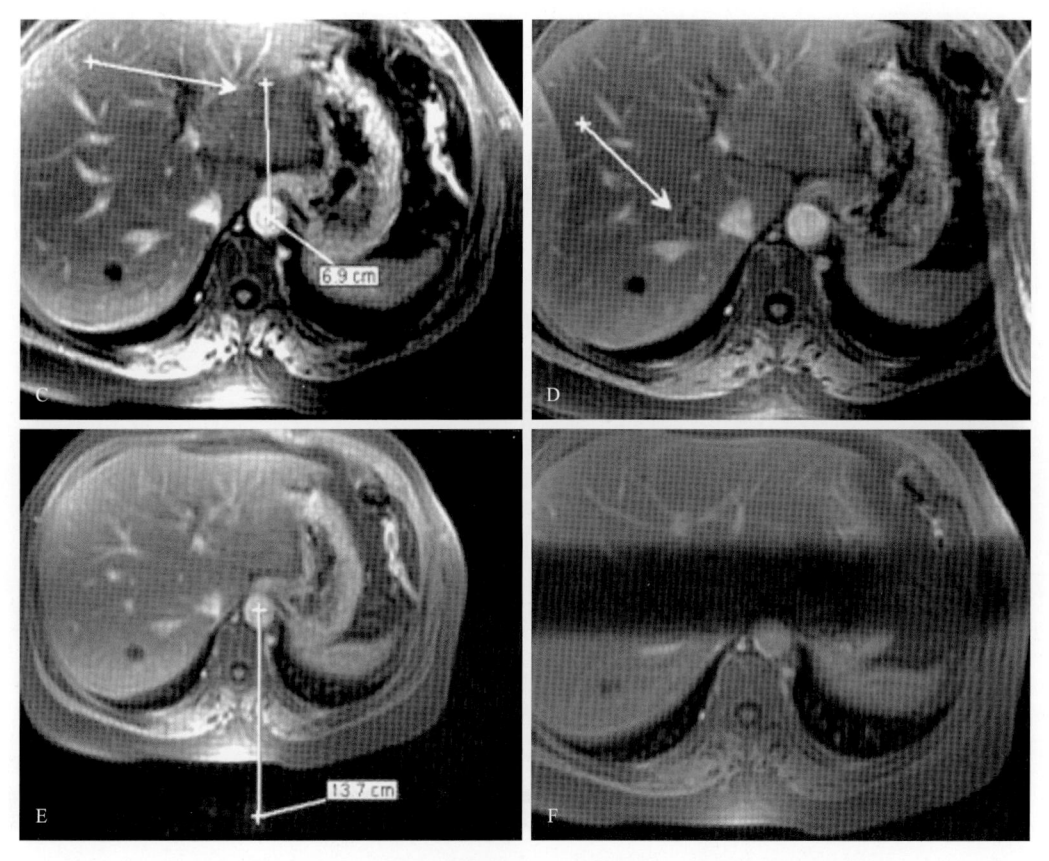

图 6-4　A～F. 同一患者的腹部轴位 T_1 增强图像，所用序列为 FSPGR

A. TR 为 175ms，肝左叶内主动脉伪影与主动脉距离为 53mm；B. TR 调整为 145ms，肝左叶内主动脉伪影与主动脉距离缩短为 46mm；C. TR 为 225ms，伪影与主动脉距离加长为 69mm；D. TR 为 175ms，变换相位与频率编码方向（相位编码方向由前后变换为左右），原肝左叶动脉搏动伪影消失，在主动脉的相位编码方向肝右叶内出现伪影（箭头所示），同时可见相位编码方向上出现卷褶伪影；E. FOV 扩大为 46mm，其余成像参数与图 A 相同（图 A FOV 为 36mm），动脉搏动伪影与主动脉距离增大为 137mm；F. 主动脉施加饱和带，其余成像参数与图 A 相同，主动脉信号被抑制，其所引起的血管搏动伪影消失

五、流入增强效应

见图 6-5。在 GRE 序列图像上，如果血流垂直于（或基本垂直于）扫描层面时，由于 GRE 序列所选用的 TR 比较短，导致扫描层面内静止的质子池因为没有时间发生充分的纵向弛豫，质子池受到脉冲激发出现饱和现象，导致信号发生衰减。对于快速流动的血液而言，在 FOV 以外的未经激发的质子流入扫描层面，经射频脉冲激发后产生的信号较静止组织所产生的信号高。在血流方向上，越靠近流入层面，所产生的流入增强效应越强；当越靠近流出层面时，血液中的质子逐渐出现饱和现象，导致信号减弱。流入增强效应发生在 GRE 序列图像上，一般不发生在 SE 序列图像上。这是由于 GRE 序列所选用的 TR 比较短，在进行连续断层成像时，FOV 内的血液受到射频脉冲的激发出现饱和现象。而 SE 序列所选用的 TR 较长，在进行连续断层成像时，前面

第六章　腹　部

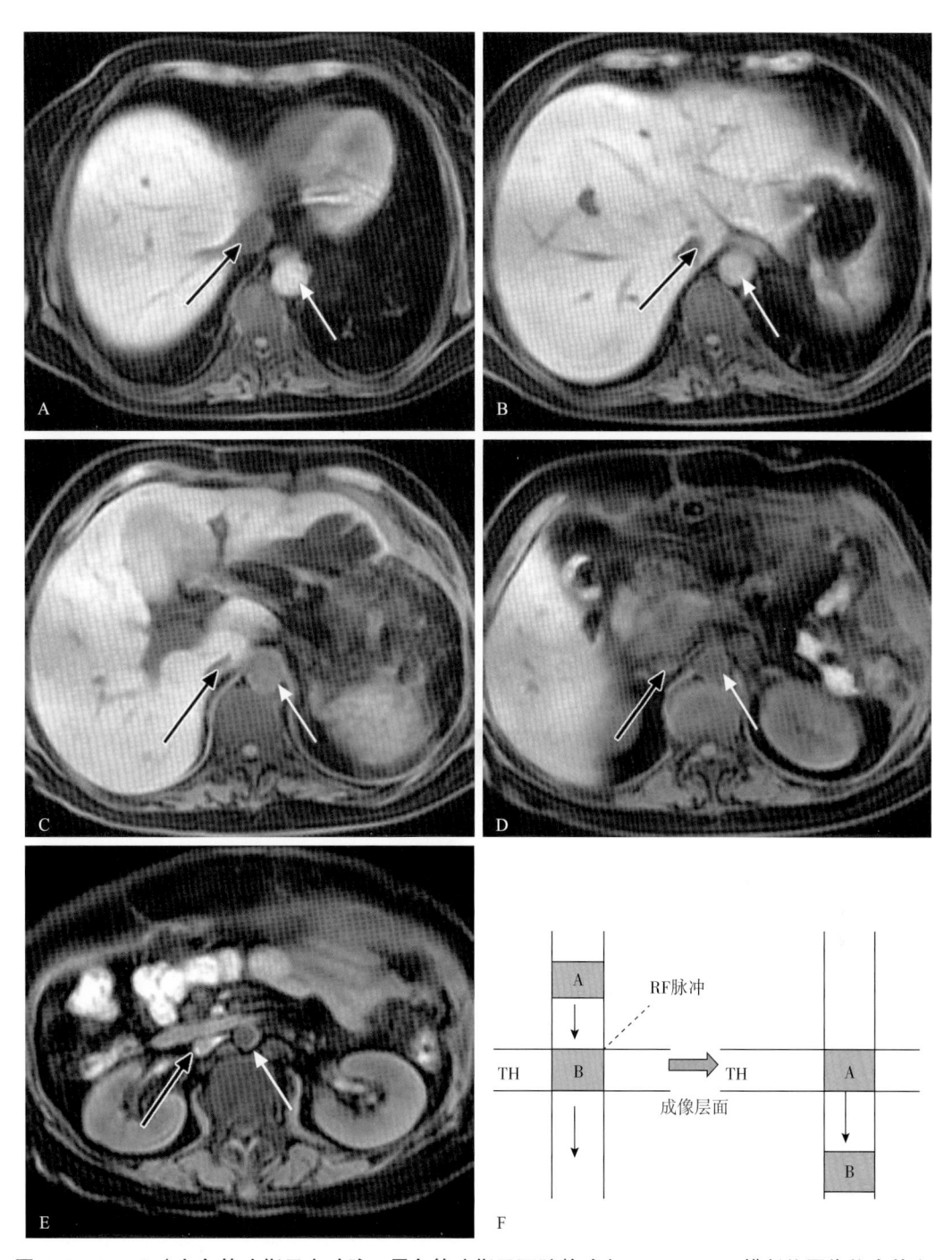

图 6-5　A～D（白色箭头指示主动脉，黑色箭头指示下腔静脉）. LAVA-flex 横断位图像依次从上到下的不同层面，没有注射对比剂时的图像，上方第一层面（图 A）腹主动脉信号最高，依次向下层面，腹主动脉信号逐渐减低；而下腔静脉在最下层面（E）信号最高，依次向上层面，下腔静脉信号逐渐减低；F. 为流动增强示意图（A 表示体积为 A 的未饱和的新鲜血液，B 表示体积为 B、层厚为 TH 的受到 RF 激励而饱和的血液，短 TR 使静止组织饱和，不接受新的 RF 激励，而已饱和的血流 B 被新流入成像层面未饱和的血流 A 取代，可接受 RF 产生信号）

受到激发的质子在下一次射频脉冲激发时已经流出了成像层面，这就是为什么流入增强效应只出现于 GRE 序列，而不出现于 SE 序列图像上的原因。

六、并行采集伪影

见图 6-6。并行采集技术是利用局部高梯度场，在相位方向上隔行采集 K 空间来减少采样密度，每个线圈单元采集一半的相位方向的信息，即多个线圈配合起来形成一个类似大线圈的作用和功能，在小 FOV 内，应用特殊的计算方式重建，在保证分辨率不降低的情况下缩短扫描时间，即在扫描时间固定的情况下，增加分辨率和扫描层数的快速成像方法。由于它属于隔行采集，又是对每一线圈单元仅采集部分的 FOV，故存在明显的相位卷褶，需要利用线圈敏感性数据重建图像并去掉卷褶后重建出完好的图像。并行采集伪影类似卷褶伪影，但多出现在图像中心，呈条带状，可使图像信噪比明显降低。对于并行采集伪影，我们可以通过增加 FOV 值及减少并采数来减少并行采集伪影，提高图像质量，但是减少并采数也同时增加了扫描时间。

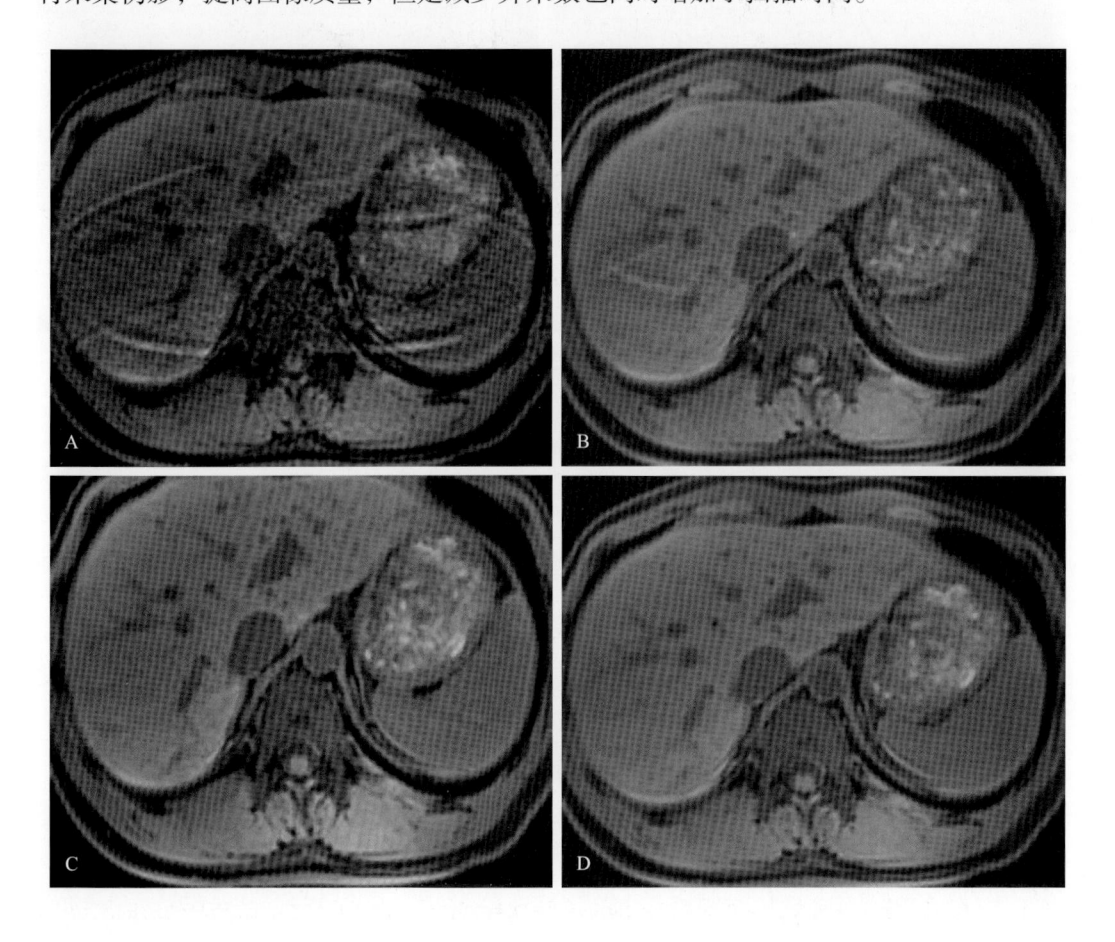

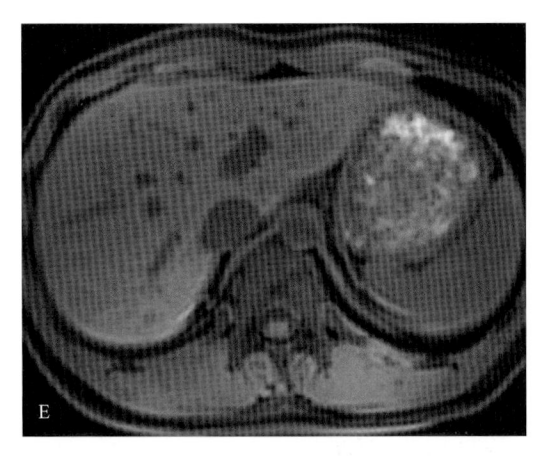

图 6-6　同一患者横断位 T$_1$WI 抑脂序列图像

A. 成像参数：FOV = 300mm，并采数为 4，在 T$_1$WI 抑脂序列图像上，图像的中心出现条带状异常信号影，且图像中央部分的信噪比较图像边缘低；B. FOV = 340mm，并采数为 3，图像中央依然能见到条带状异常信号影，但较图 A 比较图像质量明显改善，图像中央的信噪比也提高；C. FOV = 300mm，并采数为 2，图像中央未见异常条带状信号影，信噪比较图 B 明显提高；D. FOV = 340mm，并采数为 2，图像中央未见到异常条带状信号影，信噪比较图 C 进一步提高，但依稀见到图像中央的信噪比较边缘低；E. FOV = 380mm，并采数为 2，图像中央未见到异常条带状信号影，图像中央较边缘信噪比一致

七、斑马伪影

见图 6-7。

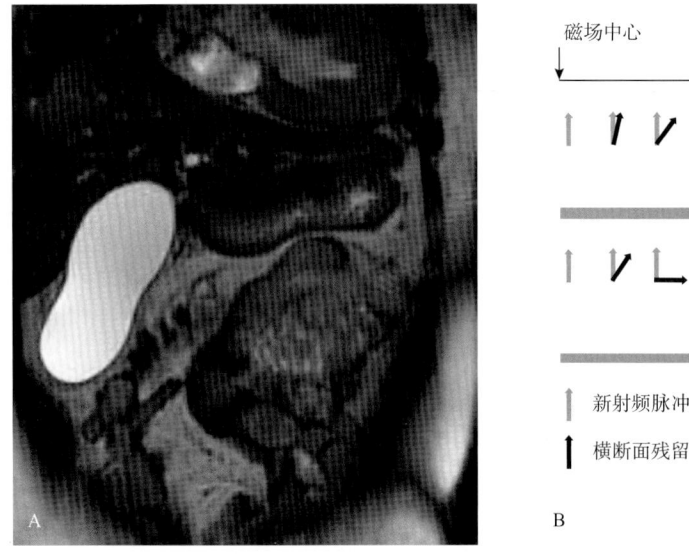

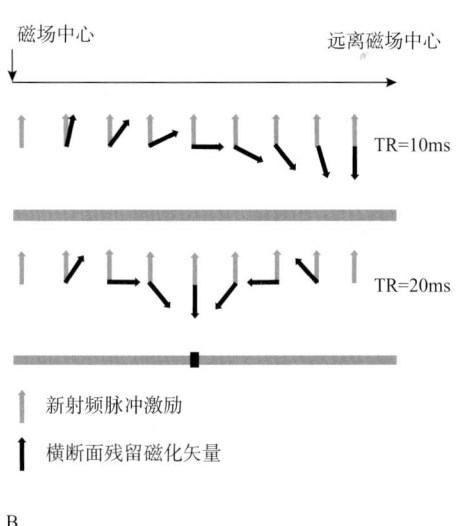

图 6-7　A. 在 FIESTA 图像上，可见黑白相间的条带状异常信号，即斑马伪影；B. 斑马伪影的原理图，由于局部磁场不均匀，造成横向磁化矢量沿着磁场波动的方向，产生强弱过渡变化的失相位，故图像表现为黑白相间的波纹状变化

八、压脂不均匀伪影

见图 6-8。

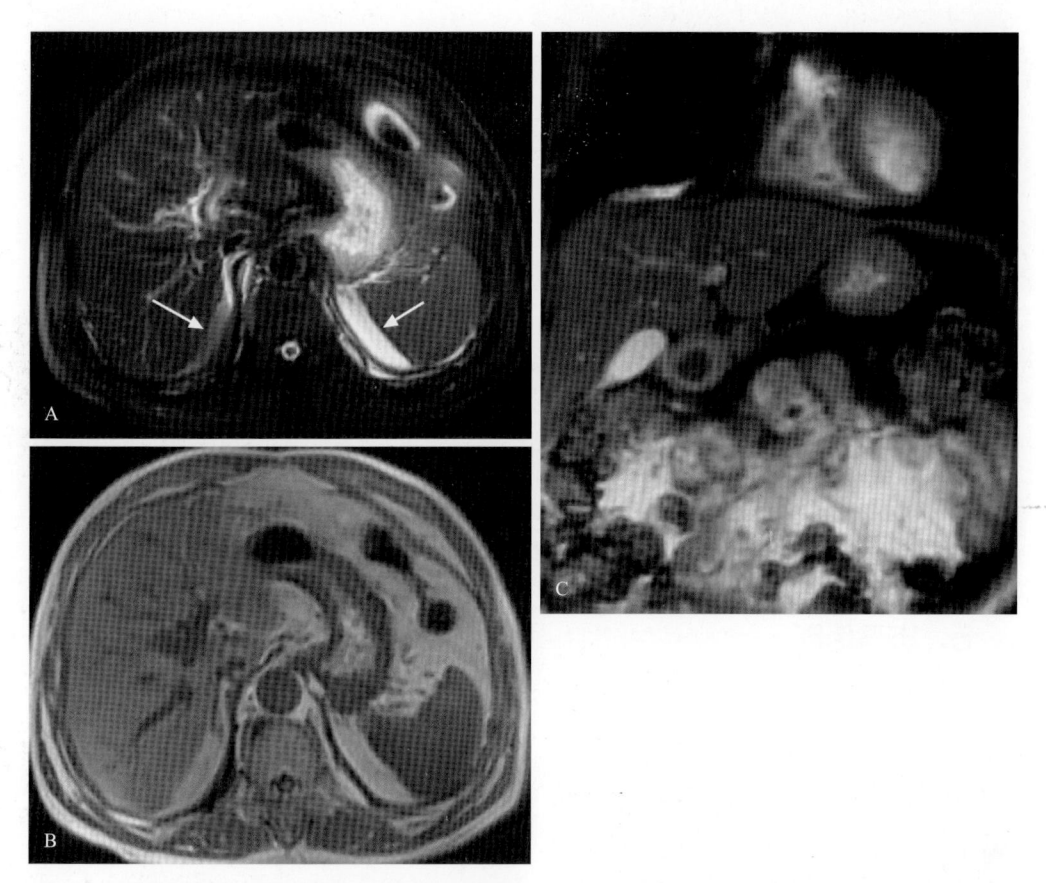

图 6-8 A. 腹部 T$_2$WI 抑脂序列箭头所示在右膈脚及左膈脚出现条片状高信号影,为压脂不均匀所致,容易误诊为胸腔积液;B. 同一患者同一扫描层面梯度回波 T$_1$WI 同相位示图 A 箭头所指为脂肪信号;在 FIESTA 图像上(C),腹腔内出现团片状高信号影,此为压脂不均匀所致,影响图像的质量

九、金属伪影

见图 6-9。

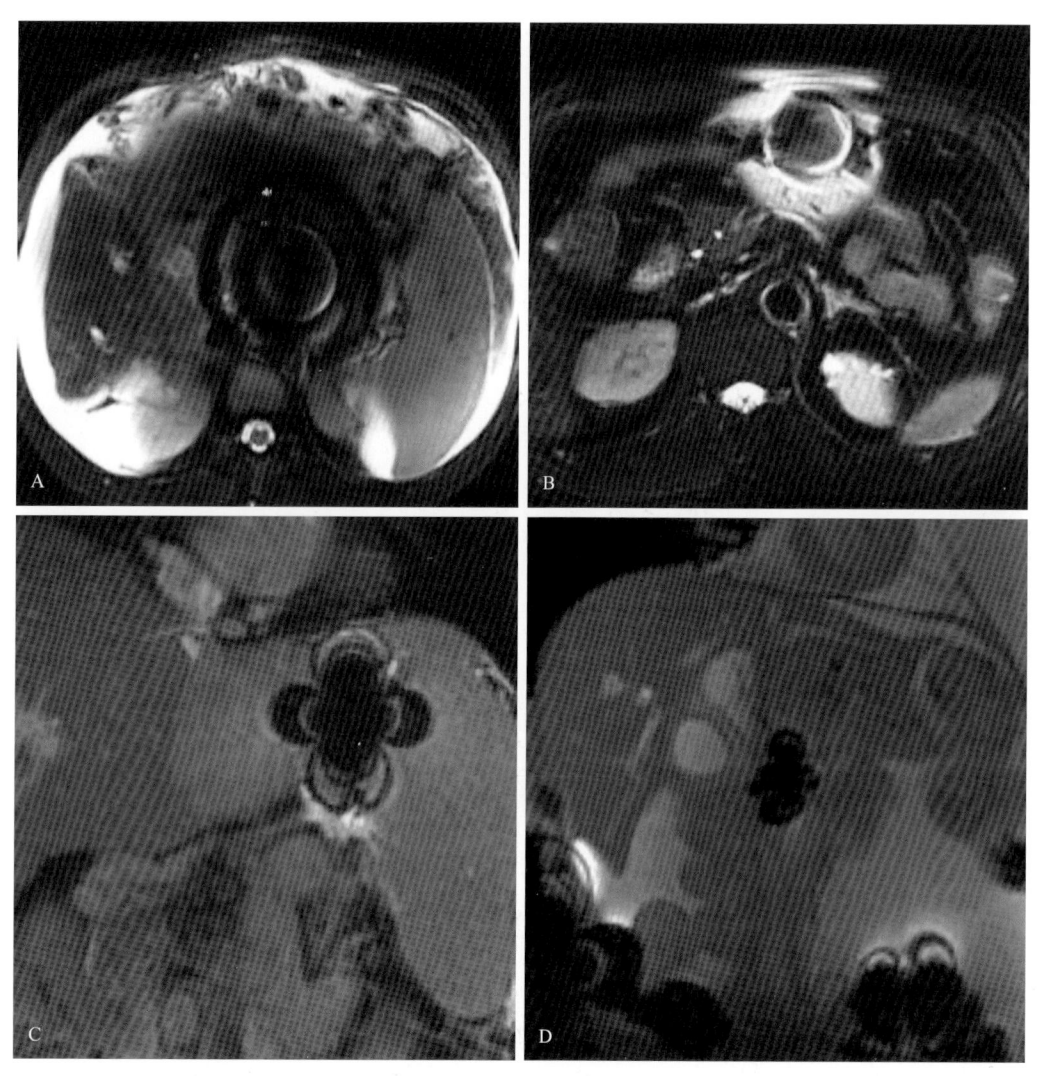

图6-9 A. T$_2$WI抑脂序列图像上，在腹主动脉周围出现环形低信号及高信号带，周边脏器显影不佳；B. T$_2$WI抑脂序列图像上，在上腹腔内可见环形及片状高信号影；C、D. 不同患者FIESTA图像在腹腔内出现多发蝴蝶结样异常信号影；以上异常信号为体内金属异物所致的伪影，影响图像的质量

十、磁化率伪影

见图6-10。磁化率伪影出现在不同磁化率物质的交界处，由于磁化率不同导致局部磁场不均匀，进而导致自旋失相位，产生信号错误或损失。

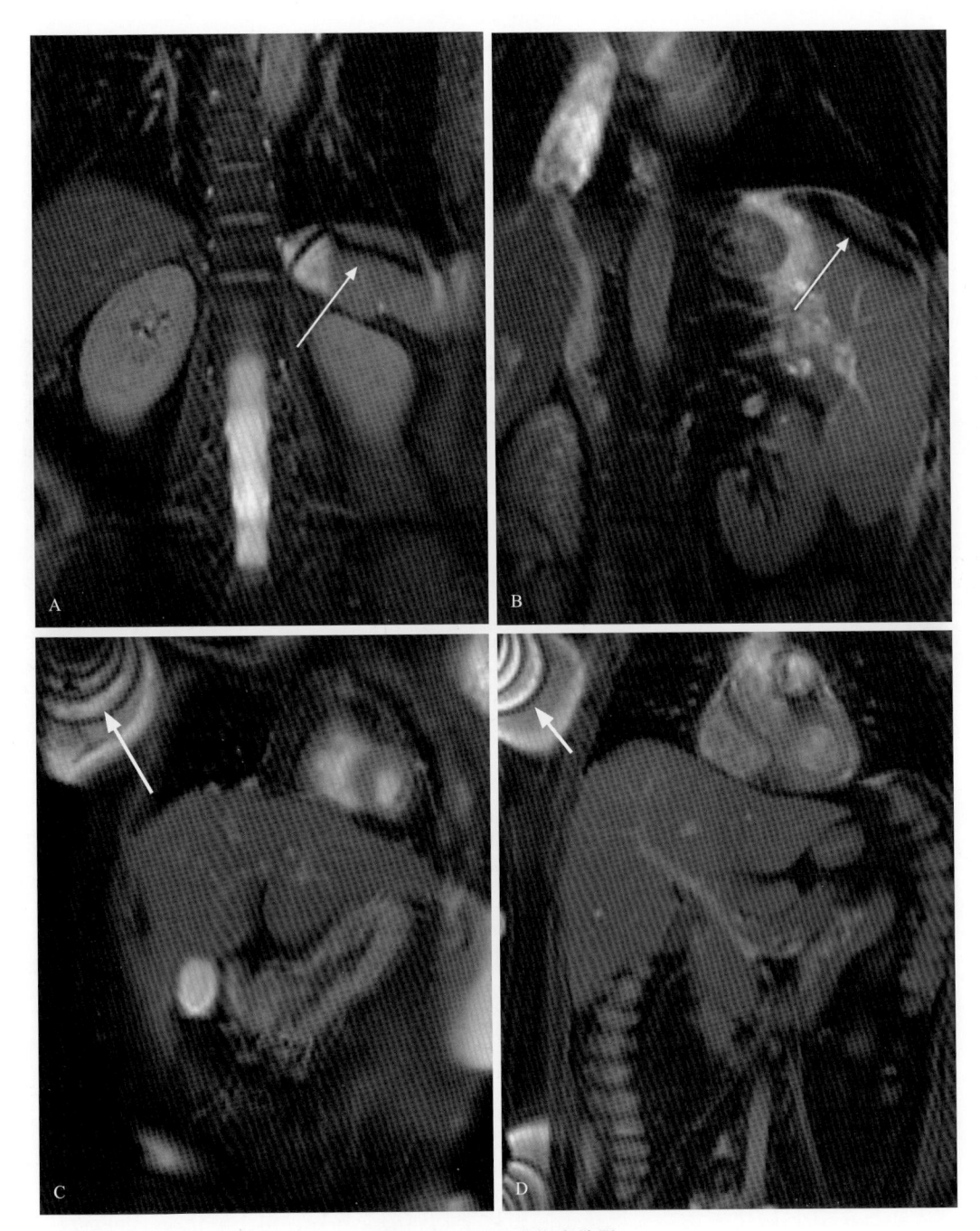

图 6-10 一组磁化率伪影

在 FIESTA 图像上，箭头所示，在脾脏近膈顶处出现条带状低信号带（A、B）；在 FIESTA 图像的边缘（空气与人体组织交界处）出现明暗相间的条带状伪影（C、D）

十一、电解质效应

见图 6-11。在磁共振成像中，电解质效应是指电解质在额外电场作用下形成电偶极矩，导致束缚电荷的现象。在 MR 成像时，由于人体被周围巨大的磁场包绕，当施加射频脉冲时，由振荡电磁波的磁场分量激励人体质子并产生一个振荡的磁场 B_1，由于人体不同组织的介电常数（dielectric constant）不同，又会产生局部磁场 B_1 叠加所致的驻波效应，从而导致射频脉冲在人体内分布不均匀，出现信号丢失，形成电解质伪影，其伪影特点为图像信号强弱不均匀，中心信号偏低。场强越高，射频脉冲的频率越高，电解质效应就越明显。本例患者在行 1.5TMRI 检查时，通过采用先进的射频脉冲设计和优化技术，电解质效应明显减轻。

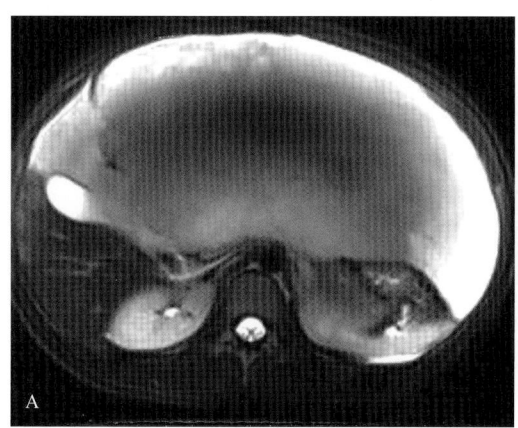

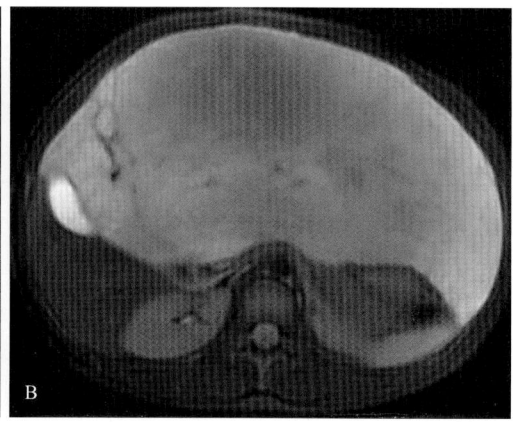

图 6-11　A、B. 肝脏巨大血管瘤：3.0T MRI 检查 T_2WI 抑脂序列图像（A），病灶的内部信号不均，呈现中间信号较病灶边信号低；1.5T MRI 检查 T_2WI 抑脂序列图像（B），病灶中央信号依然较边缘信号低，但较图 A 病灶信号变均匀，此为电解质效应

十二、拉链伪影

见图 6-12。

十三、Ghost 伪影

见图 6-13。Ghost 伪影是 EPI 特有的伪影。EPI 技术是基于方向相反的频率读出梯度交替采集 MR 信号的奇、偶回波。由于静磁场的不均匀性、梯度磁场的高速切换所形成的涡流及化学位移等因素，使 K 空间的奇、偶回波之间呈现一定的相位差，导致在相位编码方向产生 Ghost 伪影。EPI 的 K 空间偏移在第 q 个回波的大小为：

$$\Delta \kappa_{shift\cdot q} = (-1)^q \gamma G_0 T_{Eq}$$

式中：γ 为氢质子的磁旋比，G_0 为静磁场大小，T_{Eq} 为第 q 个回波时间。由此可以看出，在 EPI 成像中，奇数和偶数回波的 K 空间位移方向相反，从而导致相位编码方向上的相位震荡，形成 Ghost 伪影。

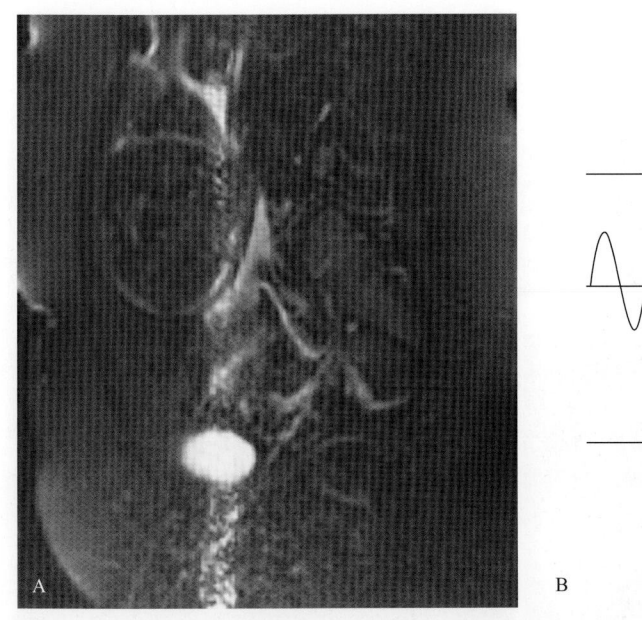

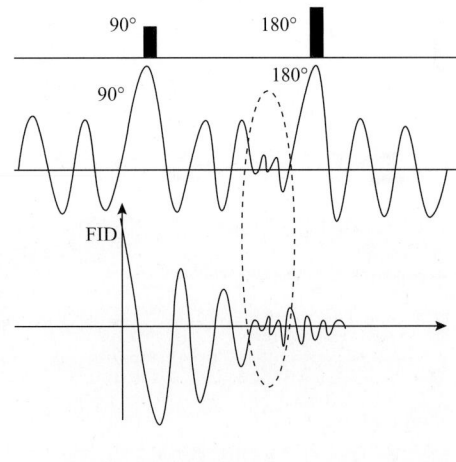

图 6-12　A. T₂WI 矢状位抑脂序列，图像上沿频率编码方向上出现带状明暗相间的信号影，形似拉链，此为拉链伪影；B. 拉链伪影原理图，在自由感应衰减尚未完全结束之前，180°脉冲的侧缝就与它产生重叠，或邻近层面不精确射频脉冲造成一个未经相位编码就被激励的回波

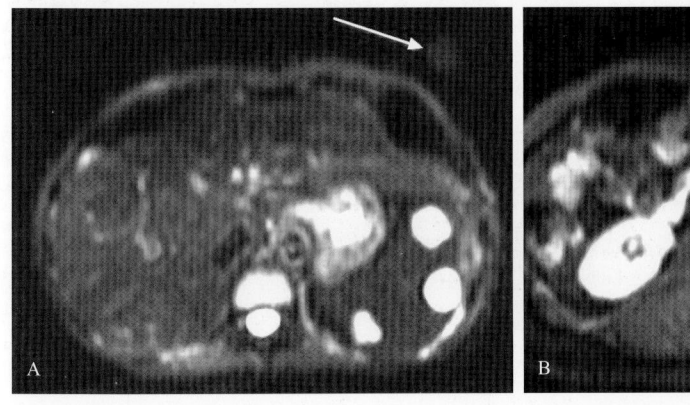

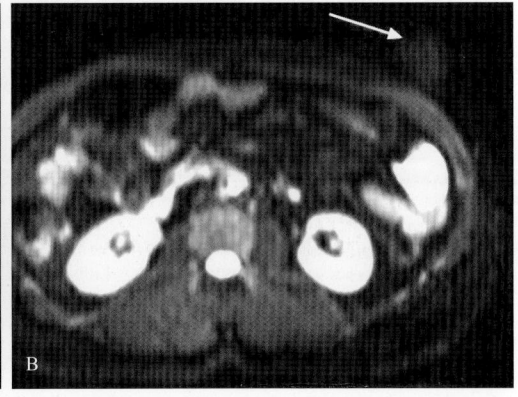

图 6-13　腹部 DWI 图像（b=0s/mm²）箭头所示在左上腹部体外见到类圆形稍高信号影，此为 Ghost 伪影（A、B）

十四、DWI T₂ 相关伪影——T₂ 穿透效应

见图 6-14。简要原理介绍：DWI 信号强度＝体素内 T₂ 基础信号强度 − 水分子扩散运动失相位后信号丢失之和。具体计算公式如下：

$$A = \exp^{(-TE/T_2)} \cdot \exp^{(-bD)}$$

DWI 信号强度与 T₂ 值成正比，与 b 值、D 值成反比。当病变内 T₂ 基础信号强度较高时，由水分子扩散运动失相位后丢失的信号强度对总体 DWI 信号强度的影响微乎其微，因此 DWI 仍表现为高信号，换言之 T_2 高信号"穿透"弥散效应所带来的信号衰减效应，称为 T_2 穿透效应。此效应常见于囊肿、血管瘤等富水性病变。

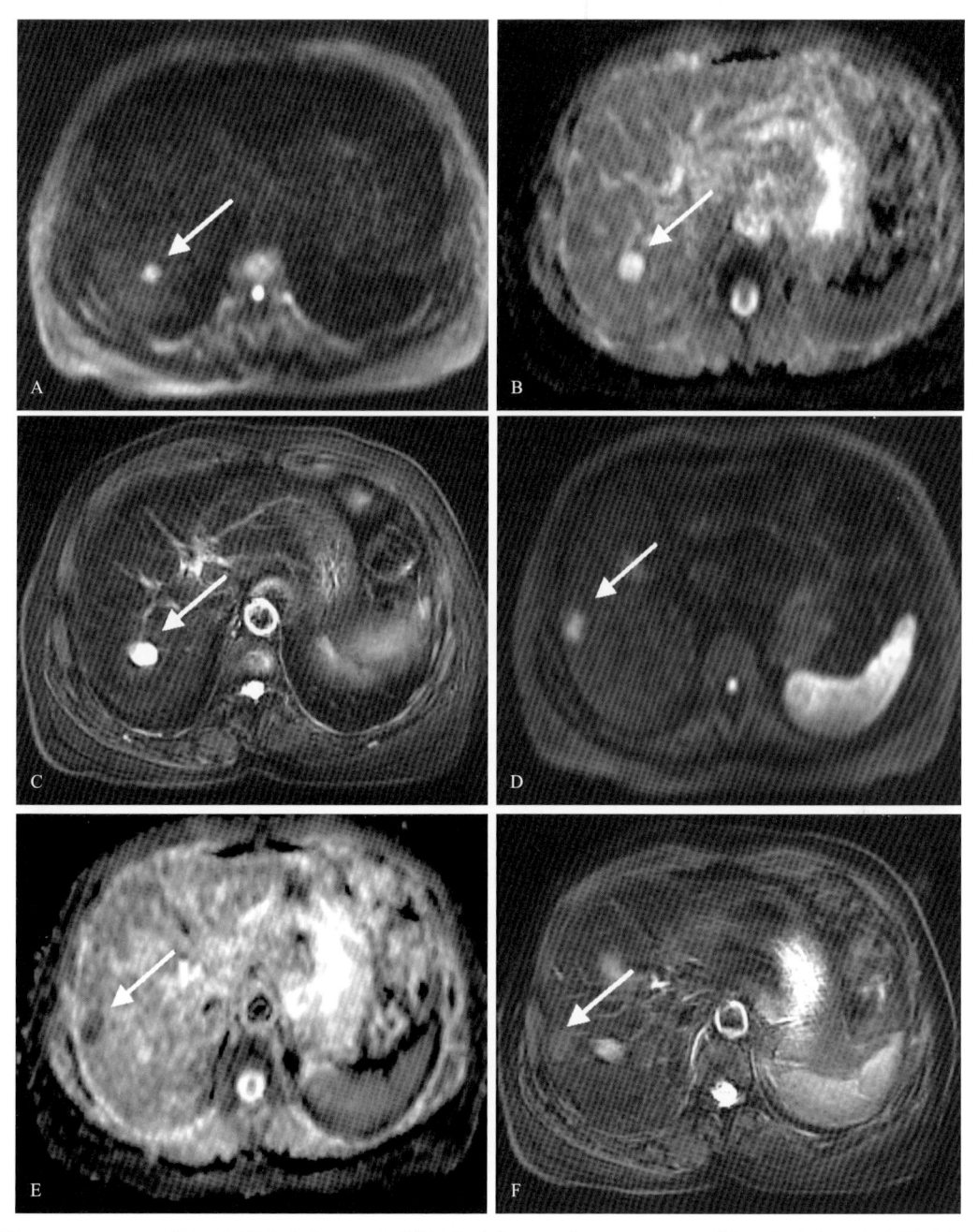

图 6-14 A～C. 同一肝囊肿患者：A. 肝Ⅶ段囊肿在 DWI（b = 600s/mm^2）图像上表现为类圆形高信号影（箭头所示）；B. 囊肿 ADC 图上呈高信号，提示病变 DWI 高信号是由于 T_2 穿透效应所致；C. 囊肿在 T_2WI 上呈明显高信号，进一步证实病灶富水的特性；D. 该患者同时患有小肝癌，肝脏Ⅵ段小肝癌在 DWI（b = 600s/mm^2）上呈高信号；E. 小肝癌在 ADC 图上呈低信号，提示病变弥散受限；F. 小肝癌在 T_2WI 上呈稍高信号

十五、DWI T₂ 相关伪影——T₂ 暗化（blackout）效应

见图 6-15。

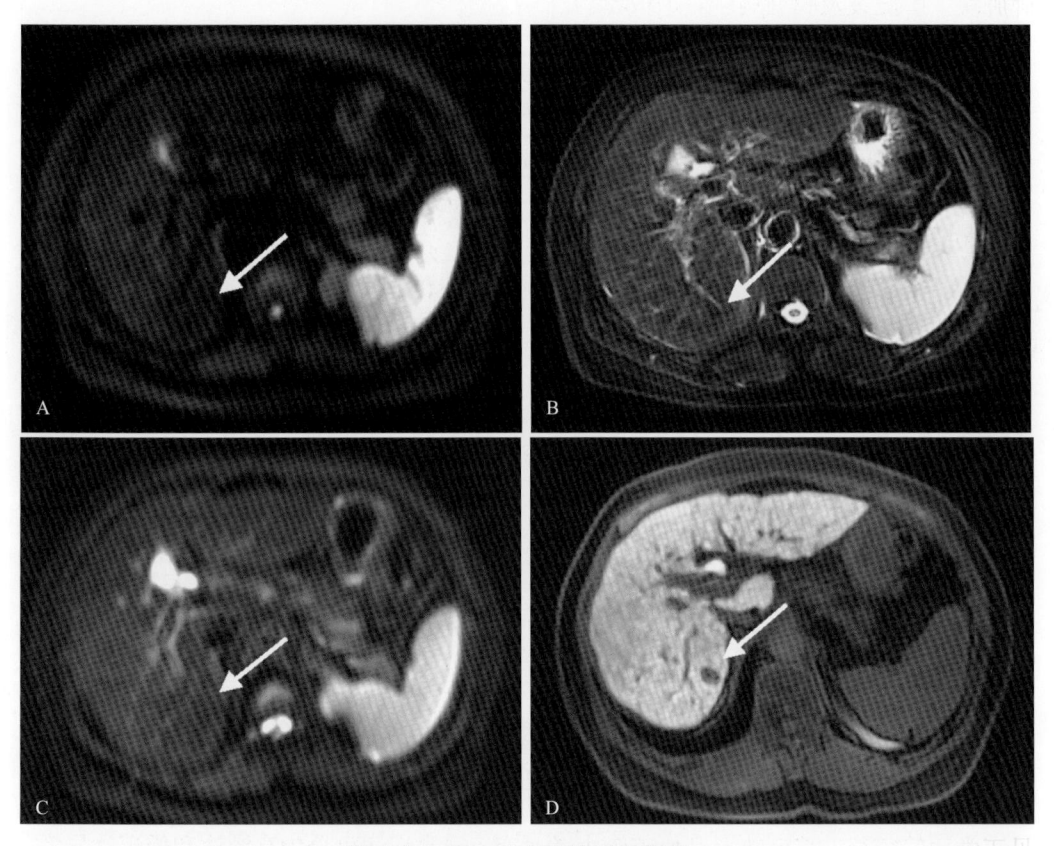

图 6-15 同一患者肝脏 MRI 图像

A. DWI（b = 800）图像，肝脏Ⅵ段结节呈低信号；B. T₂WI，病灶呈低信号；C. DWI（b = 0）图像，病灶仍呈低信号；D. 肝细胞期图像，病灶呈低信号，术后病理证实为小肝癌

简要原理介绍：DWI 信号强度＝体素内 T₂ 基础信号强度 – 水分子扩散运动失相位后信号丢失之和。当 T₂ 基础信号较低时，尽管病灶弥散受限（即由水分子扩散运动失相位造成的信号丢失相对较少），但病灶在 DWI 上仍表现为低信号，此种效应常见于具有顺磁性物质沉积的组织，如肝硬化结节、出血组织、结节性髓外造血等。

第二节 腹部正常变异及诊断陷阱

一、獭尾肝

见图 6-16。即肝左外叶细长、向人体左后方延伸，并越过左侧腋中线到达脾脏的

左侧甚至延伸至脾脏后方呈星月形环抱脾脏，又名包围肝，是临床常见的肝脏正常变异，见于约5%的成年人。值得注意的是，作为正常变异，獭尾肝含有正常的肝、胆组织，同样可以发生肝硬化及肝脏各种占位性病变。此种变异需与肝硬化、脾大、分叶脾脏、脾肿块、脾破裂及脾周病变等进行鉴别。

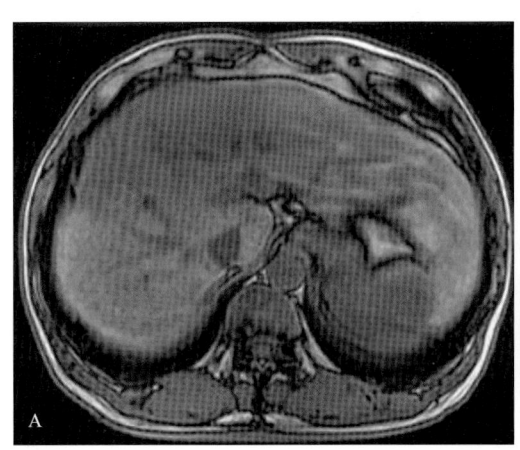

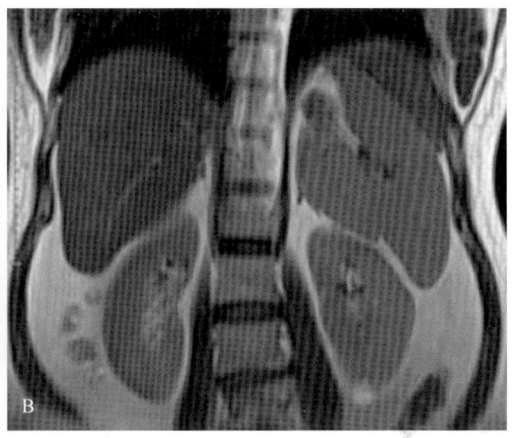

图 6-16 獭尾肝

T_1WI 反相位（A）示肝左叶体积明显增大，左肝缘达左侧腋中线；B.同一患者增大肝左叶与脾脏重叠

二、肝脏动脉期异常灌注

见图 6-17。肝脏灌注异常（hepatic perfusion disorder，HPD）是指由各种原因引起的肝叶、肝段及亚段之间的血流灌注差异，MRI动态增强扫描表现为动脉期正常肝实质一过性楔形、三角形或类圆形强化，门脉期及平衡期即恢复正常，有时病灶内可见正常血管穿行，其反映了肝血流动力学改变。异常灌注可分为高灌注和低灌注异常，其中高灌注异常更为常见。异常高灌注多见于肝包膜下、肝浅表部位及肝病变周围。异常低灌注多出现于镰状韧带、静脉韧带、胆囊窝附近及肝浅表部位等。由于肝脏具有双重血供，当出现解剖变异的血管供血时会出现生理性灌注异常；同时，一些病理因素存在也可引起灌注异常，如各种病因所致肝动脉－门静脉分流、炎症、肿瘤、肝内外血管受压或阻塞等。

三、肝硬化肝叶比例失调

见图 6-18。肝硬化（cirrhosis）早期肝脏可能表现增大，中晚期肝硬化可出现肝叶增大和萎缩，也可出现全叶萎缩。更多表现为尾状叶、左外叶增大，肝右叶、左内叶萎缩，部分也可表现为右叶增大并左叶萎缩或尾状叶萎缩，最终出现肝各叶比例失调，如尾状叶/右叶横径比＞0.65。主要原因为门静脉左支发出后先于镰状韧带内穿行一段后才进入肝左叶实质，使肝左叶有相对较多的血液供应；肝尾叶血供来自门脉右支，其在肝内行程较短，在一定程度上保护了尾状叶供血，而且肝硬化时该区域引流未被明显破坏，进而避免了尾状叶的明显萎缩。

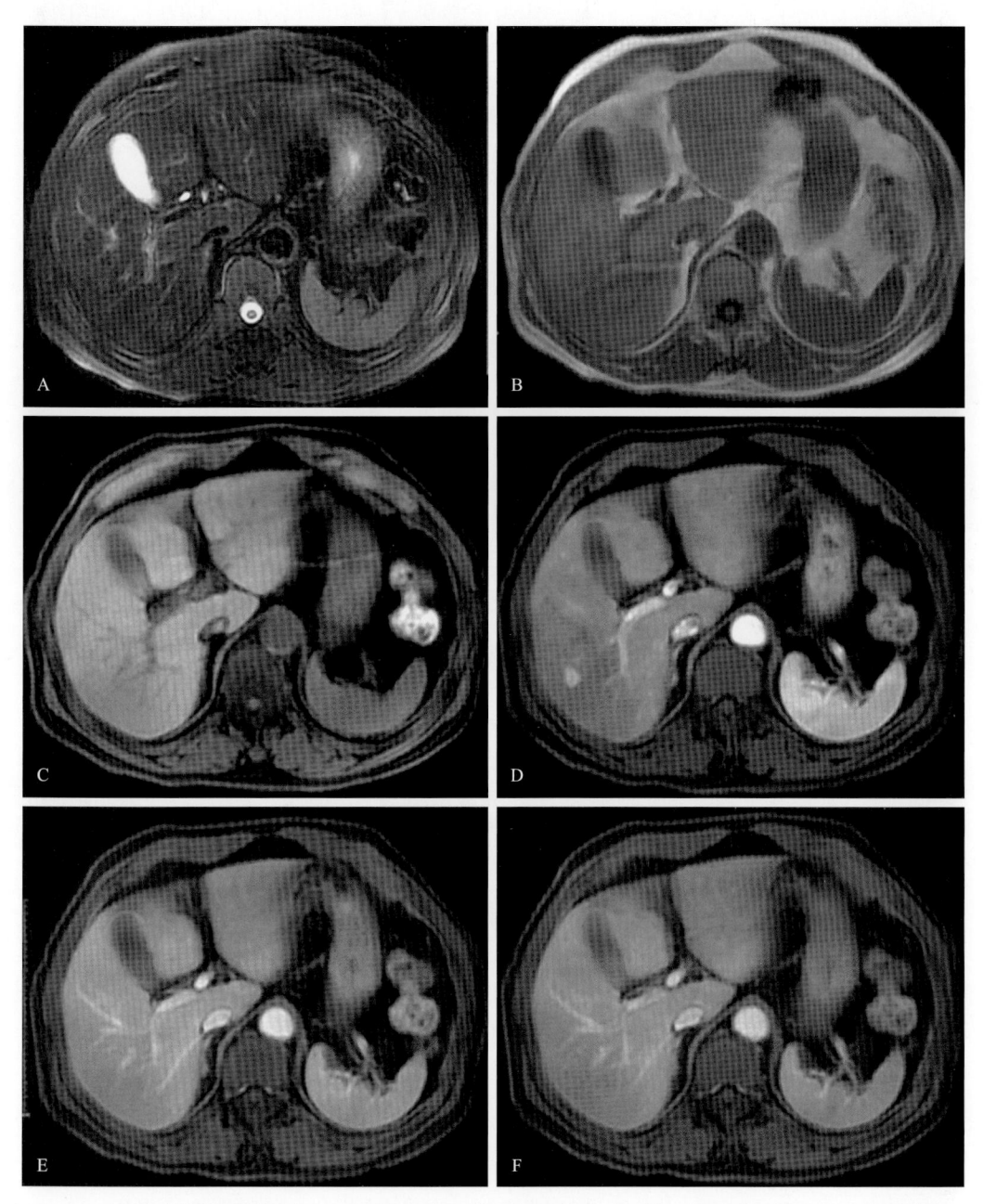

图 6-17 肝脏动脉期异常灌注：肝脏增强 MRI 动脉期肝右叶可见类三角形明显强化灶，边界清晰，未见占位效应，余平扫及增强扫描各期该病灶均未见确切显示（A～F）

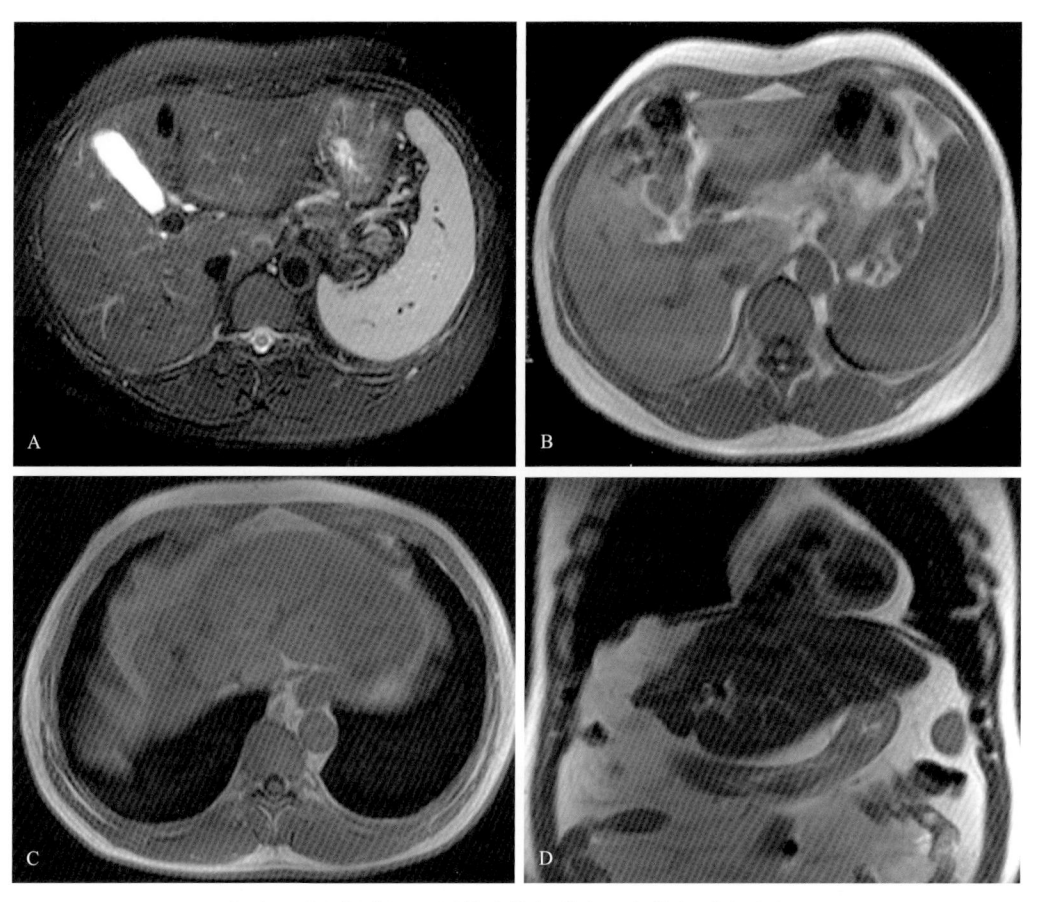

图 6-18　A、B. 肝硬化致肝叶比例失调：尾状叶体积增大，左缘超过中线水平；C、D. 为另一例肝硬化患者，肝左内叶萎缩，肝左外叶体积明显增大，冠状位示邻近横结肠向下移位

四、肝脏铁沉积

见图 6-19。当发生肝脏铁沉积，肝细胞内的三价储存铁是顺磁性物质，含铁血黄

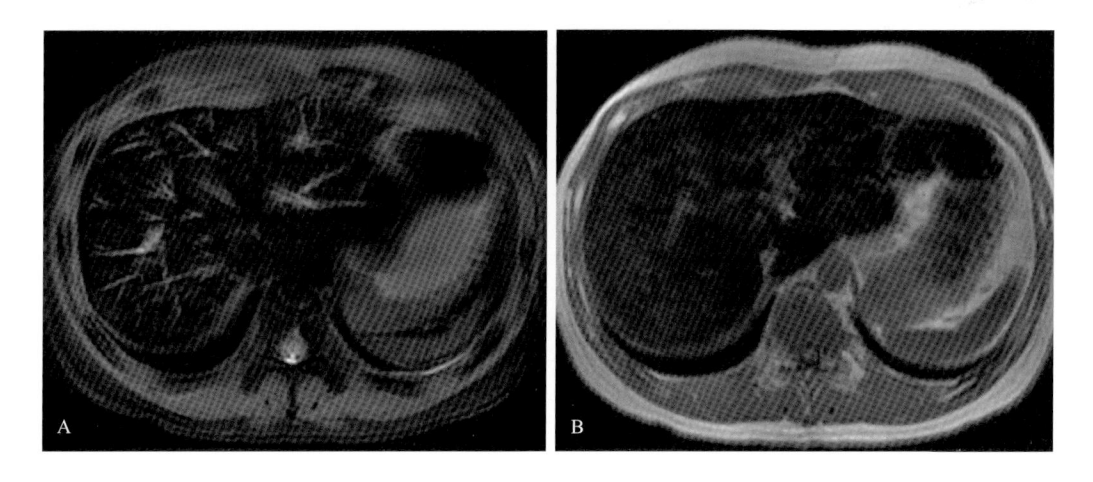

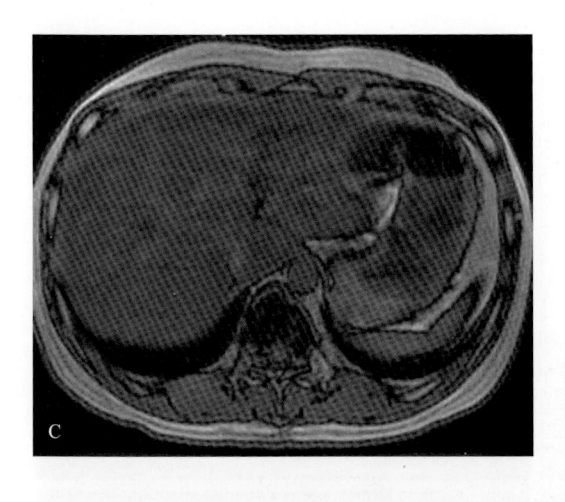

图 6-19　肝脏铁沉积：再生障碍性贫血患者的肝脏 MRI 检查，T_2WI（A）肝实质信号明显降低，T_1WI 同相位（B）肝实质信号显著低于反相位（C）

素可以缩短质子弛豫时间，导致肝脏的 T_1WI、T_2WI 信号明显降低，形成全肝低信号的"黑肝"征象，尤其在梯度回波和自旋回波 T_2WI 图像上，肝脏的信号强度甚至可接近背景噪声。

五、肝镰状韧带旁假病灶

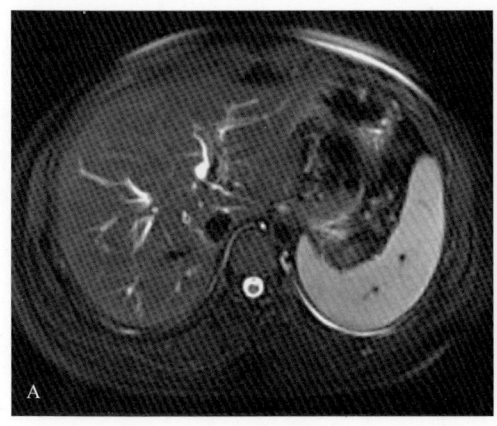

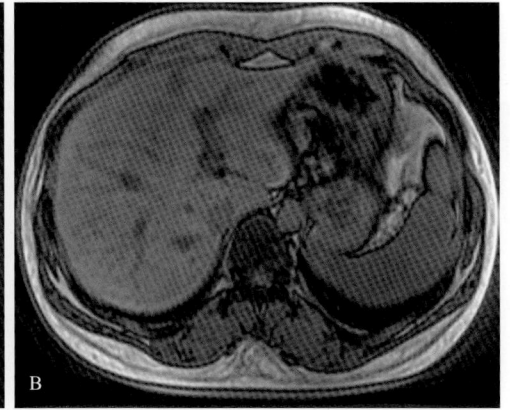

见图 6-20。肝镰状韧带旁假病灶（FLP）是肝脏常见的假病灶之一，主要位于肝左叶内侧段或外侧段前缘，靠近镰状韧带的区域。影像学上，假病灶在门静脉期表现为局部低灌注，无占位效应，通常最大径沿纵轴方向延伸。肝脏具有双重血供，即肝动脉及门静脉，而肝内某些区域可由异常静脉系统供血，假病灶则是由镰状韧带小静脉丛供血，造成该区域组织在门脉期表现为低信号，但由于异常血供的存在，该区域发生脂肪变性的概率较正常肝组织增大，因此部分镰状韧带旁假病灶常伴有局部脂肪变性。

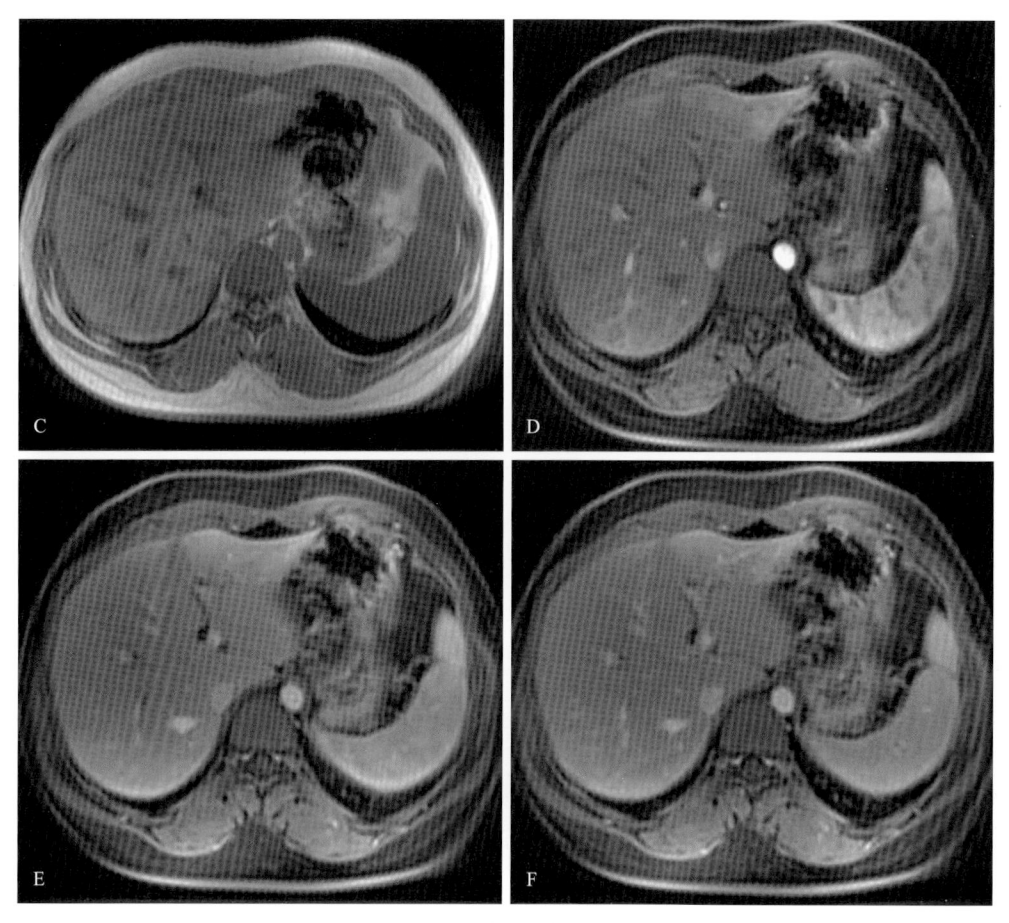

图 6-20 肝镰状韧带旁假病灶

A～C. MRI 化学位移成像示肝左内叶镰状韧带旁见一含脂肪成分楔形病灶，T_2WI 病灶呈等信号；D～F. 同一患者增强扫描，门脉期呈低信号，动脉期及平衡期呈稍低信号，稍低于正常肝实质信号

六、术后肝脏残叶增大

见图 6-21。肝脏具有旺盛的再生能力，能在经历部分切除导致体积减小或缺血、炎症等化学损伤后，通过一系列细胞和细胞因子的协同作用，在几周至几个月内迅速修复，恢复正常生理功能。

图 6-21 本组病例为术后肝脏残叶增大表现：肝细胞癌患者肝左外叶切除术后 4 年，残肝形态饱满，边缘圆钝
A. T_2-FS；B. T_1WI；C. T_1-FS

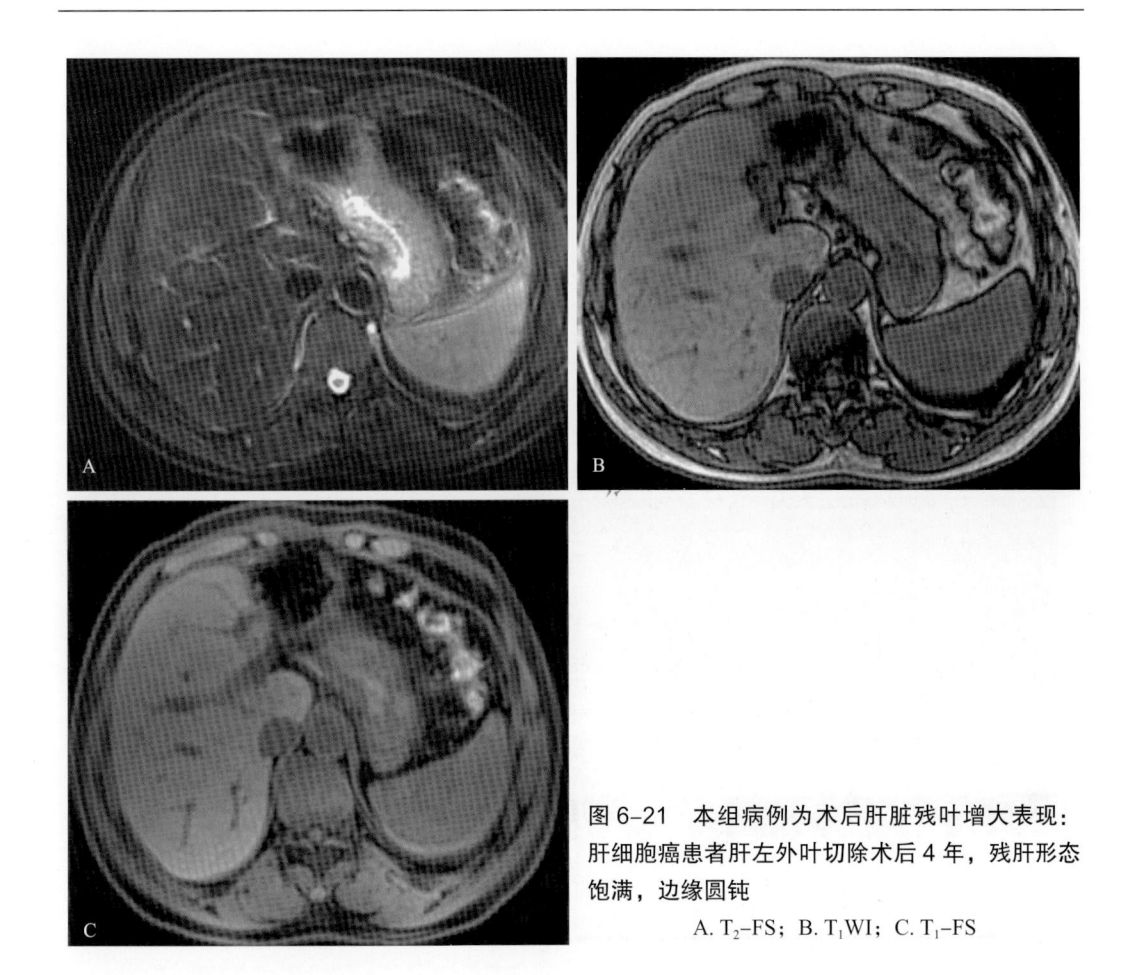

七、肝脏局部脂肪浸润

见图 6-22。脂肪（甘油三酯和脂肪酸）在肝组织细胞质内贮积量超过肝脏重量的 5% 以上定义为脂肪肝。脂肪肝可分为弥漫性和局灶性两大类。局灶性脂肪肝以叶、段分布，呈扇形或不规则形，常延及肝脏表面，少数病灶可呈单个、数个甚至数十个球形或结节状，病灶边缘一般不十分清晰，无占位效应，肝脏边缘无膨出。增强扫描病灶内可稍有强化，有时病灶中心可有较明显强化，但远不及周围正常肝组织强化明显，有时可见走行及形态正常的血管影。

八、肝纤维化后网格状高信号

见图 6-23。肝纤维化的病因较多，如病毒性感染、寄生虫病、自身免疫性疾病及遗传代谢性疾病等，其中最常见的病因是病毒性肝炎。慢性病毒性肝炎引起的肝纤维化病死率很高，若能及早地诊断肝纤维化及肝硬化，并进行适当的干预，对其预后有着很重要的价值。常规扫描可以直观地发现肝脏形态改变，在早期肝纤维化中，常规 MRI 扫描可能不显示明显异常，有时仅表现为信号不均匀的改变。随着病情进展至晚期，

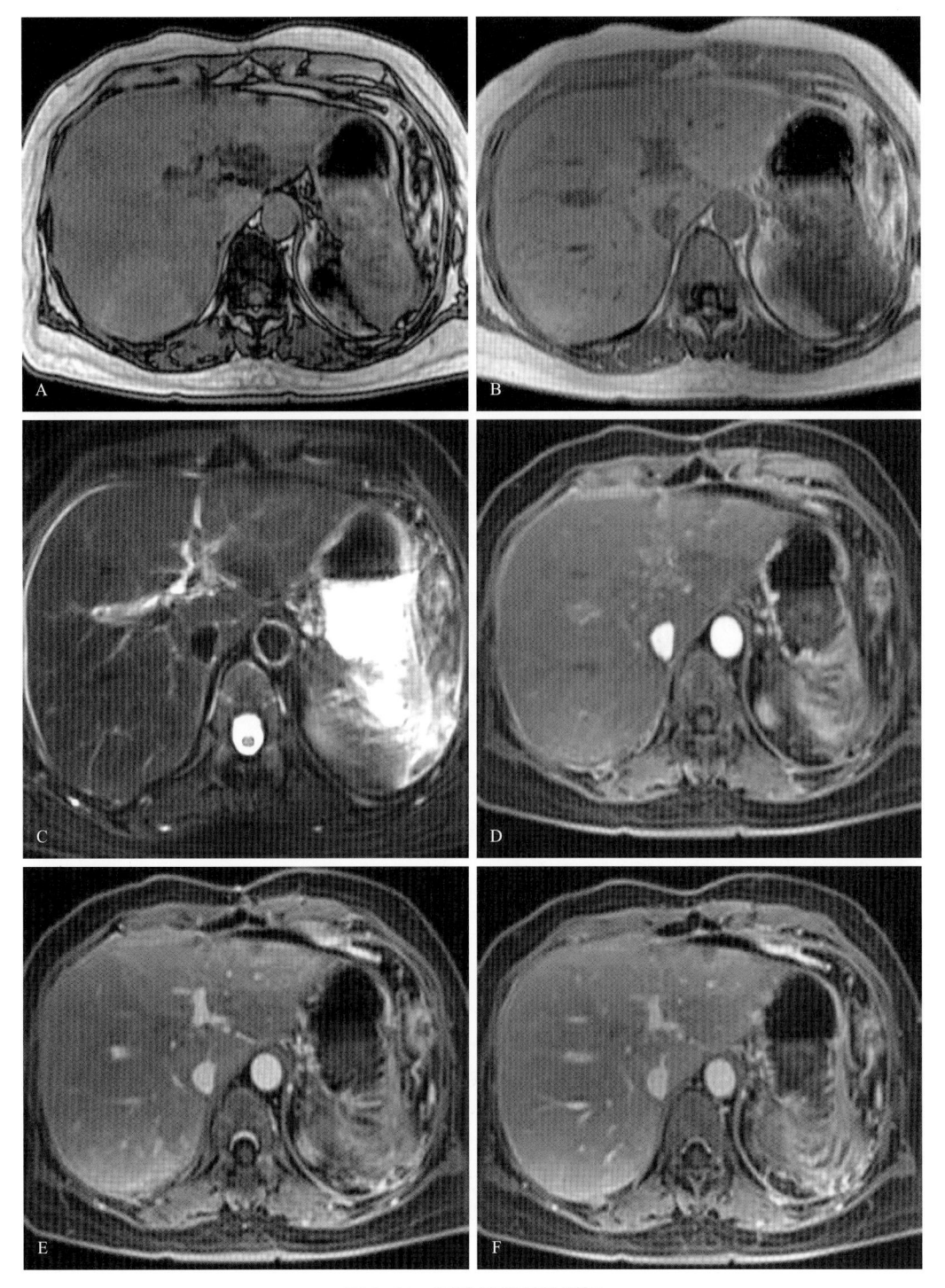

图 6-22 肝脏局部脂肪浸润

A～C. MRI 化学位移成像示不均匀脂肪肝背景下肝左叶见多个 T_1WI 反相位（A）更低信号灶，T_2WI（C）呈等信号；D～F. 增强扫描三期病灶可见强化，但始终低于正常肝实质

尤其是肝硬化阶段，MRI 图像上可以观察到 T_1WI 低信号、T_2WI 高信号的弥漫纤维分隔，呈现典型的网格状高信号特征。

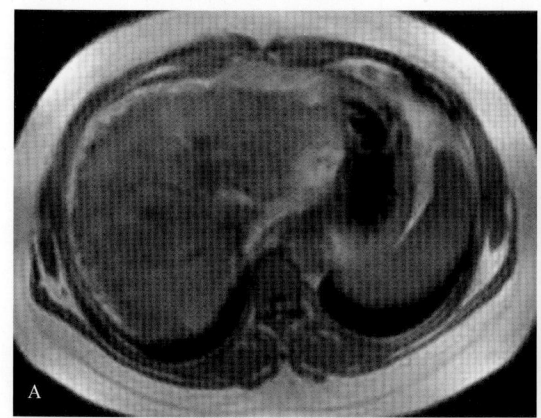

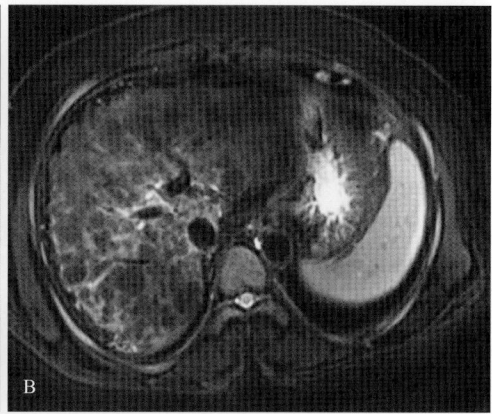

图 6-23　肝硬化患者肝实质内可见弥漫纤维分隔，T_1WI 呈低信号、T_2WI 呈高信号，同时可见肝内多发肝硬化增生结节，T_1WI 呈低信号、T_2WI 呈低信号（A. T_1WI；B. T_2-FS）

九、肝脏副叶畸形

见图 6-24。肝脏副叶是一种少见的肝脏解剖变异，属于肝脏先天发育异常的一种，为通过肝组织蒂或系膜与正常部位肝组织相连的异位肝组织，常见于腹腔内靠近肝脏下表面，位于胸腔内的肝脏副叶更为罕见。CT 及 MR 扫描均可清晰显示肝副叶的正常肝实质特征及其与膈肌和固有肝的解剖关系。正确认识胸腔内肝副叶非常重要，虽然其本身并不需要特殊处理，但往往因被误诊为其他病变，如肺部肿瘤、膈肌肿瘤、膈肌膨出等而接受不必要的手术治疗。此外，它还易与膈疝相混淆，后者主要依据病变的裂孔位置及其特定的薄弱部位进行诊断。

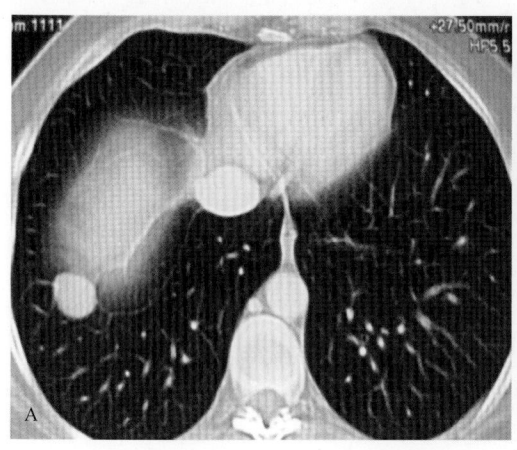

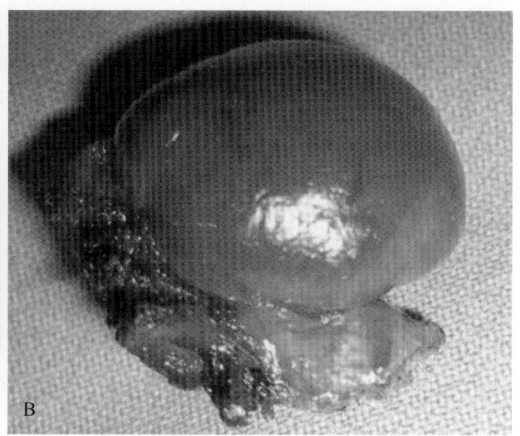

图 6-24　肝脏副叶畸形
A. 右侧胸腔下部见类圆形异常密度灶，边界清晰；B. 同一患者术后大体标本，病理证实为肝脏副叶

十、肝 Riedel 叶

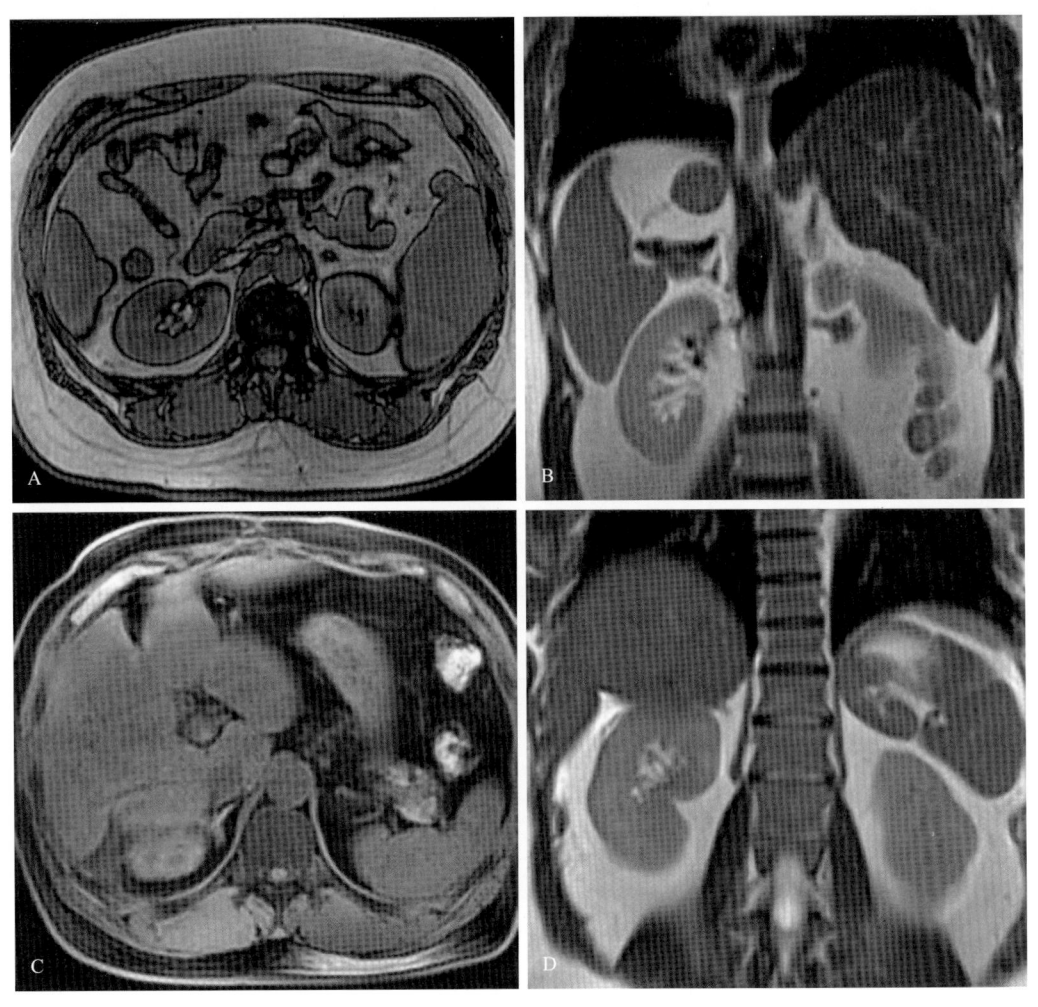

见图 6-25。肝脏 Riedel 叶畸形是一种较单纯的肝叶变异，表现为肝右叶前缘向下的舌状突起，位于胆囊壁右侧，临床上无须治疗，认识该变异有助于防止误诊和手术损伤。病理上肝脏 Riedel 叶与肝脏Ⅴ、Ⅵ段过度增生、肥大有关，肥大副叶向胆囊及髂窝方向"舌样"生长。儿童肝脏 Riedel 叶畸形并非一成不变，随着年龄增长可能出现的并发症包括癌变、扭转、破裂出血等，因此需要定期随诊复查，观察副叶大小、密度及形态改变。先天性肝脏副叶畸形分为 5 型。1 型：副叶与正常肝脏不连，单独起自胆囊或韧带；2 型：副叶异位起自胆囊壁，多小于 10g；3 型：较大副叶通过蒂与肝脏相连；4 型：小的副叶与肝脏直接相连（10～28g）；5 型：肝脏 Riedel 叶畸形。

图 6-25 肝脏 Riedel 叶

A、B.肝脏右后叶下段见局限性突起，信号与正常肝实质信号一致；C、D.另一患者肝脏右后叶下段形态不整，信号与正常肝实质信号一致

十一、胆总管囊肿

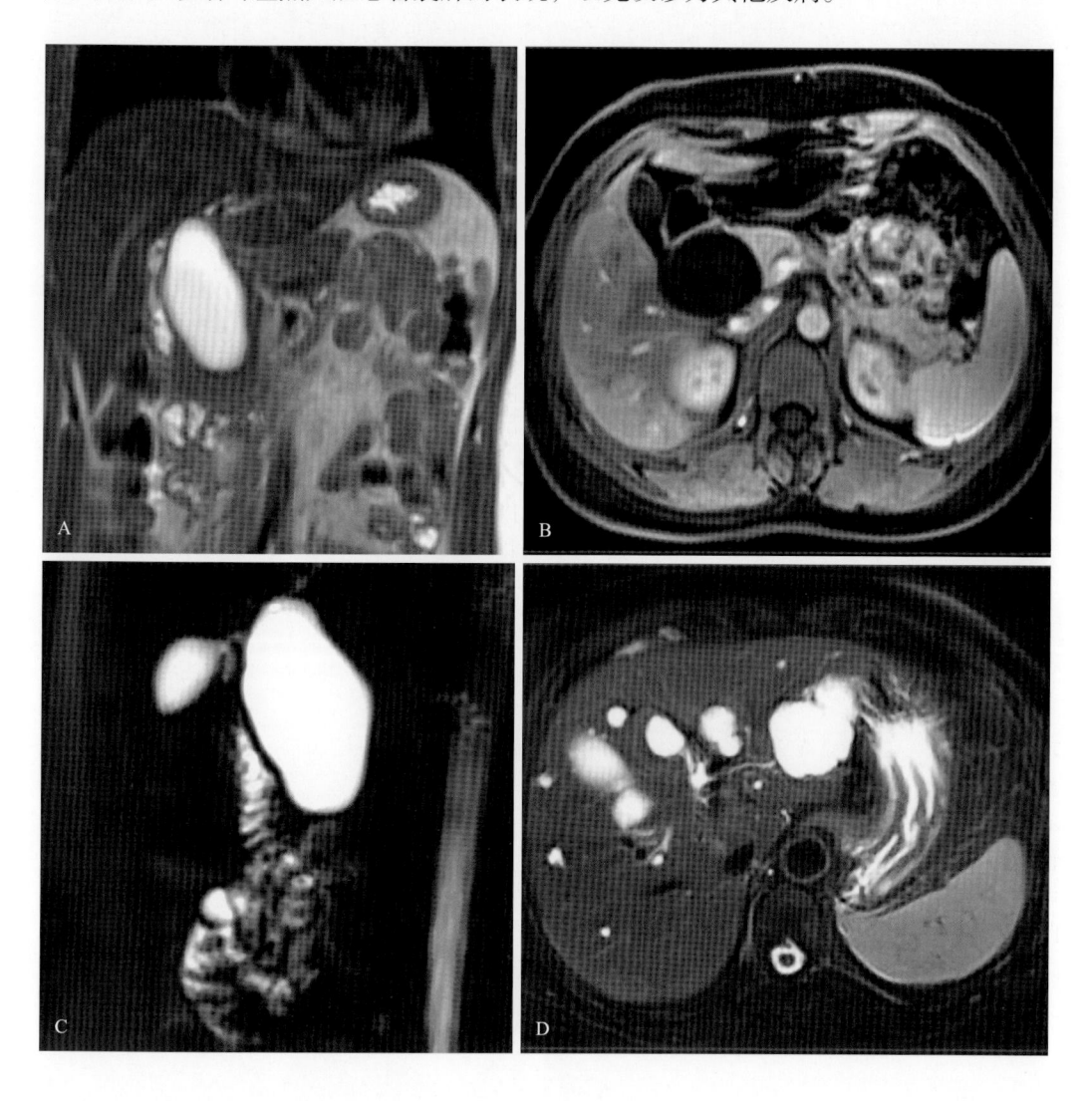

见图 6-26。胆总管囊肿为胆总管的囊状或梭形扩张，为先天性胆总管壁发育不良所致。根据囊肿所在位置和形态另可分为以下几型：Ⅰ型为胆总管囊状扩张型；Ⅱ型为胆总管呈单发憩室样扩张型；Ⅲ型为十二指肠壁内段胆总管呈囊状膨出型；Ⅳ型为多发胆管囊肿型，位于肝内和肝外或肝外多发；Ⅴ型又称 Caroli 病，为肝内胆管多发囊状扩张。诊断时应熟知胆总管囊肿的表现，以免误诊为其他疾病。

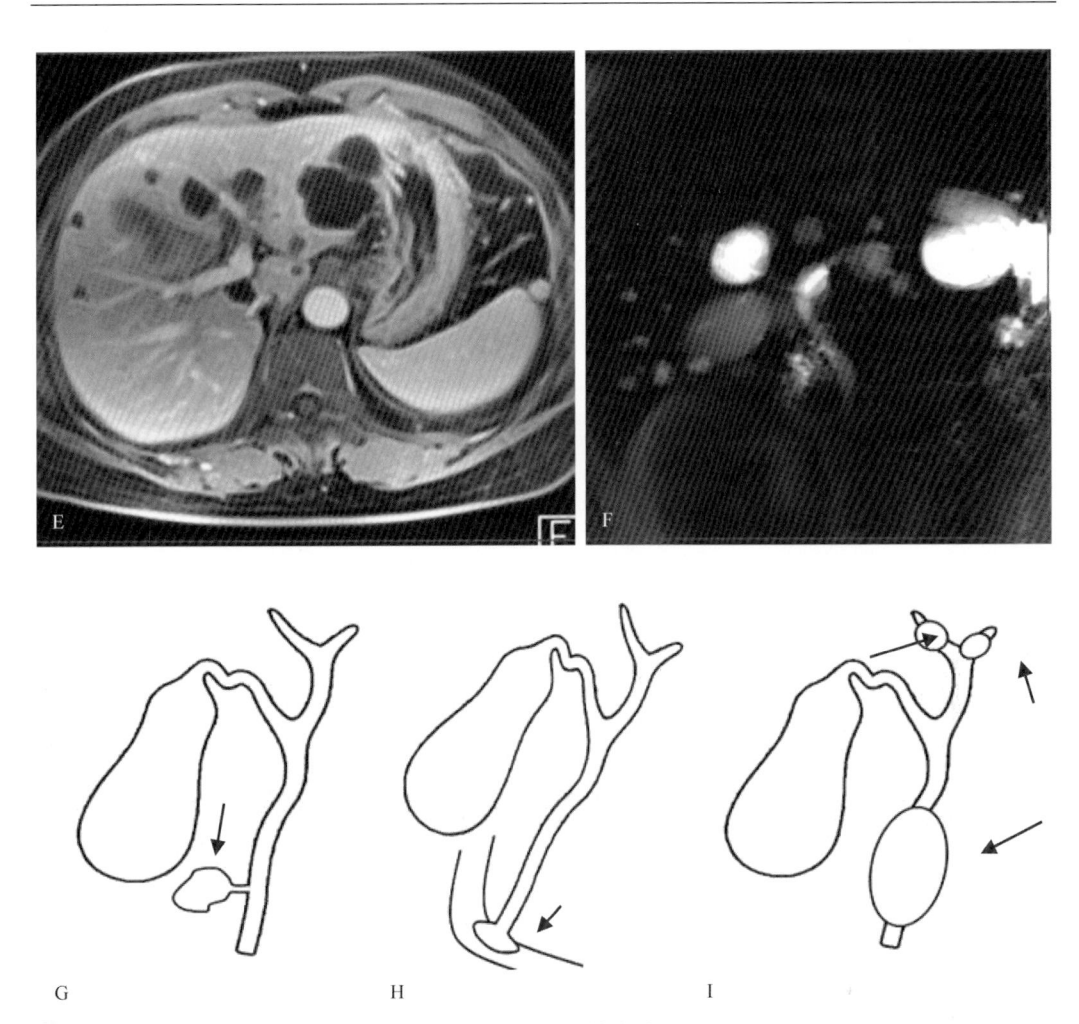

图 6-26　胆总管囊肿

T$_2$WI 冠状位（A）示胆总管呈囊状扩张；T$_1$WI 横断位增强（B）示扩张的胆总管未见强化；MRCP（C）示囊状扩张的胆总管，此为胆总管囊肿Ⅰ型。T$_2$WI（D）示肝内胆管内见多发囊状扩张影；T$_1$WI 横断位增强（E）示扩张的肝内胆管未见强化；MRCP（F）可清晰显示肝内胆管分支的囊状扩张影，此为 Caroli 病，即胆总管囊肿Ⅴ型。图 G 箭头示囊肿所在部位位于胆总管下段，向胆总管右侧呈憩室样突出，以细颈与胆总管相连，此为胆总管囊肿Ⅱ型。图 H 箭头示囊肿所在部位，位于近十二指肠乳头处，此为胆总管囊肿Ⅲ型。图 I 箭头示囊肿所在部位，肝内胆管及肝外胆管多发囊肿，此为胆总管囊肿Ⅳ型

十二、胆总管流动伪影

见图 6-27。

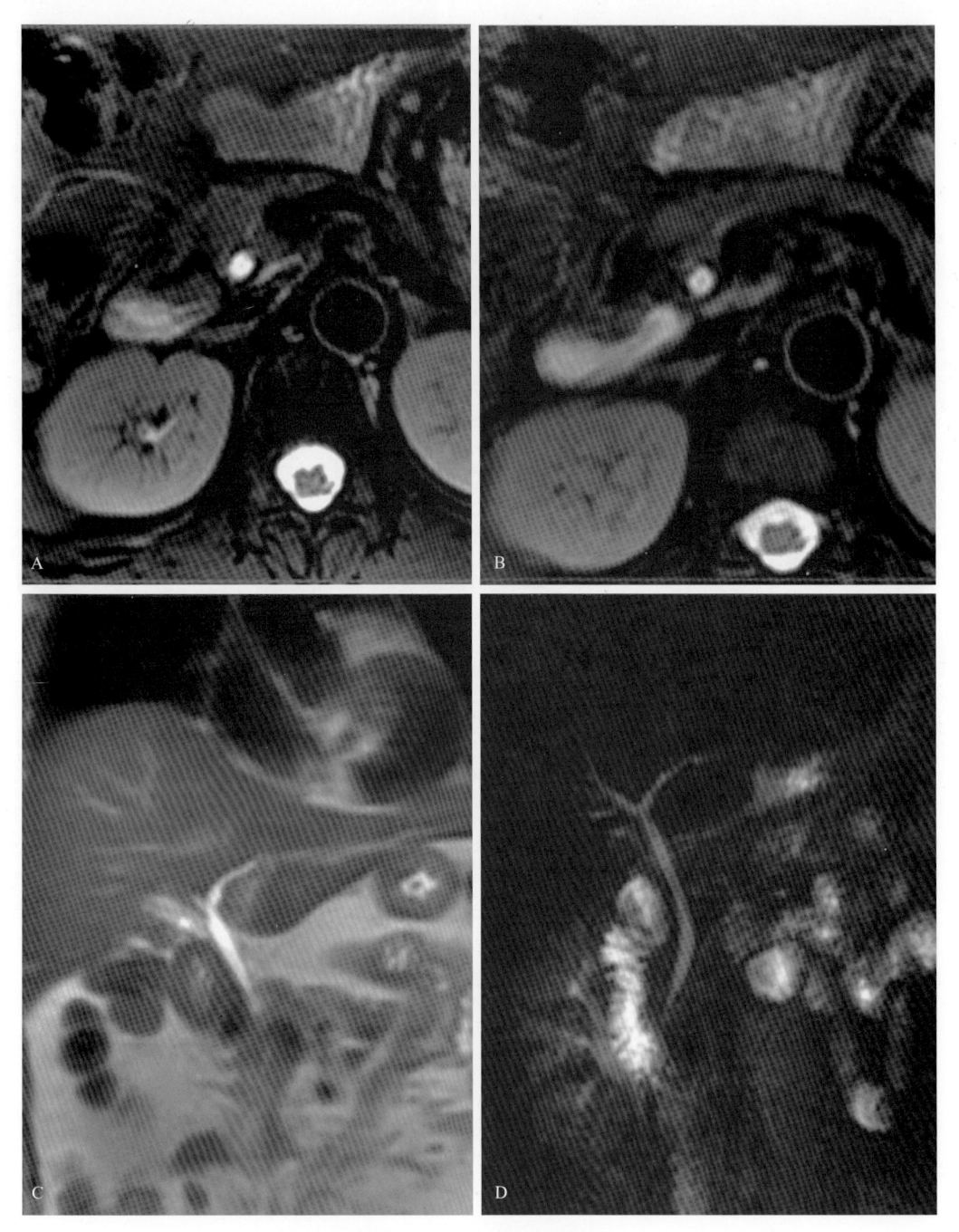

图 6-27　胆总管流动伪影

T_2WI 压脂序列横断位（A、B）胆总管内见连续线样低信号影；T_2WI 冠状位（C）及 MRCP（D）示胆总管内均未见明显低信号结石影，为胆总管流动伪影所致，勿误诊为胆总管结石

十三、胆囊腺肌症

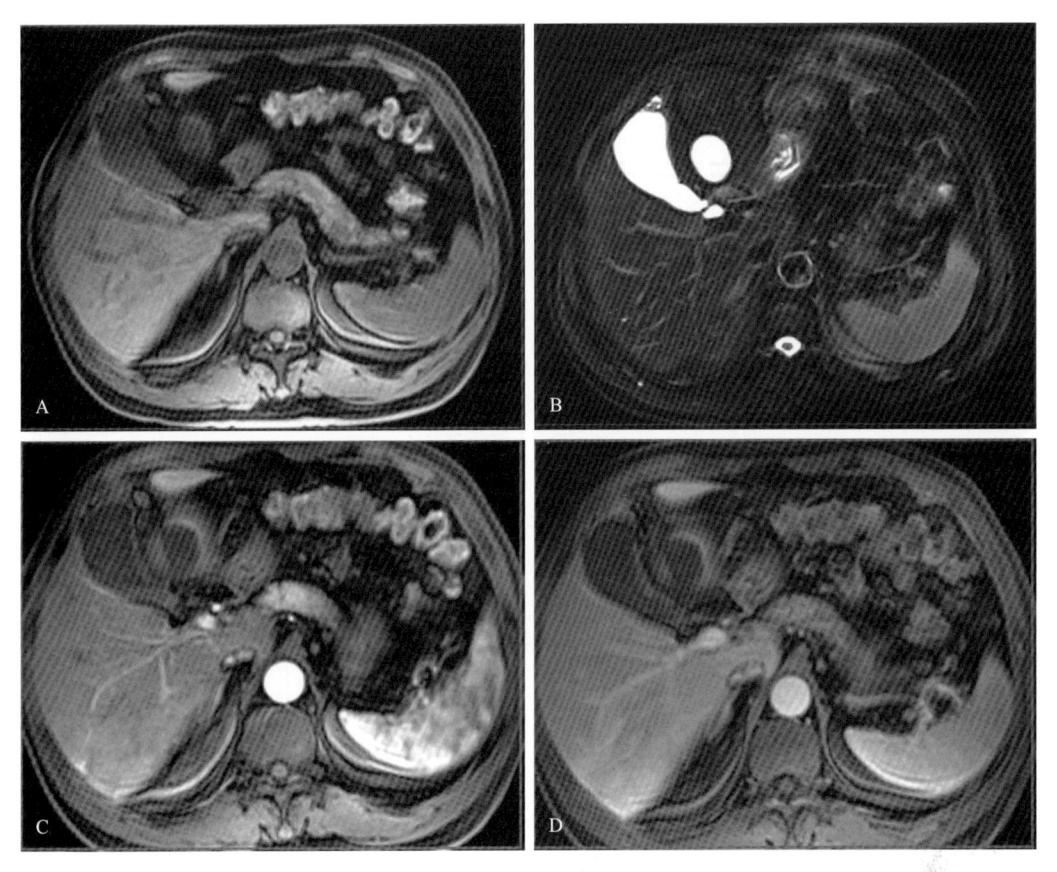

见图 6-28。胆囊腺肌症是以腺体和肌层增生为主的良性增生性疾病。

图 6-28　胆囊腺肌症
T₁WI 压脂序列横断位（A）及 T₂WI 压脂序列横断位（B）示胆囊底部壁局限性增厚；T₁WI 增强动脉期（C）及 T₁WI 增强静脉期（D）示增厚处呈结节样强化，诊断为胆囊腺肌症

十四、折叠型胆囊

见图 6-29。胆囊折叠属于胆囊形态异常，有些是先天性的，有些由慢性胆囊炎引起。

十五、胰腺头部局限性脂肪沉积

见图 6-30。

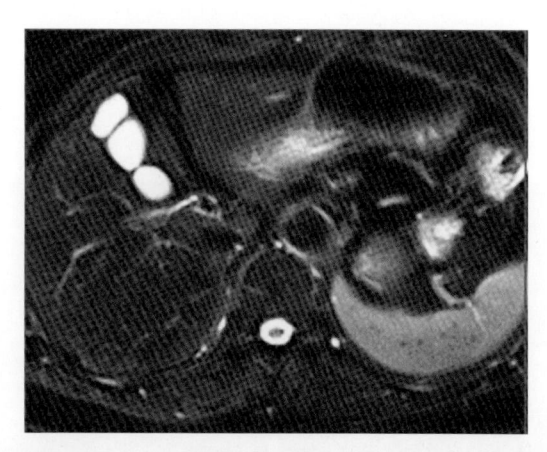

图 6-29　折叠型胆囊：T$_2$WI 压脂序列横断位示胆囊底部及体部可见两处折叠

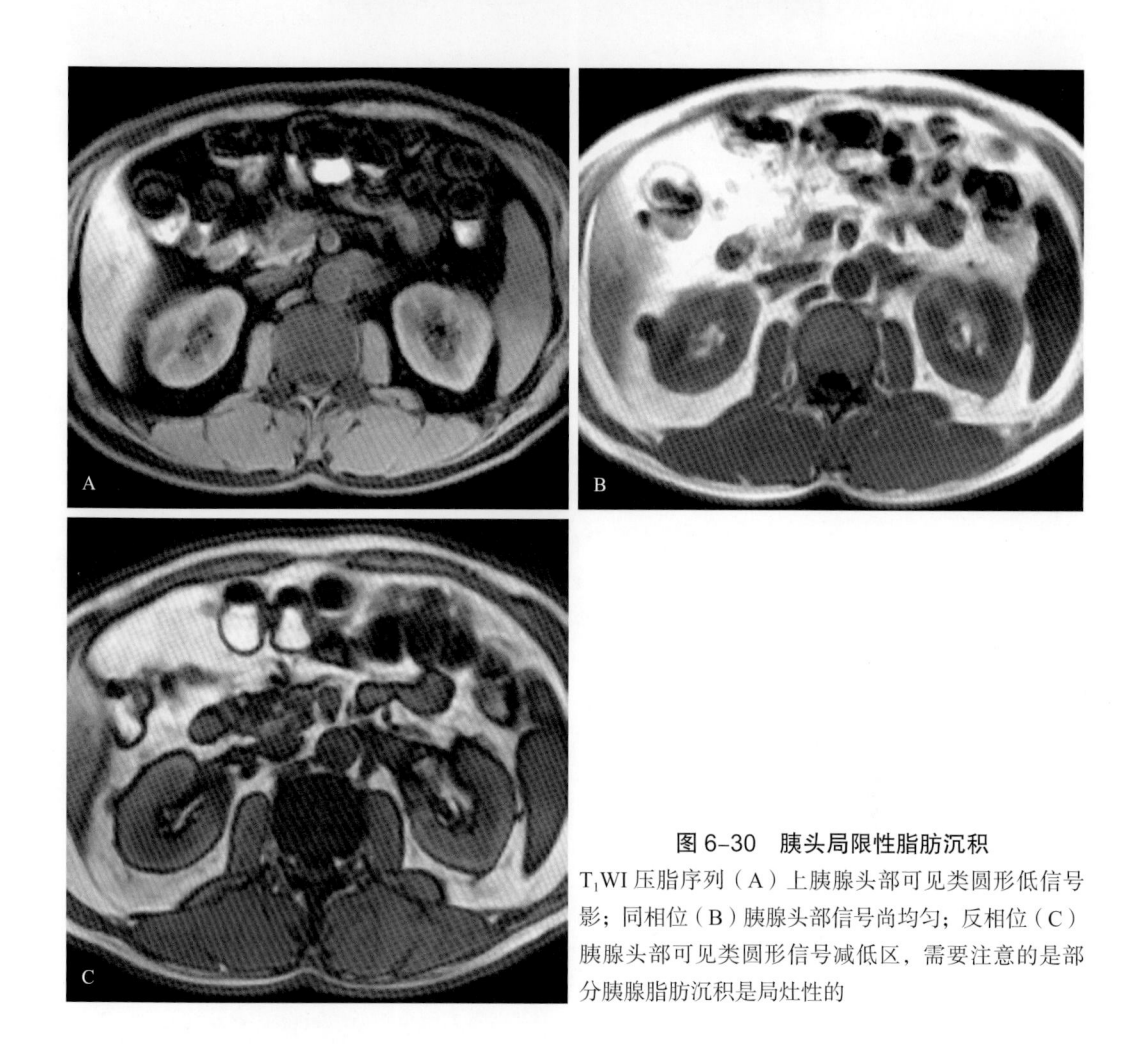

图 6-30　胰头局限性脂肪沉积
T$_1$WI 压脂序列（A）上胰腺头部可见类圆形低信号影；同相位（B）胰腺头部信号尚均匀；反相位（C）胰腺头部可见类圆形信号减低区，需要注意的是部分胰腺脂肪沉积是局灶性的

十六、年龄相关性胰腺萎缩

见图 6-31。

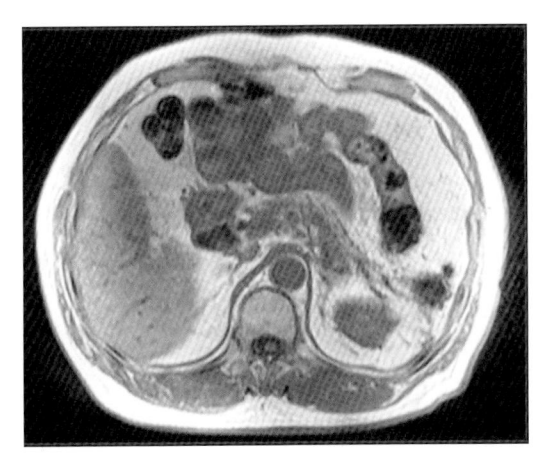

图 6-31 老年男性患者，无胰腺疾病病史，T_1WI 横断位示胰腺体积减小，该患者胰腺萎缩与年龄相关

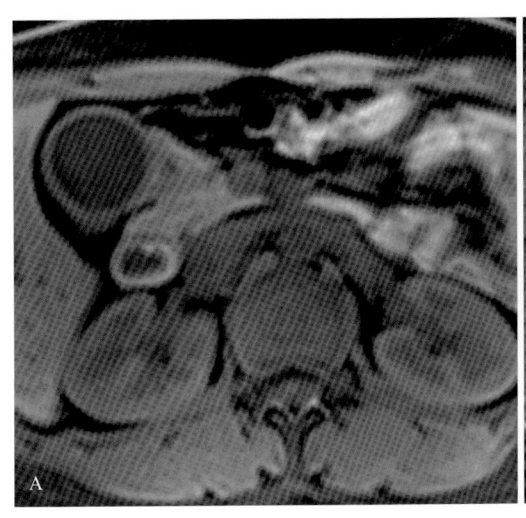

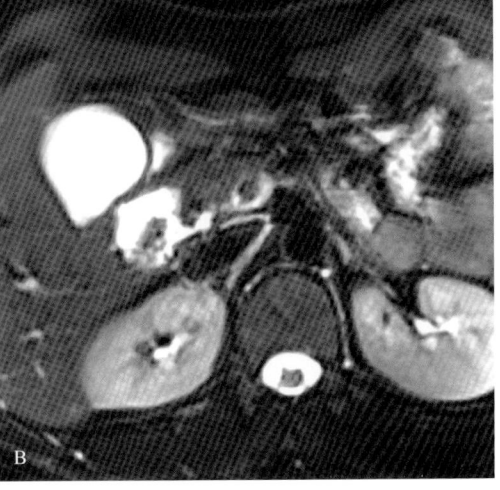

十七、异位胰腺合并假性囊肿

见图 6-32。异位胰腺为胚胎发育时期背侧和腹侧胰始基融合异常所致，表现为存在于正常胰腺之外的孤立胰腺组织，与正常胰腺结构无解剖结构关系。

十八、胰腺异常突起

见图 6-33。

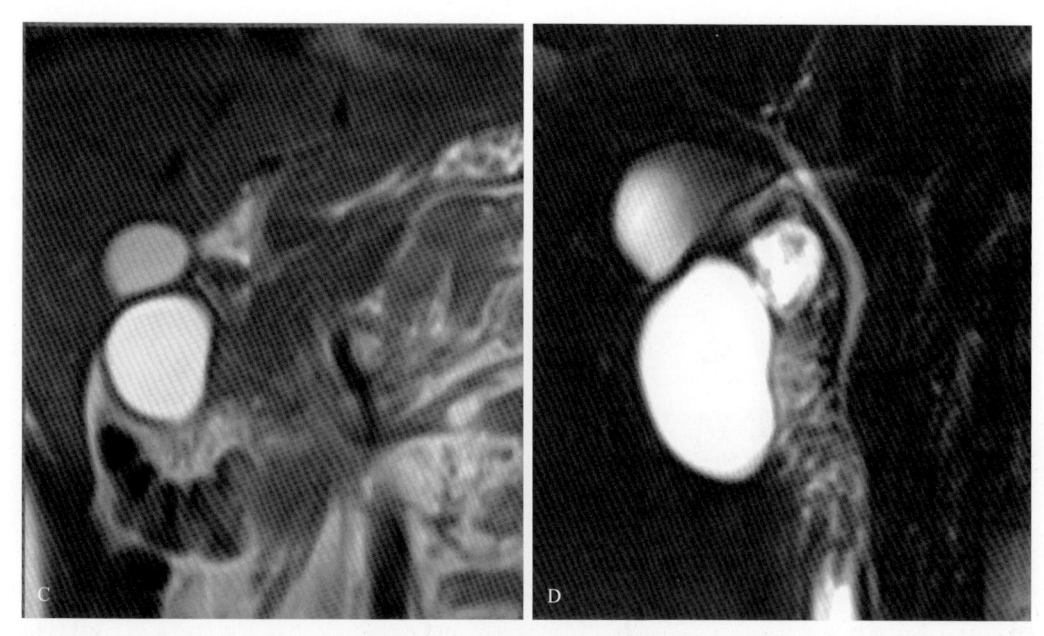

图 6-32　异位胰腺合并假性囊肿

T₁WI 压脂序列横断位（A）示胆囊窝旁均匀低信号影，边缘绕以等信号成分；T₂WI 压脂序列横断位（B）呈均匀高信号，边缘呈低信号；T₂WI 压脂序列冠状位（C）示病灶与胆囊窝界限清晰；MRCP（D）示病灶与胆管系统无交通，为异位胰腺继发胰腺炎后假性囊肿形成

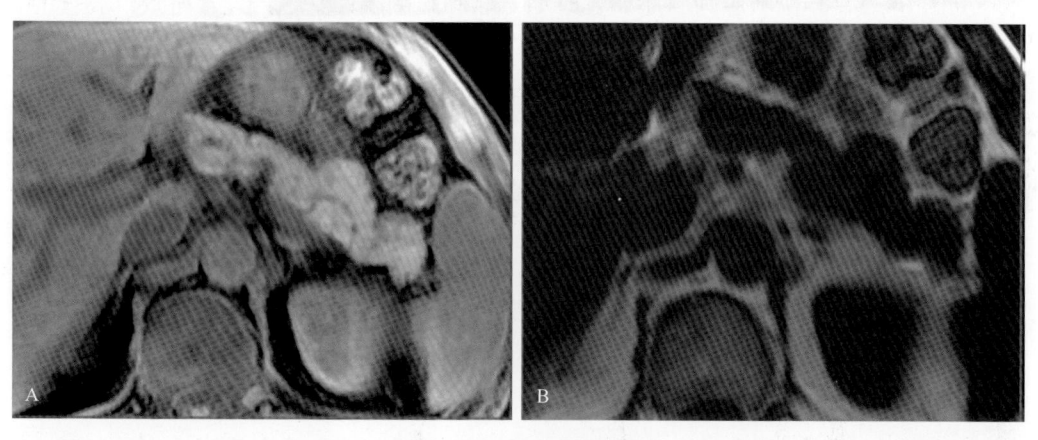

图 6-33　胰腺异常突起

LAVA-FLEX 水相（A）及 LAVA-FLEX 脂相横断位（B）示胰腺体尾部局限性突起，信号均匀，与胰腺信号一致，呈球形突向网膜囊区

十九、环状胰腺

见图 6-34。环状胰腺为胰腺组织胚胎发生异常，胰头部胰腺组织部分或完全环绕十二指肠降部。其中完全环绕十二指肠全周为完全型，不完全环绕十二指肠全周为不完全型。

第六章　腹　部

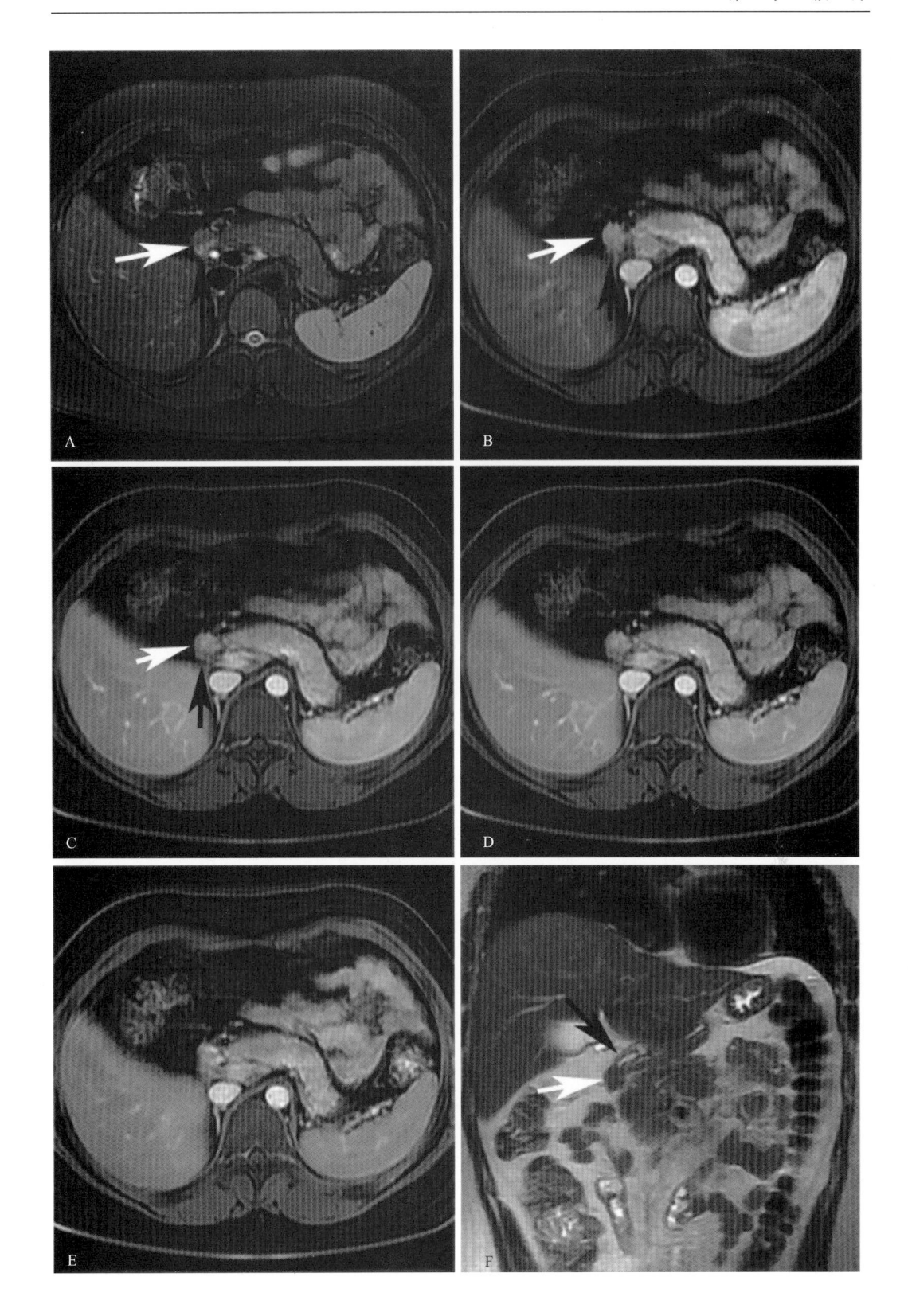

231

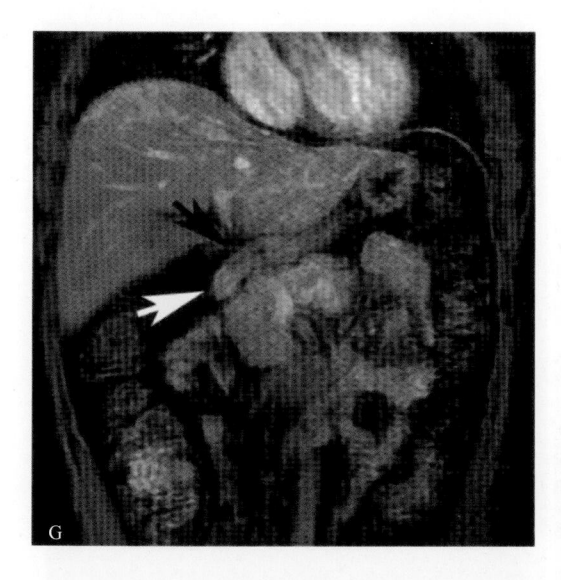

图 6-34 环状胰腺
压脂 T₂WI 横断位（A）；T₁WI 动脉期、静脉期、平衡期、延迟期增强（B～E）；T₂WI 冠状位（F）；T₁WI 增强冠状位（G）均可见胰腺头部形态饱满（白色箭头），包绕部分十二指肠（黑色箭头），致十二指肠肠腔局部狭窄

二十、十二指肠憩室

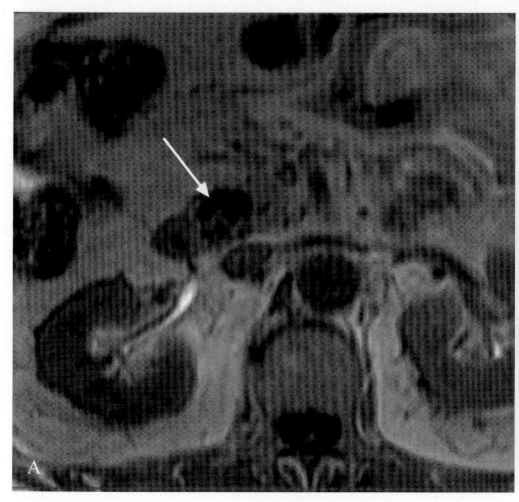

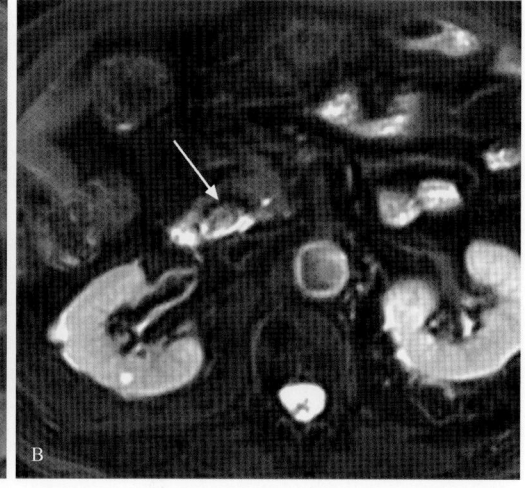

见图 6-35。十二指肠憩室形成的原因主要是十二指肠壁的先天发育不良，造成十二指肠肠壁局限性向外呈囊袋状突出所致，其内可见气体及肠内容物。

二十一、髓质海绵肾

见图 6-36。髓质海绵肾多散发，是指肾髓质及肾乳头集合管的先天性发育不良。特征性表现是肾锥体部乳头管及集合管囊状扩张，可合并髓质肾结石。

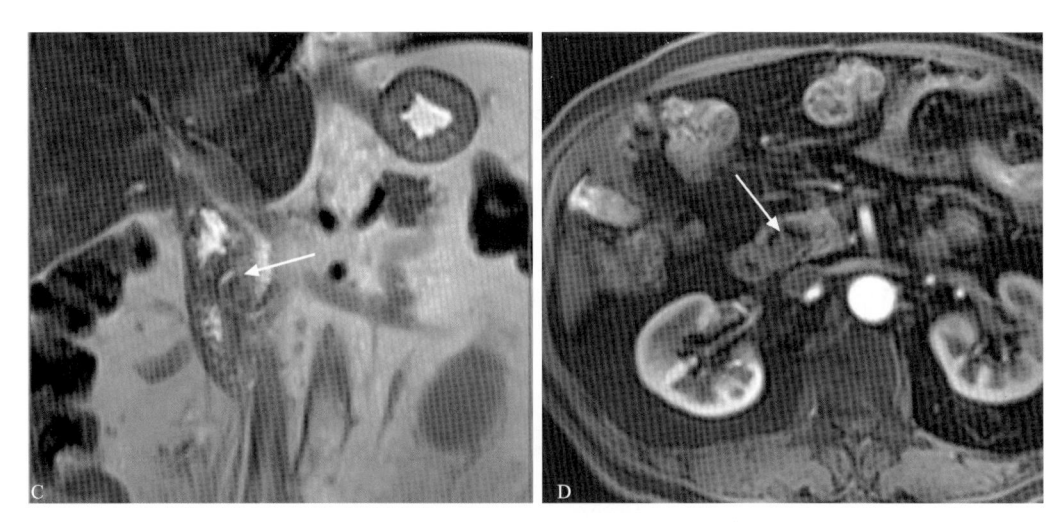

图 6-35 十二指肠憩室

T₁WI 横断位（A）及 T₂WI 压脂序列横断位（B）示十二指肠降部见一囊袋状突起影；T₂WI 冠状位（C）示囊袋物突起与十二指肠降部关系密切；T₁WI 压脂序列增强（D）示囊袋状突起强化不明显

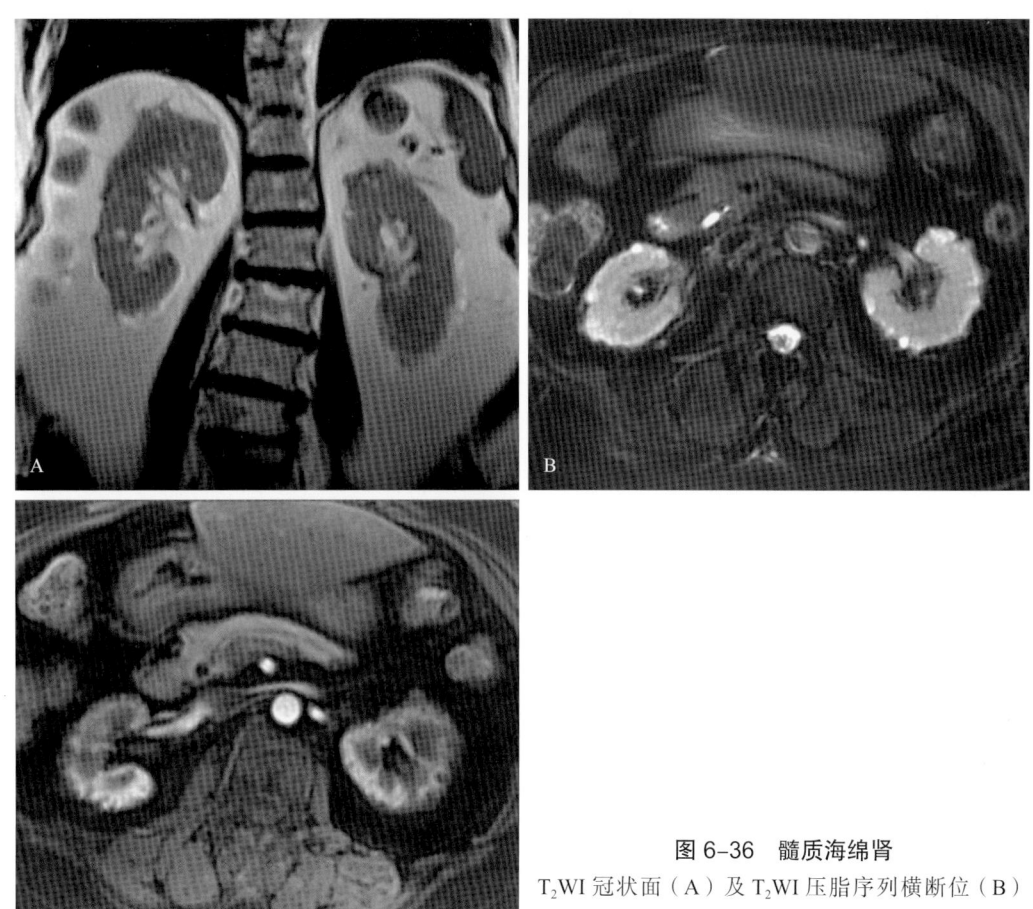

图 6-36 髓质海绵肾

T₂WI 冠状面（A）及 T₂WI 压脂序列横断位（B）示双肾肾窦部可见多发类圆形 T₂WI 高信号影；T₁WI 压脂序列增强（C）示囊状扩张影未见强化

二十二、重复肾输尿管畸形

见图 6-37。在同一肾区有两个肾脏和两套集合系统，可为单侧，亦可为双侧。重复肾多数融合为一体，不能分开，但有各自的肾盂、引流输尿管和血管，两肾常上下排列，肾盂被肾实质带完全分隔，表面有一浅沟，通常上肾较小仅有 1 个肾盏，而下肾较大，常具有 2 个肾盏。输尿管开口可为异位开口，亦可为正常开口。异位开口常无正常输尿管功能，因狭窄致引流不畅，输尿管扭曲、扩张，使肾脏出现肾积水、感染、肾实质萎缩。

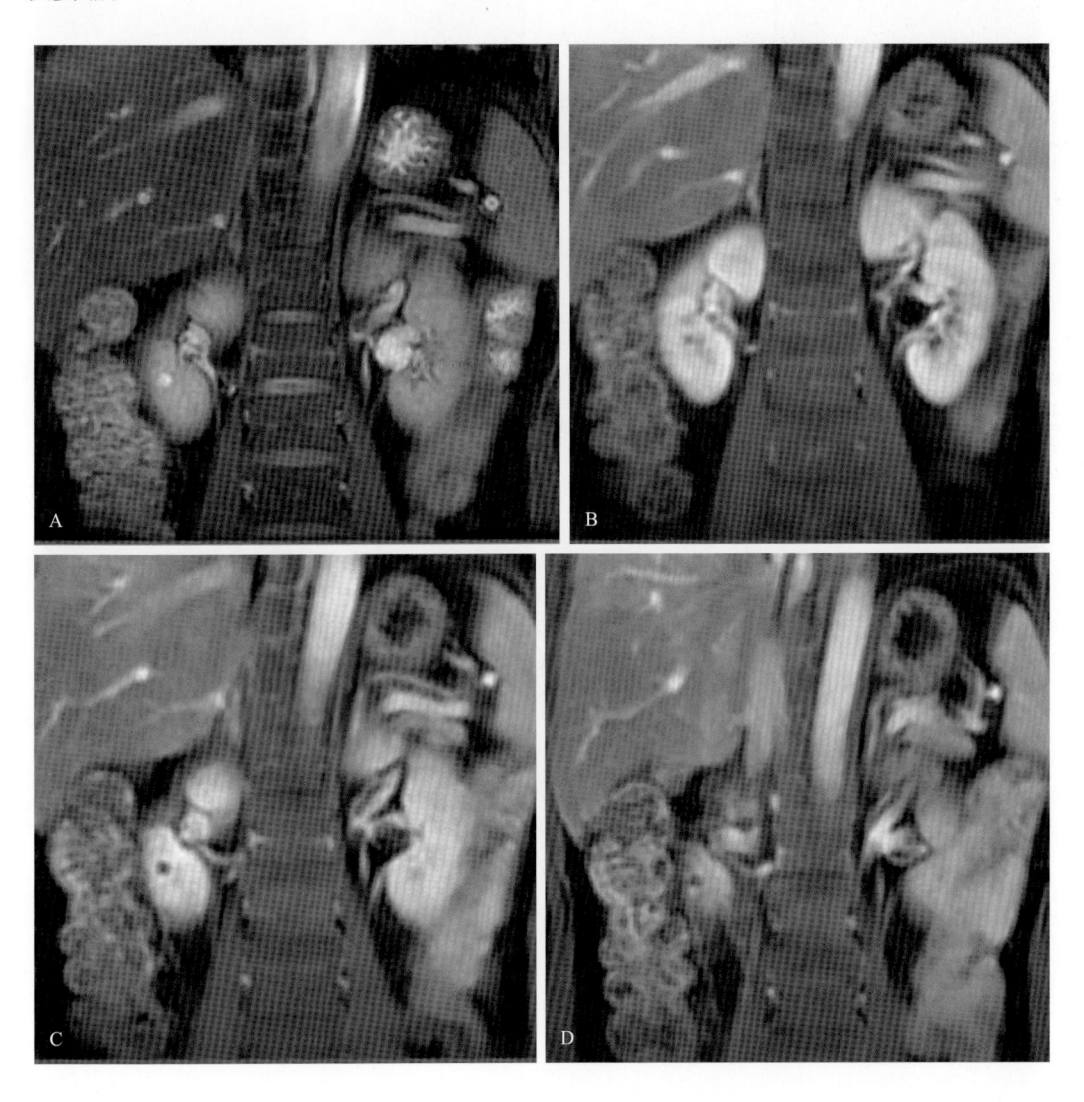

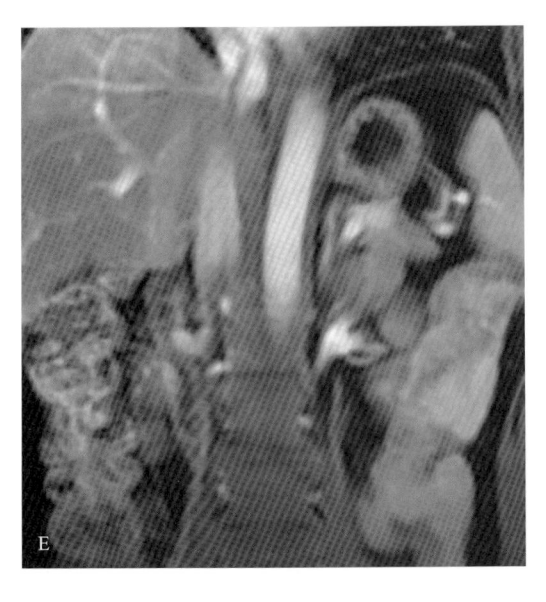

图 6-37 重复肾输尿管畸形
T₂WI 冠状位压脂序列（A）示左肾可见两处肾盂；B～E. T₁WI 冠状位增强示两套输尿管呈逐渐融合倾向

二十三、肾旋转不良

见图 6-38。肾旋转不良为肾蒂位置异常而造成的少见的先天性异常，正常肾脏肾盂开口向中线内侧，否则称之为肾脏旋转异常。

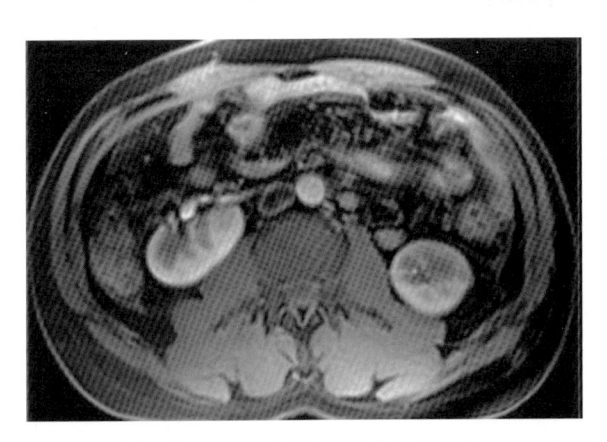

图 6-38 肾旋转不良：T₁WI 横断面压脂序列示右肾肾门朝向前方

二十四、马蹄肾

见图 6-39。马蹄肾是指两侧肾的上极或下极在脊柱大血管前相互融合在一起，形成"马蹄"形的先天性肾畸形，多在下极相融合，少数发生上极融合。

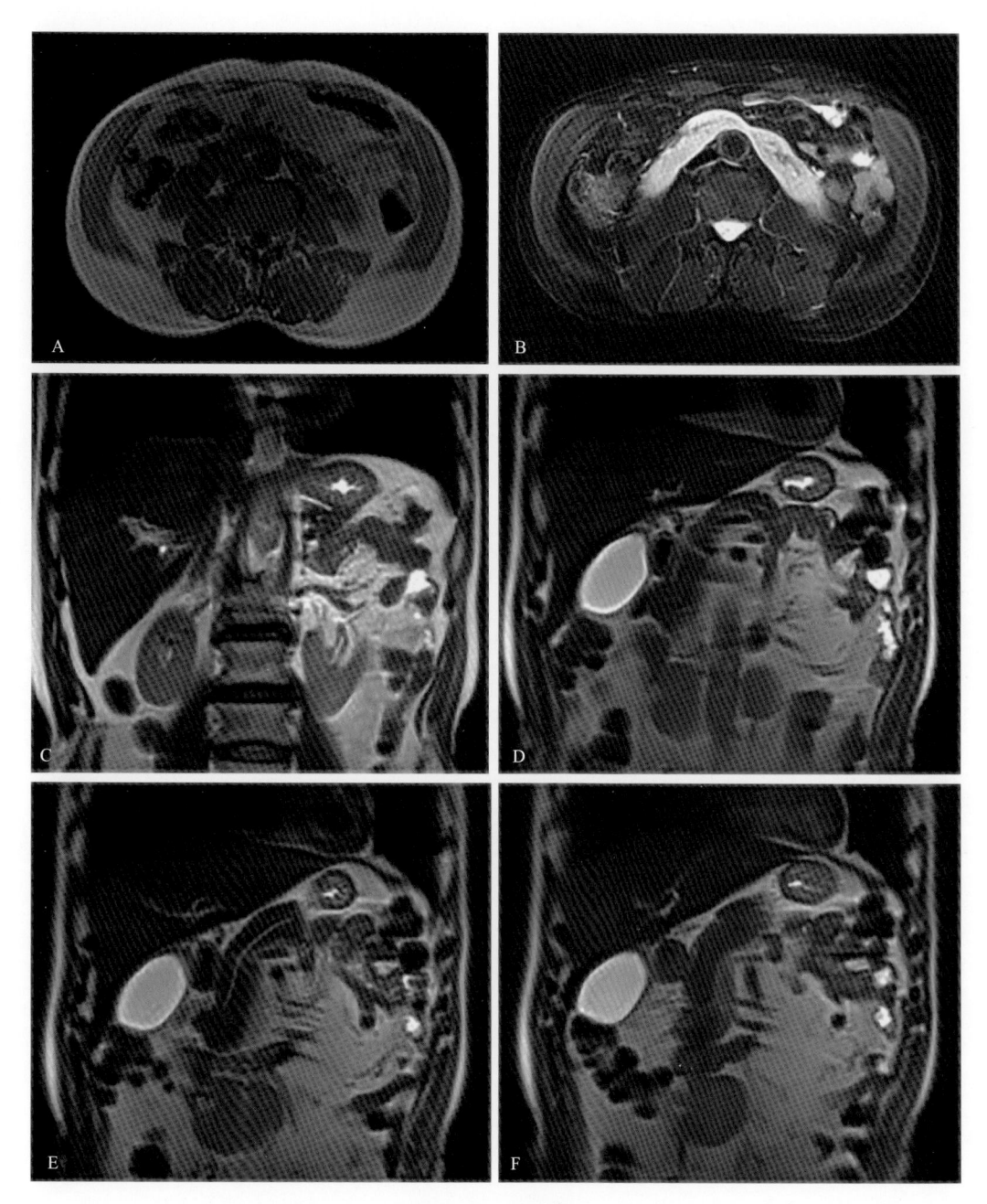

图 6-39 马蹄肾

T₁WI（A）及 T₂WI 压脂序列横断位（B）示双肾下极发生融合；T₂WI 冠状面（C～E）示双肾下极呈逐渐融合倾向；T₂WI 冠状面（F）示双肾下极发生融合

二十五、驼峰肾

见图 6-40。驼峰肾为肾脏的一种正常变异，常见于左肾，极易被误认为肿瘤性病变。

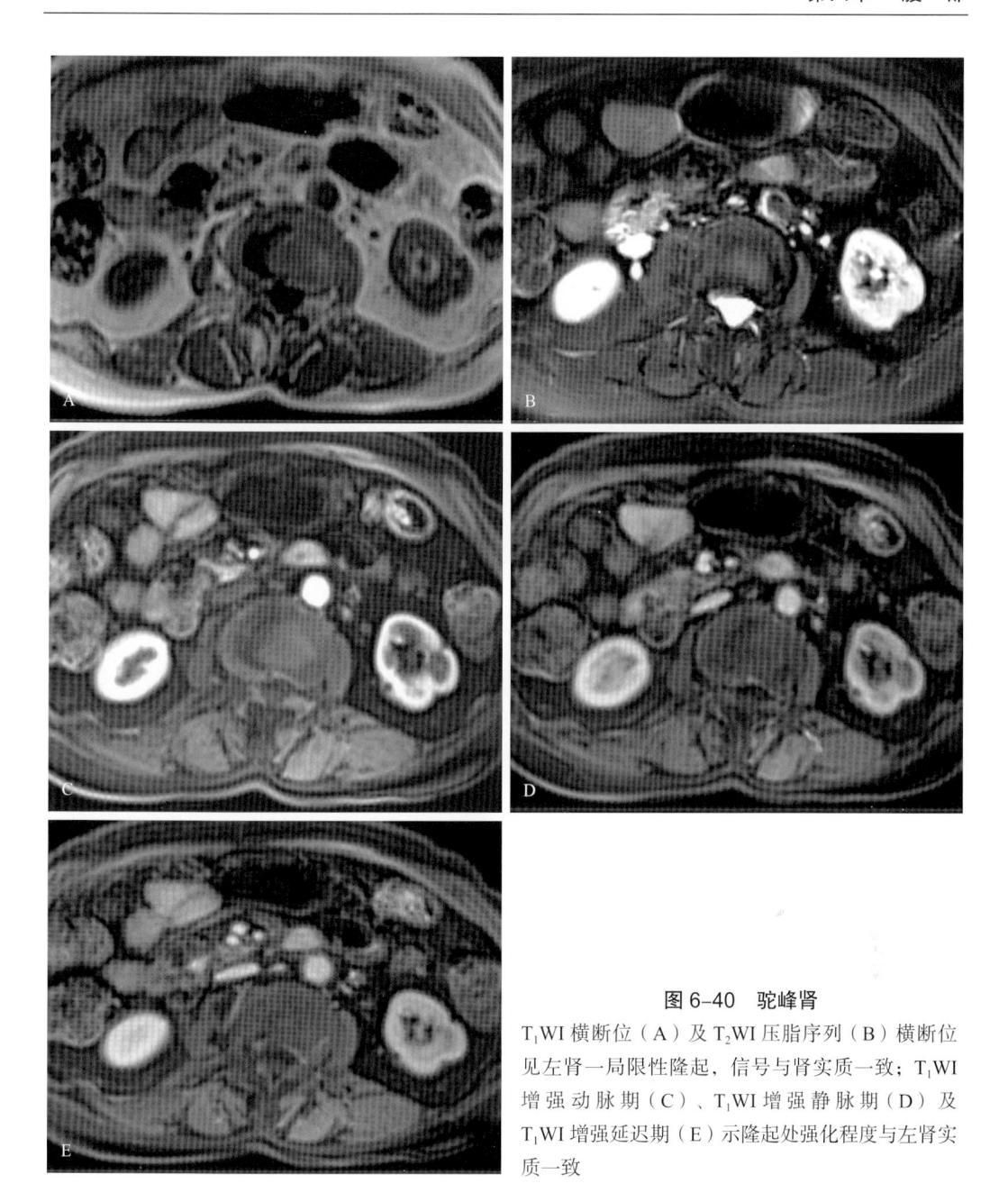

图 6-40 驼峰肾

T₁WI 横断位（A）及 T₂WI 压脂序列（B）横断位见左肾一局限性隆起，信号与肾实质一致；T₁WI 增强动脉期（C）、T₁WI 增强静脉期（D）及 T₁WI 增强延迟期（E）示隆起处强化程度与左肾实质一致

二十六、副脾

见图 6-41。副脾是指先天发育的独立于正常脾脏之外的脾结节，通常位于脾门处，与主脾结构相似，信号相近，强化方式一致，为有一定功能的脾组织。

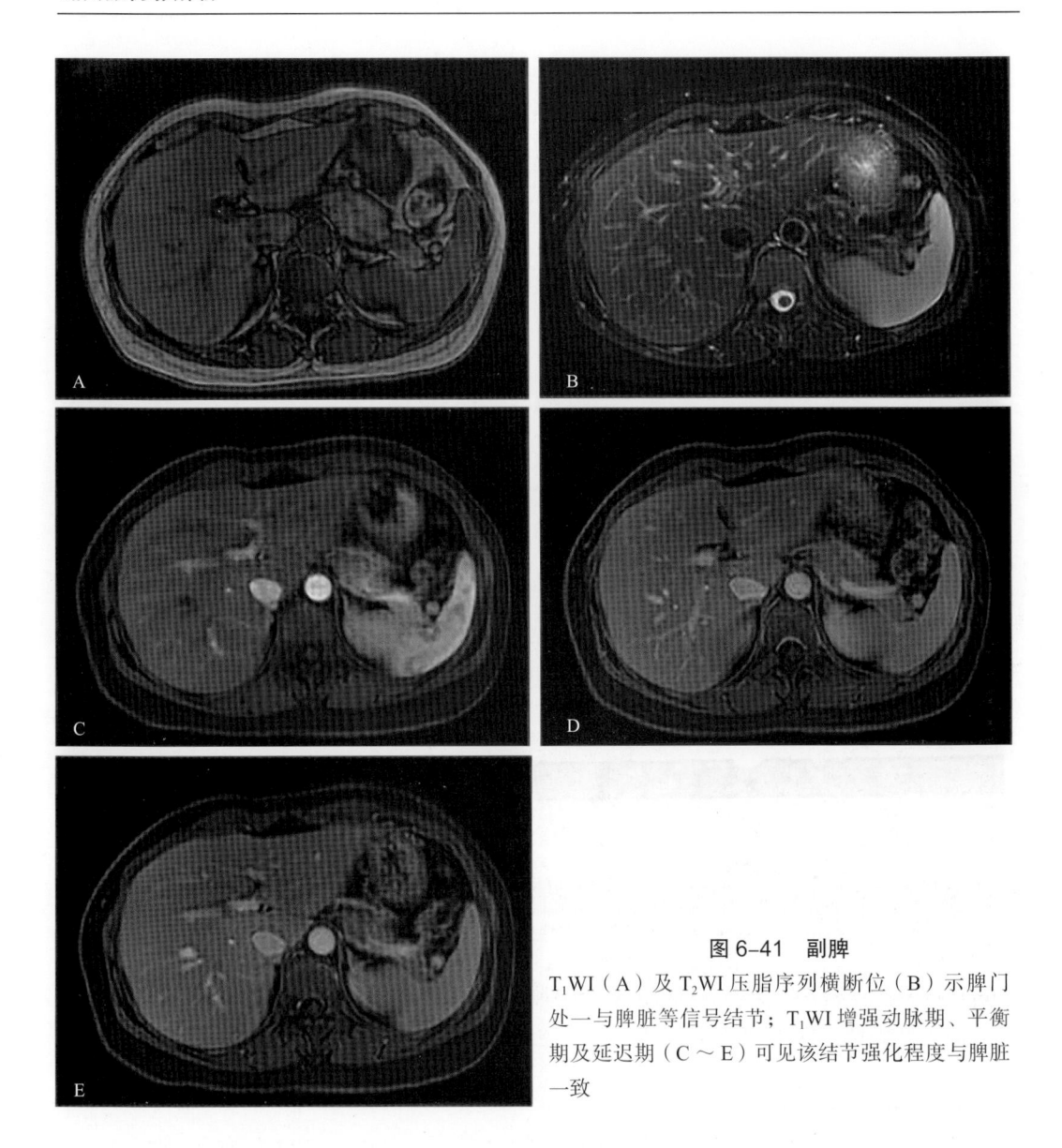

图 6-41　副脾

T_1WI（A）及 T_2WI 压脂序列横断位（B）示脾门处一与脾脏等信号结节；T_1WI 增强动脉期、平衡期及延迟期（C～E）可见该结节强化程度与脾脏一致

二十七、脾脏铁沉积 Gamna-Gandy 小体

见图 6-42。脾脏铁沉积 Gamna-Gandy 小体常见于肝硬化及门静脉高压患者的脾内，门静脉高压引起脾静脉淤血、脾大，从而导致脾网织内皮系统增生，长此以往致使红细胞破坏加重，含铁血黄素释放增多，进而被纤维组织包裹及钙盐附着，是长期门静脉高压形态学上的证据。

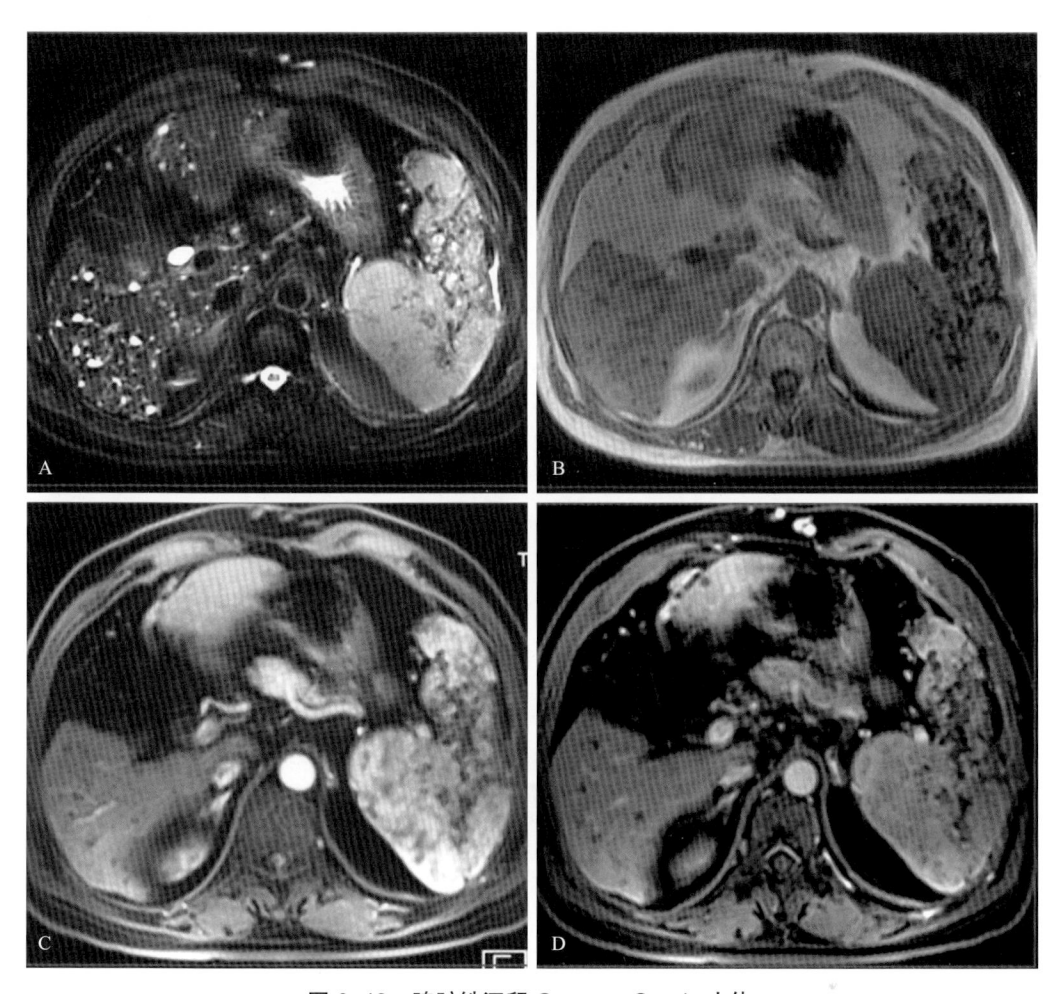

图 6-42　脾脏铁沉积 Gamna-Gandy 小体

T_2WI 压脂序列横断位（A）及 T_1WI 横断位（B）见脾脏内多发斑点样及条状低信号影；T_1WI 增强动脉期（C）及 T_1WI 增强静脉期（D）示低信号影均未见明显强化

二十八、后倾子宫

见图 6-43。后倾子宫主要是由于子宫先天发育不良，造成子宫韧带松弛，使子宫底部向后方或向左右两侧倾倒，但子宫纵轴不变。

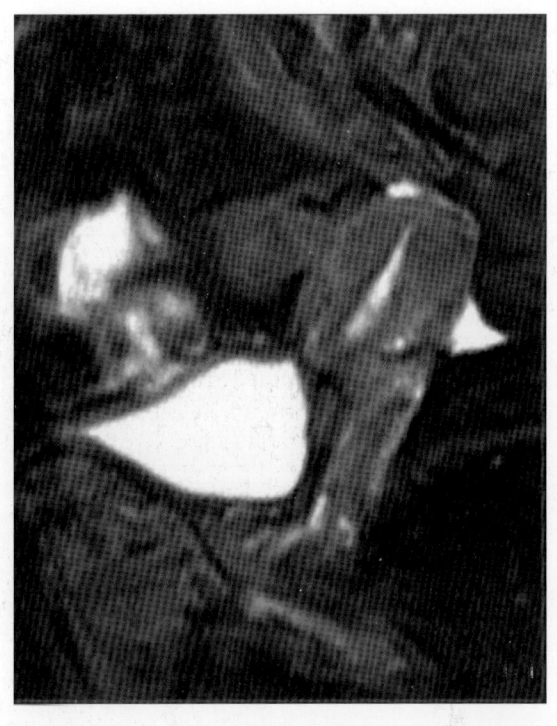

图 6-43 后倾子宫：T$_2$WI 压脂序列矢状位示子宫底往后方倾倒

二十九、纵隔子宫

见图 6-44。纵隔子宫的诊断要点主要包括两个方面：①宫底内轮廓凸向宫腔的深度超过宫底肌层厚度的 1/2；②宫底外形可以稍有凹陷，但凹陷的深度小于肌层厚度的 1/2。子宫腔中部的分隔从子宫底部向宫颈方向延伸，其中分隔止于宫颈内口以上部位者诊断为不完全纵隔子宫。

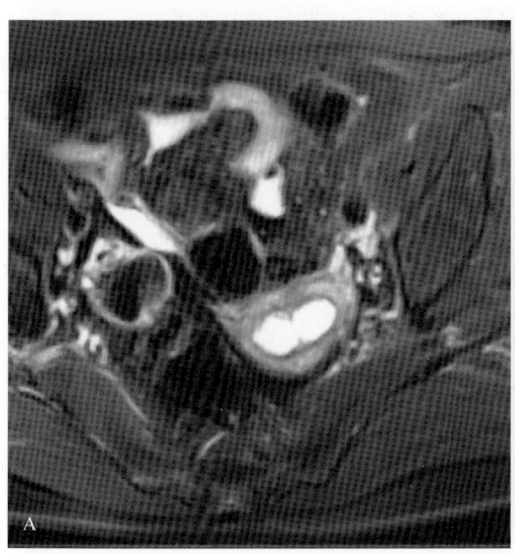

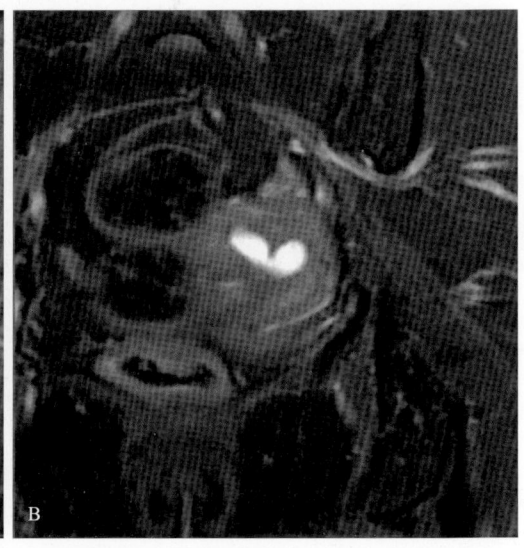

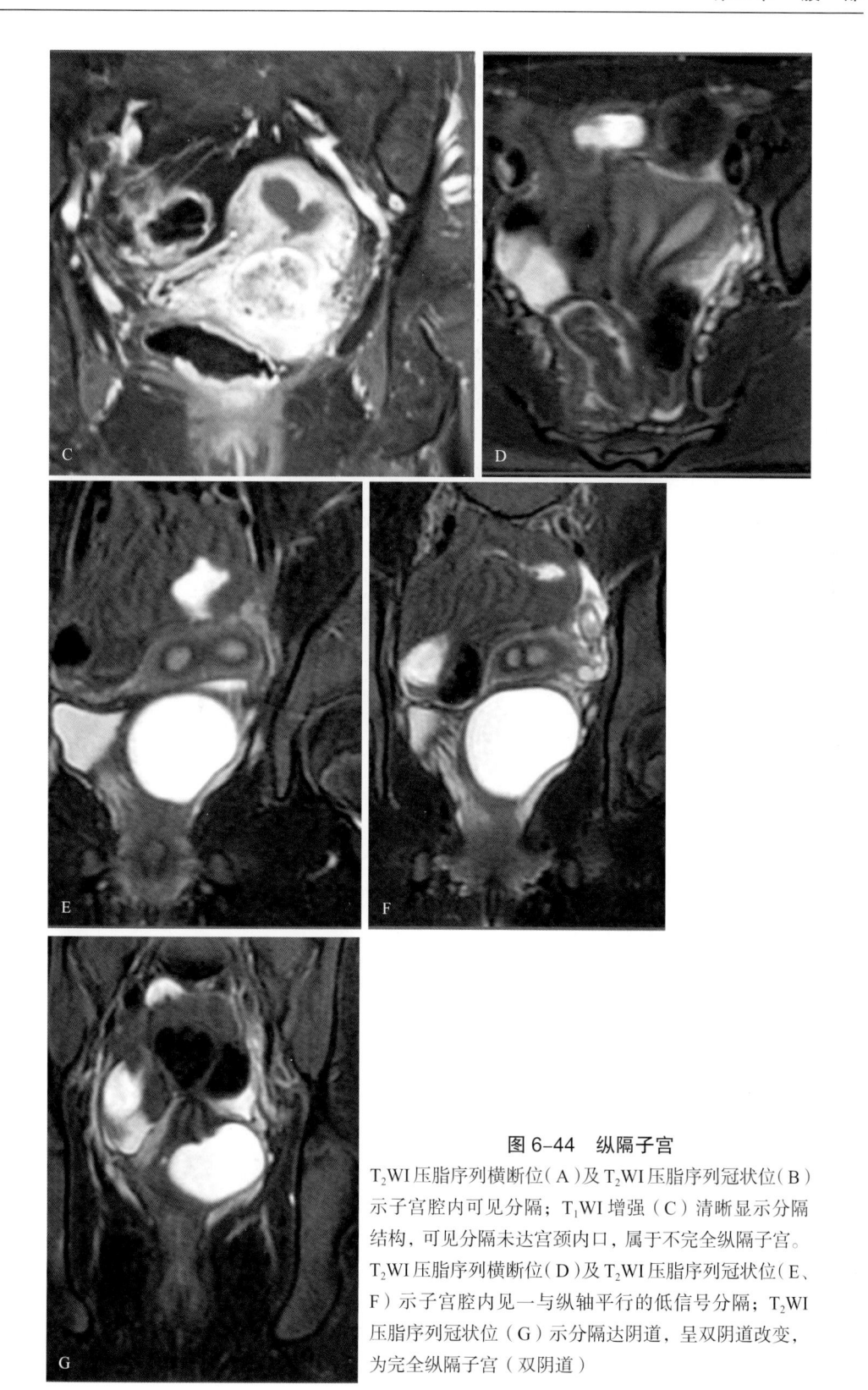

图 6-44 纵隔子宫

T₂WI 压脂序列横断位（A）及 T₂WI 压脂序列冠状位（B）示子宫腔内可见分隔；T₁WI 增强（C）清晰显示分隔结构，可见分隔未达宫颈内口，属于不完全纵隔子宫。T₂WI 压脂序列横断位（D）及 T₂WI 压脂序列冠状位（E、F）示子宫腔内见一与纵轴平行的低信号分隔；T₂WI 压脂序列冠状位（G）示分隔达阴道，呈双阴道改变，为完全纵隔子宫（双阴道）

三十、双子宫

见图 6-45。

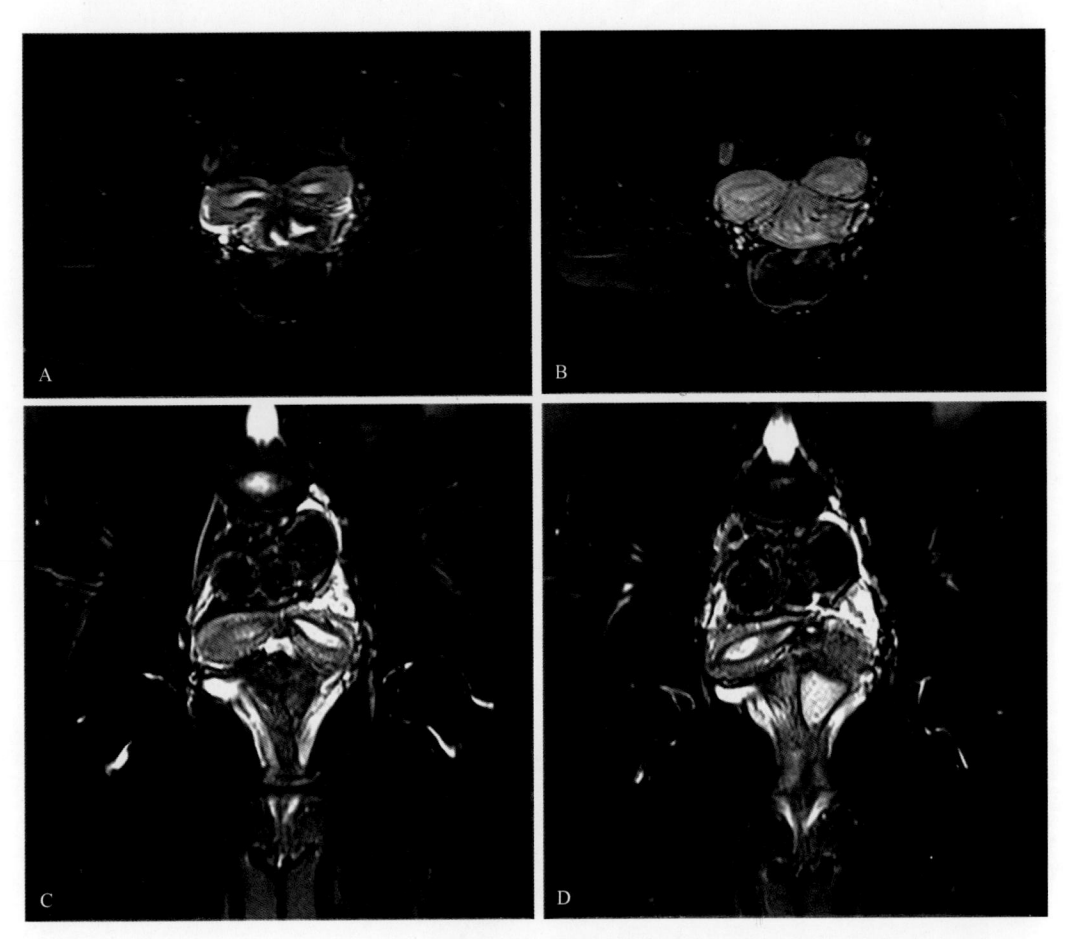

图 6-45　双子宫
T₂WI 压脂序列横断位（A）及 T₁WI 增强横断位（B）可见 2 个完整子宫结构；T₂WI 压脂序列冠状位（C、D）示 2 个子宫体分开

三十一、双角子宫

见图 6-46。

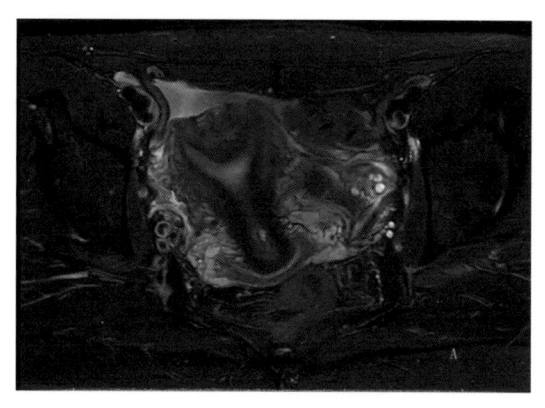

图 6-46 双角子宫

T₂WI 压脂序列横断位示双角子宫（不完全型）：宫底凹陷，上部子宫不融合。子宫纵隔未达宫颈内口水平

三十二、输卵管积水

见图 6-47。在慢性炎症刺激下，输卵管出现阻塞、增粗，输卵管伞端闭锁、浆液性渗出物聚集形成输卵管积水或输卵管积脓，脓液吸收后被浆液性渗出物代替形成输卵管积水。

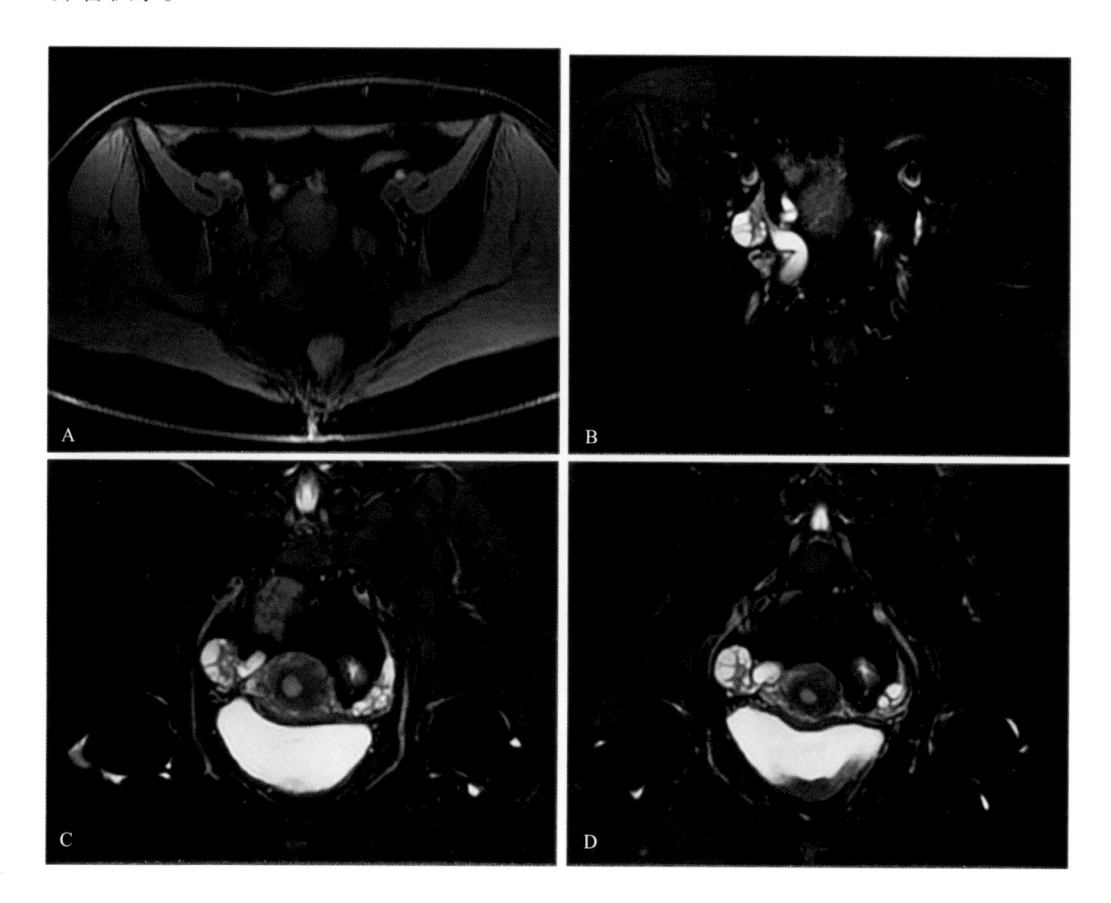

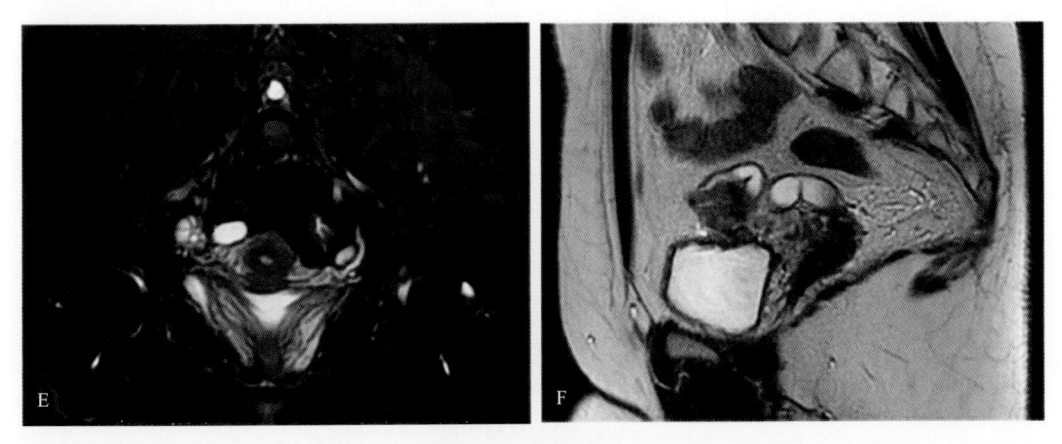

图 6-47 输卵管积水

T₁WI（A）及 T₂WI 压脂序列横断位（B）示盆腔右侧充满液体的迂曲管状影；T₂WI 压脂序列冠状位（C～E）示该管状影走行于子宫右缘与右侧卵巢关系密切；T₂WI 矢状位（F）示子宫旁充满液体的迂曲管状影

（刘　颖　赵一平　梁　畅　林雨欣　王　菲　迟　雨　赵殿江）

第七章

四肢关节

第一节 四肢关节常见伪影

一、卷褶伪影

见图 7-1。当受检物体的尺寸超出扫描视野（FOV）的大小，FOV 外的组织信号将折叠到图像的另一侧，这种折叠被称为卷褶伪影。MR 信号在图像上的位置取决于信号的相位和频率，信号的相位和频率分别由相位编码和频率编码梯度场获得。信号的相位和频率具有一定范围，这个范围仅能对 FOV 内的信号进行空间编码，当 FOV 外的组织信号融入图像后，将发生相位或频率的错误，把 FOV 外一侧的组织信号错当成另一侧的组织信号，因而把信号卷褶到对侧，从而形成卷褶伪影。卷褶伪影主要产生在相位编码方向上。卷褶伪影轻者影响美观，重者影响对病变的观察。

卷褶伪影的矫正策略主要有：①加大 FOV 扫描视野，使 K 空间数据的相对密度增大，使相位编码和频率编码两个方向的光栅都增加，从而使两个方向的高序伪影间距

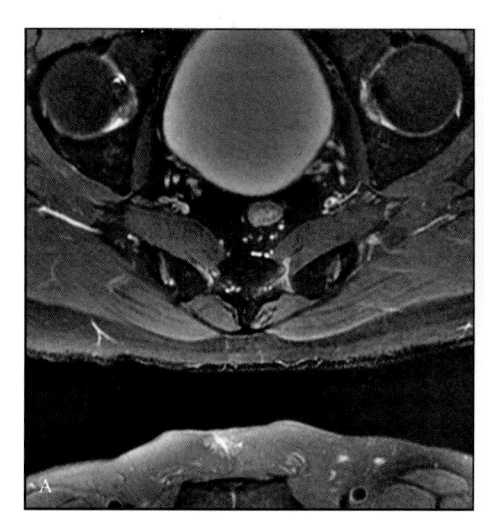

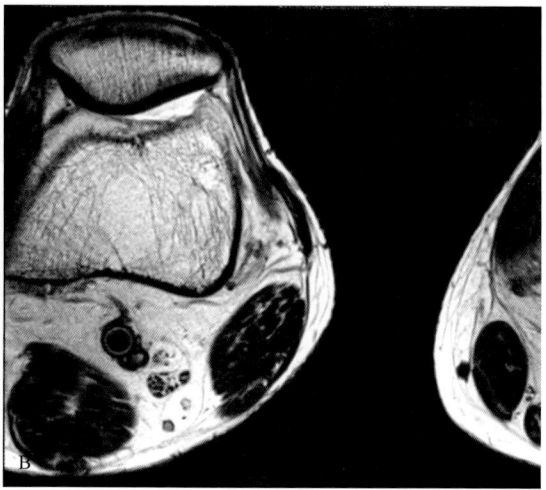

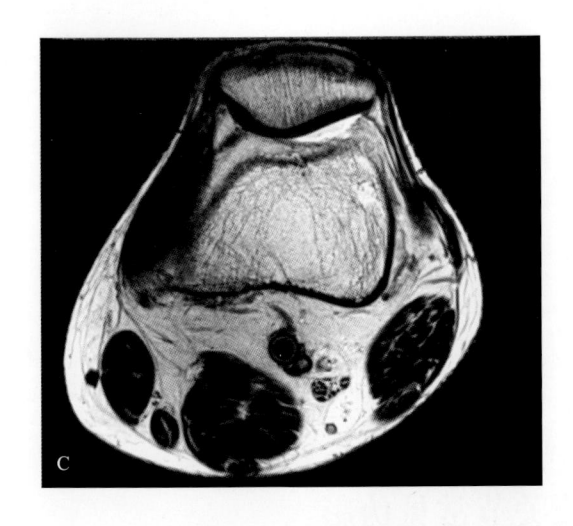

图 7-1　卷褶伪影（骶髂关节与膝关节）
骶髂关节横轴位 T$_2$WI（A），因 FOV 小于盆腔尺寸，致盆腔腹侧的组织信号卷褶到背侧（相位编码方向为上下）。膝关节横断位 T$_2$WI、相位编码方向为左右（B），因扫描中心点未置于膝关节中心位置，膝关节未被 FOV 覆盖，致膝关节内侧部分结构折叠到图像的另一侧，出现卷褶伪影；C 为同一患者 T$_2$WI，相位编码方向为左右，将扫描中心点置于膝关节中心位置，使 FOV 覆盖全膝关节，卷褶伪影得以矫正

增加；②空间预饱和技术；③无相位卷褶技术（no phase wrap）；④切换相位编码的方向与频率编码的方向；⑤在西门子的机器上在相位编码方向上进行过采样；⑥在飞利浦的机器上应用卷褶抑制。

二、截断伪影

见图 7-2。截断伪影也称环状伪影。MRI 图像是由多个像素构成的，数字图像要精确反映实际解剖结构，其像素应该无限小，但实际上像素的大小是有限的，因此图像与实际解剖存在差别，这种差异称为截断效应，当像素较大时其失真将更为明显，就可能出现肉眼可见的明暗相间的条带，这就是截断伪影。其特点：①在空间分辨力

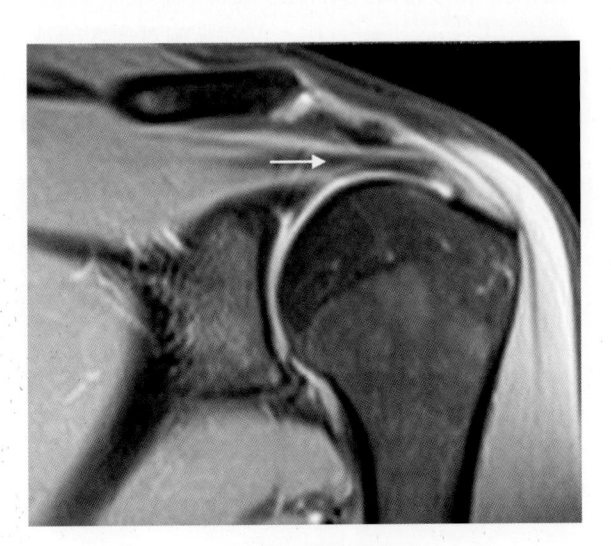

图 7-2　截断伪影
肩关节冠状位 T$_2$WI，显示与盂肱关节面平行的多条同中心的弧线状高低信号交替影（箭头）

较低的图像比较明显；②场强越高，截断伪影越明显；③高对比的界面（如膝关节内的半月板/液体）；④主要见于相位编码方向；⑤常表现为平行于交界面、多条同中心的弧线状高低信号交替影。四肢及关节截断伪影的验证与矫正策略：①增加图像空间分辨力；②增加矩阵；③降低带宽或缩小像素体积；④减小FOV；⑤使用并行采集技术；⑥频率编码方向过采样。

三、近线圈伪影

见图7-3。与体线圈相比，表面线圈（包括相控阵线圈）在整个采集区域内接收MR信号不均匀，越靠近线圈的部位采集到的信号越高，这种现象称为近线圈效应，由此产生的伪影称近线圈伪影，表现为在靠近线圈的部位组织信号较高。

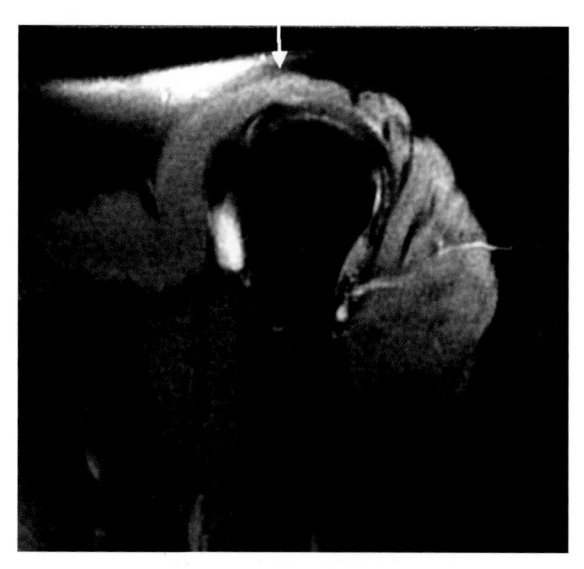

图7-3 近线圈伪影
肩关节冠状位PDWI，示靠近线圈的部位信号较高（箭头）

四肢及关节近线圈伪影验证与矫正策略：①使用滤过技术进行图像后处理，使距离线圈不同远近的组织信号尽可能接近。②利用表面线圈敏感度信息与体线圈比对的方法。具体做法：在成像序列扫描前，先利用表面相控阵线圈进行校准扫描或称参考扫描，再利用体线圈扫描一次。③调整扫描参数：在扫描过程中，适当调整FOV（视野）和相位编码方向等参数，可以改善图像的伪影情况。④图像后处理：利用图像后处理技术对扫描得到的图像进行进一步处理，如使用均匀性校正算法等，可以改善图像的均匀性和对比度，减少伪影对诊断的影响。

四、血管搏动伪影

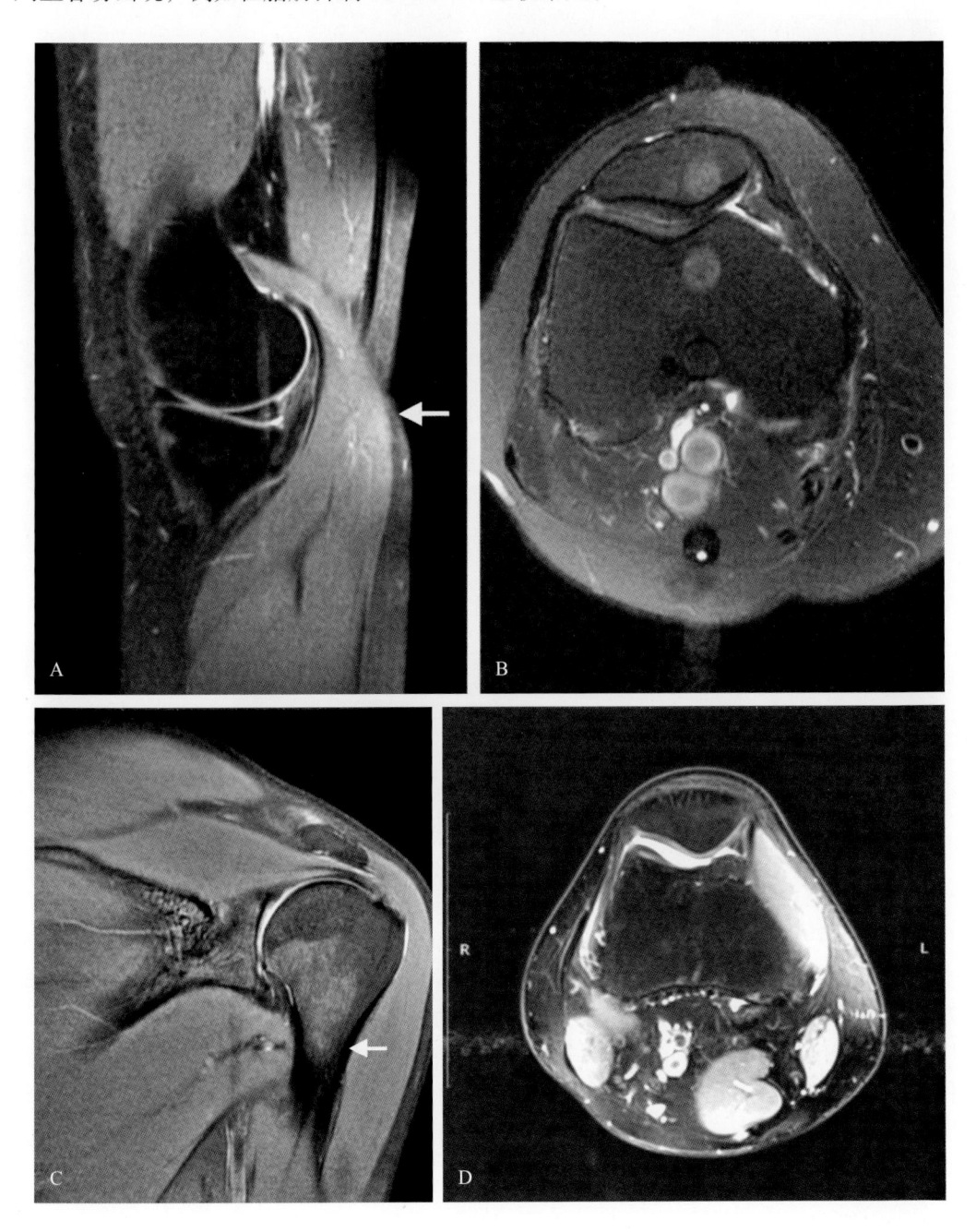

见图 7-4。血管搏动引起的伪影排列在相位编码的方向上。在 TR、TE 时间长的序列上容易出现，例如在脂肪抑制 TSE PDWI 上较常见。

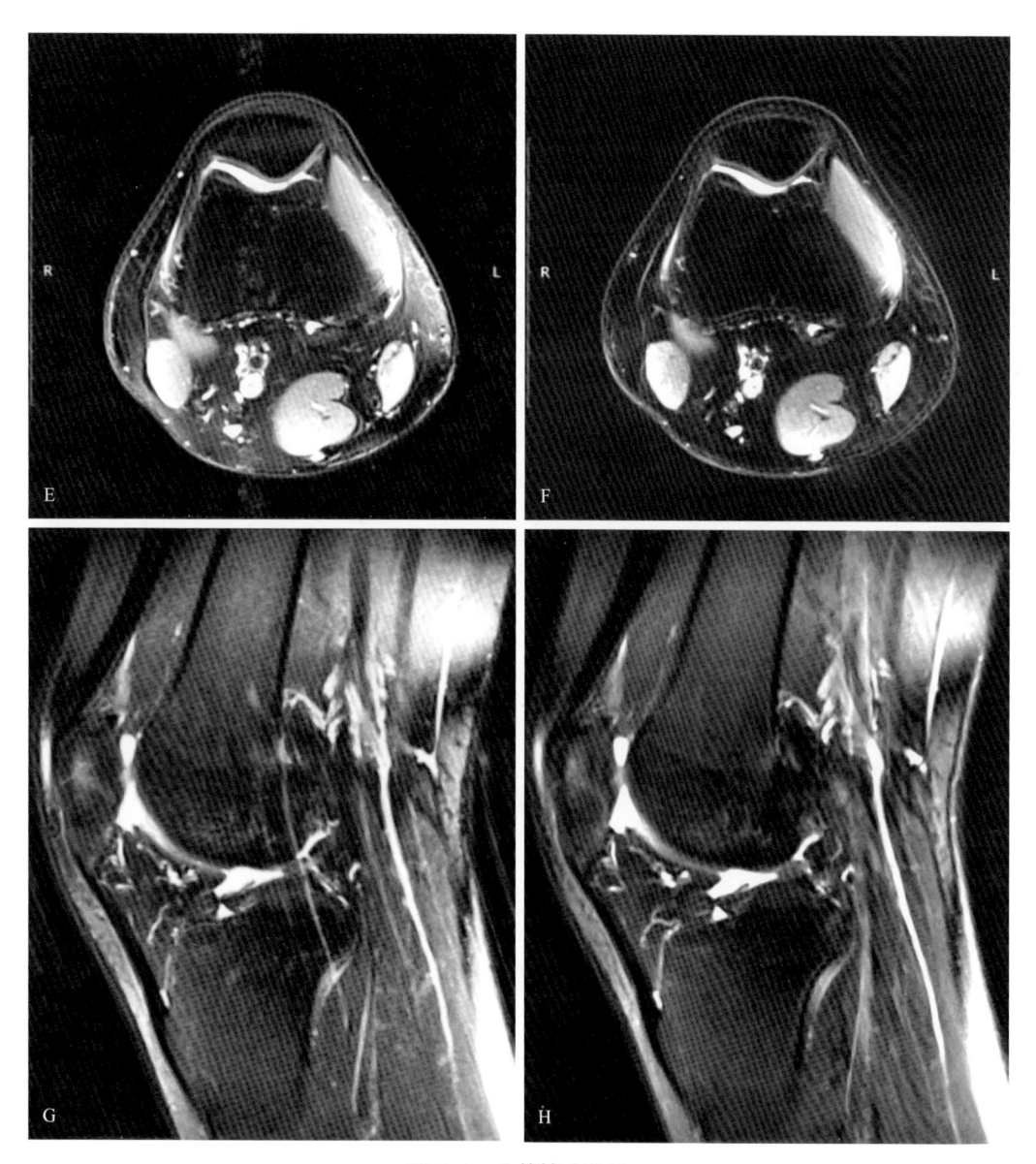

图 7-4 血管搏动伪影

A. 膝关节矢状位 PDWI，搏动伪影表现为经过半月板后角的纵行高信号条状影（箭头）；B. 膝关节横断位 PDWI，腘动脉伪影表现为多个圆形高信号影排列在经过腘动脉的上下方向直线上；C. 肩关节冠状位抑脂 PDWI，在右肱骨内侧可见与腋血管平行的血管搏动伪影（箭头）；D. 膝关节横轴位 PDWI（相位编码方向为左右方向），显示经过腘动脉左右方向可见条形伪影；E. 膝关节横轴位 PDWI（相位编码方向为上下方向），显示经过腘动脉上下方向可见条形伪影；F. 膝关节横轴位 PDWI（相位编码方向为上下方向），施加 Blade 技术，腘动脉搏动伪影消除；G. 膝关节矢状位 T_2WI（相位编码方向为左右方向），显示左右方向可见多个条形伪影；H. 膝关节矢状位 T_2WI（相位编码方向为上下方向），未见明显腘动脉搏动伪影

五、呼吸运动伪影

见图 7-5。

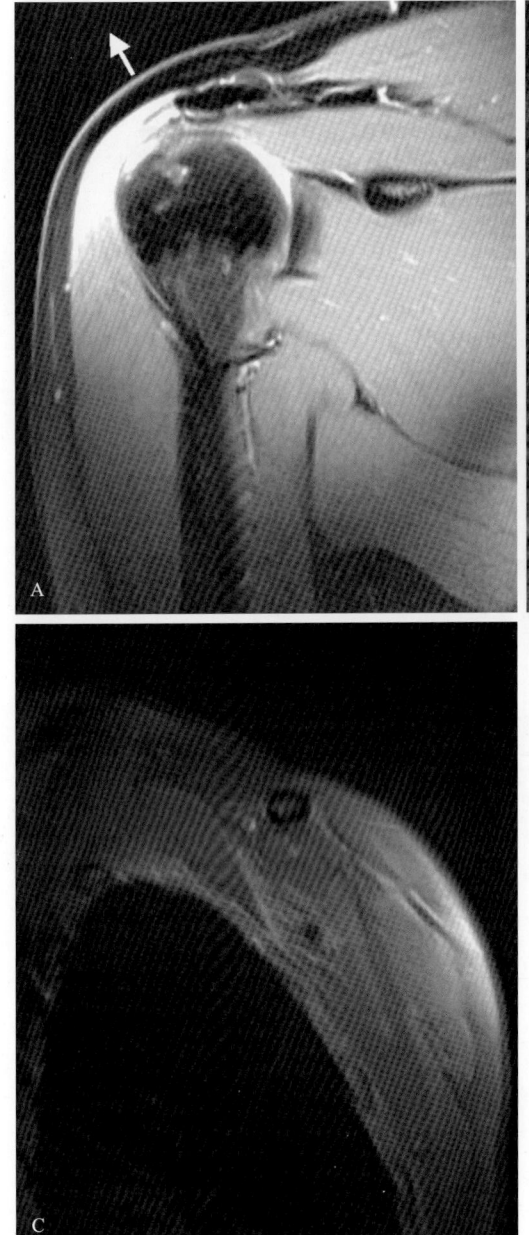

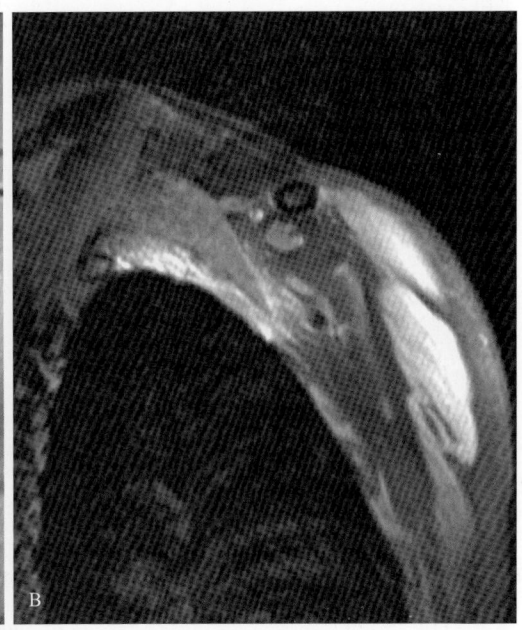

图 7-5 呼吸运动伪影
肩关节冠状位 PDWI TSE FS（A），示肱骨外侧软组织内可见多个条纹状呼吸运动伪影（箭头）；肩关节 PDWI 冠状位常规 TSE 序列（B），肩周及肺野内可见多个模糊条状呼吸运动伪影；肩关节 PDWI 冠状位 BLADE TSE 序列（C），呼吸运动伪影消失，相应区域结构显示清晰

六、磁化率伪影

见图 7-6。磁化率指物质在磁场中被磁化的程度。磁化率伪影来源于金属材料和人体自身组织。

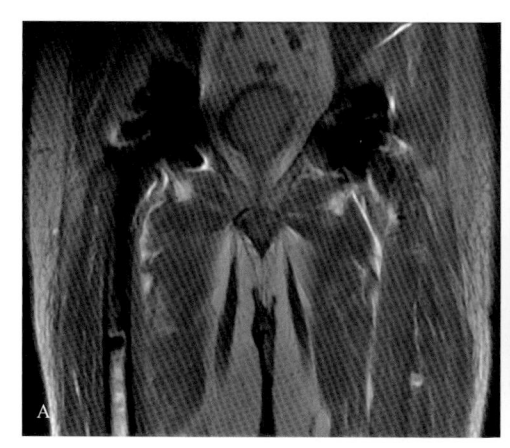

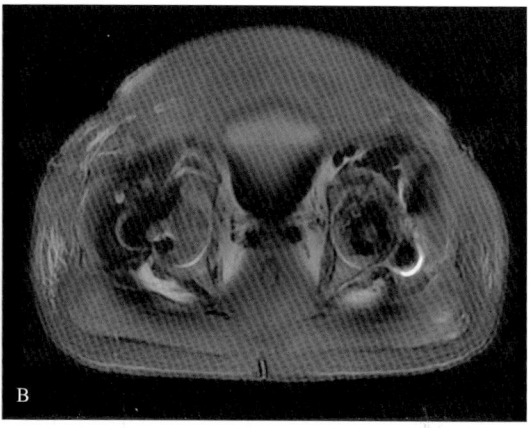

图 7-6 磁化率伪影

双侧髋关节冠状位 T$_2$WI FSE（A）和双侧髋关节横轴位 T$_2$WI（B）示双侧髋关节人工金属置换物及其周围可见大片低信号区，边缘可见散在小片状高信号影，相应髋关节结构变形失真

（一）金属材料产生的磁化率伪影

铁磁性材料由于其强的磁敏感性，非铁磁性金属材料主要因其在射频脉冲激励下产生涡电流，引起局部磁场的不均匀，从而导致沿频率编码方向的读出梯度呈非线性变化，引起空间位置和信号的失真（偶尔也可表现为选层方向）；自旋失相，引起信号丢失。

（二）人体自身组织产生的磁化率伪影

不同组织内的氢核因其所处的分子环境不同，故其磁化率也存在差异。一般血液的磁化率大于组织，而组织的又大于空气。磁化率伪影在频率编码方向最明显。

金属材料产生的磁化率伪影表现为金属物处大片低信号区，其边缘和附近存在小区域高信号，有时这些高信号向后上方延伸且区域变小，邻近组织发生严重的变形失真。人体自身组织产生的磁化率伪影常出现于两种具有不同磁敏感性组织的交界面（空气与组织、骨与组织、血液与组织），在 SE 序列长 TR 像上不同层面可表现为高信号区或低信号区；在 GRE 序列多表现为低信号区。

四肢及关节磁化率伪影的验证与矫正策略：①低场强。②优先使用快速自旋回波序列。③增大读出梯度和接收带宽。④使用短 TE，减少自旋失相时间。⑤薄扫或 3D 成像，减少层间失相。⑥适当选择频率编码方向，选择与交界面垂直的成像平面可以区别伪影和病变信号。⑦在长 TE 高场强时，利用梯度回波层间激励轮廓成像技术可以减少或消除磁化率伪影。⑧交互射频半傅里叶单次激发快速自旋回波灌注成像，可以减少或消除磁化率伪影。⑨对磁体进行匀场校正。⑩选择合适的患者体位；STIR 序列对局部主磁场不均匀性相对不敏感。⑪抑脂技术：与频率选择脂肪饱和技术及选择性水激发技术相比，STIR 对局部主磁场的不均匀性相对不敏感。⑫视角倾斜技术：被用来降低金属伪影。该技术应与增加接收器带宽、读出梯度强度、减小体素大小联合应用，即形成所谓的金属伪影消减序列（MARS）。

七、抑脂不均匀伪影

见图 7-7。

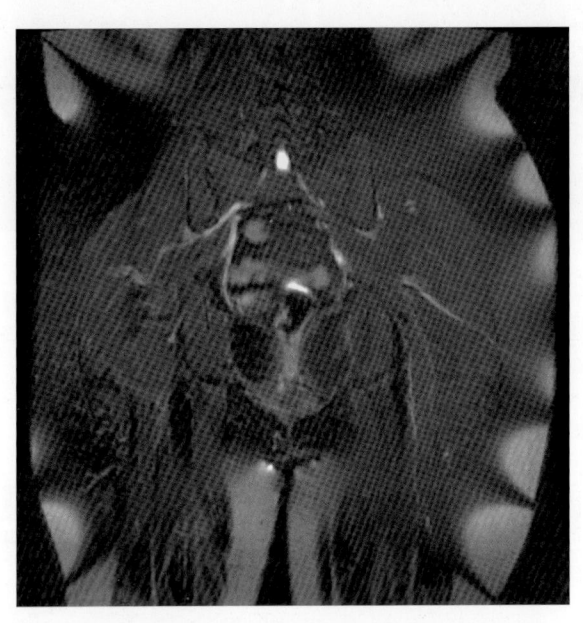

图 7-7　抑脂不均匀伪影：双侧髋部冠状位 T_2WI FSE 脂肪饱和抑脂技术，图像边缘区域见片状高低信号影间断显示，为抑脂不均匀所致伪影

八、魔角效应

见图 7-8。魔角效应（magic angle effect）又称磁角效应，最常发生在肌腱和韧带走行与磁场方向成 54.74°（约 55°）时，由于偶极-偶极效应消失，T_2 时间延长，肌腱在图像上表现为等或稍高信号。正常情况下，水分子与肌腱的胶原纤维具有很短的 T_2 时间，此时相应组织在图像上表现为极低信号。当肌腱与主磁场夹角在 55°时，偶极效应消失，组织 T_2 时间延长 1 倍，肌腱表现为等或稍高信号。肩袖或膝关节肌腱上常可以看到此现象。在短 TE 成像时，魔角现象造成信号增加，信号强度与主磁场 B_0 的角度有关。当 TE 增高或使用 STIR 序列成像时魔角效应消失，该伪影最常出现在肩关节冈上肌肌腱成像，在冠状位脂肪抑制 PDWI 成像上冈上肌肌腱附着处表现为稍高信号，极似冈上肌肌腱附着处撕裂，这种情况下，建议用脂肪抑制 T_2WI 扫描，以排除魔角效应。

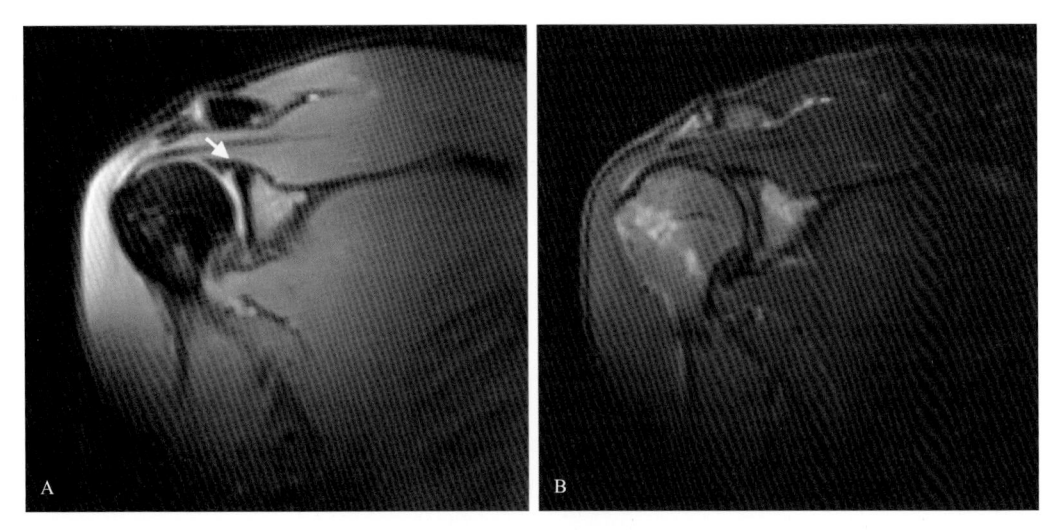

图 7-8　魔角效应

PDWI（A）示右侧冈上肌局部可见斑片状稍高信号影；TIRM 序列（B. 西门子序列名称，相当于 STIR 序列）示右侧冈上肌相应部位未见高信号

第二节　四肢关节常见假象及诊断陷阱

一、盂肱下韧带前束与盂唇之间的正常凹槽

见图 7-9。

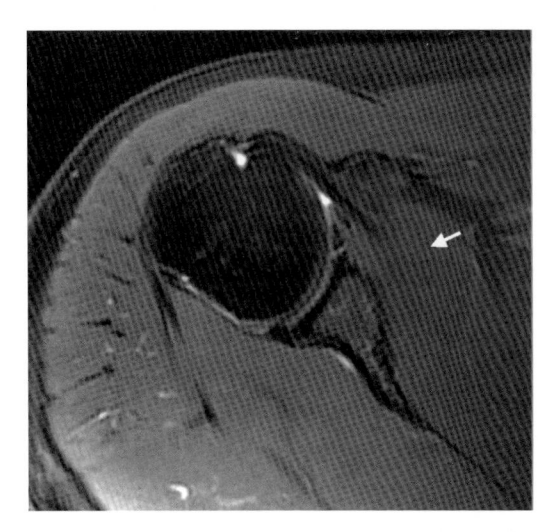

图 7-9　盂肱下韧带前束与盂唇之间的正常凹槽

肩关节横轴位 T_2WI，示盂肱下韧带前束与盂唇之间的正常凹槽（箭头），易误诊为前下盂唇撕裂

二、肩关节 Buford 复合体

见图 7-10。Buford 复合体是指索条状增厚的盂肱中韧带直接附着在肱二头肌前方的上盂唇，伴有前上盂唇的缺如，易误诊为盂唇撕裂，其发生率约 1.5%，若手术将其错误连接到关节盂软骨颈部，肱骨旋转、上抬会引起剧烈疼痛和活动受限。

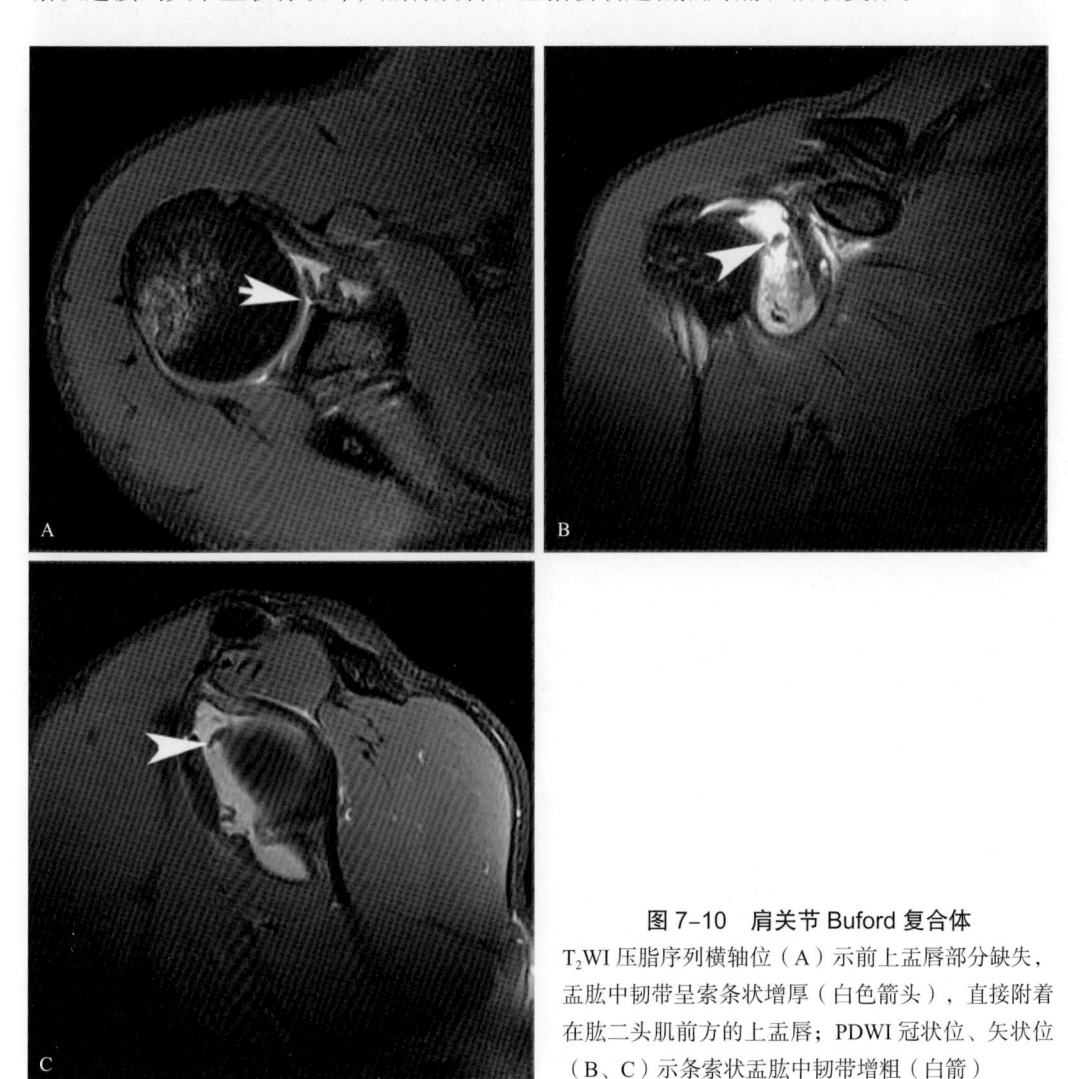

图 7-10　肩关节 Buford 复合体
T$_2$WI 压脂序列横轴位（A）示前上盂唇部分缺失，盂肱中韧带呈索条状增厚（白色箭头），直接附着在肱二头肌前方的上盂唇；PDWI 冠状位、矢状位（B、C）示条索状盂肱中韧带增粗（白箭）

三、肩峰分型

见图 7-11。肩峰依据形态不同，分为 4 型：Ⅰ型呈线形，Ⅱ型呈凹状下表面弧形，Ⅲ型呈钩形，Ⅳ型呈凸状下表面弧形。

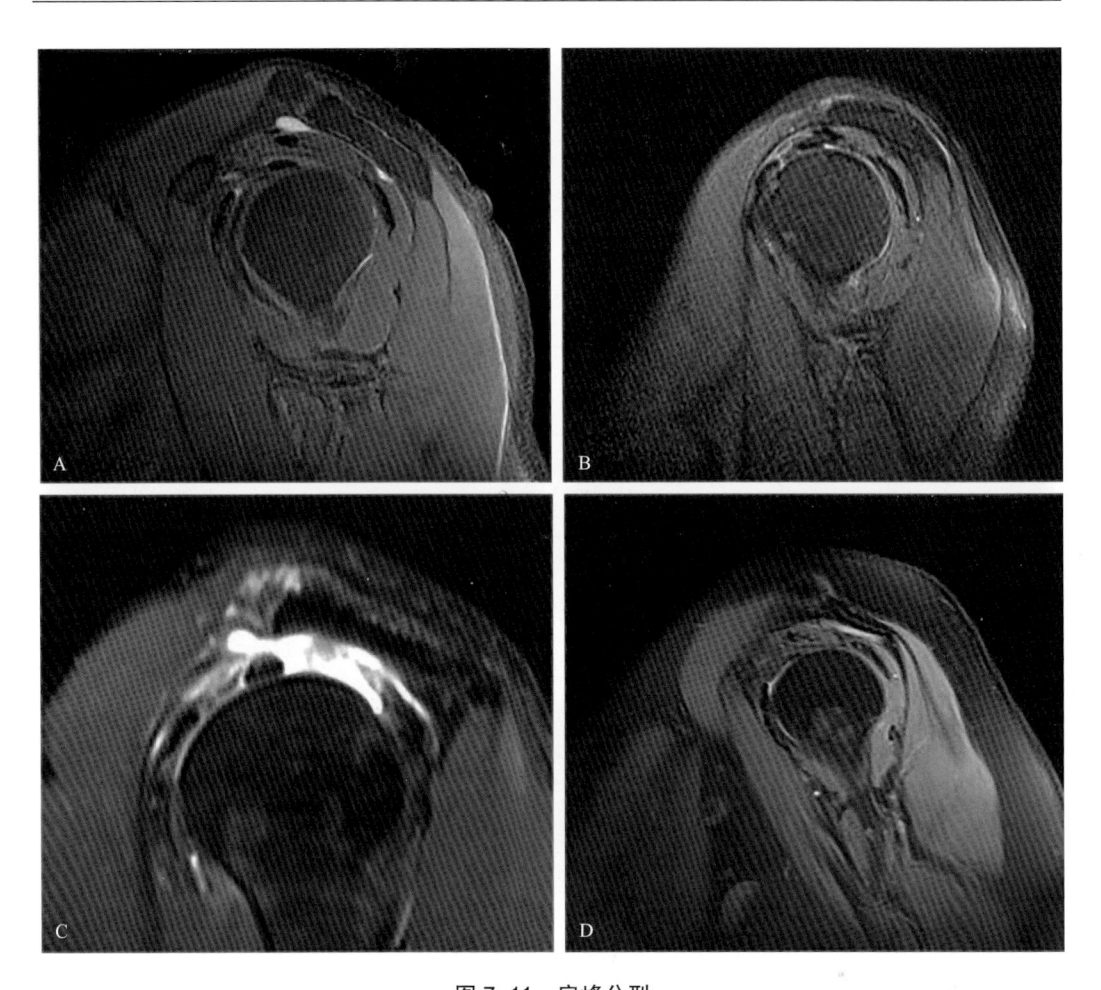

图 7-11　肩峰分型

肩关节矢状位抑脂 PDWI TSE，Ⅰ型肩峰（A）；Ⅱ型肩峰（B）；Ⅲ型肩峰（C）；Ⅳ型肩峰（D）

四、正常成人骨髓信号

见图 7-12。

五、扫描角度对膝关节后交叉韧带显示的影响

见图 7-13。

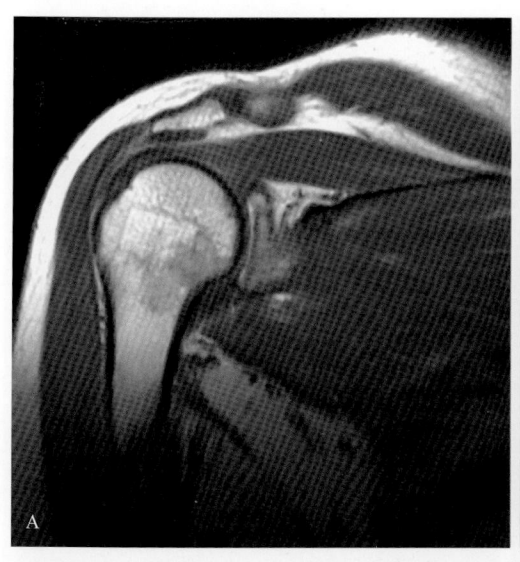

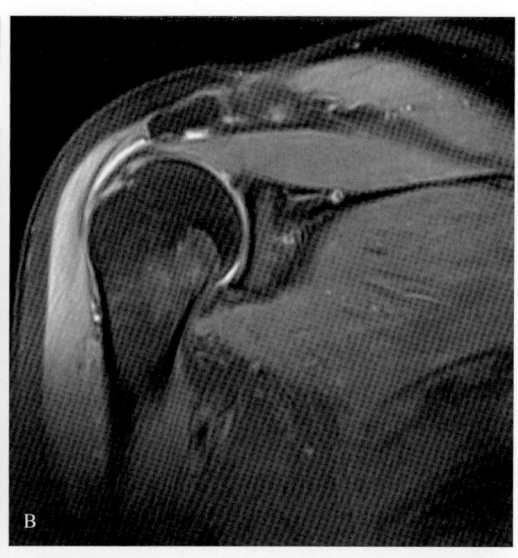

图 7-12　正常人骨髓信号

正常成人（女，50岁）肩关节磁共振图像，冠状位 T_1WI（A）及 T_2WI 抑脂（B）示肱骨近段、关节盂、肩峰、锁骨骨髓主要呈 T_1WI 高信号、T_2WI 抑脂低信号（黄骨髓信号），肱骨近端、关节盂另可见斑片状 T_1WI 稍低信号、T_2WI 抑脂稍高信号影（红骨髓信号）

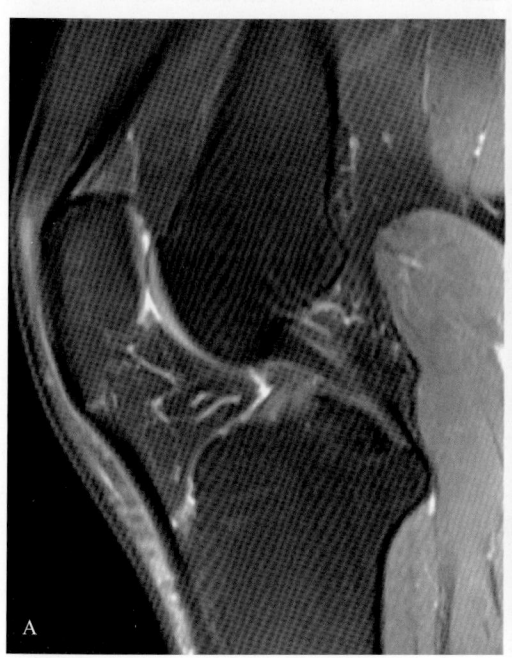

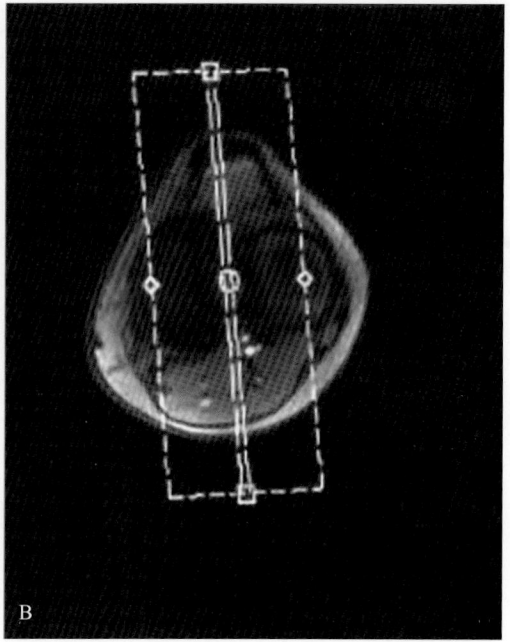

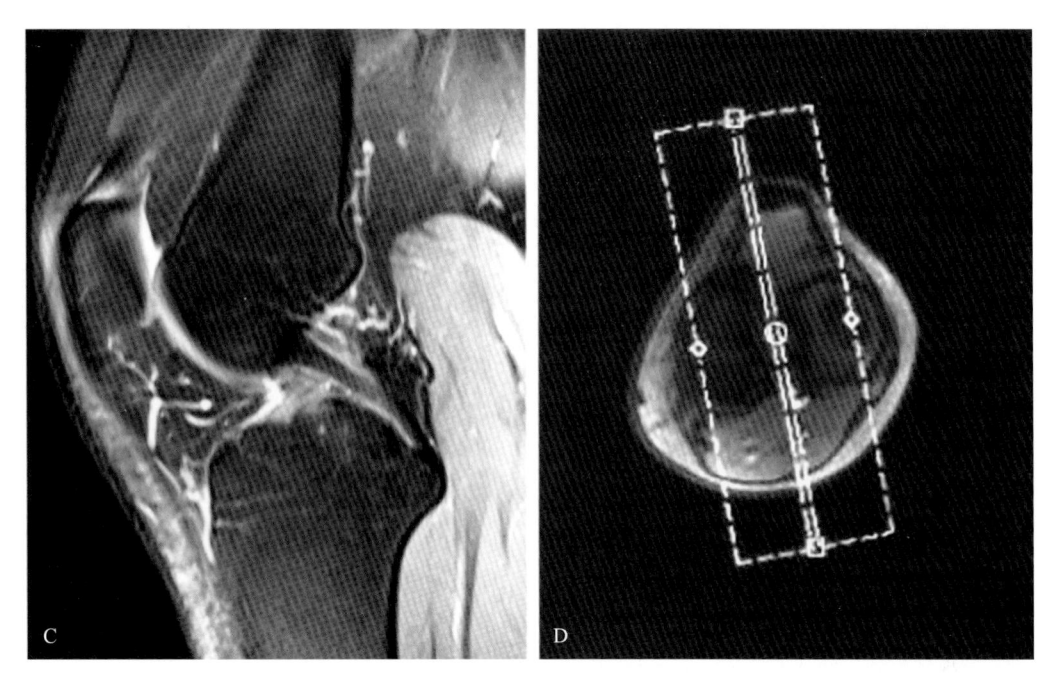

图 7-13　膝关节矢状位 PDWI（A）示后交叉韧带在一个层面内不能全程显示，其扫描定位线如图 B 所示；膝关节矢状位 PDWI（C），后交叉韧带在一个层面内得以全程显示，其扫描定位线如图 D 所示，扫描定位线平行于后交叉韧带走行方向

六、膝横韧带

见图 7-14。膝横韧带为外侧半月板前角上缘向内略向前延伸的非恒定纤维带；从

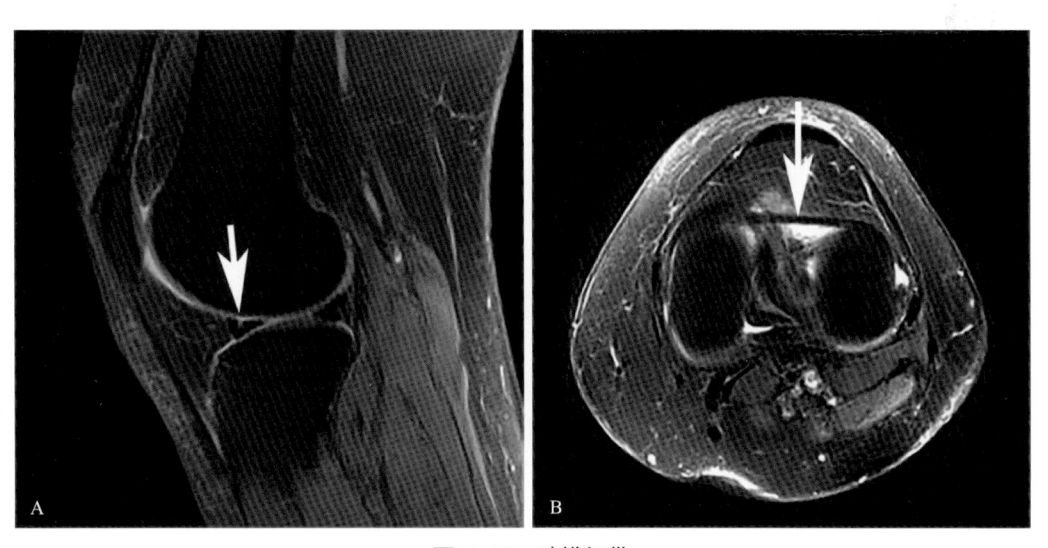

图 7-14　膝横韧带

膝关节压脂 T_2WI 矢状位（A）示外侧半月板前角上方见线状高信号影（白色箭头），易误诊为半月板撕裂，连续层面观察为邻近连续走行的韧带所致假象；膝关节压脂 T_2WI 横断位（B）示膝横韧带为位于内外侧半月板前角之间横行的条状低信号影（白色箭头）

257

前交叉韧带前方通过，于前交叉韧带胫骨附着点上方与内侧半月板前上缘融合；厚1～4mm。矢状位位于半月板前角前方，易误诊为半月板撕裂。矢状位连续观察可见连续走行的膝横韧带，冠状位和横断位可以显示全部。

七、膝关节板股韧带——Humphery 韧带

见图 7-15。

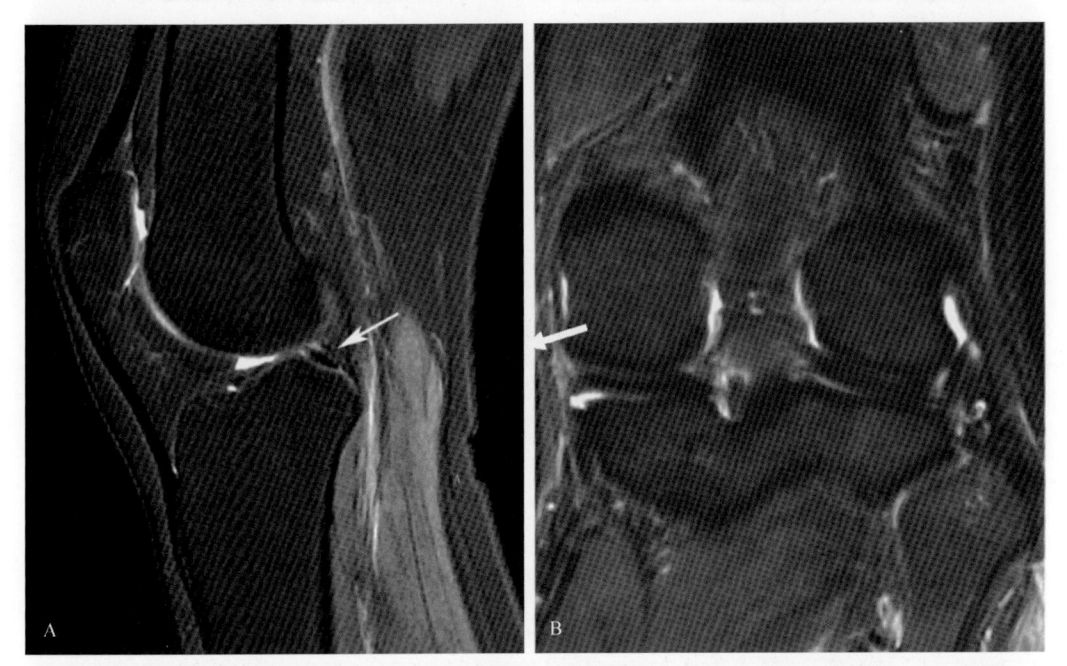

图 7-15　膝关节矢状位抑脂 PDWI（A），外侧半月板后角后上方可见三角形低信号影（箭头）；膝关节冠状位抑脂 PDWI（B），自外侧半月板后角斜向内上通向股骨内侧髁外侧面的条状低信号影

八、膝关节板股韧带—— Wrisberg 韧带

见图 7-16。板股韧带起自外侧半月板后角的后上缘，距后角 7～10mm，向内上方止于股骨内侧髁外侧面，厚 1～4mm，出现率 30%～50%，作用为增加股骨外侧髁与半月板间的一致性和稳定外侧半月板，限制外侧半月板后移。根据其与后交叉韧带的位置关系，分为板股前韧带，即 Wrisberg 韧带（位于后交叉韧带后方走行，发生率约 4.2%）和板股后韧带，即 Humphery 韧带（位于后交叉韧带前方走行，发生率约 36.5%）。矢状位板股韧带易误诊为外侧半月板后角撕裂。

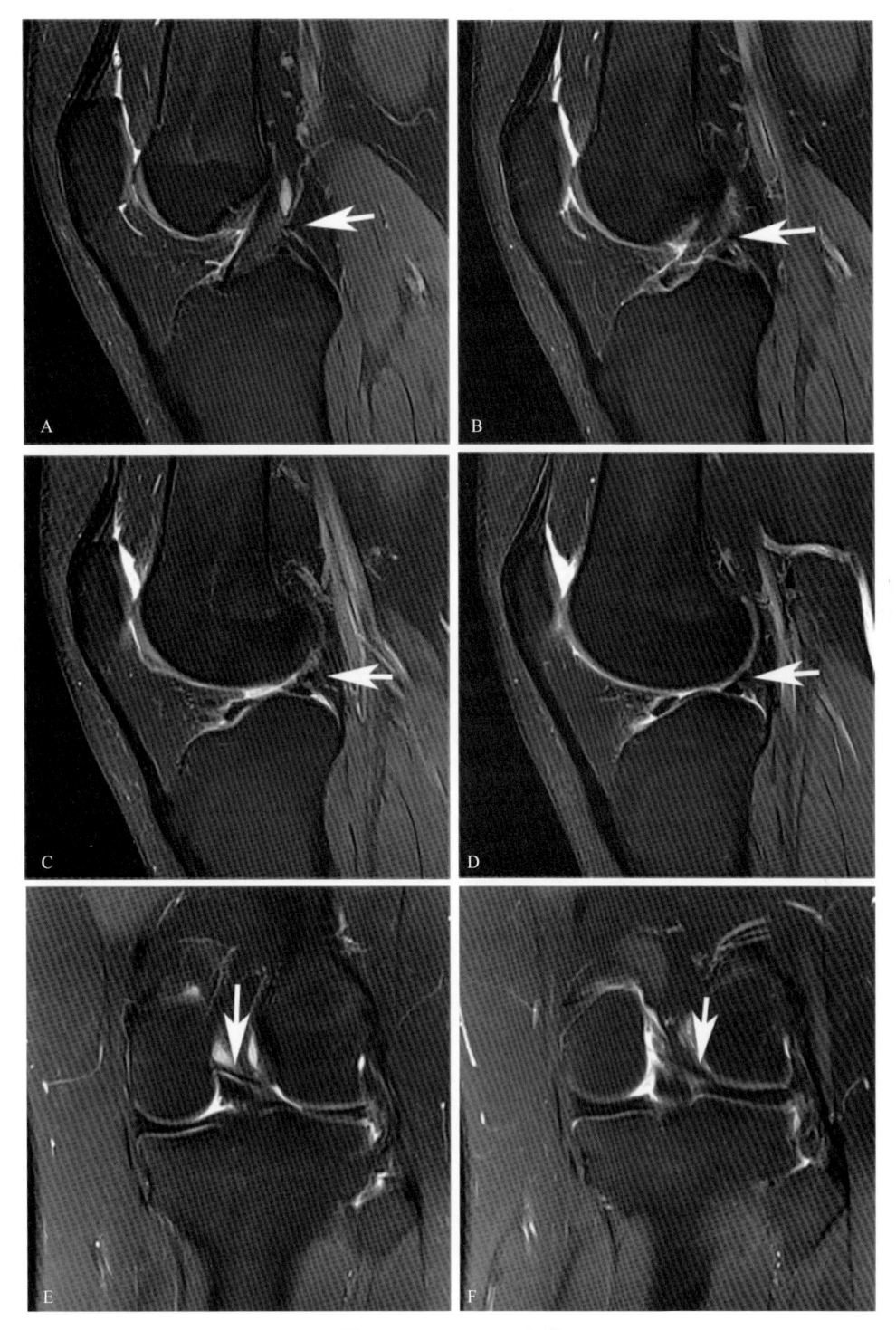

图 7-16　Wrisberg 韧带

膝关节压脂 T$_2$WI 矢状位（A～D）示外侧半月板后角上方见线状高信号影，易误诊为半月板撕裂，连续层面观察为邻近连续走行的韧带所致假象（白色箭头）；膝关节压脂 T$_2$WI 冠状位（E、F）示外侧半月板后角斜向内上通向股骨内侧髁外侧面的条状低信号影（白箭头），其位于后交叉韧带后方

九、腘肌腱

见图 7-17。易误诊为半月板后角撕裂。

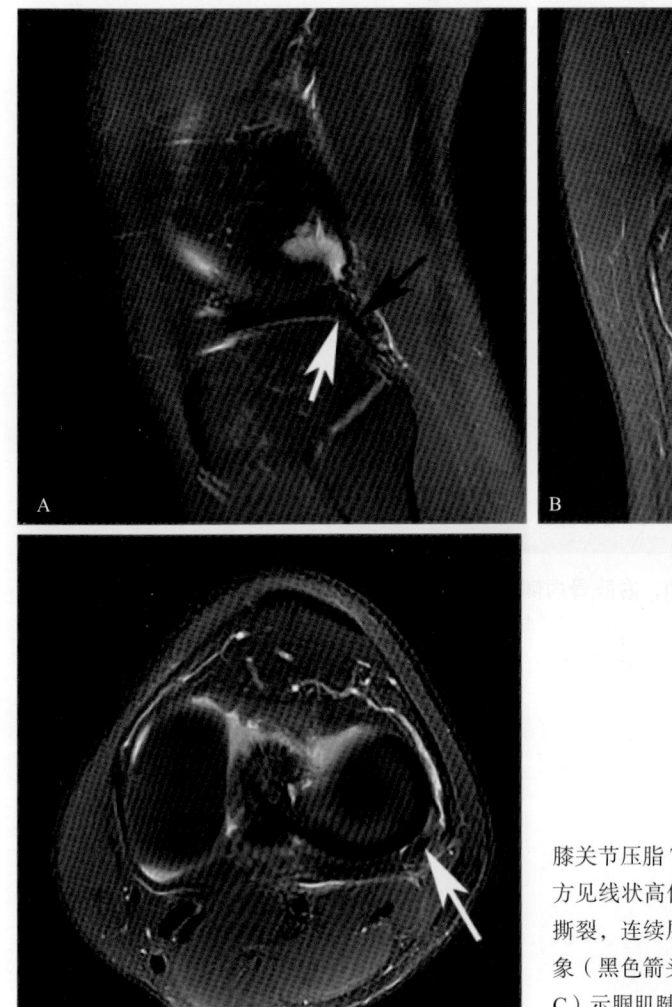

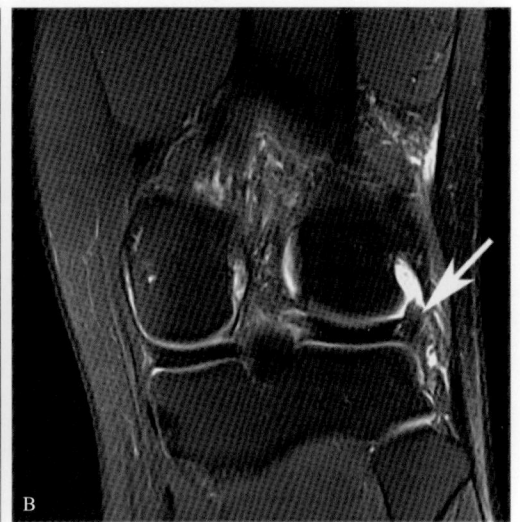

图 7-17 腘肌腱
膝关节压脂 T_2WI 矢状位（A）示外侧半月板后角上方见线状高信号影（白色箭头），易误诊为半月板撕裂，连续层面观察为邻近连续走行的韧带所致假象（黑色箭头）；压脂 T_2WI 冠状位、横断位（B、C）示腘肌腱为位于外侧半月板后角旁的条状低信号影（白色箭头）

十、斜半月 - 半月韧带

斜半月 - 半月韧带（oblique menisco-meniscal ligament, OML）OML 是连接一个半月板前角和另一个半月板后角的韧带，根据其前部的附着部位分为内侧半月 - 半月韧带、外侧半月 - 半月韧带，是一种罕见的正常变异，可能被误诊为桶柄状撕裂。其患病率为 1% ~ 4%。

十一、膝关节内侧副韧带术后改变

见图 7-18。

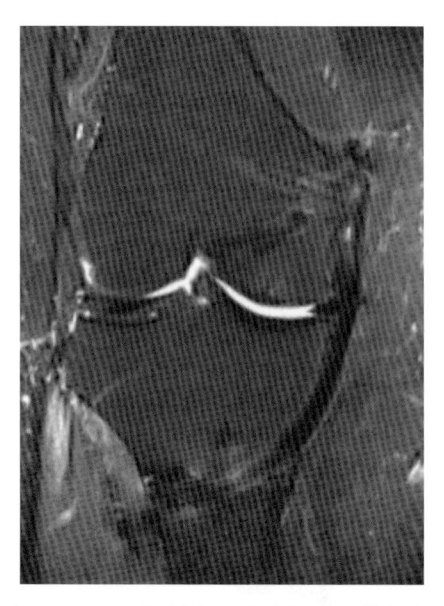

图 7-18 右膝关节冠状位抑脂 PDWI，右股骨内侧髁内侧副韧带起点可见内固定钉影，右侧胫骨近端可见骨道影，两者之间可见通行的修复内侧副韧带

十二、膝关节前交叉韧带重建

见图 7-19。

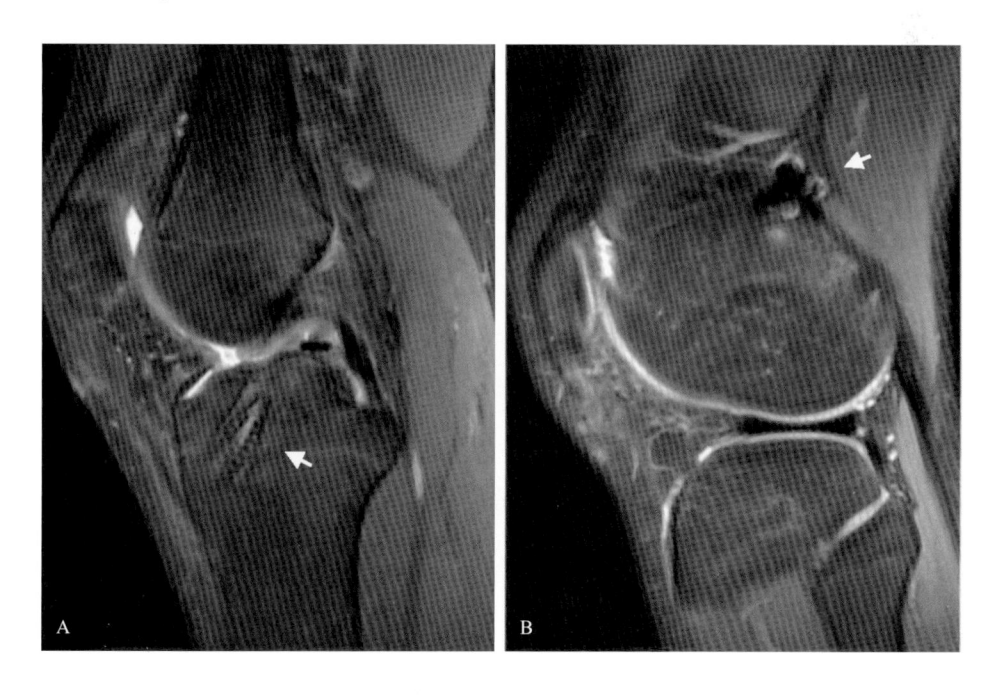

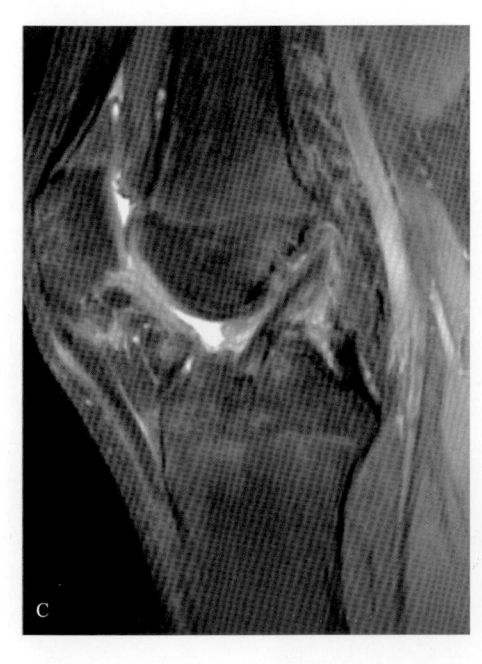

图7-19 膝关节矢状位抑脂PDWI不同层面（A～C），示右胫骨近端及股骨外侧髁可见内固定物影（箭头），其间可见置换韧带影

（刘　颖　赵一平　梁　畅　林雨欣　王　菲　迟　雨　樊婷婷）

参考文献

昌仁民，周新韩，文戈，等，2008．3.0T磁共振常见伪影的产生机理、表现及解决措施[J]．中国医疗设备，23（6）：95-99.

陈汉芳，钟兴，李恒国，等，2002．FLAIRT1序列在颅脑MRI中的应用评估[J]．实用放射学杂志，18（12）：1032-1033.

陈家祥，宋桂芳，马岩，2008．退行性膝关节软骨损伤的MRI表现[J]．中国CT和MRI杂志，6（2）：55-57.

陈玉林，吴力源，胡晓云，等，2011．刀锋伪影校正技术在颅脑高场MRI中的临床应用价值[J]．中国现代医学杂志，21（23）：2929-2931.

程流泉，高元桂，马林，等，2006．呼吸导航回波触发冠状动脉磁共振成像[J]．中国医学影像学杂志，14（2）：81-84.

窦社伟，连建敏，闫峰山，等，2015．高场强腹部MRI伪影及补偿技术研究[J]．中华实用诊断与治疗杂志，29（1）：84-86.

戈明媚，王秋良，刘志钦，等，2006．MR螺旋桨扫描技术在消除伪影方面的临床应用[J]．中华放射学杂志，40（2）：208-212.

韩鸿宾，2003．临床磁共振成像序列设计与应用[M]．北京：北京大学医学出版社：181-191.

胡丽丽，夏黎明，曾仁端，等，2002．MRI伪影探讨与分析[J]．放射学实践，16（1）：87-88.

胡新民，2005．医学物理学[M]．6版．北京：人民卫生出版社．

黄飚，梁长虹，刘红军，等，2006．MR增强后FLAIR序列对脑膜病变诊断价值[J]．中国医学影像技术，22（5）：671-673.

蒋秉梁，王晓棠，2013．磁共振成像基本原理及临床应用[J]．中国医学装备，10（1）：49-51.

靳二虎，2009．磁共振成像临床应用入门[M]．北京：人民卫生出版社：444-445.

雷漫诗，邓锶锶，汪昕蓉，等，2023．人工智能辅助压缩感知技术在上腹部T_2WI压脂序列中的应用[J/OL]．中华肝脏外科手术学电子杂志，12（5）：551-556.

李朝伟，贺建林，姚翔，2012．医院磁共振机房的屏蔽原理和设计原则[J]．中国医学装备，9（1）：62-63.

李登维，2015．颅脑MRI运动伪影的产生原因和抑制消除办法[J]．中国CT和MRI杂志，13（4）：11-13.

李海学，赵瑞峰，任子敬，等，2004．FLAIR序列脑室内脑脊液搏动伪影的表现及初步分析[J]．实用医学影像杂志，5（5）：243-245.

李懋，2023．磁共振成像技术与应用[M]．上海：科学技术出版社．

李萌，陈本佳，2008．影像技术学[M]．2版．北京：人民卫生出版社：303.

李伟，兰勇，罗学毛，等，2008．扫描优化对消除高磁场MRI伪影的效果研究[J]．医疗设备，21（3）：5-7.

李兆申，杨敏，徐晓蓉，等，2006．应用功能性磁共振成像技术研究非糜烂性反流病患者食管酸灌注时大脑功能活动模式的变化[J]．胃肠病学，11（8）：454-457.

刘炳然，2014．核磁共振系统典型故障维修及体会[J]．中国医疗设备，29（4）：146-147.

刘广顺，任庆云，孟令强，等，2010．口腔金属材料对磁共振成像的影响[J]．华西口腔医学杂志，28（5）：505-508.

刘海滨，张蔚，2011．磁共振图像伪影的产生机理及其解决办法的研究[J]．中国医疗设备，26（10）：

114-117.

刘俊敏，黄忠全，王世耕，等，2005.医学图像处理技术的现状及发展方向[J].医疗卫生装备，26（12）：25-26.

刘鹏飞，邓贺民，王晓睿，等，2006.磁共振DWI对脑脓肿与坏死囊变性胶质瘤的鉴别诊断价值[J].中国临床神经外科杂志，11（12）：711-714.

刘启泽，刘国瑞，2004.高磁场MRI伪影的产生及抑制方法探讨分析[J].实用医技杂志，11（10）：691-693.

龙响云，方向军，罗祖孝，等，2011.高场磁共振成像常见伪影与消除分析[J].中南医学科学杂志，39（3）：296-298.

马林，翁旭初，2002.功能磁共振成像正从基础走向临床应用[J].中华放射学杂志，36（3）：197.

孟春玲，有慧，冯逢，等，2007.对比分析螺旋桨与线性K空间填充方式在颅脑MRI中的应用[J].中国医学影像技术，23（4）：487-490.

彭振军，1997.医用磁共振成像技术[M].武汉：湖北科学技术出版社，141.

任翠萍，张勇，程敬亮，2004.流动伪影在颅内动脉瘤MRI诊断中的价值[J].临床放射学杂志，23（10）：846-848.

孙杰，徐子森，解桂花，等，2007.MR图像伪影的种类及消除方法的探讨[J].医疗设备信息，22（1）：82-84.

唐利荣，蒋韩琴，冯建国，2014.BLADE技术在脑肿瘤术后3.0T磁共振检查中的临床应用价值[J].中国医学装备，11（8）：284-286.

王传兵，邹月芬，储斌，2014.磁共振场强及序列选择对金属植入物伪影大小影响探讨[J].生物医学工程与临床，18（1）：5-9.

王骏，吴虹桥，1999.ROC曲线在医学影像技术学中的应用及科研设计[J].医学影像学杂志，（1）：59-61.

王秋霞，陈亮，罗馨，等，2014.3.0T MRI上腹部常规FSE序列与PROPELLER序列的图像质量对比研究[J].重庆医科大学学报，38（2）：257-261.

魏斌，张富强，余强，2002.衔铁引起MRI伪影的研究[J].上海口腔医学，11（1）：138-140.

徐桓，赵庆军，张秋实，2014.一种磁共振成像装置质量控制测试体模的研制[J].中国医学装备，11（10）：83-85.

燕树林，王鸣鹏，余建明，等，2009.全国医用设备使用人员上岗考试指南[M].北京：军事医学科学出版社：30-39，300.

杨刚，李林，2007.MRI静磁场性伪影产生机理分析及解决措施探讨[J].医疗卫生装备，28（11）：66-67.

杨沛钦，郑晓林，郭友，2006.MRI多种成像技术在小肝癌诊断中的价值[J].中国CT和MRI杂志，4（3）：21-24.

杨勤宇，蒋孝先，何丹，2011.心脏磁共振成像在心肌病中的临床应用[J].中国现代医生，（26）：23-25.

杨正汉，2007.磁共振成像技术指南[M].北京：人民军医出版社：56-420.

杨正汉，冯逢，2010.磁共振成像技术指南[M].修订版.北京：人民军医出版社：449.

杨正汉，冯逢，王霄英，2011.磁共振成像技术指南[M].2版.北京：人民军医出版社.

姚旭峰，徐小萍，2008.磁共振弥散张量成像图像的伪影研究[J].实用医技杂志，15（28）：3811-3812.

姚旭峰，徐小萍，2010.磁共振弥散张量成像去畸变方法[J].东南大学学报（医学版），29（2）：185-188.

参考文献

叶德荣，赵媛媛，李冬果，2005. MR 图像局部增强技术的研究 [J]. 医疗设备信息，20（4）：6.

Ray H. Hashemi, William G. Bradley, Jr. ChristopherJ. Lisanti, 等, 2004. MRI 基础 [M]. 尹建忠，译. 天津：天津科技翻译出版公司：205-235.

禹智波，李锦青，2015. 偏头痛 BOLD-fMRI 研究新进展 [J]. 西南国防医药，25（5）：568-570.

岳彩法，2015. 临床工程师在 MRI 质量保证和控制中的作用 [J]. 世界昀新医学信息文摘（连续型电子期刊），（16）：158-159.

曾亚伟，张磊，金真，等，2004.EPI 序列翻转角对功能磁共振成像激活信号的影响 [J]. 实用放射学杂志，20（8）：673-675.

张磊，金真，曾亚伟，等，2004. EPI 序列的 TE 参数对功能磁共振成像信号的影响 [J]. 放射学实践，19（9）：627-630.

张平寅，钱英，2005. 磁共振成像技术探讨 [J]. 医疗卫生装备，（2）.

张泽宝，2005. 医学影像物理学 [M]. 2 版. 北京：人民卫生出版社.

赵喜平，2000. 磁共振成像系统的原理及其应用 [M]. 北京：科学出版社：444-452.

赵喜平，2004. 磁共振成像 [M]. 北京：科学出版社.

赵喜平，2005. 磁共振成像系统的原理及其应用 [M]. 北京：人民卫生出版社.

钟美花，易本清，吕敦召，等，2014. BLADE 技术在肩关节 MR 成像中的应用 [J]. 中国医学装备，11（8）：160-161.

周康荣，陈祖望，2008. 体部磁共振成像 [M]. 上海：复旦大学出版社：96-97.

朱礼涛，吴慧，朱朝喆，2012. 基于 EPI 方法的功能磁共振成像质量问题实例分析：主要成因与应对方案 [J]. 磁共振成像，3（2）：144-148.

朱宁玉，2007. 低场四肢 MRI 膝关节扫描技术应用 [J]. 医疗设备信息，22（2）：89-90.

朱小飞，孙颖志，2012. 高场强磁共振常见伪影分析 [J]. 医疗卫生装备，33（6）：138.

Ahn S, Hu XP, 2012. View angle tilting echo planar imaging for distortion correction[J]. Magn Reson Med, 68(4): 1211-1219.

Ai T, Padua A, Goerner F, et al, 2012. SEMAC-VAT and MSVAT-SPACE sequence strategies for metal artifact reduction in 1.5T magnetic resonance imaging[J]. Invest Radiol, 47(5): 267-276.

Amartur S, Haacke EM, 1991. Modi.ed iterative model based on data extrapolation method to reduce Gibbs ringing[J]. J Magn Reson Imaging, 1(3): 307-317.

Arena L, Morehouse HT, Sa.r J, 1995. MR imaging artifacts that simulate disease: how to recognize and eliminate them[J]. Radio Graphics, 15(6): 1373-1394.

Atkinson D, Hill DL, Stoyle PN, et al, 1997. Automatic correction of motion artifacts in magnetic resonance images using an entropy focus criterion[J]. IEEE Trans Med Imaging, 16(6): 903-910.

Bailes DR, Gilderdale DJ, Bydder GM, et al, 1985. Respiratory ordered phase encoding(ROPE): a method for reducing respiratory motion artefacts in MR imaging[J]. Comput Assist Tomogr, 9(4): 835-838.

Barish MA, Jara H, 1999. Motion artifact control in body MR imaging[J]. Magn Reson Imaging Clin N Am, 7(2): 289-301.

Bernstein MA, Huston J 3rd, 2006, Ward HA. Imaging artifacts at 3.0T[J]. J Magn Reson Imaging, 24(4): 735-746.

Bernstein MA, KingKF, Zhou XJ, 2004. Handbook of MRI Pulse Sequences. Chicago: Elsevicr Academic Press.

Bos C, Harder CJ, Yperen GV, 2010. MR Imaging near orthopedic implants with artifact reduction using View-Angle tilting and off-resonance suppression[J]. Magn Reson Med, 18: 129.

Boxerman JL, Bandettini PA, Kwong KK, et al, 1995. The intravascular contribution to fMRI signal change:

Monte Carlo modeling and diffusion-weighted studies in vivo[J]. Magn Reson Med, 34(1): 4-10.

Carl M, Koch K, Du J, 2013. MR imaging near metal with undersampled 3D radial UTEMAVRIC sequences[J]. Magn Reson Med, 69(1): 27-36.

Cha JG, Jin W, Lee MH, et al, 2011. Reducing metallic artifacts in postoperative spinal imaging: usefulness of IDEAL contrast-enhanced T_1-and T_2-weighted MR imaging-phantom and clinical studies[J].Radiology, 259(3): 885-893.

Chavhan GB, Babyn PS. JankhariaGB, et al, 2008. Steady state MR imaging sequences: physics, classification and clinical application[J]. Radiographics, 28:1147-1160.

Chen CA, Chen W , Goodman SB, et al, 2011. New MR imaging methods for metallic implants in the knee: artifact correction and clinical impact[J]. Magn Reson Med, 33(5): 1121-1127.

Chen HF, Zhong X, Li HG, et al, 2002. FLAIR sequence T_1 application in the cerebral MRI evaluation[J]. Journal of Practical Radiology, 18(12): 1032-1033.

Cho ZH, Kim DJ, Kim YK, 1988. Total inhomogeneity correction including chemical shifts and susceptibility by view angle tilting[J]. Med Phys, 15(1): 7-11.

Choe KA, Smith RC, Wilkens K, et al, 1997. Motion artifact in T_2-weighted fast spin-echo images of the liver: Effect on image contrast and reduction of artifact using respiratory triggering in normal volunteers[J]. J Magn Reson Imaging, 7(2): 298-302.

Collins CM, Liu W, Schreiber W, et al, 2005. Central brightening due to constructive interference with, without, and despite dielectric resonance[J]. J Magn Reson Imaging, 21(2): 192-196.

Collins CM, Liu W, Swift B J, et al, 2005. Combination of optimized transmit arrays and some receive array reconstruction methods can yield homogeneous images at very high frequencies[J]. Magn Reson Med, 54(6): 1327-1332.

Daniel BL, Butts K, 2000. The use of view angle tilting to reduce distortions in magnetic resonance imaging of cryosurgery[J]. Magn Reson Med, 18(3): 281-286.

den Harder JC, van Yperen GH, Blume UA, et al, 2015. Off-resonance suppression for multispectral MR imaging near metallic implants[J]. Magn Reson Med, 73(1): 233-243.

Deshpande VS, Shea SM, Li D, 2003. Artifact reduction in true-FISP imaging of the coronary arteries by adjusting imaging frequency[J]. Magn Reson Med, 49(5): 803-809.

Dosdá R, Martí-Bonmatí L, Ronchera-Oms CL, et al, 2003. Effect of subcutaneous butylscopolamine administration in the reduction of peristaltic artifacts in 1. 5-T MR fast abdominal examinations[J]. Euro Radiol, 13(2): 294-298.

Ehman RL, Felmlee JP, 1990. Flow artifact reduction in MRI: a review of the roles of gradient moment nulling and spatial presaturation[J]. Magn Reson Med, 14(2): 293-307.

Fiebach JB, Schellinger PD. Tansen O, et al, 2002. CT and diffusion-weighted MR imaging in randomized order: diffusion-weighted imaging results in higher accuracy and lower interrater variability in the diagnosis of hyperacute ischemic stroke[J]. Stroke, 33: 2206-2210.

Gabriel M, Brenman NP, Peck KK, et al, 2014. Bold f MRI for presurgical planning: part Ⅱ [J]. Functional Brain Tumor Imaging: 79-94.

Gerdes CM, Kijowski R, Reeder SB, 2007. IDEAL imaging of the museuloskeletal system: robust water fat separation for uniform fat suppression marrow evaluation and cailage imaging[J]. Am J Roentgenol, 189(5): 284-291.

Gornotempini ML, Hutton C, Josephs O, et al, 2002. Echo time dependence of BOLD contrast and susceptibility artifacts[J]. Neuro Image, 15(1): 136-142.

参考文献

Gottfried JA, Deichmann R, Winston JS, et al, 2002. Functional heterogeneity in human olfactory cortex: an event-related functional magnetic resonance imaging study[J]. Journal of Neuroscience, 22(24): 10819-10828.

Graf H, Lauer UA, Berger A, et al, 2005. RF artifacts caused by metallic implants or instruments which get more prominent at 3 T: an in vitro study[J]. J Magn Reson Imaging, 23(3): 493-499.

Grif. n JF 4th, Archambault NS, Mankin JM, et al, 2013. Magnetic resonance imaging in cadaver dogs with metallic vertebral implants at 3 Tesla: evaluation of the WARP-turbo spin echo sequence[J]. Spine, 38(24): E1548-1553.

Habn EL, 1950. Spin echoes[J]. Phys Rev, 80:580-594.

Hargreaves BA, Chen W, Lu W, et al, 2010. Accelerated slice encoding for metal artifact correction[J]. J Magn Reson Imaging, 31(4): 987-996.

Hashemi RH, Bradley WG Jr, Lisanti CJ, 2010. MRI The Basics. 3rd ed. Philadelphia; L ippincott Williams 8[J]. Wikins.

Hayter CL, Koff MF, Shah P, et al, 2011. MRI after arthroplasty: comparison of MAVRIC and conventional fast spin-echo techniques[J]. Am J Roentgenol, 197(3): 405-411.

Herlihy AH, Hajnal JV, Curati WL, et al, 2001. Reduction of CSF and blood .ow artifacts on FLAIR images of the brain with k-space reordered by inversion time at each slice position(KRISP)[J]. AJNR Am J Neuroradiol, 22(5): 896-904.

Holmes JH, Beatty PJ, Rowley HA, et al, 2012. Improved motion correction capabilities for fast spin echo T_1 FLAIR propeller using non-cartesian external calibration data driven parallel imaging[J]. Magn Reson Med, 68(6): 1856-1865.

Huang B, Liang CH, Liu HJ, et al, 2006. MR FLAIR sequence of meningeal lesions enhanced diagnostic value[J]. Chinese Journal of Medical Imaging Technology, 22(5): 671-673.

Huang TY, Tseng YS, Tang YW, et al, 2012. Optimization of PROPELLER reconstruction for free-breathing T_1- weighted cardiac imaging[J]. Med Phys, 39(8): 4896-4902.

Iii J PM, Brookeman JR, 1992. The design of pulse sequences employing spatial presaturation for the suppression of . ow artifacts[J]. Magn Reson Med, 23(2): 201-214.

Jiang GP, Chen WF, Hou ZS, 2005. Inverse iterative correction for translational motion artifact of magnetic resonance imaging based on histogram entropy minimization][J]. Academic Journal of the First Medical College of PLA, 25(6): 655-659.

Kim EK, Park NP, Choi M, et al, 2002. Cancellation of MRI motion artifact in image plane[C]. Instrumentation and Measurement Technology Conference: 329-334.

Koch KM, Brau AC, Chen W, et al, 2011. Imaging near metal with a MAVRIC-SEMAC hybrid [J]. Magn Reson Med, 65(1): 71-82.

Koch KM, Lorbiecki JE, Hinks RS, et al, 2009. A multispectral three-dimensional acquisition technique for imaging near metal implants[J]. Magn Reson Med, 61(9): 381-390.

Koff MF, Shah P, Koch KM, et al, 2013. Quantifying image distortion of orthopedic materials in imaging[J]. J Magn Reson Imaging, 38(3): 610-618.

Koktzoglou I, Simonetti O, Li D, 2005,. Coronary artery wall imaging: initial experience at 3 Tesla[J]. J Magn Reson Imaging, 21(2): 128-132.

Korin HW, Farzaneh F, Wright RC, et al, 1989. Compensation for effects of linear motion in MR imaging[J]. Magn Reson Med, 12(1): 99-113.

Korin HW, Riederer SJ, Bampton A EH, et al, 1992. Altered phase-encoding order for reduced sensitivity to motion in three-dimensional MR imaging[J]. J Magn Reson Imaging, 2(6): 687-693.

Kurihara Y, Yakushiji Y, Tani I, et al, 2002. Coil sensitivity encoding in MR imaging[J]. AJR, 178: 1087-1091.

Laundre BJ, Jellison BJ, Badie B, et al, 2005. Diffusion tensor imaging of the corticospinal tract before and after mass resection as correlated with clinical motor .ndings: preliminary data[J]. AJNR Am J Neuroradiol, 26(4): 791-796.

Lee KJ, Barber DC, Paley MN, et al, 2002. Image-based EPI ghost correction using an algorithm based on projection onto convex sets(POCS)[J]. Magn Reson Med, 47(4): 812-817.

Lewis CE, Prato FS, Drost D J, et al, 1986. Comparison of respiratory triggering and gating techniques for the removal of respiratory artifacts in MR imaging[J]. Radiology, 160(3): 803-810.

Li HX, Zhao RF, Ren ZJ, et al, 2004. FLAIR sequence intraventricular cerebrospinal fluid pulsation artifact (VCSFA) performance and the preliminary analysis[J]. J Prac Med Imaging, (5): 400-402.

Liu GS, Ren QY, Meng LQ, et al, 2010. The influence of dental metallic materials for magnetic resonance imaging[J]. Huaxi Oral Medical Journal, 28(5): 505-508.

Lu W, Pauly KB, Gold GE, et al, 2008. Towards artifact-free MRI near metallic implants[J]. Magn Reson Med, 16: 838.

Lu W, Pauly KB, Gold GE, et al, 2009. SEMAC: slice encoding for metal artifact correction in MRI[J]. Magn Reson Med, 62(1): 66-76.

Lu W, Pauly KB, Gold GE, et al, 2011. Slice encoding for metal artifact correction with noise reduction[J]. Magn Reson Med, 65(5): 1352-1357.

Ma J, Singh SK, Kumar AJ, et al, 2002. Method for ef.cient fast spin echo dixon imaging[J]. Magn Reson Med, 48(6): 1021-1027.

Manduca A, Mcgee KP, Welch EB, et al, 2000. Autocorrection in MR imaging: adaptive motion correction without navigator echoes[J]. Radiology, 215(3): 904-909.

Mcgee KP, Grimm RC, Felmlee J P, et al, 1997. The shoulder: adaptive motion correction of MR images[J]. Radiology, 205(2): 541-545.

Medley M, Yan H, Rosenfeld D, 1991. An improved algorithm for 2-D translational motion artifact correction[J]. IEEE Trans Med Imaging, 10(4): 548-553.

Meftah M, Potter HG, Gold S, et al, 2013. Assessment of reactive synovitis in rotating-platform posterior-stabilized design: a 10-year prospective matched-pair MRI study[J]. J Arthroplasty, 28(9): 1551-1555.

Merkle EM , Dale BM, 2006. Abdominal MRI at 3.0 T: the basics revisited[J].AJR Am J Roentgenol, 186(6): 1524-1532.

Merkle EM, Dale BM, Thomas J, et al, 2006. MR liver imaging and cholangiography in the presence of surgical metallic clips at 1. 5 and 3 Tesla[J]. Eur Radiol, 16(10): 2309-2316.

Mezrich R, 1995. A perspective on K-space[J]. Radiology,195(2):297-315.

Mirowitz SA, 1994. Motion artifact as a pitfall in diagnosis of meniscal tear on gradient reoriented MRI of the knee[J]. J Comput Assist Tomogr, 18(2): 279-282.

Murakami M, Mori H, Kunimatsu A, et al, 2011. Postsurgical spinal magnetic resonance imaging with iterative decomposition of water and fat with echo asymmetry and least-squares estimation[J]. J Comput Assist Tomogr, 35(1): 16-20.

Nael K, Fenchel MC, Kramer U, et al, 2007. Whole-body contrast-enhanced magnetic resonance angiography: new advances at 3.0 T[J]. Top Magn Reson Imaging, 18(2): 127-134.

Nakada T, 2003. Clinical experience on 3.0 T systems in Niigata, 1996 to 2002[J]. Invest Radiol, 38(7): 377-384.

参考文献

Nakada T, 2007. Clinical application of high and ultra high-. eld MRI[J]. Brain & Development, 29(6): 325.

Nyberg E, Sandhu GS, Jesberger J, et al, 2012. Comparison of brain MR images at 1. 5T using BLADE and rectilinear techniques for patients who move during data acquisition[J]. AJNR Am J Neuroradiol, 33(1): 77-82.

Ogawa S, Tank DW, Menon R, et al, 1992,. Intrinsic signal changes accompanying sensory stimulation: functional brain mapping with magnetic resonance imaging[J]. Proc Natl Acad Sci USA, 89(13): 5951-5955.

Parmar H, Sitoh YY, Anand P, et al, 2006. Contrast- enhanced FLAIR imaging in the evaluation of infectious leptomeningeal diseases[J]. Eur J Radiol, 58(1): 89-95.

Pattany PM, Phillips JJ, Chiu L C, et al, 1987. Motion artifact suppression technique(MAST) for MR imaging[J]. Comput Assist Tomogr, 11(3): 369-377.

Pipe, JG, Farthing ViG, Forbes KP, 2002. Multishot diffusion-weighted FSE using PROPELLER MRI[J]. Mage Reson Med, 47: 42-52.

Pruessmann KP, Weiger M, Bomert P, et al., 2001. Advances insensitivity encoding with arbitrary K-space trajectories[J]. Magn Reson Med, 46: 638-651.

Quencer RM, Pattany PM, 2001. Fluid-attenuated inversion recovery now with another acronym: "KRISP FLAIR"[J]. AJNR Am J Neuroradiol, 22(5): 805-806.

Ramos-Cabrer P, van Duynhoven JP, Van der Toorn A, et al, 2004. MRI of hip prostheses using single-point methods: in vitro studies towards the artifact-free imaging of individuals with metal implants[J]. J Magne Reson Imaging, 22: 1097-1103.

Samsonov AA, Velikina J, Jung Y, et al, 2010. POCS-enhanced correction of motion artifacts in parallel MRI[J]. Magn Reson Med, 63(4): 1104-1110.

Schorn C, Fischer U, D.ler W, et al, 1998. Compression device to reduce motion artifacts at contrast-enhanced MR imaging in the breast[J]. Radiology, 206(1): 279-282.

Setsompop K, Wald L L, Alagappan V, et al, 2006. Parallel RF transmission with eight channels at 3 Tesla[J]. Magn Reson Med, 56(5): 1163-1171.

Singh R, Gupta K, 2021. Study about Riedel's lobe: an approach to morphology and its clinical significance[J]. Issues and Developments in Medicine and Medical Research. BP International, London (UK), 54-58.

Sinha N, Ramakrishnan AG, 2010. Quality assessment in magnetic resonance images[J]. Crit Rev Biomed Eng, 38(2): 127-141.

Splendiani A, Puglielli E, De Amicis R, et al, 2005. Contrast-enhanced FLAIR in the early diagnosis of infectious meningitis[J]. Neuroradiology, 47(8): 591-598.

Stark DD, Hendrick RE, Hahn PF, et al, 1987. Motion artifact reduction with fast spin-echo imaging[J]. Radiology, 164(1): 183-191.

Sutter R, Ulbrich E J, Jellus V, et al, 2012. Reduction of metal artifacts in patients with total hip arthroplasty with slice-encoding metal artifact correction and view-angle tilting MR imaging[J]. Radiology, 265(1): 204-214.

Toms AP, Smithbateman C, Malcolm PN, et al, 2010. Optimization of metal artefact reduction(MAR) sequences for MRI of total hip prostheses[J]. Clin Radiol, 65(6): 447-452.

Vandevenne JE, Vanhoenacker FM, Parizel M, et al, 2007. Reduction of metal artefacts in musculoskeletal MR imaging[J]. JBR-BTR, 90(5): 345-349.

Westbrook C, Roth CK, Talbot J, 2011. MRI in practice . 4th ed. Chichester: Wiley-Blackwell.

Wieben O, Francois C, Reeder SB, 2008. Cardiac MRI of ischemic heart disease at 3T: potential and challenges[J]. Eur Radiol, 65(1): 15-28.

Wood ML, Henkelman RM, 1985. MR image artifacts from periodic motion[J]. Med Phys, 12(2): 143-151.

Wu HM, Yousem DM, Chung HW, et al, 2002. Influence of imaging parameters on high-intensity cerebrospinal .uid artifacts in fast-FLAIR MR imaging[J]. AJNR Am J Neuroradiol, 23(3): 393-399.

Xu W, Zhang J, Li X, 2013. Designing shield radio-frequency phased-array coils for magnetic resonance imaging[J]. Chin Phys B, 22(1): 1-8.

Yablonskiy DA, Haacke EM, 1994. Theory of NMR signal behavior in magnetically inhomogeneous tissues: the static dephasing regime[J]. J Magn Reson Med, 32(6): 749-763.

Yamashita Y, Yokoyama T, Tomiguchi S, et al, 1999. MR imaging of focal lung lesions: elimination of .ow and motion artifact by breath-hold ECG-gated and black-blood techniques on T_2-weighted turbo SE and STIR sequences[J]. J Magn Reson Imaging, 9(5): 691-698.

Zhang Y, Wehrli FW, 2004. Reference-scan-free method for automated correction of Nyquist ghost artifacts in echoplanar brain images[J]. Magn Reson Med, 51(3): 621-624.

Zho S, Kim D, 2012. Time-varying view angle tilting with spiral readout gradients[J]. Magn Reson Med, 68(4): 1220-1227.

Zho SY, Kim MO, Lee KW, et al, 2013. Artifact reduction from metallic dental materials in T_1-weighted spin-echoimaging at 3.0 Tesla[J]. Magn Reson Med, 37(2): 471-478.

Zotev V, Yuan H, Phillips R, et al, 2012. EEG-assisted retrospective motion correction for fMRI: E-REMCOR[J]. Neuro Image, 63(2): 698-712.

彩　图

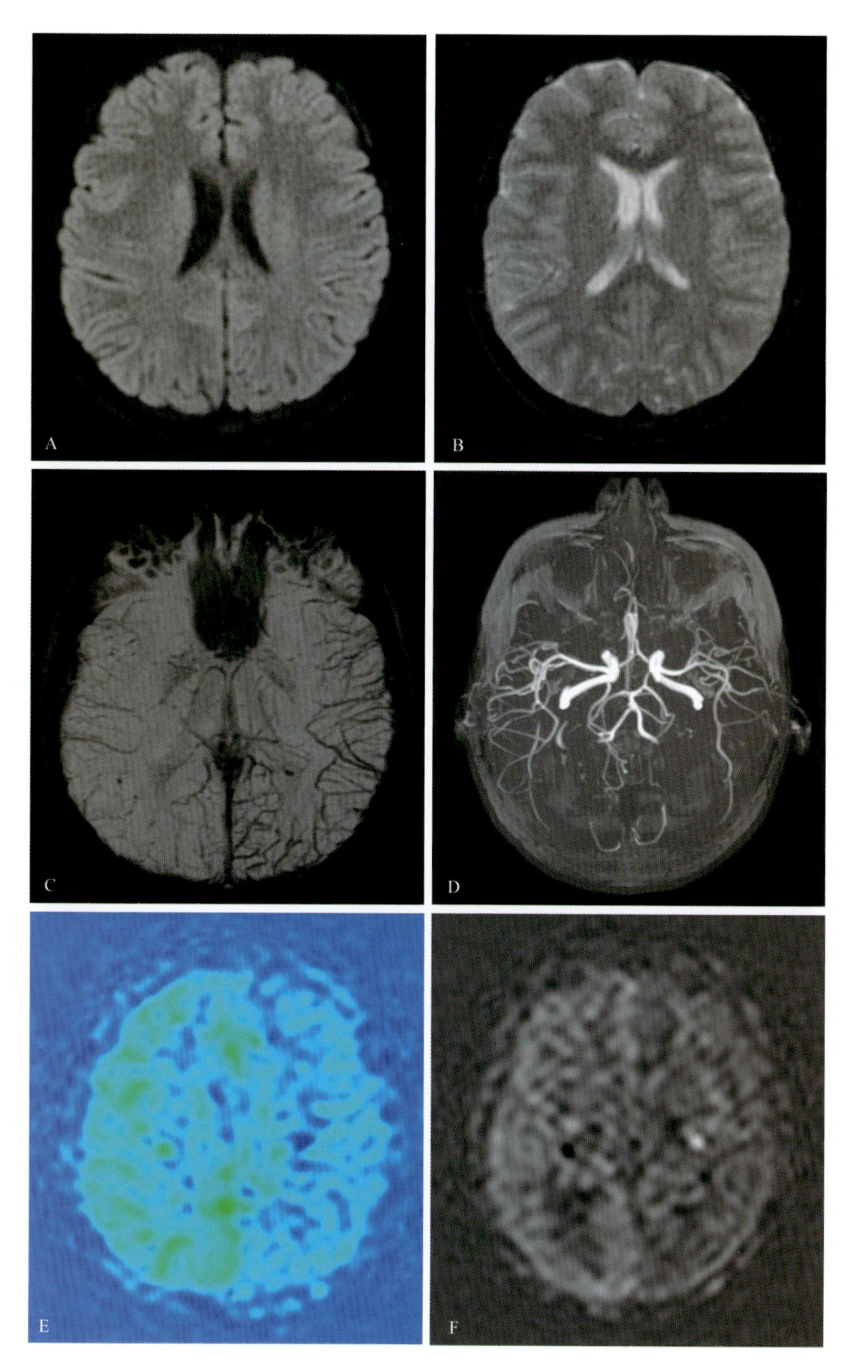

图 2-11　临床脑缺血发作患者常规磁共振扫描 T₁WI（A）、T₂WI（B）、均未见异常，在偏瘫的对侧 SWIMIP 图像（C）上有静脉扩张，MRA（D）检查可见所有来自大脑前、中、后动脉的左侧远端动脉分支都比右侧动脉小，灌注成像（E～F）显示左侧大脑半球整体低灌注